丁震医学教育 www.dzyxedu.com 系列考试丛书

2019

U0691281

丁震护理学（中级）

单科一次过（第4科）专业实践能力

DINGZHEN HULIXUE（ZHONGJI）DANKE
YICIGUO（DISIKE）ZHUANYE SHIJIAN NENGLI

编著◎丁 震

北京航空航天大学出版社
BEIHANG UNIVERSITY PRESS

图书在版编目（CIP）数据

丁震护理学（中级）单科一次过. 第4科，专业实践
能力 / 丁震编著. -- 北京：北京航空航天大学出版社，
2018.9

ISBN 978-7-5124-2782-2

Ⅰ. ①丁… Ⅱ. ①丁… Ⅲ. ①护理学－资格考试－自
学参考资料Ⅳ. ① R47

中国版本图书馆 CIP 数据核字（2018）第 163592 号

丁震护理学（中级）单科一次过（第4科）专业实践能力
丁 震 编 著
责任编辑 熊晓然 陈 蕾

*

北京航空航天大学出版社出版发行

北京市海淀区学院路 37 号（邮编 100191） http://www.buaapress.com.cn

发行部电话：（010）82317024 传真：（010）82328026

读者信箱：yxbook@buaacm.com.cn 邮购电话：（010）82316936

北京时代华都印刷有限公司印装 各地书店经销

*

开本：787×1092 1/16 印张：25.75 字数：659 千字
2018 年 9 月第 1 版 2019 年 1 月第 2 次印刷
ISBN 978-7-5124-2782-2 定价：68.00 元

本书是2019年全国护理学（中级）资格考试的复习参考书，专为在上一年度考试中第4科（专业实践能力）考试未通过的考生编写。全书分考点和单科网络试卷两个部分。考点部分根据考试大纲对单科目考核的内容要求（内、外、妇、儿综合护理的内容）和历年考试命题情况编写，对所占比例较高的临床表现、治疗要点和护理措施等内容（共占80%）作了系统阐述，另外对占比例较低的辅助检查（12%）、病因与发病机制（3%）、解剖生理（3%）和病理病生（2%）以附录的形式列出历年考点，确保单科复习的系统性和完整性。每节考点同步对应若干网络试题以加强对考点的理解。精选4套单科网络试卷，共400题，供考生专项实战模拟；400道题均配有作者的原创解析，对有干扰价值的选项逐项对比解析，帮助考生深刻理解考试重点。图书考点部分采用双色印刷，重点内容用绿色字区分。

全国卫生专业技术资格（中初级）以考代评工作从 2001 年开始正式实施，参加并通过考试是单位评聘相应技术职称的必要依据。目前，除原初级护士并轨、独立为全国护士执业资格考试外，全国卫生专业技术资格（中初级）考试涵盖了护理、临床医学、药学、检验、影像、康复、预防医学、中医药等 118 个专业。考试涉及的知识范围广，有一定难度，考生对应考复习资料的需求较强烈。

2009 年由我提出策划方案、组织全国数百名作者参与编写的全国卫生专业技术资格考试及护士执业资格考试丛书在人民军医出版社出版，共 50 余本，内容覆盖了护士、护理学（师）、护理学（中级）、药学、检验、临床医学等上百个考试专业。由于应试指导教材精练、准确；模拟试卷贴近考试方向、命中率高，已连续畅销 10 年，深受全国考生认可。

在图书畅销的同时，我和编写本套丛书的作者团队却感到深深的无奈，因为我们发现，市场上有相当比例的同类考试书和某些培训机构的网上试题都在抄袭我们的创作成果，有些抄袭的试题顺序都没有变。而市场上盗印、冒用"军医版"图书的情况更加严重，由我策划编著的《护考急救包》《单科一次过》等经典考试图书目前已有多个冒用版本在销售，使考生难辨"李逵"和"李鬼"。这些侵权、盗印、冒用出版物的质量粗劣，欺骗、误导考生，使原创作者和读者两方的利益都受到严重侵害。

因此，请考生一定认清，丁震是原人民军医出版社考试中心主任，原军医版的护士、护理学（师）、护理学（中级）及药学、检验、临床医学等职称考试图书均为丁震策划编写。人民军医出版社已从 2017 年后停止出版护理类及医学职称考试图书，丁震与原班作者队伍继续修订和出版本套考试图书，只有丁震编著的护理类或担任总主编的职称考试图书为原军医版的合法延续，目前市场上其他众多的"军医版"、"军医升级版"等考试图书均属冒用、盗印或侵权行为，我们将保留追究其法律责任的权利！

为了使本套考试书已经形成的出版价值得到进一步延续和提升，更好地为全国考生服务，2019 年，由我编著的 40 本护理类考试图书和我担任总主编的 82 本卫生专业技术资格（中初级）考试图书全部授权北京航空航天大学出版社独家出版。

40 本护理类考试图书包括护士考试 8 本、护理学（师）考试 12 本、护理学（中级）考试 20 本，延续了原军医版图书精练、准确及命中率高的特点，但较原军医版的质量有了巨大提升，主要体现在以下四个方面：

一是急救包、应试指导、点线学习法、单科一次过等教材，归纳总结了大量表格，帮助考生强化考点对比，加深理解，便于掌握和记忆；教材采用双色印刷，重要内容用绿色字标识，重点突出。

二是试卷类图书，严格按照真题重新组卷，做到了对试题的全解析，即每道试题都配有解析，对有干扰价值的选项逐一解析，以达到"举一反三"的目的；且根据近几年考试情况，删除了部分不常考的老题，增加了部分新题，尤其是护士执业资格考试新增了图形题。

三是网上学习卡，《护考急救包》的视频课程为2019年度全新录制，重点章节由我承担，并邀请全国经验丰富的护理教师共同讲解；增加了微信小程序功能，优化了"丁震医学教育"APP，网上做题更加流畅。

四是考生答疑，丁震医学教育开通了QQ客服、微信、微博等多种网络媒介，有一支专业的助教团队负责全程回答考生提出的专业问题和上网技术问题。

在护理类考试图书编写中，我始终坚持两个基本原则，一是做考试原创内容的理念，所有的考点总结和试题解析均为原创；二是年年修订，对每年考过的试题都作详细分析、增补，使考点总结更准确，试题解析更清晰，只有经过不断修订，才能出精品图书。

经过十余年的不断积累，我已建成了由数万道试题构成的护理考试题库。为了向考生提供质量更高的考试用书，我从不同角度对题库进行分析，总结历年考试的规律和变化趋势，从而较准确地预测下一年的考试方向和细节。在图书编写过程中，查阅了大量教科书、诊治指南等参考资料，以学术研究的态度对待每一个考点、每一道试题，使内容更加权威、准确。

由于编写和出版的时间紧、任务重，书中如仍有不足，请考生批评指正。

丁　震

2018年8月于北京

第一章 内科护理学

第一节 呼吸系统疾病 ………… 1
　一、呼吸系统疾病患者的症状评估 … 1
　二、急性呼吸道感染 ……………… 3
　三、慢性阻塞性肺疾病 …………… 4
　四、支气管哮喘 …………………… 6
　五、慢性肺源性心脏病 …………… 8
　六、支气管扩张症 ………………… 10
　七、肺炎 …………………………… 11
　八、肺结核 ………………………… 13
　九、肺脓肿 ………………………… 14
　十、自发性气胸 …………………… 15
　十一、呼吸衰竭 …………………… 15
　十二、呼吸系统疾病患者常用诊疗
　　　　技术及护理 ………………… 17

第二节 循环系统疾病 ………… 18
　一、心力衰竭 ……………………… 18
　二、心律失常 ……………………… 24
　三、心脏瓣膜病 …………………… 31
　四、冠状动脉粥样硬化性心脏病 … 34
　五、心脏骤停 ……………………… 38
　六、原发性高血压 ………………… 38
　七、病毒性心肌炎 ………………… 42
　八、循环系统疾病患者常用诊疗
　　　技术及护理 …………………… 43

第三节 消化系统疾病 ………… 44
　一、慢性胃炎 ……………………… 44
　二、消化性溃疡 …………………… 44
　三、肝硬化 ………………………… 46
　四、原发性肝癌 …………………… 49

　五、肝性脑病 ……………………… 50
　六、急性胰腺炎 …………………… 52
　七、上消化道出血 ………………… 54
　八、肠结核 ………………………… 55
　九、溃疡性结肠炎 ………………… 56
　十、消化系统疾病患者常用诊疗
　　　技术及护理 …………………… 57

第四节 泌尿系统疾病 ………… 58
　一、概述 …………………………… 58
　二、急性肾小球肾炎 ……………… 59
　三、慢性肾小球肾炎 ……………… 60
　四、原发性肾病综合征 …………… 61
　五、肾盂肾炎 ……………………… 62
　六、肾衰竭 ………………………… 63
　七、泌尿系统疾病患者常用诊疗
　　　技术及护理 …………………… 65

第五节 血液及造血系统疾病 … 66
　一、概述 …………………………… 66
　二、贫血 …………………………… 67
　三、出血性疾病 …………………… 69
　四、白血病 ………………………… 70
　五、血液及造血系统患者常用诊疗
　　　技术及护理 …………………… 73

第六节 内分泌与代谢性疾病 … 73
　一、甲状腺功能亢进症 …………… 73
　二、甲状腺功能减退症 …………… 76
　三、皮质醇增多症 ………………… 77
　四、糖尿病 ………………………… 77

第七节　风湿性疾病 ···················· 81
　　一、概述 ························· 81
　　二、系统性红斑狼疮 ··········· 82
　　三、类风湿性关节炎 ··········· 84

第八节　理化因素所致疾病 ········· 85
　　一、中毒概述 ··················· 85
　　二、有机磷农药中毒 ··········· 86
　　三、急性一氧化碳中毒 ········· 89
　　四、中暑 ························· 90

第九节　传染病 ······················· 91
　　一、传染病临床特征 ··········· 91
　　二、病毒性肝炎 ················· 92
　　三、流行性乙型脑炎 ··········· 94
　　四、艾滋病 ····················· 95

　　五、狂犬病 ····················· 96
　　六、流行性出血热 ············· 96
　　七、伤寒 ························· 97
　　八、细菌性痢疾 ················· 97
　　九、流行性脑脊髓膜炎 ········· 98

第十节　神经系统疾病 ··············· 99
　　一、概述 ························· 99
　　二、急性炎症性脱髓鞘性多发性
　　　　神经病 ····················· 100
　　三、癫痫 ························· 101
　　四、脑血管疾病 ················· 102
　　五、帕金森病 ··················· 105
　　六、重症肌无力 ················· 106
　　七、神经系统疾病患者常用诊疗
　　　　技术及护理 ················· 107

第二章　外科护理学

第一节　水、电解质及酸碱平衡
　　　　紊乱 ······················· 108
　　一、正常体液平衡 ············· 108
　　二、水和钠代谢紊乱 ··········· 109
　　三、钾代谢异常 ················· 110
　　四、钙、镁、磷代谢异常 ······ 110
　　五、酸碱平衡失调 ············· 112

第二节　外科休克 ···················· 114
　　一、概述 ························· 114
　　二、外科休克的护理 ··········· 115

第三节　多器官功能障碍综合征 ···· 116
　　一、急性呼吸窘迫综合征 ······ 116
　　二、急性肾衰竭 ················· 117
　　三、弥散性血管内凝血 ········· 118

第四节　麻醉护理 ···················· 119
　　一、概述 ························· 119
　　二、麻醉护理 ··················· 119

第五节　心肺脑复苏 ················· 121

第六节　机械通气的临床应用 ······ 124

第七节　外科围手术期护理 ········· 125
　　一、手术前护理 ················· 126
　　二、手术室护理工作 ··········· 127
　　三、手术后护理 ················· 128

第八节　疼痛护理 ···················· 130

第九节　营养支持患者的护理 ······· 131
　　一、手术、创伤、严重感染后的营养
　　　　代谢特点 ··················· 131
　　二、肠内营养 ··················· 131
　　三、肠外营养 ··················· 132

第十节　外科感染 ···················· 133
　　一、浅部组织化脓感染 ········· 133
　　二、全身性感染 ················· 134
　　三、破伤风 ····················· 134

第十一节 损伤 …………… 135
　　一、概述 ……………… 135
　　二、烧伤 ……………… 137

第十二节 器官移植 ………… 140
　　一、概述 ……………… 140
　　二、肾移植 …………… 142

第十三节 肿瘤 ……………… 143
　　一、概述 ……………… 143
　　二、肿瘤护理 ………… 144

第十四节 颈部疾病 ………… 147
　　一、甲状腺功能亢进症 … 147
　　二、甲状腺肿瘤 ……… 149
　　三、其他常见颈部肿块 … 150

第十五节 乳房疾病 ………… 150
　　一、乳腺癌 …………… 150
　　二、乳房良性肿块 …… 152

第十六节 腹外疝 …………… 152
　　一、概述 ……………… 152
　　二、常见腹外疝 ……… 153
　　三、腹外疝的护理 …… 154

第十七节 急性化脓性腹膜炎 … 155
　　一、急性化脓性腹膜炎 … 155
　　二、腹腔脓肿 ………… 156
　　三、急性化脓性腹膜炎的护理 … 156

第十八节 腹部损伤 ………… 157

第十九节 胃、十二指肠疾病 … 158
　　一、胃、十二指肠溃疡的外科
　　　　治疗 ……………… 158
　　二、胃癌 ……………… 160

第二十节 肠疾病 …………… 161
　　一、急性阑尾炎 ……… 161
　　二、肠梗阻 …………… 162

　　三、肠瘘 ……………… 165
　　四、大肠癌 …………… 166

第二十一节 直肠肛管疾病 … 167
　　一、直肠肛管周围脓肿 … 167
　　二、肛瘘 ……………… 168
　　三、肛裂 ……………… 168
　　四、痔 ………………… 169
　　五、直肠肛管疾病的护理 … 169

第二十二节 门静脉高压症 … 170

第二十三节 肝脏疾病 ……… 172
　　一、原发性肝癌 ……… 172
　　二、肝脓肿 …………… 173

第二十四节 胆道疾病 ……… 174
　　一、胆石症和胆道感染 … 174
　　二、胆道肿瘤 ………… 176

第二十五节 胰腺疾病 ……… 177
　　一、急性胰腺炎 ……… 177
　　二、胰腺癌和壶腹部癌 … 179
　　三、胰岛素瘤 ………… 180

第二十六节 急腹症 ………… 180

第二十七节 周围血管疾病 … 181
　　一、深静脉血栓形成 …… 181
　　二、血栓闭塞性脉管炎 … 182

第二十八节 颅内压增高 …… 183
　　一、颅内压增高 ……… 183
　　二、急性脑疝 ………… 185

第二十九节 颅脑损伤 ……… 186
　　一、颅骨骨折 ………… 186
　　二、脑损伤 …………… 187

第三十节 常见颅脑疾病 …… 189
　　一、颅内肿瘤 ………… 189
　　二、颅内动脉瘤 ……… 190

三、颅内动静脉畸形 …………… 190
四、脑卒中的外科治疗 ………… 190
五、颅脑疾病的护理 …………… 191

第三十一节　胸部损伤………… 192
一、肋骨骨折 …………………… 192
二、气胸 ………………………… 192
三、血胸 ………………………… 193
四、胸部损伤 …………………… 193

第三十二节　脓胸 ……………… 195
一、急性脓胸 …………………… 195
二、慢性脓胸 …………………… 195
三、脓胸的护理 ………………… 196

第三十三节　肺部疾病外科治疗 …… 196
一、肺结核 ……………………… 196
二、肺癌 ………………………… 197

第三十四节　食管癌……………… 198

第三十五节　心脏疾病…………… 200
一、后天性心脏病的外科治疗 …… 200
二、冠状动脉粥样硬化性心脏病 … 201
三、体外循环围手术期护理 …… 202

第三十六节　泌尿、男性生殖系统
疾病的主要症状 …… 204

第三十七节　泌尿系损伤 ……… 205
一、肾损伤 ……………………… 205
二、膀胱损伤 …………………… 206
三、尿道损伤 …………………… 206

第三十八节　泌尿系结石 ……… 207
一、上尿路结石 ………………… 207
二、膀胱结石 …………………… 207
三、泌尿系结石的护理 ………… 207

第三十九节　泌尿、男性生殖系统
结核 ……………… 208

第四十节　泌尿系统梗阻 ……… 209
一、良性前列腺增生 …………… 209
二、急性尿潴留 ………………… 210

第四十一节　泌尿、男性生殖系统
肿瘤 …………… 211
一、肾癌 ………………………… 211
二、膀胱癌 ……………………… 211
二、前列腺癌 …………………… 212

第四十二节　男性性功能障碍及男性
节育 …………… 212
一、男性性功能障碍 …………… 212
二、男性节育 …………………… 213

第四十三节　肾上腺疾病外科治疗 … 213
一、皮质醇症 …………………… 214
二、原发性醛固酮增多症 ……… 214
三、儿茶酚胺症 ………………… 215

第四十四节　骨科患者的一般护理 … 216
一、牵引术与护理 ……………… 216
二、石膏绷带术与护理 ………… 217
三、骨科患者的功能锻炼 ……… 218

第四十五节　骨与关节损伤 …… 218
一、骨折概述 …………………… 218
二、常见的四肢骨折患者的护理 … 220
三、脊柱骨折 …………………… 221
四、骨盆骨折 …………………… 223
五、关节脱位 …………………… 224
六、断肢（指）再植 …………… 224

第四十六节　骨与关节感染 …… 226
一、化脓性骨髓炎 ……………… 226
二、化脓性关节炎 ……………… 227
三、骨与关节结核 ……………… 227

第四十七节　腰腿痛及颈肩痛 … 229
一、腰椎间盘突出症 …………… 229
二、腰椎管狭窄症 ……………… 230

三、颈椎病 ………………… 230 | 第四十八节　骨肿瘤 …………… 232

第三章　妇产科护理学

第一节　妊娠期 …………………… 233
　　一、妊娠诊断 ………………… 233
　　二、妊娠期常见症状及其护理 …… 233

第二节　分娩期 …………………… 235
　　一、影响分娩的因素 …………… 235
　　二、正常分娩护理 …………… 236
　　三、分娩镇痛 ………………… 239

第三节　产褥期 …………………… 239
　　一、产褥期母体变化 …………… 239
　　二、产褥期护理 ……………… 240
　　三、母乳喂养 ………………… 242

第四节　新生儿保健 ……………… 242

第五节　高危妊娠 ………………… 243
　　一、高危妊娠及监护 …………… 243
　　二、高危妊娠的治疗原则及护理 … 245
　　三、胎儿宫内窘迫及新生儿窒息 … 245

第六节　妊娠期并发症 …………… 246
　　一、流产 …………………… 246
　　二、异位妊娠 ………………… 248
　　三、妊娠期高血压疾病 ………… 248
　　四、前置胎盘 ………………… 251
　　五、胎盘早期剥离 …………… 252
　　六、早产 …………………… 253
　　七、过期妊娠 ………………… 253
　　八、羊水量异常 ……………… 254
　　九、多胎妊娠 ………………… 255

第七节　妊娠期合并症 …………… 255
　　一、心脏病 ………………… 255
　　二、病毒性肝炎 ……………… 257
　　三、糖尿病 ………………… 258

四、急性肾盂肾炎 ……………… 259
五、贫血 …………………… 260

第八节　异常分娩 ………………… 260
　　一、产力异常 ………………… 260
　　二、产道异常 ………………… 262
　　三、胎位、胎儿发育异常 ……… 263

第九节　分娩期并发症 …………… 263
　　一、胎膜早破 ………………… 263
　　二、产后出血 ………………… 264
　　三、子宫破裂 ………………… 265
　　四、羊水栓塞 ………………… 266

第十节　产后并发症 ……………… 267
　　一、产褥感染 ………………… 267
　　二、晚期产后出血 …………… 268
　　三、泌尿系统感染 …………… 269
　　四、产后心理障碍 …………… 269

第十一节　遗传咨询与产前诊断 … 270
　　一、遗传咨询 ………………… 270
　　二、环境因素与出生缺陷 ……… 271
　　三、产前诊断 ………………… 271

第十二节　妇科护理病历 ………… 272

第十三节　女性生殖系统炎症 …… 273
　　一、外阴部炎症 ……………… 273
　　二、阴道炎症 ………………… 274
　　三、子宫颈炎症 ……………… 275
　　四、盆腔炎症 ………………… 276
　　五、尖锐湿疣 ………………… 277
　　六、淋病 …………………… 277
　　七、梅毒 …………………… 278
　　八、获得性免疫缺陷综合征 …… 278

第十四节　月经失调·············· 279
　　一、排卵障碍性异常子宫出血 ····· 279
　　二、闭经 ··············· 280
　　三、痛经 ··············· 280
　　四、绝经综合征 ··········· 280

第十五节　妊娠滋养细胞疾病 ········ 281
　　一、葡萄胎 ············· 281
　　二、侵蚀性葡萄胎 ········· 282
　　三、绒毛膜癌 ············ 283

第十六节　妇科恶性肿瘤化疗 ······· 284
　　一、常用药物 ············ 284
　　二、化疗患者护理 ········· 284

第十七节　妇科腹部手术 ·········· 285
　　一、妇科腹部手术患者的一般
　　　　护理 ············· 285
　　二、子宫颈癌 ············ 286
　　三、子宫肌瘤 ············ 287
　　四、子宫内膜癌 ··········· 288
　　五、卵巢肿瘤 ············ 289
　　六、子宫内膜异位症 ········ 290

第十八节　外阴、阴道手术 ········· 291
　　一、外阴、阴道手术患者的一般
　　　　护理 ············· 291
　　二、外阴癌 ············· 291
　　三、外阴、阴道创伤 ········ 292
　　四、先天性无阴道 ········· 293

　　五、子宫脱垂 ············ 293
　　六、尿瘘 ··············· 294

第十九节　不孕症 ·············· 295
　　一、不孕症 ············· 295
　　二、辅助生殖技术及护理 ····· 295

第二十节　计划生育 ············· 296
　　一、计划生育 ············ 296
　　二、避孕方法及护理 ········ 297
　　三、终止妊娠方法及护理 ····· 299
　　四、女性绝育方法及护理 ····· 299

第二十一节　妇产科常用护理技术 ···· 300
　　一、会阴擦洗与冲洗 ········ 300
　　二、阴道灌洗 ············ 300
　　三、会阴热敷 ············ 301
　　四、阴道、宫颈上药 ········ 301

第二十二节　妇产科诊疗及手术 ····· 302
　　一、阴道及宫颈细胞学检查 ··· 302
　　二、子宫颈活体组织检查 ····· 302
　　三、诊断性刮宫术 ········· 303
　　四、输卵管畅通术 ········· 304
　　五、阴道后穹窿穿刺术 ······ 304
　　六、内窥镜检查术 ········· 304
　　七、会阴切开缝合术 ········ 305
　　八、胎头吸引术 ··········· 305
　　九、人工剥离胎盘术 ········ 306
　　十、产钳术 ············· 306
　　十一、剖宫产术 ··········· 306

第四章　儿科护理学

第一节　生长发育 ············· 308
　　一、小儿生长发育及其影响因素 ·· 308
　　二、小儿体格生长及评价 ····· 309
　　三、小儿神经、心理行为发展及
　　　　评价 ············· 311

第二节　小儿保健 ············· 314

　　一、不同年龄期小儿保健的特点 ·· 314
　　二、预防接种 ············ 316

第三节　小儿营养与喂养 ·········· 319
　　一、能量与营养素的需要 ····· 319
　　二、婴儿喂养 ············ 320

第四节　小儿心理、用药护理及护理
　　　　技术 ……………………… 322
　　一、住院患儿的心理护理 ……… 322
　　二、小儿用药护理 ……………… 323
　　三、儿科护理技术操作 ………… 324

第五节　新生儿及新生儿疾病 ……… 326
　　一、概述 ………………………… 326
　　二、足月新生儿的特点及护理 … 326
　　三、早产儿的特点及护理 ……… 328
　　四、新生儿窒息 ………………… 330
　　五、新生儿缺血缺氧性脑病 …… 331
　　六、新生儿颅内出血 …………… 332
　　七、新生儿黄疸 ………………… 333
　　八、新生儿肺透明膜病 ………… 334
　　九、新生儿肺炎 ………………… 335
　　十、新生儿败血症 ……………… 336
　　十一、新生儿寒冷损伤综合征 … 336
　　十二、新生儿破伤风 …………… 337
　　十三、新生儿胃 - 食管反流 …… 338
　　十四、新生儿低血糖 …………… 338

第六节　营养性疾病 ………………… 339
　　一、营养不良 …………………… 339
　　二、小儿肥胖症 ………………… 340
　　三、维生素 D 缺乏性佝偻病 …… 341
　　四、维生素 D 缺乏性手足搐搦症 … 342
　　五、锌缺乏症 …………………… 342

第七节　消化系统疾病 ……………… 343
　　一、小儿腹泻 …………………… 343
　　二、急性坏死性小肠结肠炎 …… 346
　　三、肠套叠 ……………………… 346
　　四、先天性巨结肠 ……………… 346
　　五、小儿液体疗法及护理 ……… 347

第八节　呼吸系统疾病 ……………… 349
　　一、急性上呼吸道感染 ………… 349
　　二、急性感染性喉炎 …………… 350
　　三、急性支气管炎 ……………… 351
　　四、小儿肺炎 …………………… 351

　　五、支气管哮喘 ………………… 354

第九节　循环系统疾病 ……………… 355
　　一、先天性心脏病 ……………… 355
　　二、病毒性心肌炎 ……………… 358

第十节　血液系统疾病 ……………… 358
　　一、小儿贫血 …………………… 358
　　二、特发性血小板减少性紫癜 … 360
　　三、血友病 ……………………… 361
　　四、急性白血病 ………………… 362

第十一节　泌尿系统疾病 …………… 364
　　一、急性肾小球肾炎 …………… 364
　　二、原发性肾病综合征 ………… 364
　　三、泌尿道感染 ………………… 365

第十二节　内分泌系统疾病 ………… 365
　　一、生长激素缺乏症 …………… 365
　　二、先天性甲状腺功能减低症 … 366
　　三、儿童糖尿病 ………………… 367

第十三节　神经系统疾病 …………… 368
　　一、化脓性脑膜炎 ……………… 368
　　二、病毒性脑膜炎、脑炎 ……… 370
　　三、急性炎症性脱髓鞘性多发性
　　　　神经病 ……………………… 370
　　四、脑性瘫痪 …………………… 371
　　五、注意缺陷多动障碍 ………… 371

第十四节　免疫缺陷和结缔组织疾病 372
　　一、风湿热 ……………………… 372
　　二、幼年特发性关节炎 ………… 373
　　三、过敏性紫癜 ………………… 374
　　四、皮肤黏膜淋巴结综合征 …… 375

第十五节　遗传性疾病 ……………… 376
　　一、21- 三体综合征 …………… 376
　　二、苯丙酮尿症 ………………… 376

第十六节　常见传染病 ……………… 377
　　一、概述 ………………………… 377

二、麻疹 …………………… 377
三、水痘 …………………… 378
四、猩红热 ………………… 379
五、百日咳 ………………… 380
六、流行性腮腺炎 ………… 380
七、中毒型细菌性痢疾 …… 381

第十七节　结核病 ………… 382
一、概述 …………………… 382
二、原发型肺结核 ………… 382
三、急性粟粒型肺结核 …… 383
四、结核性脑膜炎 ………… 383

第十八节　寄生虫病 ……… 384

一、蛔虫病 ………………… 384
二、蛲虫病 ………………… 385

第十九节　急性中毒和常见急症患儿
　　　　　的护理 ………… 385
一、急性中毒 ……………… 385
二、小儿惊厥 ……………… 386
三、急性颅内压增高 ……… 387
四、急性呼吸衰竭 ………… 387
五、充血性心力衰竭 ……… 388
六、急性肾损伤 …………… 389
七、感染性休克 …………… 390
八、心跳呼吸骤停 ………… 391

附录：历年本科目补充考点

第一章　内科护理学

扫码做题

第一节　呼吸系统疾病

一、呼吸系统疾病患者的症状评估

1. 咳嗽、咳痰

（1）咳嗽的特点：咳嗽是呼吸系统疾病最常见的症状，属于反射性防御反应，有助于清除呼吸道分泌物及异物，但频繁、剧烈咳嗽可对机体造成损害。不同性质咳嗽对应的常见疾病见表1-1。

表1-1　不同性质咳嗽对应的常见疾病

咳嗽性质	常见疾病
急性干咳	上呼吸道炎症，气管异物，胸膜炎
刺激性呛咳	呼吸道刺激，支气管肺癌
起床咳嗽加剧	支气管扩张症，肺脓肿
夜间咳嗽明显	左心衰竭，肺结核
长期慢性咳嗽	慢性支气管炎，支气管扩张症，肺脓肿和肺结核
犬吠样咳嗽	百日咳，会厌、喉部疾病，气管受压或异物
金属音咳嗽	纵隔肿瘤，主动脉瘤或支气管肺癌压迫气管
嘶哑性咳嗽	声带或喉部病变

（2）咳痰的特点

①痰液性质：分为黏液性、浆液性、脓性和血性等，不同性质的痰液对应的常见疾病见表1-2。

②痰液量：轻度咳痰 < 10ml/d，中度咳痰 10 ~ 150ml/d，重度咳痰 > 150ml/d。

（3）护理措施

①有效咳嗽：适用于神志清醒，尚能咳嗽者。患者取坐位或立位，屈膝，上身前倾，深呼吸末屏气 3 ~ 5 秒后收缩腹肌，或用手按压上腹部，做 2 ~ 3 次短促有力的咳嗽。

②气道湿化：适用于痰液黏稠和排痰困难者。

③胸部叩击：适用于久病体弱、长期卧床、排痰无力者。患者取侧卧位或坐位，护士五指并拢，向掌心微弯曲呈空心掌状或握杯状（非扇形张开），自下而上，由外向内，迅速而有节律地叩击患者胸壁。频率120 ~ 180 次 / 分，力量适中，以患者不感到疼痛为宜，避开乳房、心脏及骨突部位。每

次叩击 5 ～ 15 分钟，应在餐后 2 小时至餐前 30 分钟完成，以免叩击引发呕吐。

表1-2　不同性质痰液对应的常见疾病

痰液性质	常见疾病
透明黏液痰	支气管炎、支气管哮喘
黄脓痰	细菌性感染，如金黄色葡萄球菌感染
翠绿色痰	铜绿假单胞菌感染
铁锈色痰	肺炎链球菌肺炎
砖红色胶冻状痰	克雷伯杆菌肺炎
红色或红棕色痰	肺癌、肺结核、肺栓塞、支气管扩张症
咖啡样痰	阿米巴肺脓肿
果酱样痰	肺吸虫病
粉红色泡沫痰	急性左心衰竭
恶臭痰	厌氧菌感染
白色黏稠拉丝痰	真菌感染

④体位引流：适用于痰液量较多、呼吸功能尚好者，如支气管扩张症、肺脓肿。

⑤机械吸痰：适用于痰液黏稠无力咳出、意识不清或建立人工气道者。可经患者的口腔、鼻腔、气管插管或气管切开处负压吸痰，每次吸引不超过 15 秒，两次吸痰间隔时间应大于 3 分钟，吸痰前、中、后提高吸氧浓度。

⑥用药护理：痰多、排痰困难、老年体弱者慎用强镇咳药，以免抑制咳嗽反射。

2. 肺源性呼吸困难

（1）分型：吸气性呼吸困难、呼气性呼吸困难、混合性呼吸困难。

（2）分度：分为轻度、中度、重度。血气分析检查是氧疗的客观指标。PaO_2 是反映缺氧的敏感指标，是决定是否给氧的重要依据，$PaO_2 < 50mmHg$（6.6kPa），应给予吸氧。PaO_2 正常值为 95 ～ 100mmHg（12.6 ～ 13.3kPa），$PaCO_2$ 正常值为 35 ～ 45mmHg（4.7 ～ 6.0kPa），SaO_2 正常值为 95% ～ 98%。

3. 咯血　在我国，引起咯血的前 3 位病因分别是肺结核、支气管扩张症和支气管肺癌。

（1）护理评估：咯血量与受损血管的性质及数量有直接关系，与疾病严重程度不完全相关。具体咯血的评估见表 1-3。

（2）并发症：窒息是咯血最严重的并发症，是直接致死的主要原因。

（3）护理措施

①休息活动护理：小量咯血者应静卧休息；大咯血者绝对卧床，避免搬动。取患侧卧位，出血部位不明者取仰卧位，头偏向一侧。

②饮食护理：大咯血者暂禁食，小量咯血宜进少量温凉、流质饮食，多饮水、多食富含纤维素的食物，保持大便通畅。

③用药护理

a. 止血药：大咯血者遵医嘱使用血管加压素（垂体后叶素）静脉滴注，观察有无恶心、便意、心悸、面色苍白等不良反应。冠心病、高血压、心力衰竭及妊娠者禁用。

表1-3　咯血的评估

咯血量分级	划分标准
痰中带血	
少量咯血	<100ml/d
中等量咯血	100～500ml/d
大量咯血	>500ml/d，或1次>300ml

b. 镇咳药：咳嗽剧烈者给予可待因口服或皮下注射。可待因是强镇咳药，直接抑制咳嗽中枢，止咳作用迅速而强大。但年老体弱、痰多、肺功能不全者慎用，以免抑制咳嗽反射和呼吸中枢，使痰液或血块不能排出而窒息。可待因对外周和中枢的阿片受体有共同作用，可产生恶心、呕吐，抑制胃肠道运动，造成便秘等不良反应，因此用药时应重点监测排便情况，防止发生胃肠紊乱。

c. 镇静药：烦躁不安者肌注地西泮。禁用吗啡、哌替啶，以免抑制呼吸。

④窒息的抢救护理：大咯血者窒息时，首要的护理措施是维持呼吸道通畅。一旦发现窒息征象，立即取头低足高45°俯卧位，面向一侧，轻拍背部排出血块，或刺激咽部以咳出血块，或用吸痰管进行负压吸引，必要时在气管插管或气管镜下吸取血块。气道通畅后呼吸仍未恢复，应行人工呼吸。给予高流量吸氧或遵医嘱给予呼吸兴奋药，警惕再窒息的发生。不应立即使用镇静、镇咳药。

二、急性呼吸道感染

（一）急性上呼吸道感染

急性上呼吸道感染简称上感，是指外鼻孔至环状软骨下缘，包括鼻腔、鼻咽或咽部急性炎症的总称，是小儿最常见的疾病。

1. 临床表现　根据主要感染部位的不同可分为急性鼻炎、急性咽炎、急性扁桃体炎等。冬、春季节多见，主要通过空气飞沫传播。

（1）普通感冒：成年人、年长儿以鼻部症状为主，喷嚏、鼻塞、流涕、干咳、咽痛或烧灼感，查体可见鼻咽部充血，扁桃体肿大，颌下与颈淋巴结肿大，肺部听诊一般正常。多于5～7天自然痊愈。

（2）急性病毒性咽炎和喉炎：多由鼻病毒、腺病毒、流感病毒等引起。急性咽炎表现为咽痒、烧灼感，咽痛不明显，咳嗽少见。急性喉炎以明显声嘶、说话困难、咳嗽时咽喉疼痛为特征，常有发热。查体可见咽喉部充血、水肿，颌下淋巴结肿大伴触痛，有时可闻及喉部喘息声。

（3）急性咽 - 扁桃体炎：病原体主要是溶血性链球菌，其次为流感嗜血杆菌、肺炎球菌、葡萄球菌。起病急，咽痛明显，伴畏寒、发热，体温可达39℃以上。查体可见咽部明显充血，扁桃体肿大、充血，表面有黄色脓性分泌物，颌下淋巴结肿大伴压痛。

2. 治疗要点　积极抗感染和对症处理。病毒感染者常选用利巴韦林等抗病毒药物；细菌感染者应用抗菌药物治疗，常选用青霉素类、头孢菌素类或大环内酯类。

3. 护理措施

（1）休息活动护理：每天定时通风，但应避免空气对流。注意休息，减少活动，做好呼吸道隔离。

（2）饮食护理：给予高蛋白、高热量、高维生素、清淡的流质或半流质饮食，少食多餐。多饮水，入量不足者适当静脉补液。使用退热药后应多饮水，以免大量出汗引起虚脱。

（3）发热护理：每4小时测量体温一次，超高热或有热性惊厥史者应1～2小时测量一次。体温＞38.5℃时给予物理降温，也可口服对乙酰氨基酚或布洛芬等退热药，预防高热惊厥，避免应用阿司匹林。体温＞39.5℃时全身冷疗，用温水拭浴。出汗后及时更换衣服。

（4）用药护理：指导患者遵医嘱正确使用抗生素，但不可通过长期服用抗菌药物预防，以免发生菌群失调或耐药。使用退热药后应多饮水，以免大量出汗引起虚脱；高热惊厥的患儿使用镇静药时，应注意观察药物效果及不良反应。

（二）急性气管－支气管炎

急性气管 - 支气管炎是由感染、物理、化学刺激或过敏因素引起的气管 - 支气管黏膜的急性炎症。

1. 临床表现　先有急性上呼吸道感染症状，继而出现咳嗽，初为刺激性干咳，以后有痰，咳嗽、咳痰可延续2～3周，全身中毒症状不明显，可有发热。可闻及不固定、散在的干啰音和粗、中湿啰音。

2. 治疗要点

（1）控制感染：病原体以病毒为主，多不采用抗生素。怀疑细菌感染者应用抗生素。

（2）对症治疗：退热、止咳、祛痰、平喘及防治并发症。

3. 护理措施

（1）休息活动护理：注意休息，避免剧烈活动及游戏。卧位时头胸部稍抬高。

（2）饮食护理：多饮水，给予营养丰富、易消化的饮食，少量多餐。加强口腔护理。

（3）病情观察：注意观察体温的变化及咳嗽、咳痰情况。

（4）保持呼吸道通畅：保持室内空气清新，保持室温约20℃、湿度约60%。老年人因咳嗽无力，常排痰困难，因此老年急性气管 - 支气管炎的护理重点是呼吸道清理，以防窒息。

（5）发热护理：给予物理降温或药物降温。出汗后及时擦净汗液，更换衣服。

（6）用药护理：预防呼吸道感染，不可通过长期服用抗菌药物预防，以免发生菌群失调或耐药。应遵医嘱正确用药，密切观察药物疗效和不良反应。

三、慢性阻塞性肺疾病

慢性阻塞性肺疾病（COPD）简称慢阻肺，是以持续气流受限为特征的可以预防和治疗的疾病，其气流受限多呈进行性发展。COPD多由慢性支气管炎发展而来。

1. 临床表现

（1）慢性支气管炎

①症状："咳、痰、喘、炎"。长期反复咳嗽、咳痰为其最突出的症状。

②体征：早期多无异常体征。急性发作期可在背部或双肺底听到干、湿啰音，咳嗽后可减少或消失。如伴发哮喘可闻及广泛哮鸣音并伴呼气期延长。

③分型：分为单纯型和喘息型。单纯型表现为咳嗽和咳痰；喘息型慢支除咳嗽、咳痰外，尚有喘息症状，部分可伴有哮鸣音。

④分期：按病情进展分为3期。

a. 急性发作期：急性发作期指在1周内出现脓性或黏液脓性痰，痰量明显增加，或伴有发热、白细胞计数增高等炎症表现，或1周内咳嗽、咳痰、喘息中任何一项症状明显加剧。

b. 慢性迁延期：指咳、痰、喘症状持续迁延不愈达1个月以上。

c. 临床缓解期：经治疗后或自然缓解，症状基本消失，或偶有轻微咳嗽或少量痰液，持续2个月以上者。

（2）COPD：特征性症状是慢性和进行性加重的呼吸困难、咳嗽和咳痰。

①症状：慢性咳嗽、咳痰，气短或呼吸困难，喘息和胸闷，均较慢性支气管炎更重。标志性症状是气促，最初表现为活动后气促，晚期患者静息时也气促，并伴食欲缺乏和体重下降等。

②体征：早期可无异常。随疾病进展出现桶状胸，呼吸变浅、频率增快，严重者可有缩唇呼吸。双侧语颤减弱。叩诊呈过清音，心浊音界缩小，肺下界和肝浊音界下降。听诊两肺呼吸音减弱，呼气延长，部分患者可闻及湿啰音和（或）干啰音，心音遥远。如剑突下可见心脏搏动，且心音较心尖部增强，提示并发早期肺源性心脏病。

③病情分期：急性加重期和稳定期。

④并发症：慢性呼吸衰竭，自发性气胸，慢性肺心病等。

2. 治疗要点

（1）稳定期治疗

①教育与管理：戒烟，脱离污染环境。

②支气管扩张药：β_2 受体激动剂沙丁胺醇、特布他林、沙美特罗、福莫特罗，抗胆碱药异丙托溴铵和茶碱类药。

③糖皮质激素：吸入制剂有沙美特罗加氟替卡松、福莫特罗加布地奈德，可减少急性发作频率，增加运动耐量，提高生活质量。

④祛痰药：如盐酸氨溴索、N- 乙酰半胱氨酸等。

⑤长期家庭氧疗：指征为 $PaO_2 \leqslant 55mmHg$，或 $SaO_2 \leqslant 88\%$，有或没有高碳酸血症；合并肺动脉高压、右心衰竭者 PaO_2 为 $55 \sim 60mmHg$，或 $SaO_2 < 89\%$ 也是氧疗的指征。氧疗的目的是使患者在静息状态下，达到 $PaO_2 \geqslant 60mmHg$ 和（或）使 SaO_2 升至 90% 以上。

（2）急性加重期治疗

①控制性氧疗：发生低氧血症者可用鼻导管或面罩吸氧。一般吸入氧流量 $1 \sim 2L/min$，氧浓度 $28\% \sim 30\%$，避免吸入浓度过高引起二氧化碳潴留。

②抗感染治疗：根据病原菌及药敏结果选用抗菌药，如 β 内酰胺类、大环内酯类或喹诺酮类。

③平喘、祛痰、止咳：解痉平喘药有 β_2 受体激动剂、氨茶碱、异丙托溴铵、糖皮质激素等。祛痰药有盐酸氨溴索、溴己新等。对年老体弱及痰多者，不应使用可待因等强镇咳药。

3. 护理措施

（1）休息活动护理：急性加重期患者应卧床休息。视病情安排活动，以不感到疲劳、不加重症状为宜。

（2）饮食护理：给予高热量、高蛋白、高维生素、易消化饮食，维生素 A、维生素 C 缺乏可降低免疫力。少量多餐，避免因饱胀而影响呼吸运动。避免进食产气和易引起便秘的食物，多饮水。

（3）病情观察：观察咳嗽、咳痰及呼吸困难的程度，包括痰的颜色、量、性状及咳痰是否顺畅。监测动脉血气分析和水、电解质、酸碱平衡情况。

（4）用药护理：注意观察药物疗效和不良反应。给予镇静药时注意观察有无抑制呼吸中枢现象。

（5）保持呼吸道通畅：湿化气道，有效咳嗽，协助排痰。痰多黏稠、难以咳出的患者需多饮水（2000ml/d 以上），使痰液稀释易于咳出。雾化吸入可消除炎症。

（6）合理氧疗：给予鼻导管持续低流量给氧，氧流量 $1 \sim 2L/min$，一般吸入氧浓度 $28\% \sim 30\%$，每天吸氧时间 > 15 小时，夜间不可间断。氧疗有效的指标：呼吸困难减轻、呼吸频率减慢、发绀减轻、心率减慢、活动耐力增加。

（7）呼吸肌功能训练

①缩唇呼吸：患者闭嘴，经鼻吸气，缩唇（吹口哨样）缓慢呼气，同时收缩腹部，以能将距面

前 15 ～ 20cm 处、与口唇等高水平的蜡烛火焰吹摇动而不灭为宜。缩唇缓慢呼气可提高支气管内压，防止呼气时小气道过早塌陷，利于肺泡气排出。

②腹式呼吸：取立位、平卧位或半卧位。用鼻吸气，经口呼气，呼吸缓慢均匀。吸气时腹肌放松，腹部鼓起；呼气时腹肌收缩，腹部下陷。呼气与吸气时间比为（2 ～ 3）∶ 1，呼吸约 10 次 / 分，每天训练 2 次，每次 10 ～ 15 分钟，熟练后可增加训练次数和时间。通过训练可减低呼吸阻力，增加肺泡通气量，提高呼吸效率。

四、支气管哮喘

支气管哮喘简称哮喘，是气道的一种慢性变态反应性炎症性疾病。

1. 临床表现

（1）症状：典型表现为反复发作性伴哮鸣音的呼气性呼吸困难，气急、胸闷、干咳或咳大量白色泡沫痰。发作严重时，表现为张口抬肩、大汗、喘气费力、烦躁不安，甚至发绀，患者常被迫坐起或端坐呼吸。持续数分钟至数小时或更长，可经药物控制或自行缓解。哮喘大多有季节性，在夜间或清晨发作和加重是哮喘的特征之一。

（2）体征：典型体征是胸部呈过度充气状态，双肺闻及广泛哮鸣音，呼吸音为主。严重者有心率增快、奇脉、胸腹反常运动、发绀、意识障碍等表现。缓解期可无任何症状或体征。

（3）重症哮喘及哮喘持续状态：用药后哮喘发作持续 24 小时不缓解称为哮喘持续状态。严重哮喘发作时，气道极度收缩且被黏液栓堵塞，哮鸣音反而减弱，甚至消失，表现为"沉默肺"；若全身情况不见好转，呼吸浅快，甚至神志淡漠和嗜睡，提示病情危重，随时可能发生心搏和呼吸骤停。一般经支气管扩张药物治疗后仍有缺氧症状，如发绀。

（4）并发症：哮喘发作时可出现自发性气胸、纵隔气肿和肺不张等，长期反复发作和感染易并发 COPD。

（5）分期

①急性发作期：哮喘突然发生或加剧，呼吸困难，常因接触变应原等刺激物或治疗不当所致。病情加重可在数小时或数天内出现，偶尔可在数分钟内即危及生命，称哮喘猝死。原因可能与哮喘突然发作或加重，引起严重气流受限或其他心、肺并发症，导致心搏和呼吸骤停有关。按严重程度分为 4 级见表 1-4。

②慢性持续：也称为非急性发作期。部分患者在没有急性发作的期间，每周仍有不同频度和（或）不同程度的哮喘症状。

③临床缓解期：指哮喘的表现消失，肺功能恢复到急性发作前水平，并维持 3 个月以上。

2. 治疗要点

（1）脱离变应原：是防治哮喘最有效的方法。避免和消除过敏原及各种诱发因素，发作时应尽快使患者脱离变应原。

（2）药物治疗：哮喘治疗药物分为控制性药物（需长期使用的药物）和缓解性药物（按需使用的药物），见表 1-5。

（3）抗感染：有呼吸道感染者，可应用磺胺类或青霉素等抗菌药。

（4）哮喘的长期治疗：哮喘急性发作经治疗控制症状后，其哮喘的慢性病理基础仍然存在，因此必须以患者的病情严重程度为基础，根据其控制水平制订合理的长期治疗方案。

3. 护理措施

（1）休息活动护理：哮喘发作时，协助患者取端坐位或半坐位。保持室内空气清洁、流通，出汗患者要勤换衣裤，保持清洁、干爽、舒适，避免在室内放置花、草，防止灰尘飞扬。

（2）饮食护理：提供清淡、易消化、足够热量的饮食。禁食某些过敏性食物及刺激性食物，以免引起哮喘发作。

表1-4　哮喘急性发作期病情分级及治疗原则

分　级	症　状	体　征	辅助检查	治疗用药
轻　度	步行或上楼时气短，可有情绪焦虑	呼吸频率轻度增加，闻及散在哮鸣音	肺通气功能和血气分析正常	短效β_2受体激动剂吸入，效果不佳加茶碱缓释片或抗胆碱药
中　度	稍事活动感气短，讲话常有中断，时有情绪焦虑	呼吸频率增快，可有三凹征，闻及响亮、弥漫的哮鸣音，心率增快，可出现奇脉	$PaO_2$60～80mmHg，$PaCO_2$≤45mmHg，$SaO_2$91%～95%	短效β_2受体激动剂吸入，联合吸入抗胆碱药-激素混悬液，或静脉注射氨茶碱；效果不佳应尽早口服激素治疗
重　度	休息时感气短，端坐呼吸，只能发单字表达，常有情绪焦虑和烦躁，大汗淋漓	常有三凹征，闻及响亮、弥漫的哮鸣音，心率增快，常>120次/分，奇脉	PaO_2<60mmHg，$PaCO_2$>45mmHg，SaO_2≤90%，pH可降低	除吸入短效β_2受体激动剂、抗胆碱药-激素混悬液外，尽早静脉使用糖皮质激素，待病情缓解后改为激素口服
危　重	不能讲话，嗜睡或意识模糊	胸腹矛盾运动，哮鸣音减弱甚至消失，脉率变慢或不规则	PaO_2<60mmHg，$PaCO_2$>45mmHg，SaO_2<90%，pH降低	除重度哮喘的治疗外，维持水、电解质平衡，纠正酸碱平衡紊乱

（3）病情观察：严密观察患者的呼吸、意识状态、面容，及有无出汗、发绀等，注意监测呼吸音、哮鸣音的变化及各项检查结果。

（4）促进排痰，改善缺氧状态：指导患者有效咳嗽，协助翻身拍背。鼓励患者多饮水，每天饮水2500ml以上，哮喘持续状态静脉补液2500～3000ml以稀释痰液。重症患者给予持续低流量吸氧。应用支气管解痉药物和抗炎药物，严重者可用负压吸引器吸痰。

（5）持续家庭氧疗：哮喘发作时患者常伴有不同程度的低氧血症，应遵医嘱给予鼻导管或面罩吸氧，氧流量1～3L/min，氧浓度<40%。吸氧时呼吸道应湿化，避免寒冷、干燥的气流刺激。给氧过程中监测动脉血气，如PaO_2<60mmHg，$PaCO_2$>50mmHg，应准备机械通气。

（6）用药护理

①β_2受体激动剂：易产生耐受性，不宜长期规律单独使用，应按需服药。口服沙丁胺醇或特布他林时，注意观察心悸和骨骼肌震颤等不良反应。

②糖皮质激素：长期使用应注意不良反应，如声音嘶哑、白色念珠菌感染、骨质疏松、消化道溃疡等。指导患者正确的吸入方法，两种吸入剂同时使用时，一般先用β_2受体激动剂，后用糖皮质激素。

③茶碱类：餐后服用可减轻胃肠道反应。静脉注射速度不宜过快，注射时间宜在10分钟以上。该类药的血药浓度与中毒浓度接近，用量过大或静脉注射过快易引起严重心律失常，出现头晕、心悸、

血压剧降、抽搐，严重者导致心脏骤停。氨茶碱有较强碱性，局部刺激性较强，不宜肌内注射，急性心肌梗死及血压降低的患者禁用，妊娠、发热、小儿或老年人及心、肝、肾功能异常者慎用。避免与影响茶碱代谢的药物（如大环内酯类、喹诺酮类药物）同服。

表1-5 支气管哮喘治疗常用药物

药物种类	常用药物	药理机制	临床应用
β_2受体激动剂	沙丁胺醇（舒喘灵）特布他林	舒张气道平滑肌，减少肥大细胞等释放颗粒和介质，缓解哮喘症状	吸入法为首选；沙丁胺醇是轻度哮喘的首选药
糖皮质激素	倍氯米松 布地奈德 氟替卡松 甲泼尼龙 氢化可的松	是目前控制哮喘最有效的抗炎药物，机制为抑制气道变应性炎症，降低气道的高反应性	吸入法：是目前推荐长期抗炎治疗哮喘的首选方法；口服给药：用于吸入法无效或需要短期加强者；静脉给药：适用于哮喘持续状态、重症或用支气管舒张药不能缓解者
茶碱类	氨茶碱 茶碱缓释片	舒张支气管平滑肌，强心、利尿等	口服：适用于夜间哮喘；静脉给药：适用于危重症哮喘
抗胆碱药	异丙托溴铵	与气道平滑肌上的M_3受体结合，舒张支气管	吸入法；对夜间哮喘及痰多患者更有效
抗变态反应药	色甘酸钠	稳定肥大细胞膜，抑制过敏反应介质释放	预防运动及过敏性哮喘发作
白三烯调节剂	孟鲁斯特	抗炎，舒张支气管平滑肌	单独应用可控制哮喘发作，尤其适用于阿司匹林、运动及过敏性鼻炎引起的哮喘

④抗胆碱药：可引起口干等不良反应，注意多饮水。早期妊娠者及青光眼、前列腺肥大的患者应慎用。

⑤色甘酸钠：咽喉不适，恶心，呛咳，胸部紧迫感。

（7）疾病知识及预防指导：指导患者遵医嘱正确用药，慎用阿司匹林等易诱发哮喘的药物，不应自行停药或更改药物剂量。提高患者治疗的依从性和自我管理能力，缓解期应加强体育锻炼，加强保暖，注意避免上呼吸道感染。学会记录哮喘日记，并用峰流速仪监测最大呼气峰流速，学会如何进行紧急自我处理。

五、慢性肺源性心脏病

慢性肺源性心脏病简称慢性肺心病，是由肺组织、肺血管或胸廓的慢性病变引起肺组织结构和（或）功能异常，造成肺血管阻力增加，肺动脉压力增高，继而右心室结构和（或）功能改变的疾病。

1. 临床表现　常在冬、春季节和气候变化时急性发作。男女患病率无明显差异，吸烟者、地处寒冷地区患病率较高。

（1）肺、心功能代偿期

①症状：咳嗽、咳痰、气促，活动后心悸、呼吸困难等。偶见胸痛或咯血。

②体征：发绀，肺气肿，肺动脉高压时肺动脉第二心音（P_2）亢进。右心室肥厚时三尖瓣区有收缩期杂音，剑突下可见心脏搏动增强。部分患者可出现颈静脉充盈甚至怒张。

（2）肺、心功能失代偿期

①症状：以呼吸衰竭为主要表现，肺血管疾病引起的肺心病则以心力衰竭为主。失代偿期最突出的表现为呼吸困难加重，夜间尤甚，严重者出现谵妄、嗜睡、躁动、抽搐等肺性脑病的表现，是肺心病死亡的首要原因。心力衰竭以右心衰竭为主，表现为心悸、气短、恶心、腹胀等。

②体征：明显发绀，球结膜充血、水肿，严重时可有视神经乳头水肿等颅内压增高的表现。因 CO_2 潴留可出现周围血管扩张的表现如皮肤潮红、多汗；腱反射减弱或消失。心力衰竭时可见肝大、颈静脉怒张，肝颈静脉反流征阳性，心率增快，心律失常，剑突出可闻及收缩期杂音，下肢或全身水肿，重者有腹水。

（3）并发症：肺性脑病、电解质及酸碱平衡紊乱、心律失常、休克、消化道出血和弥散性血管内凝血等。

2. 治疗要点　肺心病的治疗以治肺为本、治心为辅为原则。

（1）急性加重期

①控制感染：抗菌药物的选择应根据感染环境、痰培养和药物敏感结果确定。常用抗菌药物有青霉素类、氨基糖苷类、喹诺酮类及头孢菌素类等。注意有无真菌感染的可能。

②维持呼吸道通畅：合理氧疗，采用低浓度、低流量持续给氧，氧流量 $1 \sim 2L/min$，24 小时持续不间断地吸氧。同时，应给予扩张支气管、祛痰等治疗，必要时给予无创正压通气或气管插管有创正压通气治疗。

③控制和纠正心力衰竭：心力衰竭一般在控制感染、改善缺氧后得到改善。若上述治疗无效，需使用利尿药、正性肌力药或扩血管药物。选用温和的利尿药，小剂量、短疗程使用，如氢氯噻嗪，大剂量利尿可致痰液黏稠不易咳出。正性肌力药的选用应慎重，因肺心病缺氧易致洋地黄中毒，原则上选用作用快、排泄快的洋地黄类药物，小剂量静脉给药；注意不应依据心率快慢作为洋地黄毒性反应的观察指标，因缺氧和低钾血症都可使心率加快。钙通道阻滞剂有一定的降低肺动脉压效果，能减轻右心负荷。

④控制心律失常及抗凝治疗：可用普通肝素或低分子肝素抗凝。

（2）缓解期：可采用中西医结合治疗的方法，坚持长期家庭氧疗，营养支持，同时增强免疫力，避免诱发因素。

3. 护理措施

（1）休息活动护理：失代偿期应绝对卧床休息，取半卧位或坐位。代偿期适量活动，以不引起疲劳及加重症状为原则。

（2）饮食护理：给予高热量、高蛋白、高纤维、清淡、易消化的饮食。避免含糖高的食物，以免引起痰液黏稠。水肿患者应限制水、钠摄入，每天饮水不超过 1500ml，钠盐 $< 3g$。

（3）病情观察：监测生命体征和意识状态。注意观察呼吸的频率、节律、幅度等变化及咳嗽、咳痰情况。

（4）氧疗护理：持续低流量（$1 \sim 2L/min$）、低浓度（$25\% \sim 29\%$）给氧，保持 PaO_2 在 60mmHg 以上，防止高浓度吸氧抑制呼吸，加重缺氧和二氧化碳潴留。

（5）皮肤护理：卧床患者应每 2 小时翻身一次，防止骶尾部压疮，水肿患者限制水、钠摄入，记录 24 小时液体出入量。

（6）用药护理：见表1-6。

表1-6　慢性肺源性心脏病用药护理

药物种类	不良反应	注意事项
镇静药	呼吸抑制，影响咳嗽反射，诱发肺性脑病	重症呼吸衰竭患者禁用
呼吸兴奋药	恶心，呕吐，烦躁，面部潮红，皮肤瘙痒，肌颤等	注意用量不宜过大
利尿药	碱中毒，脱水过度，排痰不畅等	监测电解质变化，尽量白天给药
正性肌力药	洋地黄中毒反应，心律失常等	右心衰竭患者慎用，注意观察中毒反应
血管扩张药	心率增快，血压下降，氧分压降低	观察心率、血压

六、支气管扩张症

支气管扩张症是继发于急、慢性呼吸道感染和支气管阻塞后，由于反复发作支气管炎症，致使支气管管壁结构破坏，引起支气管异常和持久性扩张的疾病。

1. 临床表现

（1）症状：长期咳嗽和咳大量脓痰是最主要的症状。痰量与体位有关，常在晨起和夜间卧床时，由于体位改变致气管内痰液易流出而加重。痰液收集于玻璃瓶中静置后分为3层，上层为泡沫，中层为浑浊黏液，下层为脓性黏液和坏死组织沉淀物。如有厌氧菌感染，呼吸和痰液均有臭味。多数患者可发生咯血，反复肺感染。可出现发热、乏力、食欲缺乏等症状。

（2）体征：气道内有较多分泌物时，体检可闻及湿啰音和干啰音。病情较重或继发感染时，在病变部位听到局限性、固定的小水泡音。病情严重尤其是合并慢性缺氧、肺心病、右心衰竭者可出现杵状指（趾）。

2. 护理措施

（1）休息活动护理：大咯血者绝对卧床，取患侧卧位。维持病室适宜的温湿度。

（2）饮食护理：给予高热量、高蛋白、高维生素、易消化的饮食。保持口腔清洁。多饮水，每天1500ml以上。

（3）用药护理：遵医嘱使用抗生素、祛痰药和支气管舒张药，指导患者掌握药物的疗效、剂量、用法和不良反应

（4）体位引流

①早晨清醒后立即进行效果最好，或餐后1～2小时进行，每次引流15～20分钟。

②引流前15分钟给予支气管舒张药，必要时雾化吸入，测量生命体征。

③抬高病灶部位的位置，引流支气管开口向下，借重力的作用使痰排出。

④注意观察和记录引流出痰液的量及性状。

⑤一旦出现咯血、发绀、出汗等，应立即停止引流。

⑥高血压、呼吸衰竭、心力衰竭患者，高龄及危重患者，均禁止体位引流。

（5）咯血的护理：大量咯血者禁食，小量咯血者进少量温凉饮食，多饮水，避免刺激性食物。剧烈咳嗽者遵医嘱给予小剂量镇咳药，年老体弱、肺功能不全者慎用，防止抑制咳嗽反射。大咯血者

遵医嘱使用血管加压素，冠心病、高血压和妊娠者禁用。迅速清除口喉部血块，必要时行气管切开或气管插管。

七、肺　炎

（一）肺炎链球菌肺炎

肺炎链球菌肺炎是肺炎链球菌感染引起的肺炎，居社区获得性肺炎发病率的首位。

1. 临床表现　好发于冬季、初春，以既往健康的青壮年男性、老年人或婴幼儿多见。

（1）症状：常有上呼吸道感染的前驱症状。典型表现为急性起病，寒战、高热、咳嗽、咳痰、呼吸急促和胸痛。体温高峰在下午或傍晚，多呈稽留热，伴头痛和全身肌肉酸痛。咳嗽，早期干咳，继之出现脓痰，呈铁锈色。胸痛常见，可放射至肩部或下腹部，深呼吸或咳嗽时加剧。食欲明显减退，伴有恶心、呕吐、腹胀、腹泻等表现。

（2）体征：急性病容，面颊绯红，鼻翼扇动，口角和鼻周有单纯疱疹，严重者出现发绀。早期肺部无明显体征，肺实变时表现为患侧呼吸运动减弱，语颤增强，叩诊浊音，听诊呼吸音减低及胸膜摩擦音，消散期常有湿啰音。

2. 治疗要点

（1）支持和对症治疗：卧床休息，增加营养，高热患者给予物理降温，低氧血症患者给予吸氧，胸痛患者给予少量镇痛药。

（2）控制感染：首选青霉素，对青霉素过敏或耐药者，应用喹诺酮类或头孢菌素类抗菌药。抗菌药疗程一般为 5～7 天，或热退后 3 天停药，或由静脉用药改口服，维持数天。

（3）休克型肺炎的抢救：广谱抗生素早期、联合、大剂量给药的同时，补充血容量，纠正酸中毒，给予血管活性药物和糖皮质激素。

3. 护理措施

（1）休息活动护理：急性期卧床休息，采取半卧位，给氧，流量 2～4L/min。胸痛时取患侧卧位，以减轻疼痛，改善健侧通气。

（2）饮食护理：提供高热量、高蛋白、高维生素、易消化的流质或半流质饮食，多饮水，每天1500～2000ml，以利于排痰。

（3）对症护理：畏寒、寒战时注意保暖。高热时给予物理降温，使用冰袋局部冷敷，温水或乙醇拭浴。降温时避免使用阿司匹林等解热药，必要时酌情小剂量应用，以免大量出汗导致虚脱。定时翻身拍背，痰液黏稠不易咳出时，多饮水并给予雾化吸入。鼓励患者经常漱口，加强口腔护理。

（4）休克型肺炎的护理

①严密观察生命体征、意识状态、皮肤黏膜及尿量变化。

②休克者绝对卧床，采取中凹卧位，给予中、高流量吸氧，氧流量 4～6L/min。迅速建立静脉通路，遵医嘱应用抗休克和抗感染药物。注意限制输液速度，以免发生急性心力衰竭。

③休克好转的指标：神志逐渐清醒，口唇红润，脉搏有力，呼吸平稳，肢端温暖，收缩压＞90mmHg，尿量＞30ml/h。

（二）支原体肺炎

支原体肺炎是由肺炎支原体引起的呼吸道和肺部的急性炎症病变。

1. 临床表现　起病缓慢，起初有数天至一周的无症状期，继而乏力、头痛、咽痛、肌肉痛，咳嗽为阵发性刺激性干咳，可有少量黏痰或脓痰。一般为中等发热，也可不出现发热。胸部体检与肺部病变程度常不成比例。

2. 治疗要点　首选药物为大环内酯类抗生素，如红霉素、罗红霉素和阿奇霉素，对大环内酯类抗生素过敏者，可选用四环素类或喹诺酮类药物治疗。对 β- 内酰胺类不敏感。

3. 护理措施

（1）休息活动护理：急性期卧床休息，采取半卧位。

（2）饮食护理：提供高热量、高蛋白、高维生素、易消化的流质或半流质饮食，多饮水，每天1500 ～ 2000ml，以利于排痰。

（3）对症护理：对高热患者给予物理降温，使用冰袋局部冷敷，温水或乙醇拭浴。对剧烈咳嗽者，遵医嘱适当给予镇咳药。定时翻身拍背，痰液黏稠不易咳出时，多饮水并给予雾化吸入。鼓励患者经常漱口，加强口腔护理。

（三）军团菌肺炎

军团菌肺炎是革兰阴性嗜肺军团杆菌引起的细菌性肺部炎症。

1. 临床表现　潜伏期 2 ～ 10 天，起病初乏力、肌痛、头痛，1 ～ 2 天后体温升高，呈稽留热同时伴有寒战。咳嗽，少量黏痰，可伴胸痛、呼吸困难等。或有恶心、呕吐、水样腹泻。严重者有呼吸、循环或肾衰竭。患者常有急性病容、相对缓脉，两肺湿啰音。

2. 治疗要点　首选药物为大环内酯类抗生素，如红霉素、罗红霉素和阿奇霉素，对 β- 内酰胺类治疗无效。积极纠正水、电解质紊乱及酸碱失调。

3. 护理措施

（1）休息活动护理：卧床休息，以减少耗氧量，缓解头痛、肌痛。

（2）饮食护理：提供高热量、高蛋白、高维生素、易消化的流质或半流质饮食，多饮水。

（3）对症护理：对高热患者给予物理降温，使用冰袋局部冷敷，温水或乙醇拭浴。剧烈疼痛者，给予少量镇痛药，定时翻身拍背，痰液黏稠不易咳出时，多饮水并给予雾化吸入。鼓励患者经常漱口，加强口腔护理。

（4）用药护理：遵医嘱正确用药，密切观察药物疗效和不良反应。

（四）革兰阴性杆菌肺炎

革兰阴性杆菌肺炎常见于克雷伯杆菌、铜绿假单胞菌等感染，是医院获得性肺炎的常见致病菌，耐药菌不断增加，病情危重，病死率高。

1. 临床表现

（1）肺炎克雷伯杆菌肺炎：咳嗽、咳痰、胸痛、呼吸困难、寒战、高热等。典型痰液为砖红色胶冻样痰。

（2）铜绿假单胞菌肺炎：中毒症状明显，高热呈弛张热，常有咳嗽、咳痰，典型痰液呈翠绿色脓性痰。

2. 治疗要点

（1）肺炎克雷伯杆菌肺炎：首选药物为头孢菌素类和氨基糖苷类。

（2）铜绿假单胞菌肺炎：有效的抗菌药物有 β- 内酰胺类、氨基糖苷类和喹诺酮类。

3. 护理措施

（1）休息活动护理：急性期卧床休息，取舒适体位。

（2）饮食护理：给予高热量、高蛋白、高维生素、易消化的流质或半流质饮食，增强机体抵抗力。

（3）对症护理：对高热患者给予物理降温，使用冰袋局部冷敷，温水或乙醇拭浴。对剧烈咳嗽者，遵医嘱适当给予镇咳药。定时翻身拍背，痰液黏稠不易咳出时，多饮水并给予雾化吸入。鼓励患者经常漱口，加强口腔护理。

（4）预防交叉感染：革兰阴性杆菌肺炎大多为院内感染，应严格床旁隔离，尽量将同病原菌的患者安置在同一病房、医护人员及家属进出病房、所有操作均需严格执行无菌操作原则，有条件者，住单间、安排专门护士护理，可有效控制交叉感染的发生。

八、肺结核

肺结核是结核分枝杆菌引起的肺部慢性传染性疾病。

1. 临床表现

（1）全身症状：由结核杆菌毒素所致，以发热最常见，多表现为长期午后低热。可伴有乏力、食欲缺乏、消瘦、盗汗，女性月经失调或闭经。

（2）呼吸系统症状

①咳嗽、咳痰：浸润型肺结核咳嗽轻微，干咳或仅有少量黏液痰；空洞型肺结核痰量增加，若伴继发感染，痰可呈脓性。

②咯血：1/3 ～ 1/2 患者有小量咯血，严重者可大咯血，发生窒息或失血性休克。肺结核是临床引起咯血最常见的原因。

③胸痛：病变累及壁层胸膜时发生，呼吸运动和咳嗽时加重。

④呼吸困难：多见于干酪样肺炎、空洞型肺结核或大量胸腔积液患者。

（3）体征：早期可无异常体征。病变范围较大或干酪样坏死者，患侧呼吸运动减弱，语颤增强，叩诊浊音，听诊呼吸音减低。慢性纤维空洞型肺结核或胸膜粘连时，患侧胸廓凹陷，纵隔及气管向患侧移位。因肺结核好发于肺尖，肩胛间区或锁骨上下部位于咳嗽后闻及湿啰音，对诊断有重要意义。

2. 分型

（1）原发型肺结核：由结核杆菌初次侵入肺部后发生的原发感染，是小儿肺结核的主要类型，典型的原发综合征呈"双极"（哑铃形）病变，即一端为原发病灶，一端为肿大的肺门淋巴结、纵隔淋巴结。

（2）血行播散型肺结核：含急性血行播散型肺结核（急性栗粒型肺结核）及亚急性、慢性血行播散型肺结核。

（3）继发型肺结核：继发型肺结核含浸润性肺结核、纤维空洞性肺结核和干酪性肺炎等。

（4）其他肺外结核：如肠结核、骨关节结核、肾结核等。

（5）菌阴肺结核：为三次痰涂片及一次培养均阴性的肺结核。

3. 治疗要点

（1）化学药物治疗：是治疗和控制疾病、防止传播的主要手段。

①治疗原则：早期、联合、适量、规律和全程治疗。

②一线化疗药物：全杀菌药：异烟肼、利福平；半杀菌药：链霉素、吡嗪酰胺；抑菌药：乙胺丁醇。

③化疗方案：分为强化和巩固两个阶段。总疗程 6 ～ 8 个月，初治强化期 2 个月，巩固期 4 个月；复治强化期 3 个月，巩固期 5 个月。

（2）对症治疗

①全身中毒症状：经有效抗结核治疗 1 ～ 3 周可消退，无须特殊治疗。症状严重者短期加用糖皮质激素，以减轻炎症和变态反应。

②咯血：痰中带血或小量咯血者，应卧床休息，口服止血药。注意年老体弱、肺功能不全者慎用强镇咳药，防止抑制咳嗽和呼吸。中、大量咯血应严格卧床，保持呼吸道通畅。大量咯血者静脉给

予垂体后叶素。

（3）手术治疗。

4. 护理措施

（1）休息活动护理：有明显中毒症状、咯血或大量胸腔积液者应卧床休息，恢复期可适当增加活动。长期慢性患者或轻症患者可正常工作和生活，避免劳累和重体力活动。

（2）饮食护理：给予高热量、高蛋白、高维生素的易消化饮食。多饮水，每天不少于1500～2000ml。每周测量并记录体重1次。

（3）用药护理：注意观察抗结核药物的主要不良反应（表1-7）。

表1-7　常用抗结核药物不良反应

药　物	不良反应
链霉素	耳毒性和肾毒性：听力障碍、眩晕、口周麻木、肾损害及过敏反应
利福平	胃肠道不适、肝损害（ALT升高和黄疸）、过敏反应
异烟肼	周围神经炎、肝损害（ALT升高）
吡嗪酰胺	药物性肝炎（ALT升高、黄疸）、高尿酸血症常见，皮疹、胃肠道反应少见
对氨基水杨酸	胃肠道反应、过敏反应、肝损害
乙胺丁醇	球后视神经炎、胃肠道反应

（4）咯血的护理：咯血时禁止屏气，取患侧卧位，有利于健侧通气，并防止病灶扩散。咯血量多时采取患侧半卧位，保持气道通畅。有窒息先兆应立即通知医生，取头低足高位，迅速排出血块。大咯血者暂禁食，小量咯血给予少量温凉的流质饮食。垂体后叶素给药速度不宜过快，注意观察不良反应。

（5）预防感染传播

①管理传染源：关键在于早期发现和彻底治愈肺结核患者。

②切断传播途径：做好呼吸道隔离，单人病室，保持空气对流，每天使用紫外线消毒病室。咳嗽或打喷嚏时用双层纸巾遮掩。将痰吐在纸上用火焚烧是最简便有效的处理方法，或留置于容器的痰液经灭菌处理后再弃去。接触痰液后用流水清洗双手。餐具煮沸消毒，被褥、书籍曝晒6小时以上。

③保护易感人群：接种卡介苗是最有效的预防措施，可使人体产生对结核菌的获得性免疫力。对于高危人群，如与新发现的排菌肺结核患者密切接触的儿童及结核菌素试验新近转阳性者，应预防性给予异烟肼6～12个月。

九、肺脓肿

肺脓肿是肺组织坏死形成的脓腔。急性吸入和（或）气道阻塞导致微生物清除障碍，大量微生物导致肺组织感染性炎症、坏死、液化，由肉芽组织包绕形成脓腔。

1. 分类　根据感染途径分为吸入性肺脓肿、继发性肺脓肿和血源性肺脓肿。吸入性肺脓肿在仰卧位时，好发于上叶后段或下叶背段；直立位或坐位时，好发于下叶基底段；右侧位时，好发于右上叶前段或后段。

2. 临床表现

（1）症状：典型表现为高热、咳嗽和咳大量脓臭痰。血源性肺脓肿多常有肺外原发病灶引起的畏寒、高热等全身脓毒血症的症状。经数日至 2 周后才出现咳嗽、咳痰、痰量不多，极少咯血。

（2）体征：与肺脓肿的大小和部位有关。疾病早期，肺部可无异常体征。当脓肿形成时，所累及的肺野可闻及空瓮音或空洞型呼吸音。病变累及胸膜可闻及胸膜摩擦音或出现胸腔积液体征。慢性肺脓肿（病程超过 3 个月）常有杵状指（趾）、贫血和消瘦。

3. 治疗要点　原则是抗生素治疗和脓液引流。

（1）抗生素治疗：肺脓肿主要是以厌氧菌感染为主的混合性感染，一般对青霉素敏感，对青霉素过敏或不敏感者，可选用甲硝唑、林可霉素和克林霉素等。

（2）脓液引流：是提高疗效的有效措施；痰黏稠不易咳出者可用祛痰药或雾化吸入以利于痰液引流；引流体位应使脓肿处于最高位，每天 2 ~ 3 次，每次 10 ~ 15 分钟；有条件者宜尽早使用纤维支气管镜冲洗及吸引，并向脓腔内注入抗生素以加强局部治疗，提高疗效并缩短病程。

十、自发性气胸

胸膜腔内积气称为气胸。根据病因，气胸分为自发性气胸和损伤性气胸。根据胸膜腔内压力情况，气胸分为闭合性气胸、开放性气胸和张力性气胸。

1. 临床表现

（1）症状：起病急骤，多数于日常活动或休息时发作，也可见于剧咳、持重物、屏气、剧烈体力活动时。最常见的症状是突感一侧胸痛，刀割样或针刺样，持续时间短，继之出现胸闷、气促、刺激性咳嗽，咳嗽为气体刺激胸膜所致，严重者可因呼吸困难而不能平卧；如侧卧，被迫健侧卧位，以减轻呼吸困难。

（2）体征：少量气胸时体征不明显。大量气胸时，患侧胸部隆起，气管向健侧移位；呼吸运动和触觉语颤减弱；叩诊呈过清音或鼓音，心浊音界缩小、肝浊音界下移甚至消失；听诊呼吸音减弱或消失。

2. 治疗要点

（1）一般治疗：卧床休息，适当吸氧。根据患者病情给予镇静、镇痛、镇咳、扩张支气管等处理。

（2）排气治疗：促进患侧肺复张是自发性气胸的首要治疗目标。小量气胸者不需要特殊处理，积气一般可在 1 ~ 2 周自行吸收。大量气胸者需行胸膜腔穿刺或胸腔闭式引流术。

3. 护理措施

（1）病情观察：随时巡视，观察患者呼吸频率、节律、幅度等，有使用呼吸机者应观察呼吸机工作是否正常。一旦出现呼吸极度困难、发绀等异常状况应立即报告医生并协助处理。

（2）胸腔闭式引流的护理：详见第二章外科护理学第三十一节胸部损伤相关内容。

十一、呼吸衰竭

呼吸衰竭简称呼衰，指各种原因引起的肺通气和（或）换气功能严重障碍，使静息状态下亦不能维持足够的气体交换，导致低氧血症伴（或不伴）高碳酸血症，进而引起一系列的病理生理改变和相应的临床表现的综合征。

1. 分型　呼吸衰竭是临床急危重症，按照动脉血气结果，分为Ⅰ型和Ⅱ型呼吸衰竭；按照发病急缓，分为急性和慢性呼吸衰竭；按照发病机制，分为泵衰竭和肺衰竭。

（1）Ⅰ型呼衰：仅存在缺氧而无二氧化碳潴留，即 $PaO_2 < 60mmHg$，而 $PaCO_2$ 正常或低于正常。见于肺换气功能障碍疾病，如急性呼吸窘迫综合征、严重肺部感染、间质性肺疾病、急性肺栓塞等。

（2）Ⅱ型呼衰：缺氧伴二氧化碳潴留，即 $PaO_2 < 60mmHg$ 且 $PaCO_2 > 50mmHg$，多由于肺泡通气不足所致，如慢性阻塞性肺疾病。

2. 临床表现

（1）症状

①原发病症状：如 COPD 的表现，如咳嗽、咳痰、喘息。

②呼吸困难：是最早、最突出的症状。表现为呼吸费力伴呼气延长，严重者可有浅快呼吸。CO_2 潴留严重时，可出现 CO_2 麻醉现象，呼吸由浅快转为浅慢，甚至潮式呼吸。

③发绀：是缺氧的主要表现，当血氧饱和度低于 90% 时出现，最早因缺氧发生损害的组织器官是大脑。

④精神神经症状：智力及定向力障碍是主要表现。轻度缺氧和二氧化碳潴留可使脑血管扩张，脑血流增加；严重缺氧可使脑间质和脑细胞水肿，颅内压增高，甚至发生脑疝。

a. 缺氧的表现：早期表现注意力分散、智力和视力轻度减退，缺氧加重可出现搏动性头痛、烦躁不安、定向力和记忆力障碍、精神错乱、嗜睡甚至昏迷。

b. CO_2 潴留的表现：先兴奋、后抑制，兴奋表现为失眠、躁动、昼睡夜醒；严重潴留时抑制神经中枢，可出现神志淡漠、嗜睡、昏迷、抽搐、扑翼样震颤、腱反射减弱或消失等肺性脑病的表现。

⑤心血管系统症状：CO_2 过多可引起体表小静脉扩张，皮肤充血，颜面潮红，球结膜水肿，四肢及皮肤温暖潮湿。早期可反射性地使心肌收缩力加强、血压升高、心率增快；严重的缺氧和 CO_2 潴留可直接抑制心血管中枢，使血压下降、心动过缓，可出现严重心律失常、右心衰竭。

⑥消化和泌尿系统症状：肝、肾功能损害，尿量减少，上消化道出血等。

（2）体征：体格检查可见静脉充盈、皮肤潮红、血压先升后降、心率增快，右心衰竭时常有体循环淤血体征。

3. 治疗要点　处理原则是保持呼吸道通畅，迅速纠正缺氧，改善通气，积极治疗原发病，消除病因，纠正酸碱平衡失调及维持重要脏器的功能。

（1）缓解支气管痉挛：使用支气管扩张药，常用药物有氨茶碱、β_2 受体激动剂等。

（2）控制感染：选用有效抗菌药，如第三代头孢菌素、氟喹诺酮类等。

（3）呼吸中枢兴奋药：最常用的是尼可刹米（可拉明），可兴奋呼吸中枢，增加通气量，也可促进苏醒。洛贝林（山梗菜碱）可通过刺激颈动脉窦和主动脉体的化学感受器，反射性兴奋呼吸中枢，增加通气量。

（4）氧疗：Ⅱ型呼吸衰竭给予低浓度（< 35%）持续吸氧，不可给予高浓度氧，因高浓度氧可解除缺氧对外周化学感受器的刺激，使呼吸受到抑制，造成通气恶化。Ⅰ型呼吸衰竭给予较高浓度（> 35%）给氧，可以迅速缓解低氧血症而不引起 CO_2 潴留。对于伴有高碳酸血症的急性呼吸衰竭，常需机械通气治疗。

4. 护理措施

（1）休息活动护理：卧床休息，并尽量避免自理活动和不必要的操作。取半卧位或坐位，促进肺膨胀，有利于改善呼吸。

（2）饮食护理：意识清醒者给予高热量、高蛋白、易消化的流食或半流食。昏迷患者给予鼻饲。

（3）病情观察：密切观察呼吸困难的程度、生命体征及神志改变，准确记录出入量，监测血气分析结果。一旦出现肺性脑病的表现，应立即报告医生并协助处理。

（4）氧疗护理：当慢性呼吸衰竭患者的 PaO_2 < 60mmHg 时，应及时给予氧疗。常用鼻导管或面罩给氧。根据呼吸衰竭类型选择给氧浓度。

（5）对症护理：清醒患者指导有效咳嗽、咳痰，意识不清、咳痰无力者给予吸痰，建立人工气道和机械通气支持，保持呼吸道通畅。吸痰时动作应轻柔，每 2 小时一次，严格执行无菌操作，防止感染。

（6）用药护理：遵医嘱正确使用抗生素，注意预防"二重感染"。

十二、呼吸系统疾病患者常用诊疗技术及护理

（一）胸腔穿刺术

胸腔穿刺术常用于抽胸腔内积液或积气，以缓解压迫症状；检查胸腔积液的性质，协助诊断；通过穿刺胸膜腔内给药，协助治疗。

1. 适应证
（1）胸腔积液性质不明者，胸水检查以协助病因诊断。
（2）胸腔大量积液或积气者，缓解压迫症状。
（3）脓胸抽脓灌洗治疗，或恶性胸腔积液需胸腔内注射药物者。

2. 禁忌证　胸膜腔已消失、有明显出血倾向、血小板 $< 60 \times 10^9/L$。

3. 方法
（1）体位：协助患者坐在靠椅上并面向椅背，两前臂置于椅背上，前额伏于前臂上。不能坐起者取半坐位，患侧前臂上举高于枕部。

（2）穿刺部位：穿刺点选在胸部叩诊实音最明显部位，胸腔积液较多时一般选择肩胛线或腋后线第 7～8 肋间；有时也选择腋中线 6～7 肋间或腋前线第 5 肋间为穿刺点。气胸取患侧锁骨中线第 2 肋间隙或腋前线第 4～5 肋间隙为穿刺点。

（3）消毒和麻醉：常规消毒皮肤，术者戴无菌手套。铺消毒洞巾，用 2% 利多卡因在下一肋骨上缘的穿刺点，自皮肤至胸膜壁层逐层浸润麻醉。

（4）穿刺：穿刺前将穿刺针后的胶皮管用血管钳夹住，穿刺时术者左手示指与中指固定穿刺部位的皮肤，右手将穿刺针沿局部麻醉处缓慢刺入，当针锋抵抗感突然消失时，再接上注射器，松开止血钳，抽吸胸腔积液，吸满后再次用血管钳夹闭胶管，然后取下注射器，将液体注入试管送检或注入弯盘记录液体量。术毕拔出穿刺针，再次消毒穿刺点后，覆盖无菌纱布，用胶布固定后协助患者静卧。

（5）抽液抽气量：每次抽液、抽气时，不宜过多、过快，防止胸腔内压骤降，发生肺水肿或循环衰竭、纵隔移位等意外。减压抽液时，首次抽液量不宜超过 600ml，以后每次抽吸量不应超过 1000ml；诊断性抽液为 50～100ml 即可，注入无菌试管送检。如治疗需要，抽液抽气后可注射药物。

4. 护理措施
（1）术前护理
①向患者及家属解释穿刺目的、操作步骤以及术中注意事项。
②术前指导患者练习穿刺体位，并告知患者在操作过程中保持穿刺体位，不要随意活动，尽量不要咳嗽或深呼吸，以免损伤胸膜或肺组织。
③用物准备包括：胸腔穿刺包，2% 利多卡因、0.1% 肾上腺素 1 支、无菌手套等。

（2）术中护理：穿刺过程中密切观察患者反应，出现头晕、面色苍白、冷汗、心悸、胸部压迫感或剧痛、晕厥等胸膜过敏反应时，应立即停止抽液，取平卧位，遵医嘱皮下注射 0.1% 肾上腺素 0.3～0.5ml，或进行其他对症处理。

（3）术后护理
①记录抽出液的颜色、量及性状，及时送检标本。
②嘱患者静卧休息，鼓励患者深呼吸，促进肺膨胀。
③注意观察患者呼吸、脉搏和血压，有无肺水肿、气胸和血胸等并发症的发生。

（二）纤维支气管镜检查术

纤维支气管镜检查（简称纤支镜）是利用光学纤维内镜对气管支气管管腔进行检查。可深入亚

段支气管，甚至更细的支气管。

1. 适应证

（1）原因不明的咯血需明确病因及出血部位，或需局部止血治疗者。

（2）原因不明的喉返神经麻痹、膈神经麻痹或上腔静脉阻塞者。

（3）胸部 X 线占位改变或阴影而致肺不张、阻塞性肺炎、支气管狭窄或阻塞，刺激性咳嗽，经抗生素治疗不缓解，疑为异物或肿瘤者。

（4）用于清除黏稠的分泌物、黏液栓或异物。

（5）行支气管肺泡灌洗及用药等治疗。

（6）引导气管导管，进行经鼻气管插管。

2. 禁忌证

（1）肺功能严重损害，重度低氧血症，不能耐受检查者。

（2）严重心功能不全、高血压或心律失常、频发心绞痛者。

（3）严重肝、肾功能不全，全身状态极度衰竭者。

（4）出凝血机制严重障碍者。

（5）哮喘发作或大咯血者，近期上呼吸道感染或高热者。

（6）有主动脉瘤破裂危险者。

（7）对麻醉药物过敏，不能配合检查者。

3. 方法

纤支镜可经鼻或口插入，目前大多数经鼻插入。患者常取平卧位，不能平卧者，可取坐位或半坐位。直视下自上而下依次检查各叶、段支气管。

4. 护理措施

（1）术前护理：向患者及家属说明检查目的、操作过程及有关配合注意事项，以消除紧张情绪，取得合作；常规检查 X 胸片、心电图、乙肝五项、凝血功能等；患者术前 4 小时禁食禁水，以防误吸；患者若有活动性义齿应在检查前取出；用物准备；评估患者对消毒剂、局麻药或术前用药是否过敏等。

（2）术中护理：术中密切观察患者的生命体征和反应；按医生指示经纤支镜滴入麻醉剂作黏膜表面麻醉；配合医生做好吸引、灌洗、活检、治疗等。

（3）术后护理：术后 2 小时内禁食禁水，以防误吸；2 小时后，可进温凉流质或半流质饮食；密切观察患者有无发热、胸痛、呼吸困难；向患者说明术后数小时内可能会有少量咯血及痰中带血，不必担心，如出血较多，应及时通知医生，并配合处理。

第二节　循环系统疾病

扫码做题

一、心力衰竭

心力衰竭是由于心脏结构或功能异常，导致心室充盈和（或）射血能力受损，肺循环和（或）体循环静脉淤血，主要表现为呼吸困难及液体潴留的一组临床综合征。按左心室射血分数降低或保留可分为收缩性心力衰竭和舒张性心力衰竭；按发生的部位可分为左心衰竭、右心衰竭和全心衰竭；按发生的速度和严重程度可分为急性心力衰竭和慢性心力衰竭，以慢性心力衰竭居多。

（一）慢性心力衰竭

慢性心力衰竭是指在原有慢性心脏疾病基础上逐渐出现心衰的症状和体征。其特征性的症状为呼吸困难和体力活动受限，特征性的体征为水肿。

1. 心功能评估

（1）心功能分级：见表1-8。

表1-8 纽约心脏病协会（NYHA）心功能分级及活动指导

分　级	心功能表现	活动指导
Ⅰ级	体力活动不受限，日常活动（一般活动）不引起明显的气促、乏力或心悸	注意休息，不限制一般的体力活动，适当锻炼，但应避免剧烈运动和重体力劳动
Ⅱ级	体力活动轻度受限，休息时无症状，日常活动（一般活动）如平地步行200～400m或以常速上3层以上楼梯的高度时，出现气促、乏力和心悸	适当限制体力活动，可从事轻体力活动和家务劳动，增加午睡时间，劳逸结合
Ⅲ级	体力活动明显受限，稍事活动或轻于日常活动（一般活动）如平地步行100～200m或以常速上3层以下楼梯的高度时，即引起显著气促、乏力或心悸	限制日常体力活动，以卧床休息为主，鼓励或协助患者自理日常生活
Ⅳ级	体力活动重度受限，休息时也有气促、乏力或心悸，稍有体力活动症状即加重，任何体力活动均会引起不适	无需静脉给药者为Ⅳa级，可在室内或床边略活动；需静脉给药者为Ⅳb级，应绝对卧床休息；日常生活由他人照顾完成，卧床时应做肢体被动运动

（2）心衰分度：测定6分钟步行距离，要求患者在走廊内尽可能快走，用于测定心衰患者的运动耐力。步行距离＜150m为重度心衰，150～450m为中度心衰，＞450m为轻度心衰。

2. 临床表现

（1）左心衰竭：主要表现为肺循环淤血和心排血量降低。

①不同程度的呼吸困难：是左心衰竭最主要的症状。

a. 劳力性呼吸困难：是左心衰竭最早出现的症状。运动使回心血量增加，左心房内压力增大，加重肺淤血。

b. 夜间阵发性呼吸困难：是心源性呼吸困难最典型的表现，患者入睡后突然因憋气而惊醒，被迫坐起，重者可出现哮鸣音，也称为心源性哮喘。其发生机制为睡眠平卧使回心血量增加，迷走神经兴奋剂增高使小支气管痉挛，膈肌抬高使肺活量减小等。

c. 端坐呼吸：肺淤血达到一定程度，患者不能平卧，因平卧位会使回心血量增多，肺静脉压力增高，加重肺水肿，也可使膈肌抬高，而引起呼吸困难。

d. 急性肺水肿：是左心衰竭呼吸困难最严重的情况。

②咳嗽、咳痰、咯血：是肺泡和支气管黏膜淤血、气道受刺激的表现。夜间加重，而站位、立位时减轻。

a. 咳白色浆液性泡沫样痰：原因是肺毛细血管压增高，浆液样分泌物渗出。

b. 痰带血丝：是由于肺微血管破损。

c. 咳粉红色泡沫样痰：是急性肺水肿的表现，由于血浆渗入肺泡所致。

d. 大咯血：长期慢性肺淤血可导致肺循环和支气管循环之间形成侧支，曲张破裂可致咯血。

③其他症状：心排血量降低，出现倦怠、乏力、头晕、失眠、嗜睡、烦躁等症状。重者可有少尿

及肾功能损害、肾前性肾衰竭。

④一般体征：心率加快，血压下降，脉压减小，呼吸急促。

⑤肺部湿啰音：是左心衰竭的主要体征，由于肺毛细血管压力增高，液体渗出到肺泡所致，随着肺淤血的加重，湿啰音可由局限于双肺底扩大到全肺，可伴哮鸣音。

⑥心脏体征：左心室扩大，可闻及舒张早期奔马律，肺动脉瓣区第二心音六进；心尖部可闻及收缩期杂音是左心室扩大引起相对性二尖瓣关闭不全所致。交替脉是左心衰竭的重要体征，常见于高血压、冠心病引起的心衰。

（2）右心衰竭：主要表现为体循环静脉淤血。

①消化道症状：恶心、呕吐、食欲缺乏、腹胀、肝区胀痛等是右心衰竭最常见的症状，是由胃肠道长期慢性淤血所致。肝大伴压痛，是由肝淤血肿大，肝包膜被牵拉所致。严重者可发展为心源性肝硬化。

②呼吸困难：继发于左心衰的右心衰，呼吸困难已经存在。单纯右心衰的呼吸困难是由于右心室扩大，限制了左心室充盈而引起肺淤血所致。发绀是由于体循环静脉淤血，血流缓慢，血液中的还原血红蛋白增多所致。

③颈静脉征：颈静脉充盈、怒张是右心衰竭的最早征象，怒张与静脉压升高程度成正比。肝颈静脉反流征阳性是指按压右上腹时，使回心血量增加，出现颈外静脉充盈，是右心衰竭的特征性体征。

④水肿：是右心衰竭的典型体征，由于体循环静脉压力增高所致。水肿从足、踝开始，逐渐向上蔓延，呈对称性、凹陷性，晚期出现全身性水肿，长期卧床患者以腰骶尾部最明显。

⑤胸水和腹水：双侧胸水，右侧更明显，与体循环和肺循环压力增高、胸膜毛细血管通透性增大有关。腹水是由心源性肝硬化所致。

⑥心脏体征：右心室扩大，胸骨左缘或剑突下可见心脏搏动。三尖瓣听诊区可闻及收缩期杂音，是由于相对性三尖瓣关闭不全所致。

（3）全心衰竭：右心衰竭继发于左心衰竭而形成全心衰竭。但当右心衰竭出现时，右心排血量减少，呼吸困难等肺淤血的临床表现反而减轻。

3. 治疗要点

（1）病因治疗：治疗原发疾病，去除诱发因素。

（2）一般治疗

①减轻心脏负荷：失代偿期患者应休息，限制体力活动，减轻焦虑情绪，降低心脏负荷。

②给氧：仅用于急性心衰。无肺水肿的患者给氧反而会使血流动力学情况恶化。

（3）药物治疗原则：已经从传统采用强心、利尿、扩血管药物，转变为采用神经内分泌抑制剂，并积极应用非药物的器械治疗。治疗目标不仅是改善症状，提高生活质量，更重要的是延缓心肌重构的发展，从而降低心衰的病死率和住院率。

（4）利尿药：合理使用利尿药是其他心力衰竭药物治疗取得成功的基础，但单独使用利尿药并不能有效治疗心力衰竭。利尿药通过排钠、排水，减轻液体潴留，可显著减轻肺淤血，降低体重，从而改善心功能和运动耐量。分排钾和保钾两类。

①排钾利尿药：机制为阻碍肾小管对钠、钾、氯、镁、钙等离子的重吸收。

a. 袢利尿药：首选呋塞米（速尿）、布美他尼等，利尿作用强，适用于有明显液体潴留和肾功能不全的患者。

b. 噻嗪类利尿药：常用药为氢氯噻嗪（双氢克尿噻），口服利尿、降压，仅适用于轻度液体潴留、伴高血压且肾功能正常的患者。

②保钾利尿药：醛固酮受体拮抗剂类药物有螺内酯（安体舒通）、依普利酮。肾小管上皮细胞钠

通道阻滞剂类药物氨苯蝶啶、阿米洛利。保钾利尿药的利尿作用较弱，常与排钾利尿药合用以防止发生低钾血症。对肝硬化和肾病综合征顽固性水肿也有效。

（5）血管紧张素转换酶抑制剂（ACEI）：常用药物有卡托普利、依那普利、福辛普利等。ACEI是目前治疗和改善慢性心力衰竭预后的首选药，其主要机制是通过抑制血管紧张素转换酶（ACE），减少血管紧张素Ⅱ（Ang Ⅱ）生成，从而减轻 Ang Ⅱ 的收缩血管、刺激醛固酮释放、增加血容量、升高血压与促心血管细胞肥大增生等作用，最终可降低血压，抑制心肌重构，延缓心力衰竭进展，降低病死率。ACEI 还具有保存缓激肽活性、保护血管内皮细胞、抗心肌缺血、增敏胰岛素受体等作用。

（6）β受体阻滞剂：常用药物有美托洛尔（倍他乐克）、比索洛尔、卡维地洛等。β受体阻滞剂通过拮抗交感系统活性，避免心肌细胞坏死，从而抑制心肌重构，长期应用可明显改善心功能，降低病死率，而其还有明显的抗心律失常和抗心肌缺血的作用，也是能够显著降低心衰患者病死率的原因。

（7）醛固酮受体拮抗剂：常用药物有螺内酯、依普利酮等。醛固酮除具有保钾排钠的作用外，还可促进心肌纤维化和重构，使心衰恶化。因此，醛固酮受体拮抗剂可抑制心肌纤维化和重构，改善预后，降低病死率。

（8）血管紧张素Ⅱ受体拮抗剂（ARB）：常用药物有氯沙坦、缬沙坦、坎地沙坦等。可阻止 Ang Ⅱ 与其受体结合，从而发挥拮抗 Ang Ⅱ 的作用。ARB 与 ACEI 的药理作用基本相同，当患者因 ACEI 引起的干咳不能耐受时，可改用 ARB。

（9）洋地黄类药物：又称为强心苷，作为正性肌力药的代表，可显著缓解轻、中度心力衰竭患者的症状，提高运动耐量，改善生活质量，但对降低心力衰竭患者的病死率无明显改善。

①药理作用：在增强心肌收缩力的同时，不增加心肌耗氧量，是临床最常用的强心药物。强心苷还有减慢心率的作用。

②作用机制：可抑制 Na^+-K^+-ATP 酶，使细胞内 Na^+ 增加，K^+ 减少。细胞内 Na^+ 增加后，启动 Na^+-Ca^{2+} 双向交换机制，使 Ca^{2+} 内流增加，导致心肌收缩力增强。K^+ 可阻止强心苷与心肌细胞膜 Na^+-K^+-ATP 酶结合，减轻强心苷中毒，由于细胞内 K^+ 浓度降低，成为强心苷容易中毒的重要原因。以上机制解释了钙剂不能与强心苷合用的原因，也解释了使用强心苷时应补钾的原因。

③常用药物

a. 地高辛：常用其口服制剂，适用于中度或慢性心力衰竭的维持治疗。

b. 毛花苷丙（毛花苷 C，西地兰）：常用其静脉注射制剂，适用于急性心力衰竭或慢性心力衰竭加重时。

④适应证：已使用 ACEI（或 ARB）、β受体阻滞剂、醛固酮受体拮抗剂和利尿药之后，心力衰竭的症状仍不能改善者，尤其适用于心力衰竭伴心室率快的房颤患者。

⑤禁忌证：绝对禁忌证为强心苷中毒或过量者。重度二尖瓣狭窄、严重房室传导阻滞、肥厚型梗阻性心肌病等禁用。急性心肌梗死等缺血性心脏病、肺源性心脏病应慎用。

⑥强心苷治疗心力衰竭有效的指标：呼吸困难缓解，水肿消退，尿量增加，发绀减轻。

（二）急性心力衰竭

临床最常见的是急性左心衰竭。急性左心衰竭是指急性发作或加重的心肌收缩力明显降低，造成急性心排血量骤降、肺循环压力突然升高，引起急性肺淤血、肺水肿，以及伴组织器官灌注不足的心源性休克的一种临床综合征。

1. 临床表现

（1）症状：突发严重呼吸困难，呈端坐呼吸，强迫坐位，双臂支撑协助呼吸，呼吸频率增快（达30～40次/分），咳嗽频繁并咳出大量粉红色泡沫样血痰，烦躁不安，伴恐惧感。

（2）体征：心率和脉率增快，第一心音减弱，两肺布满湿啰音和哮鸣音，心尖区可闻及舒张期奔马律。

（3）心源性休克：持续性低血压（收缩压＜90mmHg），皮肤湿冷，面色苍白，口唇发绀，尿量减少甚至无尿，意识障碍。

2. 治疗要点

（1）体位：取坐位，双腿下垂以减少静脉回流，降低心脏前负荷。

（2）吸氧：使氧饱和度≥95%，高流量氧气吸入，氧流量为6～8L/min，使肺泡内压力增高，减少肺泡内毛细血管渗出液产生；同时给予20%～30%乙醇湿化，因乙醇能减低肺泡内泡沫的表面张力，使泡沫破裂消散，从而改善肺泡通气，迅速缓解缺氧症状。

（3）基础用药

①镇静药：阿片类药物如吗啡静脉注射，可减少急性肺水肿患者的焦虑及呼吸困难引起的痛苦。此类药物还具有扩血管的功能，主要降低心脏前负荷，同时降低交感系统兴奋性。

②强心药：毛花苷丙缓慢静脉注射。

（4）利尿药：袢利尿药如呋塞米、布美他尼等，先静脉推注，继而连续静脉滴注。除可减轻容量负荷，还具有扩张静脉的作用。

（5）血管扩张药：通过降低心室充盈压和全身血管阻力，减轻心脏负荷。扩张容量血管（小静脉）可减轻心脏前负荷，扩张外周阻力血管（小动脉）可减轻心脏后负荷。收缩压＞110mmHg是使用该类药物的前提，90～110mmHg应慎用，＜90mmHg应禁用。静脉滴注。常使用硝酸甘油和硝普钠，一般不推荐使用钙通道阻滞剂（CCB）和ACEI类药物。

①硝酸甘油：主要扩张小静脉，降低心脏前负荷。特别适合急性冠脉综合征伴心力衰竭的患者。

②硝普钠：扩张小动脉和小静脉，降低心脏后、前负荷。特别适合严重心衰、由心脏后负荷增加所导致的心力衰竭。

（6）非洋地黄类正性肌力药

①β受体兴奋剂：常用药物有多巴胺和多巴酚丁胺。特别适用于急性心肌梗死伴心力衰竭者。应短时间使用，主要帮助慢性心力衰竭加重时的患者度过难关，长时间使用反而增加病死率。

②磷酸二酯酶抑制剂：常用药有米力农和氨力农。适用于重症或顽固性心衰时的短期治疗，长期使用病死率反而更高。

（7）血管收缩药：收缩外周血管，调整血液到重要脏器。常用去甲肾上腺素、肾上腺素等。应用血管收缩药的前提是已使用正性肌力药后仍存在心源性休克及低血压。

（三）心力衰竭的护理

1. 护理措施

（1）休息与活动护理：失代偿期需卧床休息，多做被动运动以预防深部静脉血栓形成。病情缓解或稳定后，鼓励适当活动，防止肌肉废用性萎缩。慢性心衰患者病情稳定者，可每天步行多次，每次5～10分钟。

（2）饮食护理：少食多餐，限制总热量，避免增加心脏负担；进食低盐、低脂、易消化、高维生素、高纤维素、高蛋白质、不胀气的食物，戒烟，严重消瘦者应给予营养支持。心衰急性发作或有容量负荷过重的患者应严格限制水、钠摄入量，限制钠盐摄入＜2g/d，严重低钠血症者液体摄入量一般＜2000ml/d，严重心衰患者液体摄入量控制在1500～2000ml。但轻、中度心衰或稳定期心衰患者，严格限水、限制钠盐摄入对肾功能及神经体液调节机制不利，反而无益处。

（3）病情观察：观察呼吸困难加重、心率增快、烦躁、面色苍白、尿量减少情况。观察水肿的消长情况，每天测体重，准确记录液体出入量。大便时勿用力，必要时使用缓泻药，但禁忌大剂量灌肠，以免增加心脏负担。控制输液速度，一般20～30滴/分，小儿＜5ml/（kg·h）。

2. 用药护理

（1）利尿药：应从小剂量开始，间断使用，液体潴留纠正后可短期停用利尿药，防止电解质紊乱和利尿药抵抗。

①袢利尿药、噻嗪类利尿药

a. 主要不良反应是易引起低钠、低钾、低氯、低钙、低镁血症性碱中毒，其中低钾血症最危险。应用排钾利尿药时严密观察水、电解质变化，低钾血症易诱发洋地黄中毒和心律失常，故应同时补充氯化钾或与保钾类利尿药同时使用。含钾丰富的食物有深色蔬菜、柑橘、瓜果、大枣、菇类、豆类等。

b. 可引起高尿酸血症，痛风患者慎用。

c. 长期大剂量应用可干扰糖和胆固醇代谢，糖尿病、高脂血症患者慎用。

d. 袢利尿药、噻嗪类利尿药均为磺胺类衍生物，故具有磺胺类药物的不良反应，如皮疹、光敏性皮炎、白细胞和血小板减少等。

e. 袢利尿药还有耳毒性，与氨基糖苷类药物合用时更易导致听力障碍。

②保钾利尿药：使用后定期监测血钾和肾功能，如血钾＞5.5mmol/L，应减量或停用。螺内酯可引起男性乳房增生，停药后可消失。

（2）ACEI：与血管紧张素Ⅱ被抑制有关的不良反应有首剂低血压、高钾血症、肾功能损害等；与缓激肽积聚有关的不良反应有无痰干咳、血管神经性水肿等。无痰干咳是ACEI较常见的不良反应，也是被迫停药的主要原因。出现血管神经性水肿应立即停药。此外，ACEI还有低血糖、引起胎儿畸形，皮疹，白细胞减少及恶心、呕吐等消化道反应和头晕、头痛等中枢神经系统反应。治疗应从小剂量开始，耐受后逐渐加量，直至达到目标剂量，终生用药，避免突然撤药。应注意监测血压、血钾及肾功能情况。

（3）β受体阻滞剂：常见恶心、呕吐、轻度腹泻等胃肠道反应，偶见过敏性皮疹。应用不当还可引起低血压、液体潴留及心衰恶化、窦性心动过缓、房室传导阻滞等；诱发哮喘是其严重的不良反应，机制是阻滞β2受体，使支气管收缩。故支气管哮喘、心动过缓、房室传导阻滞、重度心力衰竭患者禁用。长期应用还可影响脂质代谢和糖代谢，血脂异常及糖尿病患者慎用。为避免初始用药抑制心肌收缩力而可能加重或诱发心衰的不良影响，起始剂量须小，递加剂量须慢，达到目标剂量后长期维持，才能发挥其治疗心衰的作用。突然停药可致反跳现象，应避免。

（4）强心苷：治疗剂量和中毒剂量接近，易发生中毒，使用后应重点观察其中毒反应。

①心脏毒性反应：是强心苷较严重的毒性反应，主要表现为各种心律失常。

a. 快速心律失常：最常见和最早出现的是室性期前收缩，如二联律、三联律甚至室颤。

b. 慢速心律失常：房室传导阻滞或窦性心动过缓。

c. 心电图特征性表现：ST段出现鱼钩样改变。

②胃肠道反应：表现为食欲缺乏、恶心、呕吐。在普及维持量给药法以来已较少见。

③神经系统反应：表现为头痛、头晕、视物模糊、黄绿视等。

④加强用药监测：严格遵医嘱用药，用药前应先测量心率。静脉给药时务必稀释后缓慢静注，观察患者用药后的反应，同时监测心律、脉率、心电图及血压变化。当患者心律或脉搏节律由规则变为不规则，或由不规则变为规则（如长期心房颤动患者的不规则心律在使用强心苷后心律变得规则），心率或脉搏＜60次/分，均提示强心苷中毒，应暂停用药并通知医生。

⑤毒性反应处理：一旦发现中毒，应立即停用强心苷，严格卧床，半卧位；同时停用排钾利尿药，积极补钾，快速纠正心律失常。

a. 快速心律失常：给予苯妥英钠或利多卡因抗心律失常。一般不使用电复律，因易致室颤。

b. 缓慢心律失常：使用阿托品治疗。

⑥配伍禁忌：注意不与奎尼丁、普罗帕酮（心律平）、**维拉帕米（异搏定）、胺碘酮、钙剂、阿司匹林**等药物合用。

二、心律失常

心律失常是指心脏冲动的频率、节律、起源部位、传导速度或激动次序的异常。**心电图表现是诊断心律失常主要的诊断依据。**

（一）窦性心律失常

正常窦性心律的冲动起源于窦房结，频率为 60 ～ 100 次 / 分。窦性心律失常是指由于窦房结冲动发放频率的异常或窦性冲动向心房的传导受阻而导致的心律失常。

1. 窦性心动过速

（1）定义：**成人窦性心率＞ 100 次 / 分，称窦性心动过速**。频率大多在 100 ～ 150 次 / 分，偶可高达 200 次 / 分。

（2）心电图特点：窦性 P 波规律出现，频率＞ 100 次 / 分，PP（或 RR）间期＜ 0.6 秒（图 1-1）。心电图记录横竖交织的线形成标准的小格。每一小格的两条竖线及两条横线相距均为 1mm，竖线间 1 小格代表时间 0.04 秒；横线间 1 小格代表电压 0.1mV。

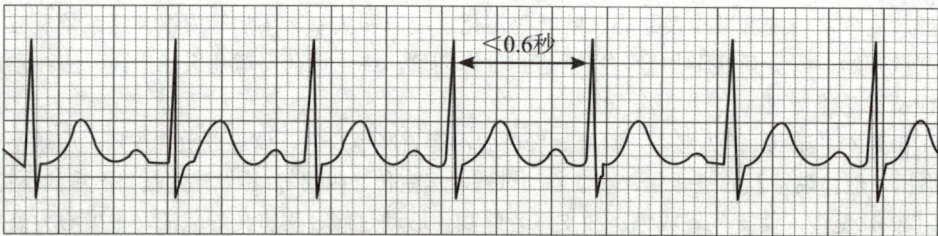

图1-1　窦性心动过速

（3）治疗：针对病因，去除诱发因素。**刺激迷走神经可使其频率逐渐减慢**。必要时可应用 β 受体阻滞剂如美托洛尔或钙通道阻滞剂地尔硫䓬治疗。

2. 窦性心动过缓

（1）定义：**成人窦性心率＜ 60 次 / 分，称窦性心动过缓**。

（2）心电图特点：窦性 P 波规律出现，频率＜ 60 次 / 分，PP（或 RR）间期＞ 1 秒（图 1-2）。

（3）治疗：无症状时一般无须治疗。如因心率过慢、出现排血量不足的症状，可使用阿托品、异丙肾上腺素等药物，或者采用心脏起搏治疗。

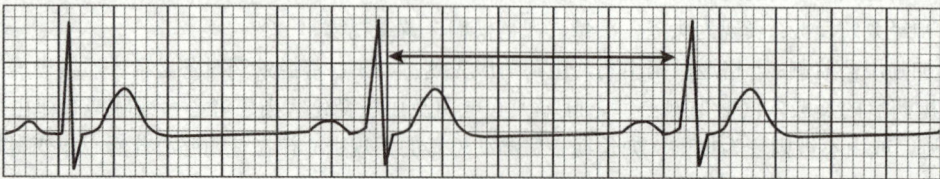

图1-2　窦性心动过缓

3. 窦性心律不齐

（1）定义：窦性心率，但快慢不规则称窦性心律不齐。

（2）心电图特点：窦性 P 波，PP（或 RR）间期长短不一，相差 0.12 秒以上（图 1-3）。

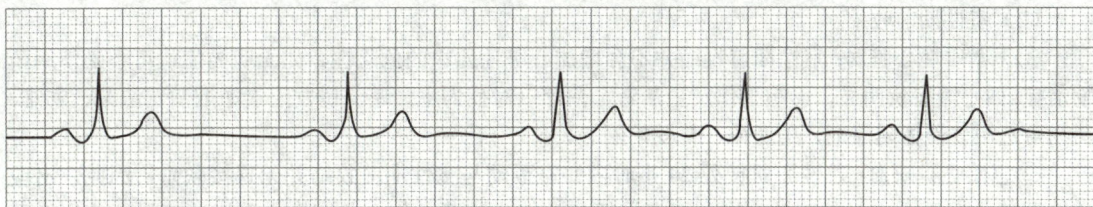

图1-3 窦性心律不齐

（二）期前收缩

期前收缩是指由于窦房结以外的异位起搏点兴奋性增高，过早发出冲动引起的心脏搏动，也称为早搏，是临床上最常见的心律失常。根据异位起搏点部位的不同，可分为房性、房室交界区性和室性期前收缩。

1. 临床表现 偶发期前收缩者大多无症状，可有心悸、失重感或代偿间歇后心脏有力的搏动感。听诊室性期前收缩后出现较长的停歇，脉搏减弱或不能触及。室性期前收缩可孤立，也可规律出现，每隔1个正常搏动后出现1次期前收缩称二联律，每隔2个正常搏动后出现1次期前收缩称三联律，连续发生2个期前收缩称成对期前收缩。

2. 心电图特点

（1）房性期前收缩：P′波提早出现，其形态与窦性P波不同；PR间期≥0.12秒，QRS波群形态与正常窦性心律的QRS波群相同，期前收缩后有一不完全代偿间歇（图1-4）。

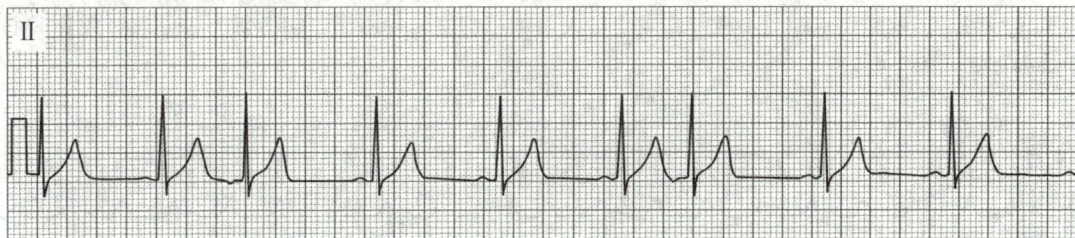

图1-4 房性期前收缩

（2）室性期前收缩：QRS波群提前出现，形态宽大畸形，QRS时限＞0.12秒，其前无相关的P波；T波常与QRS波群的主波方向相反；期前收缩后有完全代偿间歇（图1-5）。

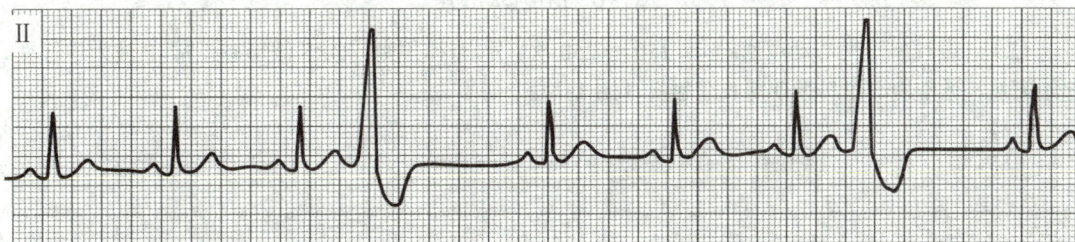

图1-5 室性期前收缩

3. 治疗要点

（1）房性期前收缩：通常不需要特殊治疗，主要的措施是充分休息，放松心情，劝导患者戒烟、限酒，避免饮用浓茶和咖啡。触发室上性心动过速时可应用β受体阻滞剂、普罗帕酮等。

（2）室性期前收缩

①无器质性心脏病：室性期前收缩并不会增加心脏性死亡的危险性，如无明显症状可不必使用药物治疗；如心悸症状明显，影响工作及生活者，治疗以对症为主，避免诱发因素如烟酒、浓茶、咖啡，药物可选用 β 受体阻滞剂、美西律、普罗帕酮等。

②急性心肌缺血：急性心肌梗死 24 小时内心室颤动与室性期前收缩并无直接联系，因此，出现室性期前收缩后不主张预防性应用利多卡因等抗心律失常药。如合并窦性心动过速，早期应用 β 受体阻滞剂可减少心室颤动的危险。严重心力衰竭并发室性期前收缩，应警惕有无洋地黄中毒或电解质紊乱（低钾、低镁）。

（三）心动过速

1. 临床表现

（1）房性心动过速：心悸、头晕、胸痛、憋气、乏力。严重者甚至可发生晕厥、心肌缺血、急性心力衰竭。听诊心律不恒定。

（2）阵发性室上性心动过速：突发突止，持续时间长短不等。发作时有心悸、胸闷、乏力、头痛等。晕厥、心绞痛、心力衰竭少见。听诊第一心音强度恒定，心律绝对规则。

（3）室性心动过速：非持续性发作（时间不超过 30 秒，可自行终止）患者可无症状。持续发作患者常伴有血流动力学障碍和心肌缺血，表现为心绞痛、血压下降、呼吸困难、晕厥等。听诊第一、二心音分裂。

2. 心电图特点

（1）房性心动过速：心房率 150 ～ 200 次 / 分，P 波形态与窦性者不同，常出现二度 I 型或 II 型房室传导阻滞，刺激迷走神经不能终止发作，仅可加重房室传导阻滞。QRS 波形态正常。发作时心率逐渐加速（图 1-6）。

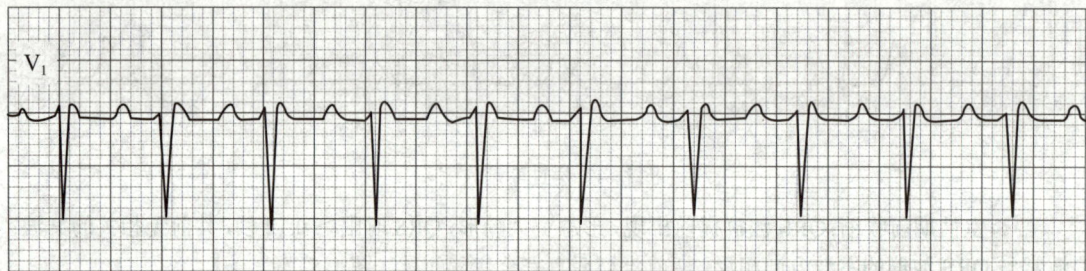

图1-6　房性心动过速

（2）阵发性室上性心动过速：心率 150 ～ 250 次 / 分，节律规则。QRS 波形态正常，P 波为逆行性。起始突然，通常由一个房性期前收缩触发（图 1-7）。

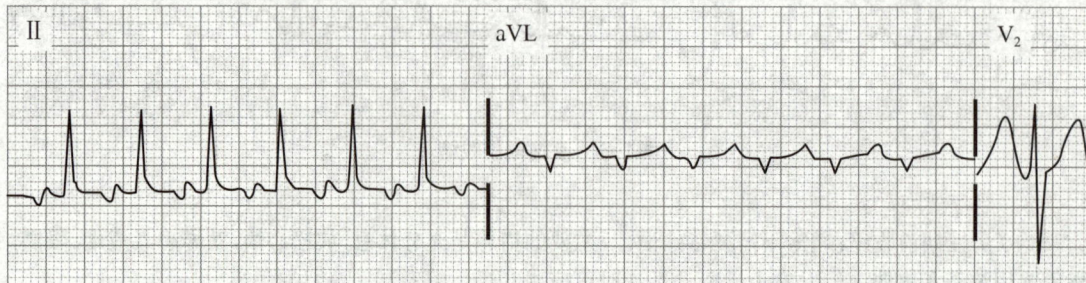

图1-7　阵发性室上性心动过速

（3）室性心动过速：心室率 150 ～ 250 次 / 分，QRS 波群宽大畸形，＞ 0.12 秒，ST-T 波常与 QRS 波群主波方向相反。心律规则或轻度不规则，P 波与 QRS 波群无固定关系（图 1-8）。

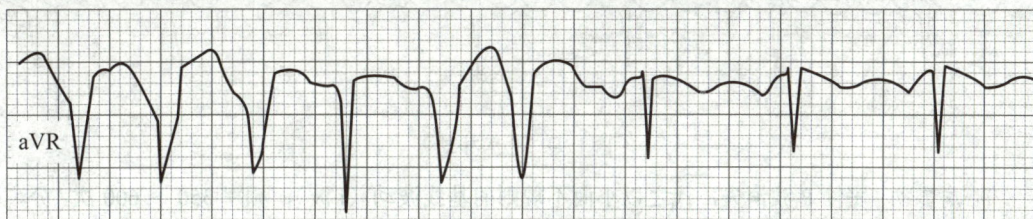

图1-8　室性心动过速

3. 治疗

（1）房性心动过速：心室率不太快且无明显的血流动力学障碍者，可不必紧急处理。心室率＞ 140 次 / 分，应紧急治疗，如为洋地黄引起，立即停用，纠正低钾、低镁，药物选择 β 受体阻滞剂；控制心室率还可选用钙通道阻滞剂。药物治疗不佳时考虑射频消融治疗。

（2）阵发性室上性心动过速

①刺激迷走神经：如患者心功能和血压正常，首先采取兴奋迷走神经的方法，如刺激咽部引起呕吐反射、按摩颈动脉窦、做 Valsalva 动作、将面部浸没于冰水中等，可终止发作。

②药物治疗：首选腺苷，腺苷无效时可选用钙通道阻滞剂维拉帕米或地尔硫草；还可应用短效 β 受体阻滞剂如艾司洛尔等；对于合并心功能不全的患者，洋地黄静脉注射仍可作为首选。

③直接电复律：出现心绞痛、低血压、心力衰竭等严重表现，应立即电复律。但已经应用洋地黄者禁忌。

（3）室性心动过速

①无器质性心脏病、短暂室速、无血流动力学改变的患者，处理原则同室性期前收缩。

②器质性心脏病、持续性室速发作，应给予针对性治疗。终止发作可选用胺碘酮、利多卡因或普罗帕酮。出现低血压、休克、心绞痛、充血性心力衰竭等严重症状时，迅速施行直流电复律。洋地黄中毒引起的室速不宜电复律。急性发作控制后可选用 β 受体阻滞剂、胺碘酮预防复发，可显著减少心肌梗死后的心律失常及猝死。

（四）扑动和颤动

1. 心房扑动和心房颤动　心房扑动简称房扑，可表现为阵发性或持续性发作。心房颤动简称房颤，分为初发、阵发、持续、长期和永久性 5 种类型。房扑和房颤均为心房激动频率快的心律失常。

（1）临床表现

①心房扑动：阵发性房扑的症状较轻，有心慌和胸闷。但心室率较快的房扑或合并二尖瓣狭窄，可诱发心源性休克或急性肺水肿。

②心房颤动：房颤并发体循环栓塞的危险性很大，血栓脱落最易引起脑栓塞。心脏听诊第一心音强弱不等、心律绝对不规则、脉搏短绌。

（2）心电图特点

①心房扑动：窦性 P 波消失，代之以振幅和间期较恒定、呈规律的锯齿状的扑动波，称为 F 波，频率 250 ～ 350 次 / 分。房扑波常以 2：1 的比例传导到心率，心室率规则或不规则，取决于房室传导比例，一般情况下 QRS 波群形态正常（图 1-9）。

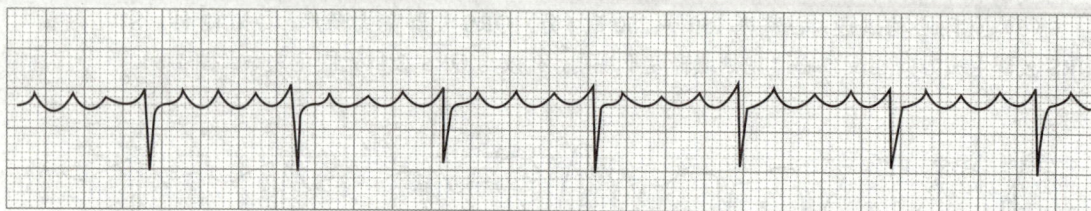

图1-9　心房扑动

②心房颤动：**窦性P波消失，代之以小而不规则的基线波动（f波），频率350～600次/分，一般情况下QRS波群形态正常**。心室率极不规则，通常在100～160次/分（图1-10）。

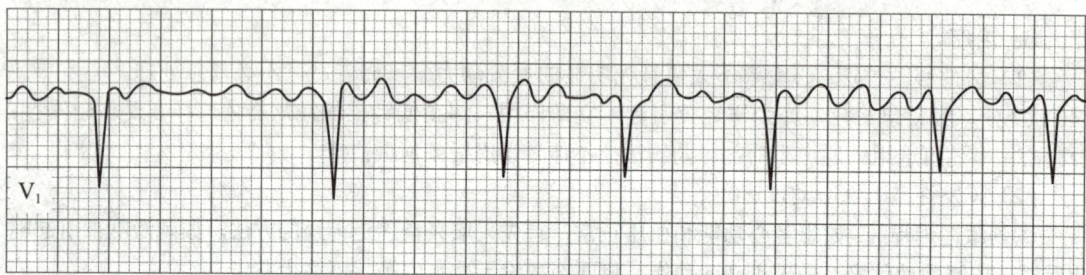

图1-10　心房颤动

（3）治疗要点：房扑和房颤的治疗原则基本相同。

①**转复并维持窦性心律：首选胺碘酮**，因其很少引起致命性心律失常，特别适合于器质性心脏病的患者。奎尼丁、普罗帕酮可诱发致命性心律失常，现已很少用。

②控制心室率：治疗药物有β受体阻滞剂、钙通道阻滞剂（维拉帕米、地尔硫䓬）或洋地黄类药物。药物治疗无效者，可选用射频消融术。

③**直流电复律：是终止房扑最有效的方法**。房颤伴急性心力衰竭或低血压时，应紧急施行电复律治疗。

④抗凝治疗：房扑和房颤的栓塞发生率高，尤其对合并瓣膜病者，应给予华法林抗凝。

2．心室扑动和心室颤动　心室扑动简称室扑，是指心室快而弱的无效性收缩。心室颤动简称室颤，是指心室各部位不协调的颤动，是最严重、最危险的致命性心律失常，对血流动力学的影响相当于心脏骤停。

（1）临床表现：意识丧失、发绀、抽搐、呼吸停止，甚至死亡。**查体心音消失，脉搏触不到，血压测不到**。

（2）心电图特点：室扑呈正弦波形，波幅大而规则，频率150～300次/分（图1-11）。室颤的波形、振幅和频率完全无规则，无法辨认QRS波群与T波（图1-12）。

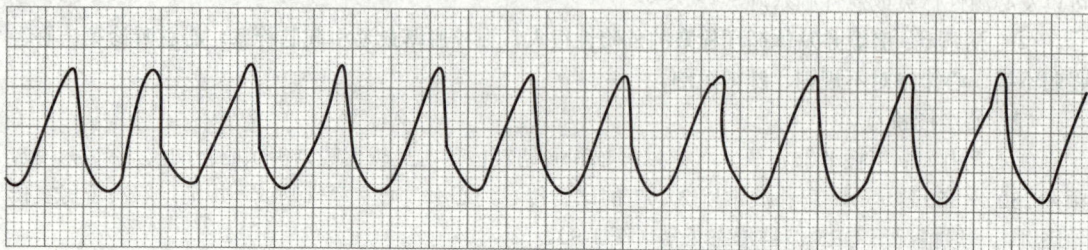

图1-11　心室扑动

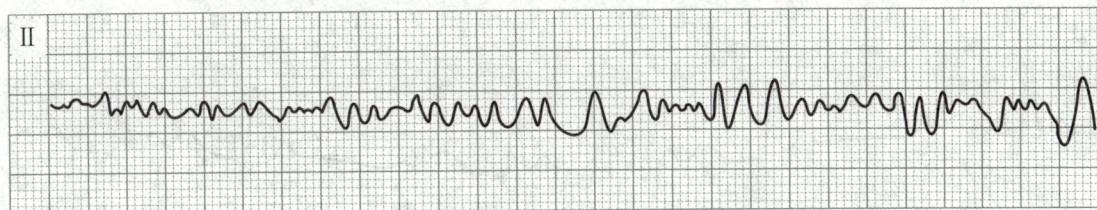

图1-12 心室颤动

（3）治疗要点：心室扑动和心室颤动可致心脏骤停,治疗见外科护理第五节心肺脑复苏的相关内容。

（五）房室传导阻滞

1. 临床表现

（1）一度房室传导阻滞：传导时间延长,全部冲动仍能传导。患者多无自觉症状。

（2）二度房室传导阻滞：患者常有心悸和心搏脱落感,也可无症状。分为二度Ⅰ型（文氏型房室传导阻滞,又称为莫氏Ⅰ型）和二度Ⅱ型（又称莫氏Ⅱ型）两型。

（3）三度房室传导阻滞：又称为完全性房室传导阻滞。症状的严重程度取决于心室率的快慢,常见的症状有疲倦、乏力、头晕、晕厥、心绞痛、心衰等。因心室率过慢或出现长停搏,可引起阿 - 斯综合征,容易发生猝死。

2. 心电图特点

（1）一度房室传导阻滞：PR 间期 > 0.20 秒,每个 P 波之后都有 1 个下传的 QRS 波群（图 1-13）。

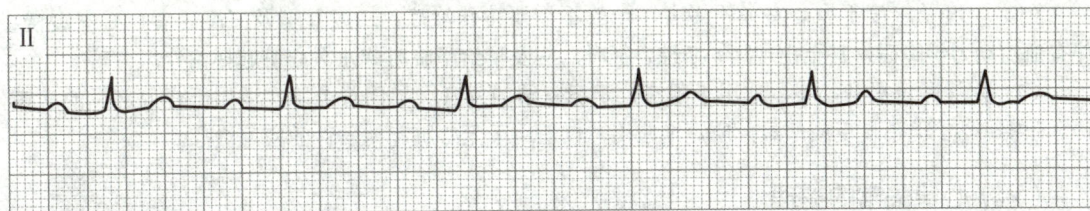

图1-13 一度房室传导阻滞

（2）二度房室传导阻滞

①二度Ⅰ型：特征为 PR 间期进行性延长,直至 P 波不能下传心室,QRS 波群脱落,传导的比例为 3：2 或 5：4,之后 PR 间期又恢复以前时限,如此周而复始。QRS 波群正常,很少进展到三度房室传导阻滞（图 1-14）。

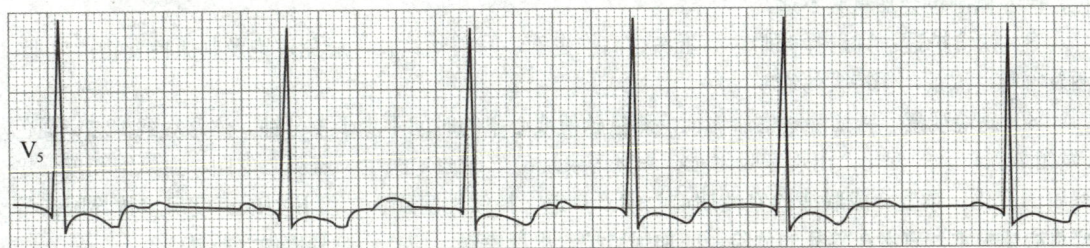

图1-14 二度Ⅰ型房室传导阻滞

②二度Ⅱ型：特征为 P-R 间期固定,时限正常或延长,QRS 波群间歇性脱落,传导比多为 2：1 或 3：1。阻滞位于房室结时,下传的 QRS 波群形态正常；位于希氏束时,呈束支阻滞图形（图 1-15）。

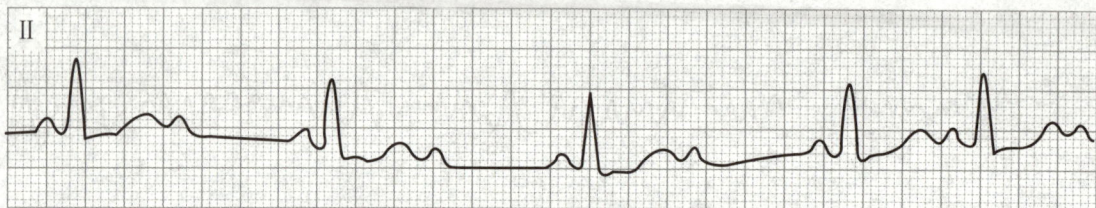

图1-15　二度Ⅱ型房室传导阻滞

（3）三度房室传导阻滞：全部心房冲动均不能传导至心室，心房和心室各自独立活动，P波与QRS波群完全脱离关系，心房率快于心室率（图1-16）。起搏点如位于希氏束及其分叉以上，心室率为40～60次/分，QRS波群形态正常；如位于希氏束分叉以下，心室率可低至40次/分以下，QRS波群增宽。

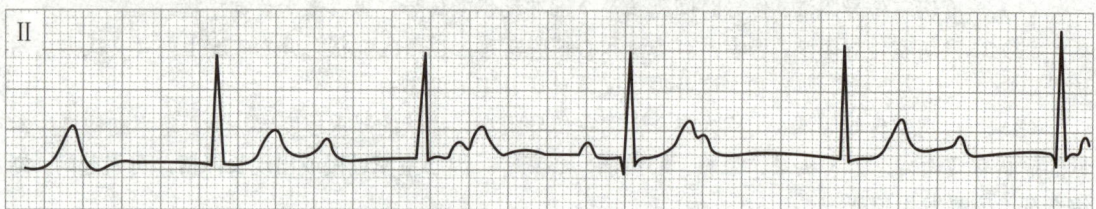

图1-16　三度房室传导阻滞

3. 治疗要点

（1）一度及二度Ⅰ型心室率不慢者，一般不需要特殊治疗。二度Ⅱ型及三度患者，心室缓慢、伴有血流动力学障碍，甚至出现阿-斯综合征时，应及早给予临时或永久心脏起搏治疗。

（2）阿托品可提升心率，适用于阻滞位于房室结的患者。异丙肾上腺素适用于任何部位的房室传导阻滞患者；但不良反应严重，应短期应用，仅适用于无心脏起搏条件的应急治疗。

（六）心律失常的护理

1. 休息活动护理　无器质性心脏病者，应注意劳逸结合，避免感染，鼓励其从事正常工作，维持正常生活，可不必卧床休息。对持续性室性心动过速、持续性房颤、二度Ⅱ型及三度房室传导阻滞等严重心律失常患者，应绝对卧床休息，协助其做好生活护理。心动过缓者嘱其勿屏气，以免刺激迷走神经加重病情。

2. 体位护理　心律失常发作导致胸闷、心悸、头晕时，应采用高枕卧位、半卧位，避免左侧卧位，因左侧卧位会加重其不适。

3. 饮食护理　宜选择低脂、高蛋白、高维生素、易消化饮食，避免过饱及刺激性食物，戒烟、酒及咖啡、浓茶，保持大便通畅。

4. 病情观察　密切观察生命体征，测量脉搏或心率的时间不少于1分钟。注意观察神志、面色（发绀或苍白）的变化，出现呼吸困难、晕厥等表现应立即通知医生。监测心电图、血氧饱和度、电解质的变化。频发、成联律的室性期前收缩，室速，持续性房颤，二度Ⅱ型或三度房室传导阻滞等严重心律失常，有潜在猝死的危险，应加强监护。出现室颤，应按心脏骤停做好抢救。

5. 用药护理

（1）胺碘酮：化学结构与甲状腺素相似，其作用与不良反应与甲状腺素受体有关。可抑制多种离子通道，主要用于抗心律失常，可减慢心脏传导；还可治疗心绞痛，具有舒张血管平滑肌、扩张冠状动脉、降低心肌耗氧量的作用。对房扑、房颤、室上速、室速均有效，还常用于急性心肌梗死后心律失常的治疗。常见不良反应有窦性心动过缓、房室传导阻滞，静脉给药时低血压常见，很少引起致命性心律失常，故应用较广。心外毒性最严重的为肺纤维化，长期使用可致死亡，应严密监测呼吸功能，及早发现肺损伤。长期应用还可发生角膜色素沉积，停药可恢复，不影响视力。少数患者可出现甲状腺功能亢进或减退。胃肠道反应有恶心、呕吐、便秘等。静脉给药时应选择大血管，观察穿刺局部情况，防止药液外渗。

（2）利多卡因：为钠通道阻滞剂，对因缺血或洋地黄中毒引起的心律失常有较强的抑制作用，对房性心律失常效果差，常用于治疗室性心律失常，如室性期前收缩、室速和室颤。肝功能不全的患者静脉注射过快，可出现头晕、嗜睡。大剂量可引起房室传导阻滞和低血压。眼球震颤是利多卡因中毒的早期症状。

（3）奎尼丁：对心脏毒性较严重，避免夜间给药，白天给药剂量较大时，应严密监测血压、心律变化，如血压明显下降、心率减慢或心律不规则，须暂停用药，报告医生。奎尼丁还会引起恶心、呕吐、腹痛、腹泻等消化道不良反应。

（4）腺苷：静脉快速推注，注射后迅速降低窦性心率，减慢房室传导，主要用于室上速的治疗。静脉注射速度过快可引起短暂心脏停搏。治疗剂量可有胸部压迫感、呼吸困难、面色潮红等反应。支气管哮喘患者禁用。

三、心脏瓣膜病

心脏瓣膜病是由于炎症、黏液性变性、退行性改变、先天性畸形、缺血性坏死和创伤等原因引起的单个或多个瓣膜的功能或结构异常，导致瓣口狭窄和（或）关闭不全。在我国，最常见于风湿性心脏病患者，与 A 组 β 型（A 组乙型）溶血性链球菌反复感染有关。其中，二尖瓣最常受累，其次为主动脉瓣。最常见的联合瓣膜病是二尖瓣狭窄合并主动脉瓣关闭不全。

急性风湿热是全身结缔组织的非化脓性炎症，主要侵犯心脏和关节。患者感染链球菌后产生异常免疫反应，链球菌抗原与抗链球菌抗体可形成循环免疫复合物，沉积于人体关节滑膜、心肌、心瓣膜，激活补体成分产生炎性病变。

（一）二尖瓣狭窄

1. 症状

（1）呼吸困难：是最常见也是最早期的症状，在运动、情绪激动、妊娠、感染等情况下易诱发。原因为左心衰竭。随着病情的进展，可出现夜间阵发性呼吸困难，严重时可导致急性肺水肿。

（2）咳嗽、咳痰：多在夜间睡眠或劳动后出现。起初为无痰干咳或泡沫痰，发生急性肺水肿时咳粉红色泡沫痰。

（3）咯血：突然大咯血是由于严重二尖瓣狭窄使左心房压力增高，继而肺静脉压力增高，支气管静脉曲张破裂出血导致。痰中带血或血痰可能与支气管炎、肺部感染、肺充血或肺毛细血管扩张破裂有关。

（4）其他症状：晚期右心衰竭时可有食欲减退、腹胀、下肢水肿等体循环静脉淤血的表现。扩大的左心房压迫喉返神经引起声音嘶哑。

2. 体征　典型体征为"二尖瓣面容"，双颧绀红，口唇轻度发绀。出现右心衰竭时可有颈静脉怒张、肝颈静脉反流征阳性等。特征性的心脏杂音为心尖区舒张中晚期低调的隆隆样杂音，伴舒张期震颤。心尖区第一心音亢进，出现肺动脉高压时可有肺动脉瓣区第二心音（P_2）亢进、分裂。

3. 并发症

（1）心房颤动：是最常见的心律失常，也是相对早期的常见并发症，可能是患者就诊的首发症状。

房颤的原因是左心房扩大及房壁纤维化。

（2）**左心衰竭：是晚期最常见的并发症，也是死亡的主要原因。** 突然出现的急性肺水肿常由房颤引起。

（3）**血栓栓塞：以脑栓塞最多见。栓子多来自于扩大的左心房伴心房颤动者。** 右心房血栓脱落可导致肺栓塞。

（4）**右心衰竭：** 为晚期常见并发症。右心衰竭时，右心排出量减少，使肺淤血症状减轻，呼吸困难反而缓解。

（5）**感染性心内膜炎：** 较少见。

（6）**肺部感染：** 肺淤血易合并肺部感染，感染后诱发或加重心力衰竭。

（二）二尖瓣关闭不全

1. **症状** 轻度二尖瓣反流常无症状，严重反流心排血量少，表现为疲劳、乏力。病程长，呼吸困难出现晚，心力衰竭一旦发生进展迅速。

2. **体征** 心脏搏动呈抬举样，向左下移位。心尖部全收缩期吹风样杂音是典型体征，在心尖区最响，伴有震颤。第一心音减弱或不能闻及。

3. **并发症** 与二尖瓣狭窄相似，常有房颤。相比二尖瓣狭窄，感染性心内膜炎常见，体循环栓塞较少见。

（三）主动脉瓣狭窄

1. **症状** 无症状期长。瓣口严重狭窄时出现主动脉狭窄典型三联症，即呼吸困难、心绞痛和晕厥。

（1）呼吸困难：劳力性呼吸困难是晚期常见的首发症状，继而出现左心衰竭的其他呼吸困难。

（2）心绞痛：是重度主动脉狭窄最早、最常见的症状，因心肌缺血所致，常由运动诱发。

（3）晕厥：因心排血量减少导致，常由劳力诱发。休息时晕厥常由心律失常如房颤引起。

2. **体征** 心尖区可触及收缩期抬举样搏动。收缩压降低，脉压减小，脉搏细弱。胸骨右缘第2肋间（主动脉瓣听诊区）可闻及粗糙、响亮的收缩期吹风样杂音是最主要的体征，向颈部传导。

3. **并发症** 主要有房颤、心力衰竭和胃肠道出血。心脏性猝死、感染性心内膜炎和体循环栓塞较少见。

（四）主动脉瓣关闭不全

1. **症状** 轻症者无症状时间长，出现心悸、心前区不适、头部动脉搏动感与心排血量增大有关。晚期可出现左心代偿性肥大和扩张、左心衰竭、肺淤血、呼吸困难。有效心排血量降低时患者出现疲劳、乏力和体位性头晕，重度主动脉瓣反流可引起晕厥甚至猝死。

2. **体征** 面色苍白，头随心搏摆动。特征性体征为主动脉瓣第二听诊区（胸骨左缘第3、4肋间）可闻及高调叹气样舒张期杂音，轻度反流者只有坐位前倾、呼气末才能听到。严重主动脉瓣反流患者收缩压升高、舒张压降低、脉压增大，出现周围血管征，如点头征、水冲脉、毛细血管搏动征、股动脉枪击音等。

3. **并发症** 感染性心内膜炎、左心衰竭、室性心律失常较常见，心脏性猝死少见。心脏瓣膜病鉴别见表1-9。

表1-9　心脏瓣膜病鉴别

	二尖瓣狭窄	二尖瓣关闭不全	主动脉瓣狭窄	主动脉瓣关闭不全
早期症状	劳力性呼吸困难	无症状或疲劳、乏力	无明显症状	无症状或心悸、心尖区不适
严重症状	急性肺水肿常见	呼吸困难出现较晚	呼吸困难、心绞痛、晕厥三联症	呼吸困难
杂音听诊部位	心尖区	心尖区	胸骨右缘第2肋间	胸骨左缘第3、4肋间
杂音时期	舒张中晚期	全收缩期	收缩期	舒张期
杂音性质	隆隆样	粗糙吹风样	粗糙、响亮吹风样	高调叹息样
最常见并发症	房颤	房颤	房颤	感染性心内膜炎
其他并发症	左心衰竭、血栓栓塞、右心衰竭、肺炎、感染性心内膜炎	左心衰竭、感染性心内膜炎、体循环栓塞	左心衰竭、胃肠道出血	左心衰竭、室性心律失常

（五）心脏瓣膜病的治疗和护理

1. 治疗要点

（1）内科治疗：早期以内科治疗为主。预防风湿性心瓣膜病最根本的措施是积极防治A组β型溶血性链球菌感染，控制病情进展，改善心功能，防治并发症。有风湿活动的患者应长期应用苄星青霉素。β受体阻滞剂和非二氢吡啶类钙通道阻滞剂可改善运动耐量；避免重体力活动，预防感染性心内膜炎，出现心力衰竭、心律失常等并发症时，给予相应治疗。

（2）介入或外科治疗：外科手术或介入手术是治疗心脏瓣膜病的根本性措施。

①主要的手术方法有经皮球囊瓣膜成形术、瓣膜修补术、瓣膜分离术及人工瓣膜置换术。

②单纯二尖瓣狭窄首选经皮穿刺球囊二尖瓣成形术。

（3）并发症治疗

①二尖瓣狭窄并发急性心力衰竭时，不主张使用洋地黄，仅在急性房颤伴快速心室率时可静注毛花苷丙，减慢心室率。

②慢性房颤可考虑电复律治疗，电复律前、后应口服华法林，预防血栓栓塞。药物复律可给予β受体阻滞剂如艾司洛尔、非二氢吡啶类钙通道阻滞剂如地尔硫䓬。

2. 护理措施

（1）休息活动护理：风湿活动期卧床休息，病情好转后逐渐增加活动。有血栓形成者应绝对卧床休息，以防血栓脱落造成栓塞。协助卧床患者做好生理护理，预防下肢深静脉血栓形成。

（2）饮食护理：给予高热量、高蛋白、高维生素、清淡易消化饮食，少食多餐，避免过饱，多食新鲜蔬菜、水果，保持大便通畅。

（3）病情观察：观察有无风湿活动的表现，如皮肤环形红斑、皮下结节、关节红肿及疼痛不适等。

观察有无乏力、呼吸困难、心悸、胸痛、肝大、下肢水肿等症状，积极纠正心律失常，防止病情加重。

（4）用药护理：遵医嘱用药，如应用抗心律失常、抗血小板聚集及抗凝药物，预防附壁血栓形成和栓塞。一旦发生栓塞，立即报告医师，遵医嘱给予溶栓、抗凝治疗，配合抢救。应用阿司匹林和华法林时，应密切观察有无出血倾向，如鼻出血、牙龈出血、血尿、柏油样便等，定期复查凝血功能。

四、冠状动脉粥样硬化性心脏病

冠状动脉粥样硬化性心脏病是指冠状动脉粥样硬化后造成血管腔狭窄、阻塞，导致心肌缺血、缺氧或坏死引起的心脏病，简称冠心病，又称为缺血性心脏病。分为慢性心肌缺血综合征（稳定型心绞痛、缺血性心肌病、隐匿性冠心病）和急性冠状动脉综合征两大类。急性冠状动脉综合征又包括不稳定型心绞痛、非 ST 段抬高心肌梗死和 ST 段抬高心肌梗死。

本病的主要危险因素：年龄（＞40 岁）、血脂异常、高血压、吸烟、糖尿病或糖耐量异常、肥胖、家族遗传。其他危险因素还包括 A 型性格、口服避孕药、性别、缺少体力活动（久坐不动）、饮食不当等。

（一）稳定型心绞痛

稳定型心绞痛也称劳力性心绞痛，是在冠状动脉固定性严重狭窄的基础上，由于心肌负荷增加引起心肌急剧的、暂时的缺血缺氧的临床综合征，可伴心功能障碍，但没有心肌坏死。

1. 临床表现

（1）典型症状：发作性胸痛和胸部不适。

（2）疼痛部位：主要在胸骨体上、中段之后及心前区，范围有手掌大小。

（3）放射方式：多至左肩，沿左臂尺侧至无名指和小指，向上可达颈、咽部和下颌部。

（4）疼痛特点：压迫、发闷、紧缩感，也可有烧灼感，偶伴濒死、恐惧感。不会有针刺或刀割样锐痛。

（5）持续时间：疼痛逐步加重，然后逐渐消失，一般持续 3～5 分钟。发作时，患者往往不自觉地停止原来的活动，一般会在原来诱发疼痛的活动停止后缓解。

（6）好发时段：清晨和上午，与晨间痛阈低、交感神经兴奋性增高等昼夜节律变化有关。

（7）体征：发作时可见患者心率增快、血压升高、表情焦虑、出冷汗等。

2. 治疗要点

（1）发作时治疗

①休息与给氧：一般停止活动后症状可逐渐消失。持续给氧，流量为 2～4L/min。

②药物治疗：硝酸酯类药物是最有效、作用最快终止心绞痛发作的药物，可扩张冠状动脉，降低冠脉阻力，增加冠状动脉血流量；同时扩张外周静脉，减少静脉回流心脏的血量，减轻心脏容量负荷和需氧量，从而缓解心绞痛。硝酸甘油 0.5mg，舌下含化，1～2 分钟开始起效，30 分钟后作用消失。硝酸异山梨酯（消心痛）舌下含化 2～5 分钟起效，作用持续 2～3 小时。

（2）缓解期治疗

①避免诱发因素：调整生活方式，饮食不宜过饱，戒烟限酒，避免精神紧张，保持适当体力活动，一般不需要卧床休息。

②药物治疗

a. 改善缺血，减轻症状：β 受体阻滞剂可减慢心率，减弱心肌收缩力，降低血压，从而降低心肌耗氧，提高运动耐量。硝酸酯类药物可减少心肌耗氧和改善心肌灌注。钙通道阻滞剂可抑制心肌收缩，减少心肌耗氧，解除冠脉痉挛。

b. 预防心肌梗死，改善预后：阿司匹林、氯吡格雷可抑制血小板聚集。他汀类药物如洛伐他汀、普伐他汀、辛伐他汀等降低血脂，延缓斑块进展。β受体阻滞剂、血管紧张素转换酶抑制剂可显著降低心血管病死亡的危险。

③血管重建：经皮冠状动脉介入治疗，冠状动脉旁路移植术。

（二）急性心肌梗死

急性心肌梗死（简称急性心梗）是指在冠状动脉病变的基础上，发生冠状动脉血供急剧减少或中断，使相应心肌严重、持久地缺血而导致的部分心肌急性坏死。本节主要讲解急性ST段抬高型心肌梗死。

1. 临床表现 多数患者在发病前数天有乏力、胸部不适、活动时心悸等心绞痛的前驱症状。或者心绞痛发作更加频繁，持续更久，硝酸甘油疗效变差等。

（1）症状

①疼痛：心前区剧烈疼痛是最早出现和最突出的症状，其部位和性质与心绞痛相同，但诱因不明显，常发生于安静时，程度更加剧烈，持续时间10～20分钟以上，经休息和含服硝酸甘油不能完全缓解。患者常伴有大汗、呼吸困难、恐惧和濒死感。少数患者症状不典型，一开始即发生心力衰竭或猝死。

②胃肠道症状：有时伴恶心、呕吐、上腹胀，重者可有呃逆，由迷走神经受坏死心肌刺激导致。有时疼痛位于上腹部，易误诊为急腹症，多见于下壁心梗。

③全身症状：发热出现在梗死后24～48小时，一般38℃左右，持续1周，由心肌坏死组织被吸收引起。

④心律失常：多数患者会在发病1～2天出现心律失常，尤其是24小时内，以室性心律失常最多见。如频发室早（每分钟5次以上）、成对期前收缩、短阵室速、多源性室早或RonT室早，为室颤的先兆。室颤常是急性心梗早期，特别是入院前患者死亡最主要的原因，半数患者在发病1小时内死于院外。下壁心梗常易发生完全性房室传导阻滞；前壁心肌梗死如发生房室传导阻滞，说明梗死范围广泛。

⑤心源性休克：胸痛发作中血压下降常见，未必是休克。如疼痛缓解后收缩压仍低于80mmHg，同时伴有烦躁不安、面色苍白、皮肤湿冷、脉搏细速、尿量减少，则为休克表现。

⑥急性心衰：主要是急性左心衰，发生的原因是梗死后导致心脏舒缩能力减弱或不协调。

（2）体征：心脏轻度或中度扩大，心率多增快，血压下降。心尖部第一心音减弱，出现第四心音奔马律。少数患者起病第2～3天出现心包摩擦音，为反应性纤维性心包炎所致。心绞痛与急性心梗鉴别见表1-10。

（3）并发症：乳头肌功能不全或断裂、心脏破裂、栓塞、心室壁瘤等。

2. 治疗要点 及早发现，尽早住院，加强住院前的就地处理。力争在患者入院10分钟内完成首份心电图，30分钟内开始溶栓，90分钟内完成球囊扩张。尽快恢复心肌的血液灌注，防止梗死扩大。及时处理严重心律失常、泵衰竭和各种并发症，防止猝死，使患者度过急性期，尽可能多地保留有功能的心肌。

（1）住院后初步处理

①吸氧：改善心肌缺氧，减轻疼痛。氧流量为4～6L/min。对发生严重肺水肿者应采用持续面罩加压给氧或气管插管并机械通气。

②监护：在冠心病监护病房密切监测心电图、生命体征及血氧饱和度。除颤仪随时备用。

③迅速有效止痛：吗啡静脉注射或哌替啶（度冷丁）肌内注射。吗啡具有强大的镇痛作用，改善由疼痛所引起的焦虑、紧张、恐惧等反应，镇静情绪，从而缓解因胸痛使交感神经过度兴奋、心动过速、血压升高、心肌收缩力增强等不利因素，减少心肌耗氧量，预防快速心律失常；对心血管系统还具有扩张血管的作用，可减小梗死病灶，减少心肌细胞死亡。

（2）溶栓治疗：具有快速、简便、经济、易操作的特点。无条件实施经皮冠状动脉介入治疗的患者，应立即（30分钟内）行溶栓疗法。在发病3小时内行溶栓治疗，梗死血管的开通率增高，病死率明显降低。常用药物有链激酶、尿激酶、人重组组织型纤溶酶原激活剂（阿替普酶）等，联合肝素治疗，防止再闭塞。脑出血、脑血管畸形、颅内恶性肿瘤、活动性出血（不包括月经来潮）、未获良好控制的＞180/110mmHg的高血压、近3周内有创伤或大手术、近4周内有内脏出血、妊娠、活动性消化性溃疡等情况列为禁忌。

表1-10　心绞痛与急性心梗鉴别

	心绞痛	心肌梗死
典型症状	发作性胸痛和胸部不适	心前区剧烈疼痛是最早出现和最突出的症状
胸痛特点	压榨、憋闷、紧缩、烧灼或窒息感	
濒死、恐惧感	偶伴	常伴
胸痛部位	胸骨后上中段或心前区	
放　射	多至左肩，沿左臂尺侧至无名指和小指；向上可至颈、咽部和下颌部	
持续时间	一般3～5分钟，不超过30分钟	10～20分钟以上
诱　因	体力劳动、情绪激动、饱餐、寒冷、吸烟	一般无明显诱因
好发时段	早晨和上午	
含服硝酸甘油	1～2分钟开始起效，10分钟以上不缓解考虑非心绞痛	无效
消化道症状	无	恶心、呕吐、上腹胀，重者可有呃逆
全身症状	无	发热，38℃左右
体　征	心率增快，血压下降	心率多增快，血压下降，第四心音奔马律
严重表现	无	心律失常、猝死、休克、心衰

（3）经皮冠状动脉介入治疗（PCI）：具备介入治疗条件的医院，在患者抵达急诊室明确诊断之后，对需施行直接PCI者边给予常规治疗和做术前准备，边将患者送至心导管室，能在患者住院90分钟内施行PCI。

（4）抗血小板治疗：阿司匹林、氯吡格雷抑制血小板聚集。

（5）抗凝治疗：凝血酶是使纤维蛋白原转变为纤维蛋白最终形成血栓的关键环节，因此抑制凝血酶至关重要。普通肝素可作为溶栓治疗最常用的辅助用药。

（6）抗心肌缺血治疗

①硝酸酯类药物：扩张冠状动脉，增加心肌血供；扩张外周静脉，减轻心脏前负荷。不宜用于明显的低血压患者。

②β受体阻滞剂：通过降低交感神经兴奋性、减慢心率，降低体循环血压和减弱心肌收缩力，以减少心肌耗氧量和改善缺血区的氧供需失衡，缩小心肌梗死面积；还可预防室颤等恶性心律失常，对降低急性期病死率的疗效非常确切。

③血管紧张素转换酶抑制剂（ACEI）：通过影响心肌重构、减轻心室过度扩张而减少充血性心力

衰竭的发生，降低远期病死率。

（7）抗心律失常治疗

①无症状室早和非持续性室速：一般不需要抗心律失常药物治疗。预防性使用利多卡因可减少室颤发生，但可引起心动过缓或心脏骤停，应避免使用。

②持续性室速和室颤：治疗同心肺复苏。纠正低钾血症和低镁血症，复苏后给予胺碘酮和 β 受体阻滞剂治疗。

③室上性快速心律失常：房颤可增加脑卒中和心衰的危险，治疗原则为控制心室率和转复窦性心律，可选用钙通道阻滞剂如维拉帕米、β 受体阻滞剂等。

④缓慢心律失常：窦性心动过缓可使用阿托品。严重的窦性心动过缓和房室传导阻滞应安装临时心脏起搏器。

（8）急性心力衰竭治疗：发病 2 小时内不可使用洋地黄，因其有增加室性心律失常的危险。合并快速房颤时，可选用胺碘酮治疗。

（三）冠状动脉粥样硬化性心脏病的护理

1. 护理措施

（1）休息活动护理

①心绞痛：发作时立即卧床休息。

②急性心梗：发病 12 小时内绝对卧床休息，保持环境安静，谢绝探视，解除焦虑。休息可降低心肌耗氧量和交感神经兴奋性。如无并发症，可根据病情卧床 1～3 天，病情不稳定及高危患者可适当延长卧床时间。一般第 2 天可允许使用便器坐在床旁大便，第 3 天可在病房内活动，第 4～5 天逐步增加活动，直至每天 3 次步行 100～150m。运动以不引起任何不适为度，心率增加 10～20 次/分为正常反应，运动时心率增加小于 10 次/分，可加大运动量，进入高一阶段的训练。若运动时心率增加超过 20 次/分，收缩压降低超过 15mmHg，出现心律失常，或心电图 ST 段缺血型下降大于 0.1mV 或上升大于 0.2mV，则应退回到前一运动水平，若仍不能纠正，应停止活动。

③卧床患者血栓预防护理：24 小时内应鼓励患者做床上被动运动，防止下肢静脉血栓形成。下肢静脉血栓形成及血栓性静脉炎多因术后长期卧床或下肢静脉多次输注高渗液体和刺激性药物等引起，血栓脱落最容易栓塞的器官是肺。发生静脉血栓后，应停止患肢静脉输液；抬高患肢并制动，局部硫酸镁湿热敷，配合理疗和全身性抗生素治疗；禁忌局部按摩，以防血栓脱落。

（2）判断溶栓是否成功的临床指标：胸痛 2 小时内基本消失；心电图的 ST 段于 2 小时内回降大于 50%；2 小时内出现再灌注性心律失常；血清 CK-MB 峰值提前出现（14 小时以内），或根据冠状动脉造影直接判断冠脉是否再通。

（3）饮食护理：急性心梗患者需禁食至胸痛消失，然后给予流质、半流质饮食，逐步过渡到普通饮食。给予低钠、低脂、低热量、低胆固醇、清淡、易消化饮食，少量多餐，避免饱餐。

（4）防治便秘：急性心梗患者适当增加纤维素类食物，必要时使用缓泻药及通便药如开塞露，以防止便秘时用力排便导致心律失常或心力衰竭，甚至心脏破裂。

（5）病情观察：急性心梗患者立即送入监护病房，连续心电监护，监测心率、心律、血压、呼吸的变化，发现心律失常、猝死、心力衰竭和休克的征兆，应及时通知医生给予处理。

（6）用药护理

①硝酸酯制剂：用药后常有头部胀痛、面色潮红、心悸等血管扩张的表现，嘱患者含药后应立即平卧，以防直立性低血压的发生；静脉用药时要控制滴速，不可擅自调节，随时监测血压变化。

②吗啡或哌替啶：注意有无呼吸抑制、血压下降等表现。

③抗栓药、抗凝药及溶栓药：应用阿司匹林、氯吡格雷、肝素等药物，使用过程中应严密观察有无出血倾向。应用尿激酶等溶栓药物应严密监测出凝血时间和纤溶酶原，注意观察有无皮肤和牙龈出血。

④他汀类药物：可引起肝损害和肌病，用药期间应严密监测血清转氨酶及肌酸激酶。

（7）PCI术后护理：停用肝素4小时后，患者继续卧床24小时，术肢制动，加压包扎。观察足背动脉搏动情况，术区有无出血、血肿。

2. 健康教育

（1）用药指导：遵医嘱服药，不要擅自增减药量。随身携带硝酸甘油，以备发作时急救。硝酸甘油见光易分解，应避光放在棕色瓶内。药瓶开封后每6个月更换一次，确保疗效。

（2）病情监测指导：心绞痛患者胸痛发作时应立即停止活动，舌下含服硝酸甘油；如连续含3次仍不缓解，心绞痛程度加重，应立即就医。急性心梗是心脏性猝死的高危因素，应教会家属心肺复苏技术，危急时刻可能挽救生命。

五、心脏骤停

（一）心脏骤停

心脏骤停是临床中最危重的急症，是指心脏在严重致病因素的作用下射血功能突然停止，引起全身缺血、缺氧，常可迅速导致死亡，部分患者经过及时有效的心肺复苏可获存活。

1. 临床表现 典型三联症包括：突发意识丧失、呼吸停止和大动脉搏动消失。

（1）突然倒地，意识丧失。

（2）大动脉搏动消失，触摸不到颈动脉或股动脉。

（3）呼吸停止或呈叹息样呼吸。

（4）双侧瞳孔散大，对光反射消失。

（5）脑缺氧常引起抽搐和大小便失禁。

（6）皮肤苍白或青紫。

（7）听诊心音消失、血压测不出、脉搏摸不到。

2. 心电图 表现为心室颤动、心室停搏及无脉性电活动3种类型。但3种血流动力学的结果相同，即心脏不能有效排血，血液循环停止。

（二）心肺脑复苏

详见本书外科护理学第五节心肺脑复苏。

六、原发性高血压

高血压是一种以体循环动脉收缩压和（或）舒张压持续升高为主要表现的临床综合征。可分为原发性高血压（高血压病）及继发性高血压（症状性高血压）两类。其中，原发性高血压占绝大多数。

依据《中国高血压防治指南2010》，高血压定义为在未使用降压药物的情况下，非同日3次测量血压，均有收缩压≥140mmHg和（或）舒张压≥90mmHg。患者既往有高血压史，目前正在使用降压药物，血压虽然低于140/90mmHg，也诊断为高血压。家庭自测血压≥135mmHg和（或）舒张压≥85mmHg也可诊断为高血压。高血压分类水平和定义见表1-11。

表1-11　高血压分类水平和定义（mmHg）

分　类	收缩压	舒张压
正常血压	＜120和	＜80
正常高值	120～139和（或）	80～89
高血压	≥140和（或）	≥90
1级高血压（轻度）	140～159和（或）	90～99
2级高血压（中度）	160～179和（或）	100～109
3级高血压（重度）	≥180和（或）	≥110
单纯收缩期高血压	≥140和	＜90

注：当收缩压和舒张压分属于不同级别时，以较高的分级为准；家庭自测血压135/85mmHg相当于诊室的140/90mmHg。

1. 临床表现

（1）症状：多数起病隐匿，症状不明显，仅在测量血压或出现心、脑、肾等并发症后才被发现。常见症状有头痛、头晕、心悸、后枕部或颞部搏动感。还有的表现为失眠、健忘、注意力不集中、情绪激动易怒、耳鸣等神经症状。症状严重程度并不一定与血压水平成正比。

（2）体征：长期持续高血压可有左心室肥厚，主动脉瓣区第二心音（A_2）亢进。

（3）并发症

①心血管病：长期高血压使左心室后负荷加重，左心室肥厚、扩大，久之可致充血性心力衰竭。高血压还可促进冠状动脉粥样硬化的形成和发展，是冠心病的重要危险因素。

②脑血管病：包括脑出血、脑血栓形成、短暂性脑缺血发作、腔隙性脑梗死等。长期高血压使脑血管形成微动脉瘤，破裂可发生脑出血。

③慢性肾衰竭：长期高血压会使肾小动脉硬化，晚期出现慢性肾衰竭。

④视网膜病变：视网膜小动脉痉挛、硬化。

⑤主动脉夹层。

（4）高血压急症和高血压亚急症：曾被称为高血压危象。

①高血压急症：是指原发性或继发性高血压患者，在某些诱因作用下，血压突然和明显升高，超过180/120mmHg，同时伴有进行性心、脑、肾等重要靶器官功能不全的表现。血压水平的高低与急性靶器官损害的程度并非呈正比。高血压急症包括高血压脑病、颅内出血、蛛网膜下腔出血、脑梗死、急性心力衰竭、急性冠状动脉综合征、急进性肾小球肾炎、子痫等。

②恶性高血压：是指病情发展急骤、舒张压持续≥130mmHg，除有头痛、视力模糊、眼底出血、渗出和乳头水肿外，还有突出的肾脏损害表现，如持续性蛋白尿、血尿与管型尿。

③高血压亚急症：是指血压明显升高但不伴靶器官损害。患者可以有血压明显升高造成的症状，如头痛、胸闷、鼻出血和烦躁不安等。高血压急症与高血压亚急症区分的标准不在于血压的高低，而在于是否有新近发生的急性进行性靶器官损害。

2. 危险评估及预后　（表1-12）。

3. 治疗要点

（1）治疗基本原则：高血压常伴有其他危险因素、靶器官损害或临床疾病，需要进行综合干预。

大多数患者需长期甚至终生坚持治疗。定期测量血压，规范治疗，尽可能坚持长期平稳有效地控制血压。

（2）治疗目标：最大限度地降低心脑血管并发症发生和死亡的总体危险，对低、中危患者进行更积极的治疗，以防止或延缓此疾病发展进入高危阶段。一般情况下应将血压降至 140/90mmHg 以下，合并糖尿病、心力衰竭、冠心病或肾脏疾病者应降至 130/80mmHg，老年收缩期高血压患者一般控制在 150mmHg 以下。

表1-12　原发性高血压心血管危险分层

其他危险因素和病史	高血压		
	1级	2级	3级
无	低危	中危	高危
1～2个其他危险因素	中危	中危	很高危
≥3个其他危险因素或靶器官损害	高危	高危	很高危
临床合并症或合并糖尿病	很高危	很高危	很高危

（3）非药物治疗：即治疗性生活方式干预。健康的生活方式在任何时候、对任何高血压患者（包括正常高值血压）都是有效的治疗方法。1级高血压的治疗以促进身心休息为主，经过数周的生活方式干预后，血压仍≥ 140/90mmHg 时，再开始降压药物治疗。

①减少钠盐摄入：< 6g/d。增加钾盐摄入。

②控制体重：体重指数（BMI）< 24kg/m^2 为正常。男性腰围< 90cm，女性< 85cm。

③合理膳食：少吃或不吃肥肉和动物内脏，多食新鲜蔬菜和水果。

④不吸烟，限制饮酒。每天白酒< 50ml，啤酒< 300ml。

⑤体育运动：每天体力活动约 30 分钟，每周有 3 次以上有氧体育锻炼。

⑥减轻精神压力，保持心理平衡。

（4）药物治疗：遵循 4 个原则，即从小剂量开始，优先选择长效制剂，联合 2 种或 2 种以上药物，个体化治疗。治疗的主要对象为 2 级或 2 级以上高血压、高血压合并糖尿病或已有心脑肾等靶器官损害及经生活方式干预效果不理想的患者。老年人、病程较长、已有靶器官损害或并发症的患者，降压速度应适度缓慢。目前常用的一线降压药物有 5 类。

①利尿药：常用药有氢氯噻嗪。降压的机制为促进体内电解质（主要为 Na^+）排出，增加尿量，减少血容量，从而降低血压。尤其适用于老年高血压、单纯收缩期高血压或伴心力衰竭患者，也是难治性高血压的基础药物之一。

②β受体阻滞剂：常用药有美托洛尔、阿替洛尔等（××洛尔）。其降压的机制是抑制心肌收缩力、减慢心率、抑制肾素释放、抑制交感神经系统活性而降低血压。

③钙通道阻滞剂（CCB）：又称为钙拮抗剂、钙离子拮抗剂。常用药有二氢吡啶类的硝苯地平（××地平）和非二氢吡啶类的维拉帕米、地尔硫草等。药理作用的主要机制是阻止 Ca^{2+} 由细胞外流入细胞内，达到舒张血管的作用，主要舒张动脉。扩张外周阻力血管，可用于治疗高血压；还可扩张冠状动脉，用于缓解心绞痛；扩张脑血管，可治疗高血压脑病及脑血管栓塞、痉挛等疾病；扩张外周血管，治疗周围血管痉挛性疾病。此外，CCB 还具有负性肌力、减慢心率及抗动脉粥样硬化等作用。高血

压伴冠心病患者首选硝苯地平；伴脑血管疾病患者首选尼卡地平；伴快速心律失常患者则应首选维拉帕米治疗，如阵发性室上性心动过速、心房颤动等。

④血管紧张素转换酶抑制剂（ACEI）：如卡托普利（××普利）、依那普利、贝那普利、福辛普利等。其降压的机制为阻止血管紧张素Ⅱ生成，取消血管紧张素Ⅱ收缩血管、升高血压的作用。另外 ACEI 还具有保护血管内皮细胞、增敏胰岛素受体等作用，从而改善胰岛素抵抗，减少尿蛋白，特别适合伴有心力衰竭、蛋白尿、糖耐量异常等情况的高血压患者。

⑤血管紧张素Ⅱ受体拮抗剂（ARB）：常用药有氯沙坦（××沙坦）、缬沙坦、厄贝沙坦等。可以避免 ACEI 类药物的不良反应。

除以上 5 类药物外，还有抑制交感神经的药物如利血平和可乐定，直接松弛血管平滑肌的药物肼屈嗪等，α_1 受体阻滞剂哌唑嗪等。但以上药物因不良反应较严重，已不主张单独使用。

（5）高血压急症的治疗：实施抢救，持续监测血压，立即进行降压治疗以阻止靶器官进一步损害。数分钟至 1 小时血压降低幅度不超过治疗前水平的 25%，在随后的 2～6 小时内降至 160/100mmHg 左右，24～48 小时内降至正常水平。

①硝普钠：通常为首选药物；可同时扩张动脉和静脉，分别降低心脏的后、前负荷。

②硝酸甘油：可扩张静脉和冠脉，主要降低心脏的前负荷。常用于高血压急症伴急性心力衰竭或急性冠脉综合征时。

③尼卡地平：钙通道阻滞剂。作用快，持续时间短。在降压的同时还可以改善脑血流量。主要用于高血压急症伴急性脑血管病时。

④拉贝洛尔：兼有 α 受体阻滞作用的 β 受体阻滞剂。主要用于高血压急症伴妊娠或肾功能衰竭时。

⑤地尔硫䓬：钙通道阻滞剂。可控制快速室上性心律失常。

⑥脱水药：甘露醇，快速静滴。

⑦镇静药：伴烦躁、抽搐者应用镇静类药物。

（6）高血压亚急症的治疗：可在 24～48 小时将血压缓慢降至 160/100mmHg。

4. 护理措施

（1）休息活动护理：合理安排休息、工作与活动，根据年龄及身体状况选择运动，持之以恒循序渐进。1 级高血压患者可适当休息，保证充足睡眠；若血压较高，患者出现头晕、眼花、耳鸣等症状时，应卧床休息。保持病室安静，减少探视，治疗和护理操作集中进行，保证患者充足的休息、睡眠。

（2）饮食护理：给予低盐、低脂、低胆固醇饮食，限制动物脂肪、内脏、甲壳类食物的摄入，补充适量蛋白质，多吃新鲜蔬菜、水果。多食含钾丰富的蔬菜（油菜、香菇、红枣等）、水果（柑橘、香蕉等），防止便秘。

（3）直立性低血压护理：服降压药后如有眩晕、恶心、乏力时，立即平卧，取头低足高位，增加脑部供血。指导患者改变体位要缓慢，禁止长时间站立，防止直立性低血压。避免用过热的水洗澡或洗蒸汽浴，防止周围血管扩张导致晕厥。

（4）高血压急症护理

①避免危险因素：保持心情舒畅，遵医嘱服药，避免过劳和寒冷刺激。

②病情监测：加强生命体征监测，静滴降压药过程中，每 5～10 分钟测量血压一次。发现血压急症，应立即通知医生，保持病室安静，给氧，连接好心电、血压、呼吸监护。做好生理护理。

（5）用药护理

①钙通道阻滞剂：常见不良反应为颜面潮红、头痛、眩晕、心悸、踝部及胫前水肿、牙龈增生等，踝部及胫前水肿非因水钠潴留，而是由毛细血管扩张所致。心力衰竭患者慎用二氢吡啶类钙通道阻滞

剂,因其有负性肌力作用。心动过缓、房室传导阻滞患者禁用非二氢吡啶类钙通道阻滞剂,因维拉帕米、地尔硫䓬的减慢心率作用较明显。

②硝普钠:不良反应有恶心、呕吐、精神不安、肌肉痉挛、头痛、皮疹、发热等。口服不吸收,静脉给药后 5 分钟即见效,停药后作用仅维持 3 ～ 5 分钟,故只可静脉滴注。因其降压迅速,使用时应调整给药速度,严密监测血压变化,有条件者可用输液泵控制滴速。应现用现配,保存和应用不超过 12 小时。滴注过程中应避光,黑纸遮挡。溶液不可添加其他药物。在体内代谢可产生氰化物,肝肾功能不全的患者大剂量或连续使用可致氰化物中毒。

七、病毒性心肌炎

病毒性心肌炎是由病毒侵犯心肌引起的以心肌细胞的变性和坏死为病理特征的疾病。有时病变也可累及心包或心内膜。

1. **临床表现** 临床表现差异很大,预后大多数良好,轻者可无明显症状,重者可猝死。

(1)前驱症状:在起病前数日或发病前 1 ～ 3 周,多有上呼吸道感染或肠道病毒感染病史,表现为发热、乏力、食欲缺乏、咽痛、肌痛、腹痛或腹泻等。

(2)心肌炎症状:轻者可无症状而仅有心电图异常。一般病例常出现心悸、胸闷、呼吸困难、心前区隐痛、乏力等表现。严重者甚至出现心力衰竭、严重心律失常、心源性休克等。少数患儿呈慢性病程,演变为扩张型心肌病。

(3)体征:心脏正常或轻度扩大,第一心音减弱,可出现奔马律和交替脉等心力衰竭的体征。心律失常,心动过速与发热程度不平行。伴心包炎可闻及心包摩擦音。重症患儿可出现血压下降或心源性休克。

2. **治疗要点** 为自限性疾病,尚无特殊治疗手段,主要是减轻心脏负担,改善心肌代谢,促进心肌修复。

(1)抗病毒治疗:早期应用利巴韦林、阿昔洛韦、干扰素等药物,但疗效不确定。

(2)营养心肌、促进心肌代谢治疗:大剂量维生素 C 以葡萄糖稀释成 10% ～ 25% 的浓度静脉注射;能量合剂治疗的药物有三磷酸腺苷、辅酶 A 等。1,6 二磷酸果糖可改善心肌能量代谢,促进受损心肌修复。维生素 C、辅酶 Q_{10} 具有保护心肌和清除自由基的作用。丹参或黄芪等中药治疗。重症患儿可使用大剂量丙种球蛋白。

(3)对症治疗:心力衰竭者使用利尿药、强心药、血管扩张药、血管紧张素转换酶抑制剂等。频发室性期前收缩或有快速性心律失常者,可选用抗心律失常药物;完全性房室传导阻滞者,可使用临时起搏器。糖皮质激素可起到减轻心肌炎症反应和抗休克的作用,轻症及早期患儿不推荐使用,仅用于危重病例。

3. **护理措施** 重点是充分休息,加强营养。

(1)休息活动护理:卧床休息至体温稳定后 3 ～ 4 周,保证充分睡眠,待症状消失,心肌酶、病毒中和抗体、白细胞等实验室检查指标及体征正常后,方可逐渐增加活动。恢复期继续限制活动,总休息时间不少于 6 个月。

(2)饮食护理:加强营养,应给予易消化、富含维生素和优质蛋白质的饮食,心力衰竭者限制钠盐摄入,避免刺激性食物,如浓茶、浓咖啡等,戒烟、酒。保持情绪稳定。

(3)病情观察:进行心电监护,注意有无心律失常和心功能改变,发现多源性期前收缩、频发室性期前收缩、高度或完全性房室传导阻滞、心动过速、心动过缓时应立即报告医生,采取紧急处理措施。心肌炎患儿对洋地黄类药物敏感,易中毒,应减少药量。

八、循环系统疾病患者常用诊疗技术及护理

1. 人工心脏起搏器　是通过发放一定形式的电脉冲电流，刺激心脏，使之收缩，即模拟正常心脏的冲动形成及传导。分为临时心脏起搏和植入式心脏起搏。

（1）适应证

①植入式心脏起搏

a. 明确的症状性心动过缓，建议植入永久性起搏器。

b. 临床症状可能与心动过缓相关，可以植入永久性起搏器。

c. 二度Ⅱ型及三度房室传导阻滞，无论有无临床症状，均应植入永久性起搏器。

d. 病态窦房结综合征、反射性晕厥患者。

②临时心脏起搏

a. 阿 - 斯综合征发作、一过性高度或完全房室传导阻滞且逸搏心律过缓。

b. 操作过程中或急性心肌梗死、药物中毒、严重感染等危急情况下出现危及生命的缓慢型心律失常。

（2）护理

①术前护理：向患者介绍人工心脏起搏器的目的和必要性、大致过程、可能出现的不适和并发症，取得其合作。遵医嘱做术前检查、记录 12 导联心电图。禁食 6 小时，排空膀胱。准备好物品、抢救药物及设备等。

②术后护理

a. 监测：持续 24 小时心电监护，监测脉率、心率及心律等。

b. 休息与活动：术后患者平卧，术侧肢体不宜过度活动，勿用力咳嗽，以防电极脱位。

c. 伤口护理：沙袋加压伤口 6 小时，保持伤口处皮肤清洁干燥，每天严格无菌换药。

2. 心脏电复律　心脏电复律是利用短促而强烈的电能使心脏各部分的心肌同时除极，消除异位心律，使之转复为窦性心律的方法。最早用于消除心室颤动，后来用于各种异位性快速心律失常。

（1）心脏电复律的种类及适应证

①同步电复律：适用于除心室颤动与扑动以外的快速型心律失常。除颤器上设有的同步装置可使放电时电流正好与心电图上 R 波同步，即电流刺激仅在心动周期的绝对不应期，避免诱发室颤。

②非同步电复律：适用于心室颤动与扑动。此时已无心动周期，也无 QRS 波，患者神志多已丧失，一旦发现应立即实施电除颤。

（2）护理

①术前护理

a. 物品：除颤器、心电图、生理盐水、导电糊、纱布垫及心肺复苏的抢救设备及药物。

b. 患者：向患者介绍心脏电复律的目的、大致过程、可能出现的不适和并发症。纠正酸碱电解质紊乱。停用洋地黄类药物 1 ～ 2 天。

②术中配合

a. 患者平卧于绝缘硬床板上，充分暴露前胸，有义齿者取下，开放静脉通道，连接心电监护仪。

b. 清洁电击处皮肤，连接心电导联线，贴放心电监测电极片时注意避开除颤部位。

c. 遵医嘱用地西泮 0.3 ～ 0.5mg/kg 缓慢静注，至患者处于昏睡状态。

d. 连接电源，遵医嘱选择正确的电能量，将两电极板上均匀涂满导电糊或包以生理盐水浸湿的纱布，分别置于胸骨右缘第 2 ～ 3 肋间和心尖部，两电极板之间距离不应小于 10cm，与皮肤紧密接触，并有一定压力。观察患者的心率是否转为窦性。

③术后护理

a. 患者卧床休息 24 小时。

b. 持续 24 小时心电监护，密切观察神志、瞳孔、呼吸、血压、皮肤及肢体活动情况。

c. 继续按时服用抗心律失常药。

第三节　消化系统疾病

一、慢性胃炎

慢性胃炎指多种原因引起的胃黏膜慢性炎症。分为非萎缩性、萎缩性和特殊类型 3 类。

1. **临床表现**　大多数患者无任何症状。有症状者的典型表现是上腹饱胀不适，钝痛、烧灼痛，餐后常加重，伴反酸、嗳气、食欲缺乏、恶心等消化不良的表现。体征不明显，可有上腹轻压痛。自身免疫性胃炎患者还可出现贫血、厌食、体重减轻等症状。

2. **治疗要点**　原则是消除病因、缓解症状、控制感染、防治癌前病变。

（1）根除幽门螺杆菌：联合应用多种药物治疗，可有效根治幽门螺杆菌。

①标准三联疗法：质子泵抑制剂 + 克拉霉素 + 阿莫西林或甲硝唑（二选一）。

②经典四联疗法：质子泵抑制剂 + 铋剂 + 四环素 + 甲硝唑。四联疗法中的两种抗生素还可以选择阿莫西林、克拉霉素、呋喃唑酮、左氧氟沙星等药物。

（2）胃肠动力药：由十二指肠 - 胃反流引起的慢性胃炎，治疗常用助消化、改善胃肠动力的药物。西沙必利为选择性 $5-HT_4$ 受体激动剂，促进肠壁神经细胞末梢释放乙酰胆碱，增强胃肠道运动。多潘立酮为外周多巴胺受体拮抗剂，可增强胃肠蠕动，促进胃排空，防止食物反流。

（3）自身免疫性胃炎引起的恶性贫血：应用维生素 B_{12}。

3. **护理措施**

（1）休息活动：胃炎急性发作或伴有消化道出血者应卧床休息。病情缓解后适当锻炼，避免过度劳累，提高抵抗力。

（2）饮食护理：避免食用过咸、过甜、过硬、生冷、刺激性食物（如辣椒）或饮料（如浓茶、咖啡）、粗纤维食物（如芹菜、韭菜）和油炸食品。胃酸缺乏者可酌情食用酸性食物如山楂、食醋、浓肉汤、鸡汤等。

（3）疼痛护理：避免精神紧张，采取转移注意力、腹部按摩、深呼吸等方法缓解疼痛。在排除急腹症的前提下，遵医嘱给予局部热敷。

（4）用药护理：禁用或慎用阿司匹林、糖皮质激素如强的松等药物，减少对胃黏膜的损伤。

二、消化性溃疡

消化性溃疡是指发生在胃或十二指肠，被胃酸、胃蛋白酶消化而造成的慢性溃疡。

1. **临床表现**　以慢性、周期性发作、节律性上腹部疼痛为特点，伴反酸、嗳气、烧心、恶心、食欲减退等消化不良症状，但缺乏特异性。部分患者无症状。十二指肠溃疡比胃溃疡更多见，周期性和节律性更明显，秋冬和冬春之交更易发病，常可被进食或服用抗酸药所缓解。胃溃疡与十二指肠溃疡的鉴别见表 1-13。

表1-13　胃溃疡与十二指肠溃疡的鉴别

	胃溃疡	十二指肠溃疡
好发人群	中壮年男性	青壮年男性
好发部位	胃小弯，胃角或胃窦	球部，前壁较常见
胃酸分泌	正常或偏低	增高
发病机制	防御修复因素减弱为主	侵袭因素增强为主
疼痛部位	中上腹或剑突下稍偏左	中上腹或稍偏右
疼痛性质	烧灼、隐痛、钝痛、胀痛或饥饿样不适感	
疼痛节律	"进餐—餐后疼痛—空腹缓解"规律，即餐后30分钟至1小时疼痛，1～2小时后缓解，下次进餐后再重复上述规律	"进餐—餐后缓解—空腹疼痛"规律，即餐后3～4小时疼痛，若不服药或进餐则持续至下次进餐后才缓解
空腹痛	无	有
午夜痛	少有	多有（半数患者）
可否癌变	可能	极少

2. 常见并发症

（1）出血：消化性溃疡最常见的并发症是上消化道出血，消化性溃疡也是上消化道出血最常见的病因。十二指肠溃疡出血的发生率比胃溃疡高，出血量的多少主要与被溃疡侵蚀基底血管的大小有关。十二指肠溃疡出血多位于球部后壁，胃溃疡出血多位于胃小弯。轻者仅表现为排柏油样便，重者可出现呕血甚至低血容量性休克。出血前常有腹痛加重现象，出血后疼痛多缓解。肠腔内积血刺激肠蠕动增加，肠鸣音增强。

（2）急性穿孔：典型表现为骤发刀割样剧烈腹痛，持续性或阵发性加重，初始位于上腹部，很快波及全腹，有时伴肩胛部牵涉痛。患者出现恶心、呕吐、面色苍白、四肢冰冷、出冷汗、脉搏快、呼吸浅等。病情进一步发展还可出现血压下降、发热、白细胞增高等全身感染中毒表现及腹胀、肠麻痹症状。查体见急性痛苦面容，取屈曲体位，仰卧拒动，腹式呼吸减弱或消失，出现全腹压痛、反跳痛、腹肌紧张呈"木板样"强直等急性腹膜炎的体征。叩诊肝浊音界缩小或消失，移动性浊音阳性。听诊肠鸣音减弱或消失。B超示腹腔有液性暗区。腹部立位X线检查见膈下新月状游离气体影最具特征性，是急性穿孔最重要的诊断依据。腹腔穿刺可抽出黄色浑浊液体或食物残渣。

（3）瘢痕性幽门梗阻：呕吐是最为突出的症状，呕吐物为发酵隔夜食物，且量很大，有大量黏液，不含胆汁，有腐败酸臭味。呕吐后自觉腹胀明显缓解。患者常有低氯、低钾性碱中毒，严重时还可出现低镁血症、酮症、脱水及营养不良。典型体征为上腹可见胃型及自左肋下向右腹的蠕动波、晃动上腹部时可闻及振水声。X线钡剂造影检查和胃镜检查可明确诊断，但钡剂可造成梗阻加重。

（4）癌变：少数胃溃疡患者可发生癌变，十二指肠溃疡则一般不会癌变。发生癌变时，疼痛节律可变为无规律性。对45岁以上、溃疡久治不愈、大便隐血试验阳性者，应高度警惕。

3. 治疗要点

（1）药物治疗：目的在于去除病因、控制症状、促进溃疡愈合、预防复发和防治并发症。

（2）手术治疗：胃大部切除术是消化性溃疡的主要术式，适用于非手术治疗无效或并发穿孔、出血、幽门梗阻、癌变者。

4. 护理措施

（1）一般护理

①休息活动护理：溃疡活动期、症状严重或有并发症的患者应卧床休息；溃疡缓解期可适当活动，劳逸结合，活动以不感到劳累和诱发疼痛为原则，避免餐后剧烈运动。

②饮食护理

a. 进餐方式：指导患者规律进食，定时定量，少量多餐，细嚼慢咽，每天进餐 4～5 次，以中和胃酸。避免餐间零食，避免急食及过饱，以减少胃酸分泌。症状控制后尽快恢复正常的饮食规律。

b. 食物选择：溃疡活动期以清淡、营养丰富、无刺激的饮食为主。缓解期给予高热量、高蛋白、高维生素、易消化的饮食。症状较重者以面食为主，因面食柔软易消化，且其因含碱，可有效中和胃酸。不习惯面食者，以软饭、米粥代替。如有少量出血，可给予温牛奶、米汤等温凉、清淡流质饮食，以中和胃酸，利于黏膜恢复；如合并大出血、穿孔、幽门梗阻，应禁食。避免食用过咸、过甜、过硬、生冷、刺激性食物（如辣椒）或饮料（如浓茶、咖啡）、粗纤维食物（如芹菜、韭菜）和油炸食品。戒烟、禁酒。两餐之间可给适量的脱脂牛奶，蛋白质可中和胃酸，但牛奶中的钙质有刺激胃酸分泌的作用，不宜多饮。脂肪可引起胃排空减慢，致胃酸分泌增多，故摄取应适当。

③疼痛护理：观察上腹部疼痛的部位、性质、节律及与进食的关系，有无恶心、呕吐、黑便、呕血。突发剧烈腹痛，考虑是否穿孔，监测患者的脉搏、血压、意识状态和腹部体征；停用非甾体抗炎药及糖皮质激素类药物；遵医嘱服用抑制胃酸分泌、弱碱抗酸及保护胃黏膜等药物，十二指肠溃疡进食碱性食物如苏打饼干后腹痛可缓解。无出血的患者也可采用局部热敷或针灸止痛。

④用药护理：见表 1-14。

（2）非手术治疗护理

①急性穿孔护理

a. 最重要的护理措施是禁食和胃肠减压。胃肠减压可抽出胃肠道内容物和气体，减少消化道内容物继续流入腹腔，减少胃肠内积液、积气，减少胃酸、胰液等消化液分泌，改善肠壁血运。

b. 无休克者取半卧位，使腹腔内渗液流入盆腔，有利于炎症局限和引流，减轻中毒症状，减轻腹胀对呼吸和循环的影响，放松腹肌，减轻疼痛。合并休克者应采取平卧位。

c. 监测生命体征，密切观察腹痛、腹膜刺激征及肠鸣音的变化。建立静脉通路，遵医嘱合理使用抗生素控制感染，给予镇痛治疗，缓解患者恐惧心理。吸氧，高热患者给予降温，加强营养支持。静脉补充液体和电解质，维持有效循环血量。进行抗休克治疗的同时做好急症手术准备。

②急性出血护理：取平卧位，下肢抬略高，以保证脑部供血；呕吐时头偏向一侧，防止窒息或误吸。密切监测生命体征，特别注意观察血压变化。具体措施见本节"七、上消化道出血"相关内容。

③幽门梗阻护理：不完全梗阻者给予无渣半流食，完全梗阻者术前禁食。观察呕吐情况，给予输液和营养支持，纠正低氯低钾性碱中毒。完全梗阻者术前 3 天每晚用 300～500ml 温等渗盐水洗胃，以减轻胃壁水肿和炎症，利于术后吻合口愈合。

三、肝硬化

肝硬化是由一种或多种原因引起的、以肝组织弥漫性纤维化、假小叶和再生结节为组织学特征的慢性进行性肝病。

1. 临床表现　好发于 35～50 岁青壮年男性，发病隐匿，病程缓慢，可分为肝功能代偿期和失代偿期。

表1-14　消化性溃疡治疗用药

类　别	药　物	机制及作用	不良反应	服药时间
H₂受体拮抗剂	××替丁（西咪/法莫/雷尼）	阻止组胺与H₂受体相结合，抑制胃酸分泌	头晕、嗜睡、腹泻、腹胀、皮疹、肝损害、骨髓抑制、心律失常	餐中或餐后即刻/睡前，与抗酸药间隔1小时以上
质子泵抑制剂	××拉唑（奥美/兰索/艾司奥美）	抑制H^+-K^+-ATP酶，是最强的抑制胃酸分泌药	头晕（避免开车及其他高度集中注意力的工作）、荨麻疹、口苦	晨起吞服或早晚各服1次，不可咀嚼
铋　剂	枸橼酸铋钾胶体果胶铋	形成胃黏膜保护屏障，兼有抗Hp的作用	便秘和粪便变黑，恶心，一过性转氨酶升高，过量蓄积会引起神经毒性，需经肾脏排泄，有肾毒性	餐前半小时，不可与抗酸药同时服
胃黏膜保护药	硫糖铝	保护胃黏膜，刺激内源性前列腺素合成，增加黏膜血流量	便秘、口干、眩晕、嗜睡	餐前1小时及睡前嚼服
弱碱抗酸药	氢氧化铝铝碳酸镁（达喜）	使胃内酸度降低	胃肠不适、消化不良、便秘，避免与奶制品同服	餐前0.5～1小时或疼痛嚼服（铝）餐后1～2小时或睡前嚼服（镁）
促胃肠动力药	西沙必利多潘立酮（吗丁啉）	5-HT₄受体激动剂（西）多巴胺受体拮抗剂（多）促进胃肠动力，治疗反流性疾病	心律失常甚至猝死（西）头晕、嗜睡、泌乳（多）	早餐前或睡前（西）餐前半小时（多）
硝咪唑类	甲硝唑/替硝唑	抗厌氧菌/抗滴虫/抗阿米巴原虫	胃肠道反应为主，苦味、金属味感，干扰乙醛代谢，服药期间严格禁酒	餐后半小时
青霉素类	阿莫西林	敏感菌所致的呼吸道、尿路、胆道感染；抗肺炎链球菌、幽门螺杆菌效果好	恶心、呕吐、腹泻等消化道反应和皮疹为主，少数有血清转氨酶升高	餐后
大环内酯抗生素	克拉霉素/红霉素/阿奇霉素	治疗葡萄球菌、肺炎链球菌、肺炎支原体、流感嗜血杆菌、淋球菌等感染	呕吐、腹泻、腹痛，肝功能损害	多于餐后，但阿奇霉素空腹

（1）代偿期：早期无症状或症状轻微，以乏力、食欲缺乏、低热为主要表现，可伴有腹部不适、恶心、厌油腻、腹胀、腹泻等症状。常因劳累、精神紧张或伴随其他疾病而出现，经休息或治疗可缓解。患者营养状况一般或消瘦，脾脏轻、中度肿大，肝功能检查正常或轻度异常。

（2）失代偿期：主要表现为肝功能减退和门静脉高压引起的症状和体征。

①肝功能减退的临床表现

a. 全身表现：一般情况较差，消瘦、乏力、精神不振、面色灰暗黝黑（肝病面容）、皮肤巩膜黄染、皮肤干枯粗糙、夜盲、口角炎、不规则发热等。

b. 消化系统症状：食欲减退是最常见症状，常伴恶心、呕吐，厌油腻，餐后加重，荤食后易腹泻，多由门静脉高压时胃肠道淤血水肿、消化吸收障碍和肠道菌群失调等所致。

c. 出血倾向和贫血：与肝合成凝血因子减少、脾功能亢进和毛细血管脆性增加有关。常表现为鼻出血，牙龈出血，皮肤黏膜瘀点、瘀斑，消化道出血和月经过多等症状。营养不良、肠道吸收障碍、消化道出血和脾功能亢进等因素常导致患者不同程度的贫血。

d. 内分泌失调：雌激素增多（肝对雌激素的灭活功能减退）、雄激素减少，男性出现性欲减退、毛发脱落、不育及乳房发育；女性出现月经失调、闭经、不孕等。雌激素增多的突出体征有蜘蛛痣和肝掌。蜘蛛痣主要分布在面颈部、上胸、肩背和上肢等上腔静脉引流区域。肝掌表现为手掌大小鱼际和指端腹侧部位皮肤发红。肾上腺皮质激素减少，常表现为面部和其他暴露部位皮肤色素沉着。醛固酮和抗利尿激素增多，导致腹水形成。

e. 皮肤瘙痒：与肝功能受损导致血清胆红素增高有关。

f. 低白蛋白血症：常有下肢水肿和腹水。

②门静脉高压的临床表现

a. 腹水：腹水是失代偿期最突出的临床表现。形成机制主要为：门静脉压力增高（为决定性因素）、有效循环血容量不足、低蛋白血症、肝脏对醛固酮和抗利尿激素灭活作用减弱、肝淋巴液生成过多。腹水出现前，常有餐后腹胀。大量腹水时，腹部膨隆，呈蛙状腹，腹壁紧张发亮，出现呼吸困难、心悸等。叩诊有移动性浊音，提示腹水量已超过 1000ml。

b. 侧支循环的建立与开放：当门脉高压达到200mmH$_2$O 以上时，持续的门静脉高压引起回心血液流经肝脏受阻，使门静脉交通支开放并扩张，形成侧支循环。常见的侧支循环有食管 - 胃底静脉曲张、腹壁静脉曲张、痔静脉扩张、腹膜后吻合支曲张、脾肾分流等。

c. 脾大、脾功能亢进：脾因长期淤血而肿大。继而出现脾功能亢进，表现为白细胞、红细胞、血小板等全血细胞减少，易并发感染及出血。

③肝脏体征：早期肝增大，表面尚平滑，质地稍硬；晚期肝缩小，表面可呈结节状，质地坚硬。

（3）并发症

①上消化道出血：多由食管 - 胃底静脉曲张破裂出血所致，是最常见的并发症。表现为突发大量呕血或柏油样便，易导致出血性休克或肝性脑病。

②胆石症：随着肝功能失代偿的程度加重，胆石症发生率增高。

③感染：抵抗力降低、门 - 腔静脉侧支循环开放等易导致细菌感染。

④肝性脑病：是晚期肝硬化的最严重并发症，是最常见的死亡原因。

⑤原发性肝癌：若短期内病情迅速恶化，肝脏进行性增大，表面凹凸不平，持续性肝区疼痛，腹水增多且为血性，有不明原因的发热、消瘦等，应怀疑并发原发性肝癌。

⑥肝肾综合征：主要表现为在难治性腹水基础上出现少尿、无尿及氮质血症，肾脏无明显器质性损害。

⑦其他：包括肝肺综合征、电解质和酸碱平衡紊乱、门静脉血栓形成或海绵样变等。

2. 治疗要点　代偿期治疗旨在延缓肝功能失代偿，预防肝细胞性肝癌；失代偿期治疗主要是对症治疗，改善肝功能及处理并发症。

（1）药物治疗：进行抗肝炎病毒治疗，去除或减轻病因，避免应用损害肝脏的药物，适当使用保肝药物，如葡萄糖醛酸内酯、维生素及助消化药物，但不宜滥用，以免加重肝脏负担。

（2）腹水的治疗

①限制钠、水的摄入：限制钠盐 1.2～2.0g/d，24 小时液体入量＜1000ml。若合并低钠血症，应限制在 500ml 以内。

②利尿药：是目前临床应用最广泛的治疗腹水方法。首选醛固酮受体拮抗剂螺内酯，因肝硬化患者醛固酮浓度升高，使肾小管对钠的重吸收增加。同时应合用排钾利尿药呋塞米。

③提高血浆胶体渗透压：定期输注血浆、新鲜血或白蛋白。

④放腹水、输注白蛋白：适用于无并发症（如肝性脑病）、肝代偿功能尚可、凝血功能正常的难治性腹水者，在 1～2 小时内放腹水 4～6L，同时每升腹水补充白蛋白 6～8g。

⑤腹水浓缩回输：将放出的腹水经过滤或透析浓缩后，回输至患者静脉内，已较少使用。

⑥经颈静脉肝内门腔分流术：通过介入手术在肝内门静脉属支与肝静脉间建立分流通道，降低门静脉压力。

3. 护理措施

（1）体位护理：少量腹水者取平卧位，并可抬高下肢，以增加肝、肾血流量，减轻水肿；大量腹水者取半卧位，以减轻呼吸困难和心悸。阴囊水肿者可用托带托起阴囊，促进水肿消退。避免剧烈咳嗽、用力排便等腹内压骤增的动作。

（2）休息活动护理：代偿期适当减少活动，可参加轻体力工作。失代偿期应以卧床休息为主，适当活动，活动量以不感到疲劳为宜。肝硬化并发感染应绝对卧床休息。

（3）饮食护理：给予高热量、高蛋白质、高维生素、易消化饮食，禁止饮酒，适当摄入脂肪。肝功能显著损害或有肝性脑病先兆时，应限制或禁食蛋白质，病情好转后逐渐增加摄入量，并以植物蛋白为主。有腹水时限制钠、水的摄入。食管 - 胃底静脉曲张者避免食用粗纤维多和坚硬、粗糙的食物，以免曲张静脉破裂出血。

（4）病情观察：密切观察生命体征、精神状态，观察呕吐物和排泄物的颜色、性质和量，注意有无休克、肝性脑病和上消化道出血。有腹水者每天测腹围 1 次，每周测体重 1 次，准确记录液体出入量。注意监测血常规、肝肾功能、血清电解质和酸碱度的变化。

（5）用药护理：注意利尿速度不宜过快，每天体重减轻不超过 0.5（无水肿）～1kg（有下肢水肿），防止诱发肝性脑病和肝肾综合征。

（6）腹腔穿刺放腹水的护理：术前说明注意事项，测量腹围、体重、生命体征，排空膀胱。术后束紧腹带，避免腹内压骤然下降，并用无菌敷料覆盖穿刺部位，注意有无渗血、渗液。准确记录抽出腹水的颜色、性质和量，标本及时送检。

四、原发性肝癌

1. 临床表现　早期缺乏典型表现，中晚期可有局部和全身症状。

（1）症状

①肝区疼痛：是最常见和最主要的症状，也是半数以上患者的首发症状，多为持续性胀痛、钝痛或刺痛，当肿瘤侵犯横膈时，疼痛可牵涉右肩。肿瘤生长缓慢或位于肝实质深部也可完全无疼痛表现。癌肿坏死、破裂可致腹腔内出血，表现为突发右上腹剧痛，有腹膜刺激征等急腹症表现。

②全身与消化道症状：无特异性，表现为消瘦、乏力、低热、食欲缺乏、腹胀等，晚期还可出现贫血、黄疸、腹水及恶病质等表现。

③伴癌综合征：较少见，如低血糖、红细胞增多症、高胆固醇血症及高钙血症等。

（2）体征

①肝大和肿块：为中、晚期肝癌最主要的体征。肝进行性肿大，质地坚硬，边缘不规则，表面凹凸不平，有明显结节，可伴有压痛。

②黄疸和腹水：晚期出现。

（3）并发症

①肝性脑病：为肝癌终末期最严重的并发症，约 1/3 的患者因此死亡。

②上消化道出血：约占肝癌死亡原因的 15%。多因食管 - 胃底静脉曲张破裂出血所致。

③肝癌结节破裂出血：约 10% 的患者因此致死。肝癌结节破裂出血可局限于肝包膜下，表现为局部疼痛。也可破入腹腔引起急性腹膜炎，出现腹痛剧烈，迅速遍及全腹。

④继发感染。

2. 治疗要点 早期诊断，早期采用以手术切除为主的综合治疗，是提高肝癌长期治疗效果的关键。

（1）手术治疗：以手术切除为首选，是目前根治原发性肝癌的最有效方法。

（2）肿瘤消融：具有微创、安全、简便和易于多次施行的特点。适合于瘤体较小而又无法或不宜手术切除者，特别是肝切除术后早期肿瘤复发者。

（3）肝动脉化疗栓塞（TACE）：是肝癌非手术疗法中的首选方法。

（4）其他治疗：包括放射治疗、分子靶向治疗、生物治疗、中医中药治疗等。

3. 护理措施

（1）疼痛护理：观察疼痛特点，帮助患者减轻疼痛，必要时应用镇痛药物。

（2）肝动脉栓塞化疗患者护理

①术前护理：行各种术前检查及碘过敏试验。术前 1 天给予易消化饮食，术前 6 小时禁食、禁水。术前半小时可遵医嘱给予镇静药并测量血压。

②术后护理：取平卧位，术后 24～48 小时卧床休息。穿刺部位压迫止血 15 分钟再加压包扎，沙袋压迫 6～8 小时，保持穿刺侧肢体伸直 24 小时，并观察穿刺部位和肢体远端皮肤情况。禁食 2～3 天，从流质饮食开始，少量多餐。术后 4～8 小时体温可升高，持续约 1 周，高温者应采取降温措施。术后 1 周后，因肝缺血影响肝糖原储存和蛋白质合成，遵医嘱静脉补充白蛋白和葡萄糖液。

五、肝性脑病

肝性脑病是由严重肝病或门体分流引起的、以代谢紊乱为基础的中枢神经系统功能失调的综合征。

1. 临床表现 主要表现为高级神经中枢的功能紊乱以及运动和反射异常。根据意识障碍程度、神经系统表现和脑电图改变，将肝性脑病分为 5 期见表 1-15。肝性脑病最具有特征性的体征是扑翼样震颤。

（1）0 期（潜伏期）：仅在心理测试或智力测试时有轻微异常。

（2）1 期（前驱期）：临床表现不明显，仅有轻度性格改变和行为异常，如焦虑、欣快、激动、淡漠少言等。

（3）2 期（昏迷前期）：以嗜睡、行为异常、言语不清、书写障碍、定向力障碍为主要表现。多有睡眠时间倒错，可出现幻觉、恐惧、躁狂等严重精神症状，衣冠不整或随地便溺，腱反射亢进、肌张力增高、踝阵挛及锥体束征阳性。

表1-15　肝性脑病的临床分期

分　期	意识障碍程度	神经系统表现	脑电图改变	有无扑翼样震颤
0期（潜伏期）	无	心理或智力测试轻微异常	正常	无
1期（前驱期）	无	轻度性格改变和行为异常	多数正常	有
2期（昏迷前期）	嗜睡	行为异常、言语不清、书写障碍、定向力障碍	特征性异常	有
3期（昏睡期）	昏睡	精神错乱，神经体征持续存在或加重	异常	有
4期（昏迷期）	昏迷	浅昏迷肌张力、腱反射亢进；深昏迷降低或消失	明显异常	无法引出

（4）3 期（昏睡期）：以昏睡和精神错乱为主，可唤醒，醒后能回答问话，常有神志不清和幻觉。各种神经体征持续存在或加重，肌张力增高，锥体束征阳性。

（5）4 期（昏迷期）：不能唤醒。浅昏迷时，对疼痛等强刺激仍有反应，腱反射和肌张力亢进；深昏迷时，各种反射消失，肌张力降低，可出现阵发性惊厥、踝阵挛和换气过度。

2. 治疗要点

（1）及早识别和去除诱因：纠正电解质和酸碱平衡紊乱；止血和清除肠道积血；预防和控制感染；避免使用镇静药及损害肝功能的药物。

（2）减少肠内毒物的生成和吸收

①开始数天内禁食蛋白质，因蛋白质进行入体内后可分解产生 NH_3。

②使用生理盐水或弱酸溶液（如稀醋酸溶液）清洁灌肠或导泻。

③口服乳果糖或乳梨醇：酸化肠道，有利于不产尿素酶的乳酸杆菌生长，使肠道细菌产氨减少。同时，肠道的酸性环境可减少氨的吸收，促进血液中的氨渗入肠道并排出体外。乳果糖也可稀释后保留灌肠。

④口服抗菌药：抑制肠内细菌生长，减少氨的形成和吸收。常用的抗菌药有利福昔明、新霉素、甲硝唑。利福昔明是非氨基糖苷类肠道抗菌药，具有广谱、强效的抑制肠道细菌生长作用，口服不吸收，只在胃肠道局部起作用。

（3）促进有毒物质的代谢清除

①L- 鸟氨酸 -L- 天冬氨酸：鸟氨酸可通过鸟氨酸循环（尿素循环）合成尿素而降低血氨，天冬氨酸可促进谷氨酰胺合成酶的活性。

②L- 精氨酸、谷氨酸钾或谷氨酸钠：以往在临床应用广泛，但疗效无法证实，伴肝肾综合征患者禁用谷氨酸钾，以免引起高钾血症。精氨酸为酸性，适用于碱中毒时。

（4）减少或拮抗假神经递质：支链氨基酸制剂可竞争性抑制芳香族氨基酸进入大脑，从而减少假神经递质的形成。

（5）其他治疗：肝移植，人工肝，药用炭（活性炭）、树脂等血液灌流可清除血氨。

3. 护理措施

（1）休息活动护理：绝对卧床休息，昏迷者需专人护理，过意识清醒者加强巡视。保持病房安静，定期通风，限制探视。对烦躁不安者加用床挡，必要时使用约束带。

（2）饮食护理

①急性期发作首日禁食蛋白质，减少蛋白质分解而产生的氨。每天供给足量的热量和维生素，即无蛋白、高热量饮食，以糖类为主，限制摄入脂肪类食物。

②昏迷患者鼻饲25%葡萄糖液供给热量，以减少体内蛋白质代谢产氨。

③清醒后可逐渐增加蛋白质饮食，最好给予植物性蛋白如豆制品，含支链氨基酸较多，有利于保护结肠的正常菌群及酸化肠道，减少氨的生成。慢性肝性脑病患者不需禁食蛋白质。

④禁用维生素 B_6，以免多巴在外周神经处转为多巴胺，影响多巴进入脑组织，减少中枢神经系统正常递质的传导。

⑤显著腹水者给予无盐低钠饮食，24小时摄入液体量为前一天尿量+1000ml。

（3）去除和避免诱发因素

①积极预防和控制上消化道出血，出血停止后也应继续灌肠和导泻，以清除肠道内积血，减少氨的吸收。

②保持大便通畅。口服或鼻饲25%硫酸镁导泻，也可用生理盐水或弱酸溶液灌肠，禁用肥皂水等碱性溶液灌肠，以免增加氨的吸收。导泻时密切观察患者血压、脉搏、尿量及排便量等4个指标。

③避免应用催眠镇静药、麻醉药和对肝脏有毒性作用的药物等。出现烦躁不安或抽搐时，禁用吗啡、水合氯醛、哌替啶及巴比妥类药物，可用地西泮、氯苯那敏等，使用量为常规用量的1/3～1/2，并减少给药次数。

④避免快速利尿和过快过多放腹水，在放腹水的过程中突然出现昏迷，应立即停止放腹水。

六、急性胰腺炎

急性胰腺炎是由多种病因导致胰酶在胰腺内被激活，引起胰腺组织自身消化，导致水肿、出血甚至坏死等炎性损伤，是一种化学炎症。

1. 临床表现

（1）症状

①腹痛：是主要表现和首发症状，多于暴饮暴食或酗酒后突然发作。疼痛剧烈而持续，可有阵发性加剧。腹痛多位于中、左上腹，向腰背部呈带状放射，取弯腰屈膝侧卧位可减轻疼痛，进食后疼痛加重，一般胃肠解痉药不能缓解。水肿型腹痛3～5天可缓解，坏死型腹部剧痛且持续时间较长，极少数年老体弱患者腹痛极轻微或无腹痛。

②腹胀：与腹痛同时存在，早期为反射性，继发感染后由腹膜后的炎症刺激引起。患者可停止排便、排气。

③恶心、呕吐：恶心、呕吐早期即可出现，呕吐物多为胃十二指肠内容物，偶有血液，呕吐后腹痛不缓解。

④发热：常为中度以上发热，持续3～5天。如持续不退1周以上且白细胞升高，应考虑有胰腺脓肿或胆道炎症等继发感染。

⑤水、电解质及酸碱平衡紊乱：呕吐频繁者出现代谢性碱中毒。重症者可有脱水和代谢性酸中毒，伴有低钾、低镁、低钙，血糖增高。严重低血钙可导致手足抽搐，提示预后不良。

⑥低血压或休克：多见于重症急性胰腺炎。

（2）体征

①轻症急性胰腺炎：中上腹压痛，但无反跳痛、肌紧张，肠鸣音减弱，轻度脱水貌，与腹痛程度不相符。

②重症急性胰腺炎：急性重病面容，痛苦表情，脉搏增快，呼吸急促及血压下降。全腹压痛明显，有肌紧张和反跳痛。可出现移动性浊音，腹水多呈血性。胰酶、血液及坏死组织液穿过筋膜和肌层渗入腹壁下，可导致腰部两侧皮肤呈暗灰蓝色（Grey-Turner 征），或脐周皮肤出现青紫（Cullen 征）。胰头水肿压迫胆总管可引起黄疸。

（3）并发症

①局部并发症：胰瘘、胰腺脓肿和假性囊肿。

②全身并发症：心力衰竭、急性肾衰竭、急性呼吸窘迫综合征、消化道出血、高血糖、DIC、脓毒症和菌血症等。

2. 治疗要点　治疗原则为减轻腹痛，减少胰液分泌，防治并发症。

（1）减少胰液分泌：减少胰液分泌是治疗急性胰腺炎最主要的措施，而减少胰液分泌最主要的措施是禁食、禁水和胃肠减压。

①禁食、禁水、胃肠减压：减少胃酸分泌，从而降低胰液分泌，减轻自身消化，减轻腹胀，降低腹内压。

②抗胆碱药及抑制胃酸分泌药：如阿托品、山莨菪碱（654-2）、H_2 受体拮抗剂或质子泵抑制剂等。

③抑制胰腺外分泌：生长抑素、奥曲肽可抑制生长激素释放，还可抑制胃酸、胰腺内分泌（胰岛素和胰高血糖素）及外分泌（胰酶），对胰腺有保护作用。生长抑素、奥曲肽还常用于严重急性上消化道出血如消化性溃疡出血、食管 - 胃底静脉曲张破裂出血的治疗，ERCP 和胰腺手术前的预防性用药。

（2）解痉止痛：在诊断明确的情况下给予解痉止痛药，常用药物有山莨菪碱、阿托品等。但抗胆碱药可诱发或加重肠麻痹，严重腹胀和肠麻痹者不宜使用。严重腹痛者可遵医嘱肌内注射哌替啶，但禁用吗啡，以免引起 Oddi 括约肌痉挛，加重病情。

（3）抗感染：早期使用对革兰阴性菌和厌氧菌敏感的抗生素，如喹诺酮类、头孢类或甲硝唑。还可应用 33% 硫酸镁或芒硝导泻清洁肠道，减少肠内细菌过生长，促进肠蠕动。

（4）静脉输液和营养支持：补充液体，抗休克，纠正水、电解质和酸碱平衡紊乱，加强营养支持。禁食期主要靠完全肠外营养，病情缓解后应尽早过渡到肠内营养。

（5）抑制胰酶活性：仅用于重症胰腺炎的早期，常用药物有抑肽酶、加贝酯。

（6）内镜下 Oddi 括约肌切开术、取石术：适用于胆源性胰腺炎，可迅速缓解症状，改善预后，防止急性胰腺炎复发。

（7）并发症的处理：对急性坏死型胰腺炎伴腹腔内大量渗液者，或伴急性肾衰竭者，给予腹膜透析治疗；急性呼吸窘迫综合征者及时做气管切开或机械通气；并发糖尿病者可进行胰岛素治疗。

3. 护理措施

（1）休息活动护理：绝对卧床休息，协助患者取弯腰屈膝侧卧位，以减轻疼痛。因剧痛辗转不安者，做好安全防护，防止坠床，避免周围放置危险物品。

（2）饮食护理：禁食 3 ～ 5 天，明显腹胀者行胃肠减压。轻症胰腺炎恢复饮食的条件是症状消失、体征缓解、肠鸣音恢复正常、出现饥饿感，而不需要等待淀粉酶完全恢复正常。开始可给予少量无脂、低蛋白流质饮食。

（3）防治低血容量性休克：禁食期间保证每天超过 3000ml 以上的液体摄入量。若患者出现血压下降、神志不清、尿量减少、面色苍白、皮肤湿冷等低血容量性休克的表现，立即配合医生进行抢救：

①协助患者平卧，给氧并注意保暖。

②迅速建立静脉通路，遵医嘱补充液体、血浆或全血。

③迅速准备好抢救用物，如静脉切开包、人工呼吸器、气管切开包等。

④如血压仍不回升，遵医嘱应用血管活性药物。

七、上消化道出血

上消化道出血是指屈氏韧带以上的消化道，包括食管、胃、十二指肠、胰腺、胆道及胃空肠吻合术后的空肠病变引起的出血。上消化道急性大量出血是指在数小时内失血量超过 1000ml 或循环血容量的 20%。

1. 临床表现

（1）呕血与黑便：是上消化道出血的特征性表现。

（2）失血性周围循环衰竭：早期表现为头晕、心悸、乏力、口渴、晕厥等组织缺血的表现。处理不及时可发展为休克状态，出现面色苍白、血压下降、脉搏细速、呼吸急促、四肢湿冷、尿量减少等。

（3）发热：大量出血后，部分患者在 24 小时内出现低热，一般不超过 38.5℃，持续 3～5 天后可恢复正常。

（4）出血程度的评估：见表 1-16。

表1-16　上消化道出血程度的评估

出血量	临床表现
＞5ml	大便隐血试验阳性
＞50ml	出现黑便
胃内积血＞250ml	出现呕血
1次出血量＜400ml	不出现全身症状
出血量＞400ml	出现头晕、心悸、乏力等症状
短时间内出血量＞1000ml	出现休克表现

2. 治疗要点

（1）急救措施：卧位休息，保持呼吸道通畅，必要时吸氧，活动性出血期间禁食。

（2）补充血容量：立即配血，可以先输平衡溶液或葡萄糖盐水，必要时及早输入浓缩红细胞或全血，保持血红蛋白在 90～100g/L 为佳。肝硬化患者需输新鲜血，以免诱发肝性脑病。

（3）止血措施

①非曲张静脉上消化道大量出血：以消化性溃疡出血最常见。

a. 药物止血：常用 H_2 受体拮抗剂或质子泵抑制剂，抑制胃酸分泌，大出血时静脉给药。

b. 内镜治疗：适用于活动性出血或暴露血管的溃疡，注射肾上腺素或硬化剂、电凝及使用止血夹等。

c. 介入治疗：通过血管介入栓塞胃十二指肠动脉。

②曲张的食管 - 胃底静脉破裂出血

a. 药物止血：常用血管活性药物，如生长抑素、奥曲肽及血管加压素（垂体后叶素），减少门静脉血流量，降低门静脉压而控制出血。其中，生长抑素和奥曲肽是治疗食管 - 胃底静脉曲张出血的最常用药物。

b. 气囊压迫止血：在药物治疗无效的大出血时暂时使用。因患者痛苦、并发症多、早期再出血率高，不可长期使用，不推荐为首选措施。

c. 内镜止血：常通过注射硬化剂、套扎食管曲张静脉等方法止血。

3. 护理措施

（1）休息活动护理：大出血时绝对卧床休息，取平卧位并将下肢略抬高，以保证脑部供血。呕血时头偏向一侧，防止误吸，保持呼吸道通畅，必要时吸氧。

（2）饮食护理：大量出血者暂禁食，消化性溃疡出血停止 24 小时后再给予温流质饮食；食管 - 胃底静脉破裂出血停止 48 ～ 72 小时后再提供半量冷流质饮食。少量出血、无呕吐者，给予温凉流质饮食，出血停止后改为营养丰富、易消化、无刺激性半流质、软食，少量多餐。避免生、冷、硬、粗糙、刺激性的食物，戒烟酒。食管 - 胃底静脉曲张破裂出血者，止血后限制钠和蛋白质的摄入量，以免加重腹水或诱发肝性脑病。

（3）病情观察：严密观察患者生命体征，出血速度是评估上消化道出血严重性的最关键指标。

（4）继续或再次出血的判断：以下表现提示有活动性出血或再出血。

①反复呕血，甚至呕吐物由咖啡色转为鲜红色。

②黑便次数及量增多，或排出暗红色甚至鲜红色血便，伴肠鸣音亢进。

③血红蛋白、红细胞计数、血细胞比容测定继续降低，网织红细胞计数持续升高。

④经充分输液、输血仍不能稳定血压和脉搏，或暂时好转后又恶化。

⑤在补液足够、尿量正常的情况下，血尿素氮持续或再次增高。

⑥原有肝门静脉高压的患者，在出血后脾暂时性缩小，若不见脾恢复提示有继续出血。出血停止的表现为患者血压、脉搏稳定在正常水平，大便转黄色，血尿素氮恢复正常。

（5）三腔二囊管的护理：经鼻腔或口腔插管至 65cm 时抽取胃液，检查管端确定在胃内，并抽出胃内积血。先向胃囊内注气 150 ～ 200ml 至囊内压 50 ～ 70mmHg，向外加压牵引，以压迫胃底。如未能止血，再向食管囊内注气约 100ml 至囊内压 35 ～ 45mmHg。管外端以绷带连接 0.5kg 沙袋，经牵引架作持续牵引。为防止黏膜糜烂，气囊充气加压 12 ～ 24 小时应放松牵引，放气 15 ～ 30 分钟，必要时可重复注气压迫。出血停止后，放气并保留管道继续观察 24 小时，未再出血可考虑拔管。气囊压迫一般为 3 ～ 4 天，继续出血者可适当延长时间。

八、肠结核

肠结核是结核分枝杆菌侵犯肠管所引起的慢性特异性感染。回盲部淋巴丰富，且结核分枝杆菌停留时间长，故为好发部位。

1. 临床表现

（1）全身症状：乏力、食欲缺乏、消瘦、盗汗、不规则发热等。

（2）消化系统症状

①腹痛：轻者或缓解期仅有腹部不适，无腹痛。活动期可有轻、中度腹痛。

②腹泻：可与便秘交替出现，无里急后重，排便后疼痛有所缓解。活动期为黏液脓血便。

（3）体征：呈慢性病容。右下腹可有肿块，较固定，质地中等，可伴有轻、中度压痛。

2. 治疗要点

（1）药物治疗：抗结核药物治疗是关键。疗程 6 ～ 9 个月，早期、联合、适量、规律和全程。

（2）手术治疗：伴有外科并发症时考虑，包括肠穿孔形成局限性脓肿或肠瘘、伴有消化道大出血且不能控制、并发肠梗阻或弥漫性腹膜炎等。

3. 护理措施

（1）饮食护理：给予高热量、高蛋白、高维生素、易消化饮食，补充足够的营养，提高机体抵抗力，以促进康复。营养不良严重者，给予静脉营养支持。

（2）病情观察：观察疼痛性质、部位等，警惕有无并发症的发生。检测营养指标，评估其营养情况。

九、溃疡性结肠炎

溃疡性结肠炎是一种由多种病因引起的、异常免疫介导的直肠和结肠慢性非特异性炎症性疾病。

1. 临床表现 反复发作的腹泻、黏液脓血便及腹痛是溃疡性结肠炎的典型症状。

（1）症状

①腹泻及黏液脓血便：腹泻是最主要的症状，黏液脓血便是本病活动期的重要表现。轻者每天排便 2～4 次，粪便成糊状，便血轻或无便血。重者每天排便达 10 次以上，大量脓血，甚至呈稀水样血便。

②腹痛：多有轻或中度腹痛，为左下腹或下腹的阵痛，亦可波及全腹。有疼痛—便意—便后缓解的规律，大多伴有里急后重，为直肠炎症刺激所致。若并发中毒性巨结肠或腹膜炎，则腹痛持续且剧烈。其他症状可有腹胀、食欲减退、恶心、呕吐等。

③全身表现：轻型患者全身表现不明显。中、重型患者活动期有低热或中度发热，高热多提示有并发症或急性暴发型。重症患者可出现衰弱、消瘦、贫血、低白蛋白血症、水和电解质平衡紊乱等表现。

④肠外表现：结节性红斑、关节炎、眼脉络膜炎、口腔复发性溃疡等。

（2）体征：轻、中型患者仅有左下腹轻压痛，有时可触及痉挛的降结肠和乙状结肠。重者常有明显腹部压痛和鼓肠。

（3）并发症：中毒性巨结肠、肠道大出血、急性肠穿孔、肠梗阻、结肠癌等。中毒性巨结肠多由低钾血症、钡剂灌肠或肠镜检查、使用抗胆碱药物等引起，表现为病情急剧恶化，可出现肠型、腹部压痛、肠鸣音减弱或消失等表现，易引起急性肠穿孔。

2. 治疗要点 控制急性发作，促进黏膜愈合，维持症状缓解，减少病情复发，防治并发症。

（1）5- 氨基水杨酸：在胃肠道几乎不被吸收，对肠道炎症的治疗效果显著。柳氮磺吡啶在肠道可分解成磺胺嘧啶和 5- 氨基水杨酸盐，起到抗菌、抗炎和免疫抑制的作用，是治疗溃疡性结肠炎的首选，适用于轻型、中型或经糖皮质激素治疗已缓解的重型患者。同类药物还有奥沙拉嗪和美沙拉嗪。

（2）糖皮质激素：对急性发作者的疗效较好。适用于应用氨基水杨酸制剂疗效不佳的轻、中型患者，特别是重型活动期患者及急性暴发型患者。常用药物有泼尼松口服，氢化可的松、甲泼尼龙静脉给药，琥珀酸氢化可的松、地塞米松保留灌肠等。因病变多位于直肠和乙状结肠，灌肠时常取左侧卧位。灌肠治疗的全身不良反应少。

（3）免疫抑制药：巯嘌呤、环孢素等。

（4）腹痛、腹泻治疗：抗胆碱药物阿托品可减轻平滑肌痉挛，缓解腹痛。止泻可给予地芬诺酯。重症患者禁用，以免诱发中毒性巨结肠。

（5）手术治疗：并发大出血、肠穿孔、中毒性巨结肠、结肠癌或经内科治疗无效者。

3. 护理措施

（1）休息活动护理：活动期患者应充分休息，重症者卧床休息。

（2）饮食护理：急性活动期给予无渣流质或半流质软食。急性暴发型患者应禁食，遵医嘱给予静脉高营养。病情缓解后应给予质软、易消化、富含营养、高热量的少渣软食。避免进食冷、硬、含纤维素多及刺激性食物，禁食牛奶和乳制品。

（3）病情观察：观察每天排便的次数，粪便的量和性质。观察腹痛的性质、部位及生命体征变化。如腹痛性质突然改变，应警惕肠穿孔、肠出血等并发症。

（4）用药护理：柳氮磺吡啶的不良反应有恶心、呕吐、食欲减退、头痛等，餐后服药可减轻胃肠道反应；另外有皮疹、粒细胞减少、再生障碍性贫血等，服药期间应定期复查血象。

十、消化系统疾病患者常用诊疗技术及护理

（一）肝穿刺活体组织检查术

1. **适应证**　原因不明的黄疸及门静脉高压者；原因不明的胆大、肝功能异常者；协助各型肝炎诊断，判断疗效及预后。

2. **禁忌证**　严重贫血、有出血倾向者；全身衰竭者；肝外阻塞性黄疸、严重肝功能障碍、大量腹水者；肝血管瘤、肝周围化脓性感染者、肝棘球蚴病。

3. **方法**

（1）体位：协助患者取仰卧位，身体右侧靠近床沿，将右手置于枕后，保持固定体位。

（2）确定穿刺点：一般取右侧腋中线 8～9 肋间肝实音处或 B 超定位穿刺。

（3）消毒麻醉：穿刺部位常规消毒，铺无菌孔巾，用 2% 利多卡因由皮肤至肝被膜进行局部麻醉。

（4）用物准备：准备 12～16 号穿刺针，根据穿刺目的不同，选择相应的穿刺针，活检时选较粗的穿刺针。取 1 支 10～20ml 注射器与穿刺针连接，抽取 3～5ml 无菌生理盐水，使其充满穿刺针。

（5）穿刺：先用穿刺锥在穿刺点皮肤上刺孔，将穿刺针由此孔沿肋骨上缘与胸壁呈垂直方向刺入 0.5cm，将注射器内液推注 0.5～1ml，冲出存留在穿刺针内的组织，以免针头堵塞。

（6）取标本：将注射器抽吸成负压并保持，嘱患者先深吸气，然后与深呼气末屏住呼吸，术者将穿刺针迅速刺入肝内，穿刺深度不超过 6cm，抽吸标本后立即拔出。

（7）止血：穿刺部位用无菌纱布按压 5～10 分钟，再以胶布固定，用多头腹带束紧 12 小时，压上小沙袋 4 小时。

（8）送检：将抽吸的肝组织标本制成玻片，或注入 95% 乙醇或 10% 甲醛固定液中。

（二）纤维胃、十二指肠镜检查术

1. **适应证**　不明原因的消化道出血；有消化道症状，需确诊者；疑有上消化道肿瘤者；需要随访观察的病变，如溃疡病、萎缩性胃炎、胃手术后及药物治疗后复查等；需内镜治疗者，如摘取异物、急性上消化道出血的止血、食管静脉曲张的硬化剂注射与结扎、食管狭窄的扩张治疗等。

2. **禁忌证**　严重心、肺疾病患者；各种原因所致休克、昏迷等危重状态；急性胃肠穿孔，腐蚀性食管炎的急性期；神志不清、精神失常不能配合检查者；严重咽喉部疾病、主动脉瘤及严重的颈胸段脊柱畸形等。

3. **方法**

（1）检查前 5～10 分钟用 2% 的利多卡因在咽部喷雾 2～3 次进行局部麻醉。

（2）协助患者取左侧卧位，双腿屈曲，解开衣领及腰带。指导患者咬紧牙垫，口边置一弯盘。

（3）医生缓慢地经牙垫将胃镜插入，沿舌背、咽喉壁向下推进至环状软骨水平时，嘱患者做吞咽动作有助胃镜通过咽喉部，然后缓慢插镜并观察食管、胃、十二指肠黏膜有无病变。发现活动性出血或活检后出血较多时，应配合医生做镜下止血。

（4）医生插镜操作时，护士应观察监视器上图像，按医生指令摄片、录像、采取活体组织标本或刷取细胞送检。

（5）患者出现恶心、呕吐时，护士应指导患者做深呼吸，肌肉放松，将唾液流入弯盘内，可缓解症状。检查过程中密切观察患者面色、脉搏、呼吸等改变，如有异常应立即报告医生，停止检查并积极抢救。

（6）检查完毕，无活动性出血时，缓慢退出内镜。

（三）纤维结肠镜检查术

1. **适应证**　原因不明的慢性腹泻、便血及下腹疼痛者；疑有直肠、结肠、回肠末端肿瘤者；结肠息肉、出血、肿瘤等病变需做内镜治疗者；药物或手术治疗后复查及随访者；大肠肿瘤的普查。

2. **禁忌证**　严重心肺功能不全、休克及精神病患者；腹膜炎、腹腔脏器穿孔、多次腹腔手术后广泛粘连及大量腹水者；急性重度结肠炎，如急性细菌性痢疾、急性重度溃疡性结肠炎及憩室炎等；妊娠、女性月经及肠道准备不充分者；高热，极度虚弱，不能承受肠道准备者。

3. **方法**

（1）协助患者取左侧卧位，双腿屈曲。嘱患者在检查中尽量不要动。

（2）医生术前先做直肠指检，了解有无狭窄、肿瘤、痔疮、肛裂等。助手将镜前端涂上润滑剂后，嘱患者张口呼吸，放松肛门括约肌，医生用左手拇指与示指、中指分开肛周皮肤暴露肛门，右手持镜，用示指将镜头压入肛门，然后缓慢推进，必要时可注适量气体，以更清晰的显示病变部位。患者出现腹胀不适，可嘱其作缓慢深呼吸。有活动性出血或息肉时，在镜下做止血或息肉切除术。

（3）其余同胃、十二指肠镜检查。

4. **护理措施**

（1）术前护理

①向患者详细讲解检查目的、方法、注意事项，消除紧张、恐惧心理，取得配合。

②嘱患者检查前 3 天少渣半流质饮食，检查前 1 天进流质饮食，检查当天空腹或饮少量糖水。

③肠道清洁干净与否，直接影响诊疗效果，常用方法如下

a．目前多用口服高渗性溶液导泻，如于检查前 4 小时口服硫酸镁 25～30g，饮水 1500～2000ml；或于检查前 2～3 小时一次口服 20% 甘露醇 250ml 时，同时饮 5 倍水或 2 倍 5% 葡萄糖盐水，可达到清洗肠道的目的。但在做高频电灼前肠道准备禁用甘露醇，以免发生意外，因为甘露醇可在肠道内被细菌分解，产生易燃气体，当达到可燃浓度时，如进行高频电凝手术，可能引起爆炸。

b．检查前 1 天晚上服泻剂，如服番泻叶 10g 或蓖麻油 30ml，或硫酸镁 20g，检查日根据肠道清洁情况决定是否要清洁灌肠，直至排出清水样无粪渣的大便为止。

④肠镜检查会引起腹胀、腹痛等不适，检查前半小时遵医嘱阿托品 0.5mg 或山莨菪碱 10mg 肌注。

（2）术后护理

①检查结束后，做好肛门清洁护理，嘱患者卧床休息。

②询问患者腹胀、腹痛及排便情况，腹胀明显者，可行内镜下排气。腹痛明显或排血便者，建议留院观察。如发现剧烈腹痛、腹胀、面色苍白、心率增快、血压下降、大便次数增多呈黑色，提示并发肠出血、肠穿孔，应及时报告医生，并协助紧急处理。

③如肠镜检查无异常，术后应进流质饮食 1 天，少渣饮食 3 天。

第四节　泌尿系统疾病

扫码做题

一、概　述

1. **肾源性水肿**　是肾疾病最常见的症状，可分为肾炎性水肿和肾病性水肿，两者鉴别见表 1-17。

表1-17　肾炎性水肿和肾病性水肿鉴别

	肾炎性水肿	肾病性水肿
发生机制	肾小球滤过率下降→水钠潴留	大量蛋白尿→血浆蛋白降低→胶体渗透压下降
水肿开始部位	眼睑及颜面部	下肢
凹　陷	不明显	明显
伴随症状	血压增高	无高血压及循环淤血

2. **肾性高血压**　按病因可分为肾血管性和肾实质性，按发生机制又可分为容量依赖型和肾素依赖型，两者鉴别见表1-18。

表1-18　容量依赖型和肾素依赖型高血压鉴别

	容量依赖型	肾素依赖型
发生机制	水钠潴留引起血容量增加	肾素-血管紧张素-醛固酮系统兴奋
常见疾病	急、慢性肾炎和多数肾功能不全	肾血管疾病和少数慢性肾衰竭晚期
治疗原则	限制水钠，使用利尿药	使用ACEI、ARB、钙通道阻滞剂类药物降压

二、急性肾小球肾炎

急性肾小球肾炎简称急性肾炎，是以急性肾炎综合征为主要临床表现的一组疾病。其特点为急性起病，多有前驱感染，出现血尿、蛋白尿、水肿和高血压，并可伴有一过性肾功能不全。多见于溶血性链球菌感染后，是小儿泌尿系统最常见的疾病。

1. **临床表现**　好发于 5 ～ 14 岁儿童和青少年，男性居多。前驱感染 1 ～ 3 周（平均 10 天）发病，临床表现轻重不一，大多预后良好，数月内可自愈，但是部分患者可发展成慢性肾脏疾病。

（1）典型表现

①水肿、少尿：水肿是最常见和最早出现的症状。水肿主要为肾小球滤过率降低，引起尿少和水钠潴留，多表现为晨起眼睑、面部水肿，可伴有双下肢水肿，重者全身水肿。多为轻、中度水肿，呈非凹陷性。水肿的同时尿量减少，1 ～ 2 周后尿量逐渐增多而水肿消退。

②血尿、蛋白尿：起病时几乎都有血尿，50% ～ 70% 病例有肉眼血尿。约半数患者有肉眼血尿。酸性尿呈浓茶色或烟灰水样，中性或弱碱性尿呈洗肉水样。肉眼血尿持续 1 ～ 2 周后转续镜下血尿。绝大多数患者有轻、中度蛋白尿，少数患者出现肾病综合征范围的大量蛋白尿。

③高血压：多数患儿有一过性的轻、中度高血压，多与水钠潴留有关，1 ～ 2 周后随尿量增多而降至正常。

（2）严重表现

①严重循环充血：以老年患者居多，常见于起病 1 周内。多因水钠潴留、血浆容量增加导致循环充血。

②高血压脑病：以儿童多见，常发生于病程早期。

③急性肾衰竭：是急性肾小球肾炎死亡的主要原因，表现为少尿或无尿，持续 3 ～ 5 天，多数可逆。

2. 治疗要点　本病为自限性疾病，无特异治疗。主要是休息，控制水钠摄入，对症治疗及防治严重并发症。

（1）利尿：轻者选用氢氯噻嗪，重者给予呋塞米肌内或静脉注射。

（2）降压：经休息、控制水钠摄入及利尿后血压仍高者，给予硝苯地平或卡托普利口服。高血压脑病患者首选硝普钠。

（3）抗感染：避免使用肾毒性药物，有感染灶时应用青霉素 10～14 天。

3. 护理措施

（1）休息活动护理：起病 2 周内应严格卧床休息，待水肿消退、血压恢复正常、肉眼血尿消失后，可下床轻微活动或户外散步。尿红细胞减少、血沉正常方可上学，但仍需避免体育运动。1～2 个月应限制活动量，3 个月内避免剧烈活动。Addis 计数正常后恢复正常生活及活动。

（2）饮食护理：给予高糖、高维生素、低盐饮食。尿少、水肿时，应限制钠盐，摄入量＜ 60mg/（kg·d），严重水肿或高血压者宜给予无盐饮食。氮质血症者应限制蛋白质，给优质动物蛋白0.5g/（kg·d）。除非严重少尿或循环充血，一般不严格限水。待尿量增加、水肿消退、血压正常后，可恢复正常饮食。

三、慢性肾小球肾炎

慢性肾小球肾炎简称慢性肾炎，是一组以蛋白尿、血尿、高血压和水肿为临床特征的肾小球疾病，起病方式各有不同，病情迁延，病变缓慢进展，伴有不同程度的肾功能减退，最终可导致慢性肾衰竭。

1. 临床表现　可发生于任何年龄，以青中年男性为主，起病缓慢、隐匿，蛋白尿、血尿、高血压和水肿为基本表现。

（1）蛋白尿：是本病必有的表现。多为轻度蛋白尿，部分患者出现大量蛋白尿。

（2）血尿：多为镜下血尿，也可出现肉眼血尿。

（3）水肿：可有可无，一般不严重，多为眼睑和（或）下肢凹陷性水肿，晚期持续存在。

（4）高血压：血压正常或轻度升高，部分患者出现血压（特别是舒张压）持续性中等以上程度升高。

（5）肾功能损害：呈慢性进行性损害，可出现夜尿增多。感染、劳累、妊娠、血压升高、肾毒性药物、预防接种及高蛋白、高脂或高磷饮食可诱发肾功能急剧恶化，去除诱因后肾功能可有一定程度的缓解。慢性肾功能不全为其终末期并发症。

2. 治疗要点　目的在于防止和延缓肾功能进行性减退，改善症状及防治严重合并症，而不以消除尿蛋白和血尿为目标。一般不使用激素和细胞毒药物，多采取综合治疗。

（1）控制高血压和减少尿蛋白：是两个重要的治疗环节，因高血压和蛋白尿可加速肾小球硬化，促进肾功能恶化。血压最好控制在＜ 130/80mmHg，尿蛋白＜ 1g/d。首选药物为血管紧张素转换酶抑制剂（ACEI）或血管紧张素 Ⅱ 受体拮抗剂（ARB），既可降低血压，又能减少尿蛋白，保护肾脏功能。

（2）休息与饮食：休息可增加肾血流量，增加尿量，改善肾功能，减少蛋白尿。肾功能不全者采取优质低蛋白、低磷饮食，以减轻肾小球高灌注、高压力和高滤过状态，延缓肾小球硬化和肾功能减退。

（3）利尿：水肿较明显者，选用氢氯噻嗪、呋塞米等利尿药。

（4）抗血小板药物：可改善微循环，降低尿蛋白，延缓肾功能衰退。

（5）避免加重肾脏损害的因素：避免妊娠、感染、劳累及肾毒性药物等。

3. 护理措施

（1）休息活动护理：注意休息和睡眠，适度活动，避免体力活动、受凉，防止感染。

（2）饮食护理：采取低量优质蛋白、低磷饮食，蛋白质以 0.6～0.8g/（kg·d）为宜。保证热量足够，充分补充维生素及矿物质。水肿明显和高血压者给予低盐饮食。

（3）病情观察：重点关注血压变化，中度以上的高血压如控制不佳，肾功能恶化较快，预后较差。

准确记录 24 小时出入液量，监测尿量、体重，观察水肿、贫血及肾功能减退程度等情况，及时发现肾衰竭。

（4）预防感染：遵医嘱应用抗生素 1～2 周，以免发生感染。

（5）用药指导：遵医嘱长期正确用药，使用降压药时不宜降压过快、过低，注意观察药物疗效和不良反应。

四、原发性肾病综合征

原发性肾病综合征是由各种肾疾病所致的，以大量蛋白尿（尿蛋白＞3.5g/d）、低白蛋白血症（血浆白蛋白＜30g/L）、水肿、高脂血症为临床表现的一组综合征。其中，前两项为诊断本病的必备条件。

1. **临床表现**　起病缓急与病理类型有关，患儿起病或复发前常有呼吸道感染。

（1）大量蛋白尿：大量蛋白尿是肾病综合征的起病根源，是最根本和最重要的病理生理改变，也是导致其他三大临床表现的基本原因，对机体的影响最大。

（2）低白蛋白血症：因大量蛋白从尿中丢失所致。肝代偿性合成白蛋白不足，胃黏膜水肿影响蛋白质吸收可进一步加重低蛋白血症。低白蛋白血症导致血浆胶体渗透压下降是水肿的主要原因。

（3）水肿：是肾病综合征患者最常见和最突出的体征，是患者入院后护理最重要的评估内容。

（4）高脂血症：以高胆固醇血症最为常见，其发生与低白蛋白血症刺激肝合成脂蛋白增加和脂蛋白分解减少有关。

（5）并发症：包括感染；血栓、栓塞；肾衰竭；蛋白质及脂肪代谢紊乱等。

2. **治疗要点**

（1）一般治疗：注意休息，合理饮食。

（2）对症治疗：噻嗪类利尿药与保钾利尿药合用利尿消肿；血管紧张素转换酶抑制剂（ACEI）或血管紧张素Ⅱ受体拮抗剂（ARB），可直接降低肾小球内高压，减少尿蛋白。

（3）抑制免疫与炎症反应

①糖皮质激素：抑制免疫炎症反应，减少醛固酮和抗利尿激素分泌，是原发性肾病综合征首选的治疗药物。

②细胞毒药物：以环磷酰胺最常用，常与激素合用。

③环孢素 A：适用于激素及细胞毒药物治疗无效的难治性肾病综合征。

（4）并发症防治

①感染：用激素治疗时无须预防性使用抗生素，以免诱发真菌双重感染。一旦发生感染，及时应用敏感、强效及无肾毒性的抗生素治疗。

②血栓及栓塞：当血浆白蛋白＜20g/L 时，提示存在高凝状态，可预防性应用肝素并辅以抗血小板药。

③急性肾衰竭：利尿无效且达到透析指征时应进行血液透析。

（5）中医中药治疗：雷公藤具有抑制免疫和系膜细胞增生、减少尿蛋白的作用。

3. **护理措施**

（1）休息活动护理：全身严重水肿、胸腹腔积液者，易引起呼吸困难，需绝对卧床休息，取半卧位，以增加肾血流量，从而增加尿量。床上适度活动，防止关节僵硬、挛缩及肢体血栓形成。水肿减轻后可下床室内活动，尿蛋白＜2g/d 可进行室外活动，恢复期避免剧烈活动。高血压者应限制活动量。

（2）饮食护理：一般给予正常量的优质蛋白（动物蛋白），摄入量以 0.8～1.0g/（kg·d）为宜。肾功能不全时根据内生肌酐清除率调整蛋白质摄入量。保证足够的热量，以 30～35kcal/（kg·d）为宜。为减轻高脂血症，应少进富含饱和脂肪酸的食物，多吃不饱和脂肪酸及富含可溶性纤维食物。水肿

时限制钠盐 < 3g/d，避免腌制食品。轻度水肿无须严格限水，严重水肿或每天尿量 < 500ml 者严格限制水的摄入。

（3）预防感染：保持病室环境清洁，定期空气消毒。加强口腔护理。严格无菌操作，保持全身皮肤和会阴清洁。加强营养和休息，注意保暖。尽量减少探视，预防交叉感染。

（4）用药护理

①利尿药：定期复查电解质，遵医嘱补钾，肾衰竭者禁用保钾利尿药。注意利尿不宜过快、过猛，以免血容量不足而加重血液高凝，诱发血栓、栓塞并发症。

②糖皮质激素：严格遵医嘱用药，长期使用应注意有无消化道溃疡、继发感染、骨质疏松、高血压、糖尿病、满月脸及向心性肥胖等不良反应。用药应遵循起始足量、缓慢减药、长期维持的原则。可采取全天量顿服或维持用药期间两天量隔天 1 次顿服，以减轻不良反应。中程疗法总疗程 6 个月，长程疗法 9 个月。

③环磷酰胺：不良反应有出血性膀胱炎、骨髓抑制、胃肠道反应、中毒性肝损害、脱发及性腺抑制（尤其男性）等。

④环孢素 A：长期应用存在肝肾毒性、高血压、高尿酸血症、多毛及牙龈增生等不良反应，停药后易复发。

五、肾盂肾炎

1. 临床表现

（1）急性肾盂肾炎：最典型的症状为突发高热和膀胱刺激征，合并全身中毒症状，可有单侧或双侧腰痛、肾区叩击痛及脊肋角压痛。

（2）慢性肾盂肾炎：大多数因急性肾盂肾炎治疗不彻底发展而来。病程长，迁延不愈，反复发作，多见于老年人和孕妇。部分患者有"无症状性菌尿"。

（3）并发症：多见于严重急性肾盂肾炎，可有肾周围炎、肾乳头坏死、肾脓肿、脓毒症等。

2. 治疗要点

（1）急性肾盂肾炎

①一般治疗：休息，多饮水，勤排尿，保持每天尿量在 2500ml 以上。保持外阴清洁，也是最简单的预防措施。

②抗菌药物治疗：应用抗菌药物，首选对革兰阴性杆菌有效的药物，如喹诺酮类（氧氟沙星等）、青霉素及头孢菌素类。一般疗程为 10～14 天，尿检阴性后再用药 3～5 天。如尿菌仍阳性，则应参考药敏试验结果选用敏感性药物继续治疗 4～6 周。治愈后不提倡长期应用抗菌药物，以免诱发耐药。

③碱化尿液：碳酸氢钠片口服，以碱化尿液，增强药物抗菌活性，避免尿路结晶形成。

（2）慢性肾盂肾炎：治疗的关键是积极寻找并去除易感因素，提高机体免疫力；急性发作时的治疗原则同急性肾盂肾炎。

3. 护理措施

（1）休息活动护理：急性期需卧床休息，慢性肾盂肾炎患者不宜从事重体力活动。

（2）饮食护理：给予高热量、高蛋白、高维生素饮食。鼓励多饮水，每天饮水 2000ml 以上，每 2 小时排尿 1 次，通过增加尿量起到冲洗尿路的作用，促进细菌和毒素排出，减少炎症对膀胱和尿道的刺激。多饮水、勤排尿是最简便有效的预防尿路感染的措施。

（3）高热护理：遵医嘱应用抗菌药物，口服复方磺胺甲噁唑时嘱患者多饮水，并同时服用碳酸氢钠，以碱化尿液、增强疗效、减少磺胺结晶形成，避免引起肾损伤。可进行物理降温，必要时按医嘱药物降温。

六、肾衰竭

（一）急性肾衰竭

急性肾衰竭又称急性肾损伤，是指由各种原因引起的短时间内肾功能急剧下降而出现的临床综合征。

1. 临床表现

（1）起始期：未发生明显的肾实质损伤，急性肾衰竭尚可预防，持续数小时至几天。

（2）维持期（少尿期）：一般持续 7～14 天，出现一系列尿毒症表现。

①全身表现：消化系统症状常为首发症状，还可出现咳嗽、呼吸困难、高血压、心力衰竭、意识模糊、抽搐、出血倾向、感染（主要的死亡原因之一）、多脏器功能衰竭等症状。

②水、电解质和酸碱平衡失调：可表现为代谢性酸中毒、高钾血症、低钠血症、水过多等，以代谢性酸中毒和高钾血症最常见。高钾血症可致各种心律失常，严重者发生心室颤动或心脏骤停，是最主要的电解质紊乱和最危险的并发症，是少尿期的首位死因。

（3）恢复期：持续 1～3 周，可有多尿表现，每天尿量可达 3000～5000ml，随后逐渐恢复正常。多尿期早期仍可有高钾血症，后期可出现低钾血症。

2. 治疗要点

尽早明确诊断，及时纠正可逆的病因是恢复肾功能的关键。主要包括尽早识别并纠正可逆病因，维持体液稳定，营养支持，防治并发症及肾脏替代治疗等。透析治疗是治疗高钾血症最有效的方法。

3. 护理措施

（1）休息活动护理：少尿期应绝对卧床休息，以减轻肾脏负担。下肢水肿者抬高下肢，促进血液回流。当尿量增加、病情好转时，可逐渐增加活动量。

（2）饮食护理：在少尿期 3 天以内，不宜摄入蛋白质，严禁含钾食物，如橘子、榨菜、紫菜、菠菜、香蕉、香菇、薯类、山药、坚果等。少尿期 3～4 天之后，给予低蛋白、高热量、高维生素的清淡流质或半流质饮食，严格禁止摄入含钾食物或药物等。限制蛋白质 0.8g/（kg·d），以优质蛋白（肉类、蛋类、奶类）为宜。不能进食者可鼻饲或静脉营养，尽量减少钠、钾、氯的摄入量。

（3）维持水平衡：少尿期患者严格限制液体入量，坚持"量出为入，宁少勿多"的补液原则。严格记录 24 小时液体出入量，每天补充液量＝前 1 天总排出量＋500ml。恢复期患者，初期补充排出水分的 1/3～1/2，注意多饮水及时补充钾、钠。

（4）病情观察：密切监测患者的生命体征、尿量、肾功能及电解质的变化，注意观察有无体液过多的表现，包括：皮下水肿，体重增加＞0.5kg/d，血钠偏低且无失盐，中心静脉压＞12cmH$_2$O，胸部 X 线显示肺充血征象，心率增快、呼吸急促、血压增高但无感染等。

（5）高钾血症的护理：当血钾＞6.5mmol/L，应配合医生紧急处理。

①10% 葡萄糖酸钙 10～20ml 稀释后缓慢静脉推注（不少于 5 分钟），拮抗钾离子对心肌的抑制作用。

②11.2% 乳酸钠或 5% 碳酸氢钠静脉滴注，纠正酸中毒并促进钾离子向细胞内移动。

③50% 葡萄糖和胰岛素缓慢静脉注射，促进糖原合成，使钾离子向细胞内移动。

（二）慢性肾衰竭

慢性肾脏病（CKD）指各种原因引起的慢性肾脏结构和功能异常超过 3 个月，并对健康有所影响。表现为肾脏病理学检查异常或肾脏损伤，或不明原因的 GFR 下降[＜60ml/（min·173m^2）]超过 3 个月。慢性肾脏病进展至失代偿阶段称为慢性肾衰竭（CRF），简称慢性肾衰，是以肾功能减退，代谢产物潴留，水、电解质紊乱及酸碱平衡失调和全身各系统症状为主要表现的临床综合征。

1. 临床表现

起病隐匿，早期仅有原发病表现。当发展至肾衰竭失代偿期时，才出现明显症状。

尿毒症期时出现全身各器官功能失调的表现。

（1）水、电解质和酸碱平衡失调：常出现水肿或脱水、低钠或高钠血症、低钾或高钾血症、低钙血症、高磷血症及代谢性酸中毒，以代谢性酸中毒和水钠平衡紊乱最多见。

（2）消化系统：食欲减退是最早期和最常见的症状，还可出现恶心、呕吐、腹胀、腹泻、消化道出血，尿毒症晚期因唾液中的尿素被分解成氨，呼气有尿臭味。

（3）心血管系统：心血管病变是慢性肾衰的常见并发症和最主要的死因。

①高血压和左心室肥大：存在不同程度的高血压，主要与水钠潴留有关。

②心力衰竭：是尿毒症患者最常见的死亡原因。与高血压、水钠潴留、尿毒症性心肌病等有关。

③尿毒症性心包炎：是病情危重的表现之一，其发生多与尿毒症毒素蓄积、低蛋白血症和心力衰竭有关。轻者无症状，典型者表现为胸痛及心包积液体征，心包积液多为血性。

④动脉粥样硬化：与高血压、脂质代谢紊乱有关，动脉粥样硬化发展迅速，也是主要的致死因素。

（4）血液系统

①贫血：所有患者必有轻、中度贫血，为正细胞性、正色素性贫血，发生原因主要为肾脏促红细胞生成素减少，致红细胞生成减少和破坏增加。

②出血倾向：常有皮下出血、鼻出血、月经过多等。

（5）呼吸系统：出现气促、气短，酸中毒时呼吸深而长。晚期可出现"尿毒症肺水肿"，肺部 X 线显示"蝴蝶翼"征。

（6）精神、神经系统：早期常疲乏、失眠、注意力不集中，后期可出现性格改变、抑郁、记忆力下降，尿毒症时表现为谵妄、幻觉、昏迷等。

（7）骨骼病变：由于活性维生素 D_3 不足、低血钙症和高磷血症、继发性甲状旁腺功能亢进等因素可致肾性骨营养不良症，以高转化性骨病最多见。

（8）皮肤表现：皮肤瘙痒是最常见症状之一，与继发性甲亢引起的钙沉着于皮肤有关。尿毒症患者的特征性面容表现为面色苍白或黄褐色，与贫血、尿素霜的沉积有关。

（9）内分泌失调：常有性功能障碍，女性患者闭经、不孕，男性患者阳痿、不育。

（10）代谢紊乱：可出现糖耐量异常、高甘油三酯血症、高胆固醇血症和血浆白蛋白水平降低等。

（11）继发感染：其发生与免疫系统功能低下和白细胞功能异常有关，以肺部、泌尿和皮肤感染多见，为主要死亡原因之一。

（12）临床分期：根据肾小球滤过率的下降程度，CKD 可分为 1～5 期见表 1-19。我国以往将慢性肾衰竭根据肾功能损害程度分 4 期：肾功能代偿期、肾功能失代偿期、肾衰竭期和尿毒症期，大致相当于慢性肾脏病 2 期和 3a 期、3b 期、4 期、5 期。

2. 治疗要点

（1）早期防治：治疗原发病和去除导致肾功能恶化的因素，是慢性肾衰竭防治的基础，也是保护肾功能和延缓慢性肾脏疾病进展的关键。

（2）饮食治疗：限制蛋白饮食是治疗的重要环节，能减少含氮代谢产物生成，减轻症状及相关并发症，延缓病情进展。适当应用必需氨基酸，避免负氮平衡。

（3）对症治疗

①高血压：严格、有效控制血压是延缓慢性肾衰竭进展的重要措施之一。肾素依赖型应首选血管紧张素转换酶抑制剂（ACEI）或血管紧张素Ⅱ受体拮抗剂（ARB）。

②感染：结合细菌培养和药物敏感试验，及时应用无肾毒性或毒性低的抗生素治疗。

③代谢性酸中毒：在纠正酸中毒过程中同时补钙，防止低钙引起的手足抽搐。

④贫血：重组人红细胞生成素是治疗肾性贫血的特效药，血红蛋白 < 100g/L 可开始使用。

表1-19　慢性肾脏病的临床分期与治疗目标

分　期	GFR特征	GFR [ml/ (min · 1.73m³)]	治疗目标
G1	正常或升高	≥90	病因诊断与治疗 治疗合并症 缓解症状，保护肾功能 减少心血管患病危险因素
G2	轻度下降	60～89	评估疾病进展
G3a	轻度下降	45～59	评价、预防和诊断并发症
G3b	中重度下降	30～44	治疗并发症
G4	重度下降	15～29	准备肾脏替代治疗
G5	肾功能衰竭	<15	肾脏替代治疗

（4）透析疗法：适用于尿毒症患者经药物治疗无效时。

（5）肾移植：是目前最佳的肾脏替代疗法，为治疗终末期肾衰竭最有效的方法。

3. 护理措施

（1）休息活动护理：以休息为主，避免过度劳累。病情较重或合并心力衰竭、严重贫血者，应绝对卧床休息，并协助患者做好各项生活护理。病情较轻、能起床活动者，应适当活动，以不出现心慌、气急、乏力和头晕为宜。长期卧床患者应适当床上活动，避免肢体血栓形成或肌肉萎缩。

（2）饮食护理：给予低量优质蛋白（动物蛋白）、高热量、低磷、低钾、高钙、高维生素的易消化饮食。根据肾小球滤过率调整蛋白质的摄入量，一般为 0.4～0.8g/（kg·d）。血液透析患者的蛋白质摄入量为 1.0～1.2g/（kg·d）。主食最好采用麦淀粉，以及其他热量高、蛋白质低的食物，如藕粉、粉丝、薯类等。避免摄取含钾量高的食物。

（3）病情观察：最重要的是每天准确记录24小时液体出入量。密切监测患者生命体征及意识状态，每天定时测量体重，注意有无并发症的表现，尤其注意防止高钾血症，禁食含钾高的食物及使用含钾的药物，如青霉素钾、螺内酯等药物。禁止输库存血，因库存血含钾量较高。

（4）水肿护理：同本章"肾源性水肿的护理措施"。

（5）用药护理：遵医嘱正确用药，注意观察药物疗效和不良反应。应用促红细胞生成素皮下注射时，应定期更换注射部位。治疗期间严格控制血压，定期监测血红蛋白。

七、泌尿系统疾病患者常用诊疗技术及护理

腹膜透析（简称腹透）是慢性肾衰竭患者最常用的替代性疗法之一。利用腹膜的半透膜特性，借助毛细血管内血浆和腹腔内透析液中溶质浓度或渗透梯度不同，以清除体内代谢废物、毒素，纠正水、电解质及酸碱紊乱。

1. 适应证　急性肾衰竭；慢性肾衰竭；急性药物或毒物中毒。

2. 禁忌证

（1）绝对禁忌证：各种腹壁、腹膜及腹腔严重病变，导致腹膜透析管置入困难、腹膜的超滤和溶质转运功能降低或腹膜透析无法进行。

（2）相对禁忌证：腹腔内有新鲜异物（如腹腔内血管假体术后早期）；腹部手术3天内；腹腔有外科引流管；腹腔有局部炎性病灶；肠梗阻；椎间盘疾病；严重全身性血管病变致腹膜滤过功能降低；严重肺功能不全；硬化性腹膜炎；过度肥胖或严重营养不良、高分解代谢；不合作者或精神障碍者等。

3. 护理措施

（1）饮食护理：由于腹膜透析可致体内大量蛋白质及其他营养成分丢失，故应通过饮食补充，保证足够的营养。蛋白质的摄入为1.2～1.5g/（kg·d），其中50%以上为优质蛋白，即动物蛋白，如牛奶、鱼、瘦肉等；腹透时从透析液中吸收了大量的葡萄糖，食物中尽量避免含糖高的食品，如糖果、饼干、汽水等；烹调油最好用植物油，避免含胆固醇高的食物。

（2）透析液护理：透析液引流不畅为常见并发症，常由透析管移位、受压、扭曲、堵塞等引起。一旦发现，及时予以相应的处理。

（3）腹透管出口的护理：注意消毒和无菌操作。保持管口周围皮肤的清洁、干燥、敷料及时更换。

（4）腹膜炎：是腹膜透析的主要并发症。

（5）每天监测生命体征，记录透析液的出入量、尿量，注意有无水肿、胸闷、心悸、四肢无力等现象，以免导致心衰、低钠、低钾等加重病情。

第五节　血液及造血系统疾病

（扫码做题）

一、概　述

贫血是血液病最常见的症状之一。血红蛋白浓度是反映贫血最重要的检查指标。在海平面地区，成年男性Hb < 120g/L，女性Hb < 110g/L即可诊断为贫血。临床上按血红蛋白浓度分为轻度、中度、重度及极重度贫血（表1-20）。根据红细胞形态特点分为大细胞性贫血、正常细胞性贫血及小细胞低色素性贫血（表1-21）。

表1-20　贫血的分度

	轻　度	中　毒	重　度	极重度
血红蛋白浓度（g/L）	>90	60～90	30～59	<30
临床表现	症状轻微	活动后感心悸气促	静息状态下仍感心悸气促	常并发贫血性心脏病

表1-21　贫血的细胞形态学分类

	大细胞性贫血	正常细胞性贫血	小细胞低色素性贫血
MCV（fl）	>100	80～100	<80
MCHC（%）	32～35	32～35	<32
临床类型	巨幼细胞性贫血	再生障碍性贫血、急性失血性贫血、溶血性贫血、骨髓病性贫血	缺铁性贫血、铁粒幼细胞性贫血、珠蛋白生成障碍性贫血

二、贫 血

(一)缺铁性贫血

缺铁性贫血是体内储存铁缺乏，导致血红蛋白合成减少而引起的一种小细胞低色素性贫血，是最常见的贫血。

1. 铁代谢 吸收铁的主要部位是十二指肠及空肠上段。

2. 临床表现

(1)原发病表现：血尿、黑便、月经过多等。

(2)贫血共有表现：皮肤黏膜苍白（无发绀）、乏力、头晕、心悸、气短等。只有贫血而无出血，不存在血小板下降。

(3)缺铁性贫血的特殊表现

①组织缺铁表现：皮肤干燥、萎缩、无光泽，毛发干枯易脱落，指（趾）甲扁平、脆薄易裂，出现反甲或匙状甲。黏膜损害常有舌炎、口角炎、舌乳头萎缩，严重者吞咽困难。

②神经、精神系统异常：儿童较明显，如易激惹、烦躁、注意力不集中。少数患者有异食癖，喜吃泥土、生米等。

3. 治疗要点

(1)去除病因：是根治贫血，防止复发的关键环节。

(2)补充铁剂：首选口服铁剂，如硫酸亚铁、富马酸亚铁等。也可用铁剂肌内注射。

4. 护理措施

(1)饮食护理：给予高蛋白、高维生素、含铁丰富的饮食。含铁丰富的食物主要有动物肝、肾、血、瘦肉及蛋黄、海带、紫菜、木耳、豆类、香菇等，其中动物食物的铁更易吸收。谷类、蔬菜、水果含铁较低，乳类含铁最低。纠正不良的饮食习惯，避免偏食或挑食。进食定时、定量，必要时少量多餐。多吃富含维生素C的食物，有利于铁吸收。富含铁的食物和铁剂不与浓茶、牛奶、咖啡等同服。

(2)病情观察：观察原发病和贫血症状、体征，评估其活动耐力。定期检测红细胞计数、血红蛋白浓度、网织红细胞等指标变化。

(3)用药护理

①口服铁剂的护理：最常见的不良反应是恶心、呕吐、胃部不适和黑便等胃肠道反应，应从小剂量开始，于两餐之间服用。可与维生素C或各种果汁同服，但避免与茶、咖啡、牛奶、植酸盐等同服，以免影响铁吸收。口服液体铁剂使用吸管，服后漱口，避免牙齿染黑。

②注射铁剂的护理：需深层肌内注射并经常更换注射部位，减少疼痛与硬结形成。注射时应注意不要在皮肤暴露部位注射。抽取药液后，更换针头注射。可采用"Z"形注射法，以免药液溢出导致皮肤染色。注射后10分钟至6小时内，密切观察不良反应，主要有注射局部肿痛、硬结形成、皮肤发黑和过敏反应等。

③疗效判断：一般补充铁剂12～24小时后患者自觉症状好转，精神症状减轻，食欲增加。网织红细胞能最早反映其治疗效果，用药48～72小时开始上升，5～7天达到高峰。2周后血红蛋白开始升高，通常1～2个月恢复至正常。铁剂治疗应在血红蛋白恢复正常后继续服用3～6个月，以增加铁储存。

(二)巨幼细胞性贫血

1. 临床表现

(1)一般表现：皮肤、面色苍黄，虚胖，头发稀疏、细黄，头昏、心悸。睑结膜、口唇、指甲苍白，重者因全血细胞减少可致反复感染和出血。常有口角炎、舌乳头萎缩，舌面呈"牛肉样舌"。胃肠道黏膜萎缩可引起食欲缺乏、恶心、呕吐、腹胀等，肝、脾轻度增大。

（2）神经、精神症状：是本病的特有表现。表现为烦躁不安、易怒，对称性远端肢体麻木、深感觉障碍，肌张力增加，腱反射亢进，重者出现震颤，甚至抽搐、共济失调等。

2. 治疗要点

（1）病因治疗是有效治疗或根治的关键。

（2）有精神神经症状者，以维生素 B_{12} 治疗为主，不可单用叶酸治疗，以免加重神经、精神症状。在应用维生素 B_{12} 的基础上，口服叶酸。

3. 护理措施

（1）休息活动护理：一般不需卧床，严重者适当限制活动。肢体麻木、感觉障碍者注意保暖，避免受伤。震颤者放置压舌板或牙垫，防止咬伤舌头，抽搐者适当应用镇静药。

（2）饮食护理：给予富含维生素 B_{12} 和叶酸的食物，绿叶蔬菜、水果、谷类和动物肉类等食物叶酸含量丰富，动物肉类、肝、肾、禽蛋及海产品等含丰富的维生素 B_{12}。改善饮食结构，改变不良的饮食习惯，纠正偏食及长期素食。减少烹饪对叶酸的破坏，注意食物的色、香、味调配，提高患者食欲。

（3）用药护理：按医嘱使用维生素 B_{12} 和叶酸，同时加服维生素 C。密切观察药物的疗效及不良反应。有效治疗 2～4 天后神经、精神症状可好转且网织红细胞增加，2～6 周后血红蛋白恢复正常。

（三）再生障碍性贫血

1. 临床表现
主要表现为进行性贫血、出血、反复感染而肝、脾、淋巴结多无肿大。按临床表现的严重程度和发病缓急可分为重型和非重型（表 1-22）。

表1-22　重型再障和非重型再障的临床表现

	重型再障	非重型再障
病　程	起病急，进展快，病情重	起病缓，进展慢，病情较轻
首发症状	出血与感染	以贫血为主，偶有出血
贫　血	进行性加重	首发和主要表现
感　染	持续高热，难以控制，呼吸道感染最多见	高热少见，感染易控制
出　血	除皮肤黏膜外，常有内脏出血	以皮肤黏膜出血为主
骨髓象	多部位增生极度低下	增生减低或活跃，可有增生灶
预　后	不良，多于6～12个月死亡	较好，经治疗可长期存活

2. 护理措施

（1）休息活动护理：重度以上贫血，血红蛋白＜ 60g/L 时，应绝对卧床休息，协助自理活动。中轻度贫血应休息与活动交替进行。

（2）出血护理：注意观察生命体征、皮肤黏膜及内脏出血的表现，一旦发生头痛、呕吐、烦躁不安等颅内出血征象，立即报告医生并配合抢救。

（3）感染护理：密切观察体温变化，发热常提示有感染存在。限制探视人数及次数，严格执行无菌操作。粒细胞绝对值≤ $0.5×10^9/L$ 者，实行保护性隔离。加强营养支持和口腔护理，督促患者进餐后及晨起、睡前根据口腔 pH 值选用适当的口腔护理溶液漱口。保持皮肤清洁干燥，睡前、便后用 1∶5000 高锰酸钾溶液坐浴。

（4）用药护理：丙酸睾酮为油剂，不易被吸收，注射局部易形成硬块，需采用长针头深层、缓慢、分层注射，经常更换注射部位，发现硬块要及时理疗。长期应用的不良反应有肝功能损害和女性男性化，如毛须增多、声音变粗、痤疮、女性闭经等。

三、出血性疾病

（一）特发性血小板减少性紫癜

特发性血小板减少性紫癜（ITP）是一种由免疫介导的血小板过度破坏所致的出血性疾病，是最常见的血小板减少性疾病，临床上以自发性皮肤、黏膜及内脏出血为主要表现。

1. 临床表现

（1）急性型：多见于儿童，常有呼吸道病毒感染的前驱症状，起病急骤，常伴畏寒、发热。皮肤黏膜出血较重，全身皮肤现瘀点、紫癜及大小不等的瘀斑，好发于四肢，以下肢为多见。颅内出血是患者死亡的主要原因。急性型多为自限性，在 4～6 周可恢复。

（2）慢性型：多见于育龄期妇女。起病缓慢隐匿。出血症状较轻，多为反复发作的皮肤黏膜瘀点、瘀斑，女性患者常以月经过多为主，甚至是唯一症状。

2. 治疗要点　糖皮质激素为首选药物；静脉输注丙种球蛋白；糖皮质激素无效者用脾切除；血小板＜ $20×10^9/L$，出血严重而广泛，疑有或已存在颅内出血者输血和输血小板。

3. 护理措施

（1）休息护理：血小板计数＞ $50×10^9/L$ 者，可适当活动，避免外伤。血小板≤ $50×10^9/L$ 以下者，减少活动，增加卧床休息时间。血小板≤ $20×10^9/L$ 时，绝对卧床，避免严重出血或颅内出血。

（2）饮食护理：给予高热量、高蛋白、高维生素、少渣清淡饮食。

（3）病情观察：出现嗜睡、头痛、呕吐、视物模糊、瞳孔不等大、昏迷等，提示可能有颅内出血，应重点监测患者的血小板计数。

（4）症状护理：皮肤出血者不可搔抓，保持皮肤清洁。鼻腔出血不止，可用油纱条填塞。

（5）用药护理：餐后服药，长期使用糖皮质激素会引起身体外形的变化、胃肠道出血、诱发感染、骨质疏松等。

（二）过敏性紫癜

过敏性紫癜是一种常见的血管变态反应性出血性疾病。

1. 临床表现　多见于 6 岁以上的儿童和青少年，男性偏多，春、秋季好发。发病前 1～3 周有上呼吸道感染等前驱症状，根据受累部位及临床表现可分为 5 种类型（表 1-23）。

2. 治疗要点　消除致病因素，尽可能寻找并防止接触过敏原；抗组胺药；改善血管通透性药物，如维生素 C 等；症状明显时服用泼尼松。

3. 护理措施

（1）休息活动护理：发作期增加卧床休息时间，避免劳累，避免过早或过多的行走活动。腹痛者取屈膝平卧位，关节肿痛者局部关节制动，并注意保暖。

表1-23　过敏性紫癜的临床类型及其症状

临床类型	具体症状
紫癜型	最常见，以皮肤紫癜为首发的特征性表现，多见于下肢和臀部
腹　型	最具潜在危险、最易误诊，反复出现突发性腹痛，多位于脐周或下腹部，伴恶心、呕吐或便血
关节型	关节肿痛反复发作，多见于膝、踝、肘等关节，无关节畸形
肾　型	最严重且预后相对较差，可见血尿、尿蛋白及管型尿
混合型	具备两种以上类型的特点

（2）饮食护理：给予清淡、少刺激、易消化饮食，避免食用易致过敏的食物（鱼、虾、蟹等）。腹型患者应提供无蛋白、无渣流食。有消化道出血时，避免食物过热，必要时禁食。

（3）病情观察：观察皮疹的分布、范围和数量，有无反复。评估腹痛变化和大便的颜色、性状，有腹痛的患者禁止热敷。注意受累关节和尿液颜色的变化，定期检查尿常规。

（4）用药护理：遵医嘱正确、规律用药。注意观察药物的疗效和不良反应。

四、白血病

白血病是一类造血干细胞的恶性克隆性疾病，其克隆的白血病细胞因自我更新增强、增殖失控、分化障碍、凋亡受阻，而滞留在细胞发育的不同阶段，使正常造血受抑制并广泛浸润其他组织和器官。

（一）分类

1. 根据病程和白血病细胞成熟程度，可分为急性和慢性两类。急性白血病（AL）起病急，进展快，病程短，仅为数月，以原始细胞及早期幼稚细胞为主。慢性白血病（CL）起病缓，进展慢，病程长，可达数年，以较成熟的幼稚细胞和成熟细胞为主。

2. 按照主要受累的细胞系列，急性白血病分为急性淋巴细胞白血病（ALL）和急性髓系白血病（AML）；慢性白血病分为慢性髓系白血病、慢性淋巴细胞白血病及少见类型的白血病。

我国急性白血病比慢性白血病多见，男性偏多。成人以急性粒细胞白血病最多见，儿童以急性淋巴细胞白血病多见。

（二）急性白血病

1. **临床表现**　起病急缓不一，急者多为高热或严重出血，缓者多为面色苍白、疲乏、低热、轻微出血等。

（1）贫血：常为首发症状，呈进行性加重。贫血的原因主要是正常红细胞生成减少及无效性红细胞生成、溶血、出血等。贫血的机制主要是骨髓中白血病细胞极度增生与干扰，造成正常红细胞生成减少。

（2）发热：为早期表现，也是最常见的症状。高热常提示有继发感染，引起感染的原因主要是成熟粒细胞缺乏或功能缺陷。感染可发生在全身任何部位，以口腔炎最多见，其次是呼吸道及肛周皮肤。最常见的致病菌为革兰阴性杆菌，如肺炎克雷伯杆菌、铜绿假单胞菌、大肠埃希菌等。疾病后期常伴真菌感染，与长期应用广谱抗生素、激素、化疗药物有关。

（3）出血：最主要原因是血小板减少。可发生在全身任何部位，以颅内出血最严重，出现头痛、呕吐，瞳孔大小不等，甚至突然死亡。

（4）白血病细胞浸润的表现

①肝、脾及淋巴结肿大。

②骨骼和关节：胸骨下段局部压痛对白血病诊断有一定价值，关节、骨骼疼痛以儿童多见。骨膜受累可形成粒细胞肉瘤（绿色瘤），以眼眶部位最常见，可引起眼球突出、复视或失明。

③中枢神经系统：最常见的髓外浸润部位，主要原因是化疗药物不易通过血-脑屏障。表现为头痛、呕吐、颈强直，甚至抽搐、昏迷。

④睾丸：一侧睾丸无痛性肿大，是仅次于中枢神经系统的髓外复发的根源。

2. 治疗要点

（1）对症治疗

①紧急处理高白细胞血症：当白细胞 $> 100 \times 10^9/L$ 时，应紧急使用血细胞分离机。

②防治感染：严重感染是白血病主要的死亡原因，患者宜住隔离病室或无菌层流室。

③控制出血：血小板 $< 20 \times 10^9/L$ 者，输浓缩血小板悬液或新鲜血。

④纠正贫血：积极争取白血病缓解是纠正贫血最有效的方法。严重贫血可吸氧、输浓缩红细胞，维持 $Hb > 80g/L$。

⑤预防尿酸肾病：由于化疗药物造成大量白血病细胞破坏，血清及尿液中尿酸浓度明显增高，尿酸结晶的析出可阻塞肾小管，严重者可致肾衰竭。应要求患者多饮水，最好 24 小时持续静脉补液，使每小时尿量 $> 150ml/m^2$ 并保持碱性尿。还可给予别嘌醇抑制尿酸合成。

（2）化学药物治疗：是目前白血病治疗最主要的方法，也是造血干细胞移植的基础，可分为诱导缓解及缓解后治疗两个阶段。长春新碱（VCR）和泼尼松（P）组成的 VP 方案是急性淋巴细胞白血病的基础用药。急性髓系白血病最常用的是去甲氧柔红霉素（IDA）、阿糖胞苷（A）组成的 IA 方案和柔红霉素（DNR）、阿糖胞苷（A）组成的 DA 方案。

（3）中枢神经系统白血病的防治：可行药物鞘内注射，常用药物是甲氨蝶呤、阿糖胞苷，可同时加地塞米松。

（4）其他：骨髓或外周干细胞移植。

3. 护理措施

（1）休息活动护理：以休息为主，缓解期和化疗间歇期可适当活动。化疗及病情较重者，应绝对卧床休息。

（2）饮食护理：给予高热量、高蛋白、高维生素、适量纤维素、清淡、易消化饮食，以半流质为主，少量多餐。避免高糖、高脂、产气和刺激性的食物，避免化疗前后 2 小时内进食，避免进餐后立即平卧。

（3）病情观察：密切观察生命体征的变化，有无感染，皮肤黏膜淤血或出血点。重点警惕发生颅内出血等严重并发症。

（4）化疗不良反应的护理

①预防组织坏死：多数化疗药物对组织刺激大，多次静脉注射可引起静脉炎。若药液外渗可引起局部组织坏死、蜂窝织炎，故仅用于静脉注射。首选中心静脉或深静脉置管，若使用外周浅表静脉，宜选择粗直的大血管。静脉给药前，最重要的注意事项是告知患者，并要求签署化疗同意书。此后用生理盐水冲管，确保针头在静脉内，推注速度要慢，边推边抽回血，以保证药液无外渗。输注完毕后再用生理盐水冲管后拔针。联合应用多种药物时，先用刺激性弱的药物。

若静脉穿刺处疼痛，首先考虑是否发生药液外渗。药液一旦外渗，应立即停止给药，保留针头接注射器回抽后，注入解毒剂再拔针，之后应用地塞米松或利多卡因局部封闭，间断冰敷 24 小时，肢体抬高 48 小时，报告医师并记录。

②保护静脉：药物适当稀释，以减轻对血管壁的刺激。长期治疗需制订静脉使用计划，左、右臂交替使用。发生静脉炎的局部血管禁止输液，患处避免受压，给予热敷，硫酸镁湿敷或理疗。

③骨髓抑制：抗肿瘤药物多数均有不同程度的骨髓抑制不良反应，应定期查血象，每次疗程结束后复查骨髓象。化疗期间最主要的观察项目就是血常规，如白细胞 $< 3.5\times10^9$/L，或血小板 $< 80\times10^9$/L 时，应暂停化疗，预防感染。白细胞 $< 1\times10^9$/L，实行保护隔离。血小板 $< 20\times10^9$/L，绝对卧床休息，协助做好生活护理。

④预防感染：对重度骨髓抑制者，置于无菌室或层流无菌室内。若无层流室，置于单人病房，定期严格消毒，禁止探视，避免交叉感染。加强口腔、皮肤及肛周护理。

⑤胃肠道反应：化疗期间给予清淡、易消化和富有营养的饮食，少食多餐。出现恶心、呕吐时，应暂缓或停止进食，加强口腔护理。呕吐频繁可用止吐镇静药。必要时静脉补充营养。

⑥常见化疗药不良反应：见表1-24。

表1-24　常见化疗药不良反应及护理

常见不良反应	常见药物	护理措施
心脏毒性	柔红霉素 多柔比星（阿霉素） 高三尖杉酯碱	用药前后监测心率、心律及血压，用药时缓慢静滴，速度 <40滴/分
肝功能损害	巯嘌呤 甲氨蝶呤 门冬酰胺酶	观察有无黄疸，定期监测肝功能
出血性膀胱炎	环磷酰胺（烷化类）	多饮水，每天超过3000ml，以稀释尿中药物浓度
周围神经炎 手足麻木感	长春新碱	停药后可逐渐消失
口腔黏膜溃疡	甲氨蝶呤	加强口腔护理，每天2次，用0.5%普鲁卡因含漱
脱　发	大多数化疗药	化疗结束后可再生，戴冰帽，减少药物到达毛囊

（三）慢性髓系白血病

慢性髓系白血病也称为慢性粒细胞白血病，简称慢粒，是一种发生在多能造血干细胞的恶性骨髓增生性肿瘤，主要涉及髓系。

1. 临床表现　起病缓慢，早期常无自觉症状。

（1）慢性期：一般持续 1～4 年，主要有乏力、消瘦、低热、多汗或盗汗等代谢亢进的表现。脾大为最突出的体征，可达脐或脐以下，质地坚实、平滑、无压痛。但脾梗死时，有明显压痛。多数患者可有胸骨中、下段压痛和肝脏中度肿大。

（2）加速期：多表现为高热、体重下降、虚弱、脾进行性肿大、骨骼疼痛及逐渐出现的贫血、出血，对原来有效的药物发生耐药，可维持数月到数年。

（3）急性变期：表现与急性白血病相似，预后极差。

2. 治疗要点　着重于慢性期早期治疗，避免疾病转化，力争细胞遗传学和分子生物学水平的缓解。

（1）分子靶向治疗：首选伊马替尼，需终身服用。

（2）化疗药物：首选羟基脲，其次为白消安（马利兰）。

（3）α干扰素：治疗效果较好，多数患者可获缓解。

（4）靛玉红：为我国独创，是从青黛中提取的成分。

（5）异基因造血干细胞移植：是唯一可治愈慢粒的方法。

3. 护理措施

（1）休息活动护理：血红蛋白 60g/L 以下的贫血患者，以休息为主。

（2）饮食护理：给予高热量、高蛋白、高维生素饮食，如瘦肉、新鲜蔬菜及水果，少量多餐以减轻腹胀。化疗期间每天饮水量＞3000ml，以利于尿酸的稀释和排泄。

（3）脾胀痛护理：保持环境安静、舒适，尽量卧床休息，减少活动，取左侧卧位。避免弯腰和碰撞腹部，防止脾破裂。

（4）化疗药物不良反应护理

①伊马替尼：消化道反应、水肿、肌肉骨骼疼痛、肝损害。

②靛玉红：腹泻、腹痛、便血。

（5）病情观察：注意观察患者有无原因不明的发热、骨痛、贫血、出血加重及脾迅速肿大。一旦出现异常，及时就诊。

五、血液及造血系统患者常用诊疗技术及护理

血液及造血系统常用诊疗技术及护理有外周穿刺中心静脉导管技术、静脉输液港技术、骨髓穿刺术等。以下重点讲述骨髓穿刺术。骨髓穿刺术是一种常用诊断技术，临床上常用于协助诊断血液病、传染病和寄生虫病，观察疗效以及判断预后等。

1. 适应证　协助诊断各种贫血、造血系统肿瘤、血小板或粒细胞减少症、疟疾或黑热病。

2. 禁忌证　血友病、晚期妊娠及外周血液检查能确诊者。

3. 护理措施

（1）术前护理

①向患者说明穿刺的目的、意义及过程，取得配合。检查出血及凝血功能。做利多卡因皮试。

②用物准备：骨髓穿刺包（含骨髓穿刺针、2ml 和 20ml 注射器、7 号针头、孔巾、纱布等）、治疗盘、棉签、2% 利多卡因、无菌手套、玻片、培养基、酒精灯、火柴、胶布等。

③体位准备。

（2）术后护理

①观察：注意观察穿刺处有无出血，如果有渗血，立即换无菌纱块，压迫伤口直至无渗血为止。

②指导：告诉患者 2～3 天内保持穿刺部位干燥，避免沐浴，防止伤口感染。

第六节　内分泌与代谢性疾病

扫码做题

一、甲状腺功能亢进症

甲状腺毒症是指血循环中甲状腺激素过多，引起以神经、循环、消化等系统兴奋性增高和代谢亢进为主要表现的一组临床综合征。其中由于甲状腺腺体本身功能亢进，合成和分泌甲状腺激素增

加所导致的甲状腺毒症称为甲状腺功能亢进症，简称甲亢。

1. 临床表现 以青、中年女性高发。多数起病缓慢，少数在感染或精神创伤等应激后急性起病。

（1）甲状腺毒症表现

①高代谢综合征：由于 T_3、T_4 分泌增多，导致交感神经兴奋性增高和新陈代谢加速，常有心悸、乏力、怕热、多汗、消瘦、食欲亢进等。

②神经系统：神经过敏，多言好动，紧张焦虑，焦躁易怒，失眠不安，注意力不集中，记忆力减退，手、眼睑震颤，腱反射亢进。

③心血管系统：心悸、胸闷、气短，第一心音亢进。心搏出量增加可致收缩压增高，外周血管扩张，血管阻力下降，可致舒张压下降，导致脉压增大。窦性心动过速，心律失常以房性期前收缩最常见。合并甲状腺毒症心脏病时，可出现心脏增大和心力衰竭，心律失常则以心房颤动多见。

④消化系统：胃肠蠕动增快，食欲亢进，消瘦，排便频繁。重者可有肝大、肝功能异常，偶有黄疸。

⑤肌肉与骨骼系统：可伴发周期性麻痹和近端肌肉进行性无力、萎缩。也可伴发重症肌无力及骨质疏松。

⑥生殖系统：女性常有月经减少或闭经。男性有勃起功能障碍，偶有乳腺发育。

⑦造血系统：淋巴细胞、单核细胞增高，但白细胞总数减低。伴发血小板减少性紫癜。

⑧血 ACTH 及 24 小时尿 17- 羟皮质类固醇升高，继而受过高 T_3/T_4 抑制而下降。

（2）甲状腺肿：程度不等的甲状腺肿大，呈弥漫性、对称性，质地中等，无压痛。甲状腺上下极可触及震颤，闻及血管杂音，为本病重要的体征。

（3）突眼征：可分为单纯性和浸润性突眼两类。

①单纯性突眼：与甲状腺毒症导致的交感神经兴奋性增高有关。

②浸润性突眼：称为 Graves 眼病，与眶周组织的自身免疫炎症反应有关。表现为眼内异物感、胀痛、畏光、流泪、视力下降。检查见突眼，眼睑肿胀，结膜充血水肿，眼球活动受限。严重者可形成角膜溃疡、全眼炎，甚至失明。

（4）甲状腺危象：也称为甲亢危象，表现为所有甲亢症状的急剧加重和恶化，多发生于较重甲亢未予治疗或治疗不充分，导致大量 T_3、T_4 释放入血的患者。

①诱因：应激状态（感染、手术、放射性碘治疗等），严重躯体疾病，口服过量 TH 制剂，严重精神创伤，手术中过度挤压甲状腺。

②临床表现：原有甲亢症状加重，继而出现高热或过高热（体温 ≥ 39℃），大汗，心动过速（≥ 140 次 / 分），常有心房颤动或心房扑动，烦躁，焦虑不安，谵妄，恶心，呕吐，腹泻，危重患者可有心力衰竭、休克及昏迷，病死率在 20% 以上。

2. 治疗要点

（1）一般治疗：注意休息，补充足够热量和营养，如糖、蛋白质和 B 族维生素。失眠可给苯二氮䓬类镇静药。心悸明显者可给 β 受体阻滞剂。

（2）硫脲类抗甲状腺药物：适用于病情轻、甲状腺轻至中度肿大及不宜手术和放射性碘治疗的患者，如儿童、青少年、年老体弱或兼有重要脏器疾病者。其作用机制为通过抑制甲状腺内过氧化物酶系及碘离子转化为新生态碘或活性碘，抑制酪蛋白的碘化和耦联，使氧化碘不能与甲状腺球蛋白结合，从而阻断甲状腺激素的合成。主要药物有咪唑类的甲巯咪唑（他巴唑）和硫氧嘧啶类的丙硫氧嘧啶，优先选择甲巯咪唑，因丙硫氧嘧啶肝毒性较强。但因甲巯咪唑可致胎儿皮肤发育不良，妊娠期（1 ～ 3 个月）甲亢应首选丙硫氧嘧啶。

（3）^{131}I 治疗：现已成为欧美国家治疗成人甲亢的首选疗法，简单、经济，治愈率高。治疗机制是 ^{131}I 被甲状腺摄取后释放出 β 射线，破坏甲状腺组织细胞，从而减少甲状腺素的合成与释放。适用于：甲状腺肿大Ⅱ度以上；对抗甲状腺药物过敏；药物治疗或手术治疗后复发；甲亢合并心脏病；甲亢伴白细胞减少、血小板减少或全血细胞减少；甲亢合并肝、肾等脏器功能损害；拒绝手术治疗或者有手术禁忌证。禁用于妊娠和哺乳期妇女、肝肾功能差及活动性结核等。永久性甲状腺功能减退是 ^{131}I 治疗甲亢后的主要并发症，常难以避免。

（4）手术治疗：是治疗甲亢的有效方法。

（5）碘剂：小剂量碘剂是合成甲状腺激素的原料，可预防单纯性甲状腺肿；但大剂量碘剂可产生抗甲状腺作用，通过抑制蛋白水解酶，减少甲状腺球蛋白分解，主要抑制甲状腺激素的释放，且作用迅速，还可抑制其合成。碘剂还可减少甲状腺的血流量，使腺体充血减少，因而缩小变硬。仅在手术前和甲状腺危象时使用。常用药物有复方碘化钠或碘化钾液（卢戈液）。

（6）β受体阻滞剂：作用机制是从受体部位阻断儿茶酚胺的作用，改善甲亢所致的心率加快、心肌收缩力增强等交感神经激活症状，还可抑制外周 T_4 转化为 T_3。常用药为普萘洛尔。

（7）甲状腺危象的防治：去除诱因，积极治疗甲亢是预防甲状腺危象的关键。首选丙硫氧嘧啶，作用迅速，可抑制外周组织将 T_4 转变为 T_3。给予抗甲状腺药物 1 小时后使用碘剂。糖皮质激素静滴可防止肾上腺皮质功能低下，必要时可选用腹膜透析、血液透析或血浆置换等，迅速降低血浆甲状腺激素浓度。

（8）浸润性突眼的防治：轻度以局部治疗和控制甲亢为主，如戴有色眼镜或棱镜，使用人工泪液，抬高床头，戒烟。中度和重度在上述治疗基础上强化治疗。视神经受累是本病最严重的表现，可导致失明，应给予糖皮质激素、眶放射治疗和眶减压手术。

3. 护理措施

（1）休息活动护理：将患者安置在安静、通风良好、室温恒定的环境中，避免嘈杂，限制探视时间，治疗、护理集中进行。轻症患者可照常工作和学习，活动以不感疲劳为度，适当增加休息时间。病情重、有心力衰竭或严重感染者应严格卧床休息。大量出汗者，应随时更换衣服及床单，防止受凉。

（2）饮食护理：经常测量体重，根据患者体重变化情况调整饮食计划。给予高热量、高蛋白、高维生素及矿物质丰富的饮食。主食应足量，可增加奶类、蛋类、瘦肉类等优质蛋白，以纠正负氮平衡。多饮水，每天饮水 2000 ～ 3000ml 以补充出汗、腹泻、呼吸加快等丢失的水分，但对并发心脏疾病者应避免大量饮水。禁止摄入刺激性的食物及饮料，以免引起精神兴奋，戒烟、酒。减少粗纤维的摄入，以免加重腹泻。避免进食含碘丰富的食物，应食用无碘盐，忌食海带、紫菜等海产品，慎食卷心菜、甘蓝等易致甲状腺肿的食物。

（3）病情观察：观察患者心率、脉压和基础代谢率的变化，以判断甲亢的严重程度。观察患者体重和症状的发展变化。观察患者精神状态和手指震颤情况，注意有无焦虑、烦躁等甲亢加重的表现，必要时使用镇静药。

（4）眼部护理：采取保护措施，预防眼睛受到刺激和伤害。睡眠或休息时抬高头部，减轻球后水肿。外出戴深色眼镜，减少光线、灰尘和异物的侵害。使用眼药水湿润眼睛，避免过度干燥。睡前涂抗生素眼膏，眼睑不能闭合者用无菌纱布或眼罩覆盖双眼。眼睛有异物感、刺痛或流泪时，勿用手直接揉眼睛，可用 0.5% 甲基纤维素或 0.5% 氢化可的松溶液滴眼。限制钠盐摄入，遵医嘱适量使用利尿药，以减轻组织充血、水肿。定期眼科角膜检查，有畏光、流泪、疼痛、视力改变等角膜炎、角膜溃疡先兆，应立即复诊。

（5）用药护理：护士应指导患者正确用药，不可自行减量或停药，并密切观察药物的不良反应，及时处理。

①硫脲类抗甲状腺药物的不良反应有粒细胞减少、皮疹、皮肤瘙痒、中毒性肝病和血管炎等。粒细胞缺乏是最严重的不良反应，可发生在服药的任何时间，表现为发热、咽痛、全身不适等，严

重者可出现菌血症或脓毒症，甚至死亡。治疗中应定期复查血象，如白细胞＜ $3.0×10^9$/L 或中性粒细胞＜ $1.5×10^9$/L 应停药，并遵医嘱给予促进白细胞增生药。严密监测肝功能，预防暴发性肝坏死。一般药疹用抗组胺药控制，不必停药。严重皮疹则应立即停药。

② ^{131}I 治疗前和治疗后 1 个月内避免服用含碘的药物和食物。空腹服用，2 小时内不可进食固体食物，服药后 24 小时内避免咳嗽、咳痰，以减少 ^{131}I 丢失。服药后多饮水，增加排尿，并注意定期复查，以免导致永久性甲状腺功能减退。服药后第 1 周避免用手按压甲状腺。服药后患者的排泄物、衣服、被褥及用具等需单独存放，待放射作用消失后再做清洁处理。

③β受体阻滞剂用药过程中须注意观察心率，以防心动过缓。有哮喘病史的患者禁用。

（6）甲状腺危象的护理

①避免诱因。

②休息活动护理：绝对卧床休息，避免一切不良刺激。烦躁不安者遵医嘱给予适量镇静药。呼吸困难时取半卧位，立即给氧。

③用药护理：及时、准确给药，迅速建立静脉通路。注意碘剂过敏反应，如出现口腔黏膜发炎、腹泻、恶心、呕吐、鼻出血等症状，应立即停药，通知医师配合处理。准备好抢救药物，如镇静药、血管活性药物、强心药等。

④对症护理：体温过高者给予冰敷或乙醇拭浴降温。禁用阿司匹林，该药可与甲状腺球蛋白结合而释放出游离的甲状腺激素，加重病情。躁动不安者使用床档。昏迷者加强皮肤、口腔护理。腹泻严重者应注意肛周护理，预防肛周感染。

二、甲状腺功能减退症

甲状腺功能减退症简称甲减，是由于甲状腺激素（TH）合成和分泌减少或组织利用不足而引起的全身代谢减低综合征。

1. 临床表现 女性多见，随年龄增长患病率上升。多数发病隐袭，病程较长，部分患者缺乏特异性症状和体征。

（1）症状：主要为代谢率减低和交感神经兴奋性下降的症状。典型表现为畏寒少汗、乏力少言、关节疼痛、手足肿胀感，记忆力减退、反应迟钝、嗜睡、抑郁、便秘，少食而体重增加，女性月经过多或不孕，男性出现勃起功能障碍。

（2）体征：典型者可出现黏液水肿面容，表情呆滞、淡漠，面色苍白，颜面和（或）眼睑水肿、唇厚舌大，毛发稀疏，皮肤干燥发凉、粗糙脱屑，呈"假面具样"。手脚掌皮肤可呈姜黄色，跟腱反射时间延长，脉率缓慢。少数患者可有胫前黏液性水肿。累及心脏可出现心包积液和心力衰竭。

（3）黏液性水肿昏迷：老人多见，预后差，其诱发因素有寒冷、感染、手术、严重疾病、中断 TH 替代治疗和使用麻醉、镇静药等。临床表现为嗜睡、精神异常，木僵甚至昏迷，低体温（体温＜35℃），呼吸减慢，心动过缓，血压下降，可危及生命。

2. 治疗要点

（1）替代治疗：首选左甲状腺素口服，永久性甲减者需终身服用。

（2）对症治疗：贫血补充铁剂、维生素 B_{12}、叶酸等。胃酸低者应补充稀盐酸。

（3）黏液性水肿昏迷的治疗：即刻补充 TH，首选 T_3 静脉注射。保温，给氧，保持呼吸道通畅。氢化可的松持续静滴。控制感染，治疗原发病。

3. 护理措施

（1）饮食护理：给予高蛋白、高维生素、高纤维素、低钠、低脂肪饮食。加强皮肤护理，避免血液循环不良而造成压疮。

（2）加强保暖：注意患者保暖，及时添加衣服，睡眠时加盖棉被或用热水袋保暖。监测生命体征变化，观察患者有无体温过低表现。

（3）促进排便：养成规律排便的习惯，每天定时排便。教会患者促进排便的技巧，如按摩腹部等。鼓励患者每天适度运动。必要时可根据医嘱给予轻泻剂缓解便秘，密切观察大便的次数和性质改变。

（4）用药护理：严格遵医嘱按时、按量用药。左旋甲状腺素片于每天清晨空腹服用，服用过量易出现心动过速、体重减轻。

三、皮质醇增多症

皮质醇增多症是各种原因引起肾上腺皮质分泌过多糖皮质激素（主要是皮质醇）所致病症的总称，又称库欣综合征。

1. **临床表现**　表现形式多样，可引起代谢紊乱及多器官功能障碍。

（1）外形改变：满月脸、向心性肥胖、多血质外貌为特征性表现。

（2）皮肤表现：菲薄，毛细血管脆性增加。下腹两侧、大腿外侧等处可见紫纹。手、脚、指甲、肛周常出现真菌感染。部分患者皮肤色素沉着，颜色加深。

（3）心血管病变：高血压常见，伴有动脉硬化和肾小球动脉硬化。

（4）感染：长期皮质醇分泌增多使免疫功能减弱，肺部感染多见，易受某些化脓性细菌、真菌和病毒感染。

（5）代谢障碍：血糖升高，葡萄糖耐量减低，部分患者出现继发性糖尿病。大量皮质醇有保钠、排钾作用，出现水肿和低血钾表现。病程较久者肌肉萎缩、骨质疏松，脊椎可发生压缩畸形，身材变矮。儿童患者生长发育受抑制。

（6）性功能异常：女性患者月经减少或停经、痤疮。男性患者性欲减退、阴茎缩小。

（7）神经、精神障碍：出现肌无力，下蹲后起立困难。有不同程度的精神、情绪变化，如情绪不稳定、烦躁、失眠等。

2. **治疗要点**　首选手术切除垂体微腺瘤。其他临床类型行手术、放疗或化疗治疗，若不能根治，使用阻滞肾上腺皮质激素合成的药物，有米托坦（双氯苯二氯乙烷）、美替拉酮、氨鲁米特、酮康唑等。

3. **护理措施**

（1）休息活动护理：取平卧位，抬高双下肢，有利于静脉回流。

（2）饮食护理：给予低钠、高钾、高蛋白、低糖类、低热量饮食，鼓励患者食用橘子、枇杷、香蕉、南瓜等含钾高的水果蔬菜，并摄取富含钙及维生素D的食物。

（3）用药护理：注意观察药物疗效及不良反应。肾上腺皮质激素合成阻滞剂的不良反应为食欲缺乏、恶心、呕吐、乏力、嗜睡等。部分药物对肝损害较大，应定期检测肝功能。

四、糖尿病

糖尿病是一组由多病因引起的以慢性高血糖为特征的代谢性疾病，由胰岛素分泌和（或）作用缺陷引起。

1. **临床表现**

（1）代谢紊乱综合征："三多一少"，即多尿、多饮、多食和体重减轻。血糖升高后因渗透性利尿引起多尿，继而口渴多饮。外周组织对葡萄糖利用障碍，脂肪分解增多，蛋白质代谢负平衡，出现乏力、消瘦，儿童生长发育受阻。患者易感饥饿、多食。可有皮肤瘙痒，特别是外阴瘙痒，四肢酸痛、麻木、腰痛、性欲减退、阳痿不育、月经失调、便秘、视物模糊等表现。部分患者无明显症状，仅于体检或因各种疾病就诊化验时发现高血糖。

（2）糖尿病急性并发症

①糖尿病酮症酸中毒（DKA）：为最常见的糖尿病急症。糖尿病代谢紊乱加重时，脂肪动员和分解加速，大量脂肪酸在肝脏经 β 氧化产生大量乙酰乙酸、β- 羟丁酸和丙酮，三者统称为酮体。乙酰乙酸和 β- 羟丁酸均为较强的有机酸，在体内蓄积过多，可发生代谢性酸中毒。1 型糖尿病有自发DKA 的倾向，2 型糖尿病常见的诱因有急性感染、胰岛素不适当减量或突然中断治疗、饮食不当、严重疾病、创伤、手术、妊娠、分娩、精神刺激等。早期三多一少症状加重，酸中毒失代偿后出现疲乏、恶心、呕吐、头痛、嗜睡、呼吸深大（库斯莫呼吸），呼气中有烂苹果味（丙酮味）。后期严重失水，尿少，血压下降、心率加快。血酮体多在 3.0mmol/L 以上，血糖一般为 16.7 ～ 33.3mmol/L。

②高渗高血糖综合征（HHS）：以严重高血糖而无明显酮症、血浆渗透压显著升高、脱水和意识障碍为特征，多见于老年 2 型糖尿病患者，多数患者原来并无糖尿病病史。与 DKA 相比，失水更严重，神经精神症状更突出。血糖多在 33.3mmol/L 以上，血钠多升高至 155mmol/L 以上。血浆渗透压显著增高是 HHS 的重要特征和诊断依据。

（3）糖尿病慢性并发症

①感染：糖尿病由于机体细胞及体液免疫功能减退、血管及周围神经病变等原因易并发各种感染，血糖控制差者更易发生也更严重。肾盂肾炎和膀胱炎常见，尤其多见于女性，常反复发作。疖、痈等皮肤化脓性感染可致菌血症或脓毒症。皮肤真菌感染如足癣、体癣也常见。肺结核发病率高，进展快，易形成空洞。

②血管病变：大血管病变是糖尿病最严重而突出的并发症，主要表现为动脉粥样硬化，可引起冠心病、脑血管病、肾动脉硬化、肢体外周动脉硬化等。微血管病变是糖尿病的特异性并发症，以肾脏和视网膜病变最为严重。糖尿病肾病表现为蛋白尿，眼睑或下肢水肿，高血压，肾功能减退、肾衰竭，血尿素氮和肌酐升高等。糖尿病视网膜病变多见于病程超过 10 年者，是糖尿病患者失明的主要原因之一。

③神经病变：以周围神经病变最为常见，呈对称性，下肢较上肢严重，表现为四肢麻木、刺痛感、蚁走感、袜套样感，感觉过敏或消失。

④糖尿病足：由于神经病变、血管病变和感染导致足部的溃疡和坏疽，是糖尿病最严重和治疗费用最多的慢性并发症之一，是糖尿病非外伤性截肢的最主要原因。

2. 治疗要点　糖尿病应坚持早期、长期、综合治疗及治疗方法个体化的原则，以适当的饮食治疗和运动锻炼为基础，根据病情结合药物治疗。

（1）饮食治疗：控制饮食是治疗糖尿病最基本的措施，凡糖尿病患者都需要饮食治疗。饮食治疗应以控制总热量为原则，实行低糖、低脂（以不饱和脂肪酸为主）、适当蛋白质、高纤维素（可延缓血糖吸收）、高维生素饮食。

①制订总热量：根据患者理想体重、工作性质、生活习惯计算每天所需总热量。理想体重（kg）＝身高（cm）－ 105。成年人休息状态下每天需要热量 25 ～ 30kcal/kg，轻体力劳动 30 ～ 35kcal/kg，中等体力劳动 35 ～ 40kcal/kg，重体力劳动 40kcal/kg 以上。儿童、孕妇、乳母、营养不良及消耗性疾病患者相应增加 5kcal/kg，过重或肥胖者相应减少 5kcal/kg。

②食物组成：总热量糖类占 50% ～ 60%，蛋白质 10% ～ 15%，保证优质蛋白摄入超过 50%，脂肪不超过 30%，饱和脂肪、多不饱和脂肪与单不饱和脂肪的比例应为 1 ：1 ：1，胆固醇摄入量＜ 300mg/d。每克糖类和蛋白质可提供热量 4kcal，每克脂肪可提供热量 9kcal。

③热量分配：应定时定量，按每日三餐 1/5、2/5、2/5 或各 1/3 分配，对注射胰岛素或口服降糖药且病情有波动的患者，可于两餐中或睡前加餐，但应包括在总热量中。

（2）运动锻炼：成年糖尿病患者每周至少 150 分钟（如每周运动 5 天，每次 30 分钟）中等强度（心率＝170－年龄，运动时有点用力，心搏和呼吸加快但不急促）的有氧运动。最佳的运动时间是餐后1小时。适宜的运动方式包括快走、打太极拳、骑车、乒乓球、羽毛球和高尔夫球等。运动前后要加强血糖监测，血糖＞14mmol/L，应减少活动，增加休息。

（3）口服药物治疗：2型糖尿病一经诊断，首选生活方式干预和二甲双胍治疗。生活方式干预是2型糖尿病的基础治疗措施，应贯穿于糖尿病治疗的始终。如果单纯生活方式（饮食和运动）不能使血糖控制达标，应开始药物治疗。口服药物联合治疗而血糖仍不达标者，可加用胰岛素治疗。口服降糖药可分为以促进胰岛素分泌为主要作用的药物（磺脲类、格列奈类）和通过其他机制降低血糖的药物（双胍类、噻唑烷二酮类、葡萄糖苷酶抑制剂）等（表1-25）。

表1-25 常用口服降糖药物的药理作用及适用情况

药物分类	常用药物	药理作用	适用情况
双胍类	二甲双胍·苯乙双胍	减少肝脏葡萄糖输出；抑制肝脏糖异生（非糖物转化为糖的过程）；增加外周组织（如骨骼肌）对葡萄糖的摄取、利用和无糖酵解；延缓葡萄糖从胃肠道吸收入血；改善外周组织对胰岛素的敏感性，降低胰岛素抵抗	2型糖尿病首选二甲双胍，是联合用药中的基础用药
磺酰脲类	格列本脲（优降糖）格列吡嗪格列喹酮格列美脲	主要通过刺激胰岛B细胞分泌胰岛素，增加体内的胰岛素水平而降低血糖	残存一定胰岛功能者；新诊断的2型糖尿病非肥胖患者、用饮食和运动治疗控制血糖不理想时
格列奈类	瑞格列奈那格列奈	刺激胰岛素的早时相分泌而降低餐后血糖	控制餐后高血糖
噻唑烷二酮类	罗格列酮吡格列酮	增强靶组织对胰岛素的敏感性，改善胰岛素抵抗，而降低血糖	肥胖、胰岛素抵抗明显者
葡萄糖苷酶抑制剂	阿卡波糖（拜唐苹）米格列醇伏格列波糖	抑制小肠α-葡萄糖苷酶而延缓糖类的吸收，降低餐后高血糖	以糖类为主要食物成分和餐后血糖升高的患者

（4）胰岛素治疗

①适应证：1型糖尿病终身替代治疗；2型糖尿病患者在生活方式和口服降糖药联合治疗的基础上，血糖仍未达到控制目标；各种严重的糖尿病急性或慢性并发症；手术、妊娠和分娩；新发病且与1型糖尿病鉴别困难的消瘦糖尿病患者；新诊断的2型糖尿病伴有明显高血糖；或在糖尿病病程中无明显诱因出现体重显著下降者；某些特殊类型糖尿病。

②制剂类型：胰岛素制剂一般为皮下或静脉注射液体，按作用快慢和维持作用时间长短可分为速效、短效、中效、长效、预混胰岛素5类。

③使用原则：胰岛素应在一般治疗和饮食治疗的基础上进行。从小剂量开始，根据血糖水平逐渐调整至合适剂量，应力求模拟生理性胰岛素分泌模式。

（5）手术治疗。

（6）胰腺和胰岛移植。

（7）DKA治疗

①补液：是治疗的首要和关键环节。应先快后慢，并根据血压、心率、尿量及周围循环状况决定输液量和输液速度。

②胰岛素治疗：一般采用小剂量胰岛素静脉注射，调整血糖。

③纠正电解质及酸碱平衡失调：治疗前血钾低于正常或血钾正常、尿量＞40ml/h立即补钾。血钾正常、尿量＜30ml/h，应暂缓补钾，待尿量增加后再开始补钾。

④处理诱因和防治并发症：包括休克、严重感染、心力衰竭、心律失常、肾衰竭、脑水肿、急性胃扩张等。

（8）HHS治疗：治疗原则基本同DKA。严重失水时，补液量可达到6000～10 000ml/24h。

3. 护理措施

（1）休息运动护理：血糖＞14mmol/L、有糖尿病急性并发症、明显低血糖症、各种器官严重慢性并发症者不宜运动，增加休息。病情稳定者应安排有规律的合适运动，循序渐进，长期坚持。运动不宜在空腹时进行，防止低血糖发生。运动时应随身携带糖果等，当出现低血糖症状时及时食用并暂停运动。

（2）饮食护理：控制饮食的关键在于控制总热量。在保持总热量不变的原则下，增加一种食物时应同时减去另一种食物。出现饥饿时，可增加蔬菜、豆制品等副食。严格定时进食，严格限制甜食。超重者忌食油炸、油煎食物。炒菜宜用植物油，少食动物内脏等含胆固醇高的食物。限制饮酒，限盐＜6g/d。每周定期测量体重，如果体重改变＞2kg，应报告医师。

（3）口服降糖药护理：遵医嘱按时用药，不可擅自增减药物剂量或停药。用药期间监测血糖，观察药物不良反应及注意事项（表1-26）。

表1-26　常用口服降糖药物的不良反应及用药注意事项

药物分类	给药原则	不良反应
双胍类	餐中或餐后服，小剂量开始，每天最大剂量不超过2g	主要不良反应为恶心、呕吐、腹胀、腹泻、腹痛、消化不良等胃肠道反应，乳酸性酸中毒罕见但最严重。双胍类药物单独应用极少引起低血糖
磺酰脲类	从小剂量开始，于早餐前半小时口服	低血糖反应最重要，常见于用药剂量过大、进食少、活动量大者及老年人，还可出现体重增加、胃肠道反应、皮疹、肝功能损害等
格列奈类	餐前即刻服用	低血糖反应，体重增加
噻唑烷二酮类	每天1次，固定时间	单独使用时不会导致低血糖反应，常有体重增加、水肿；罗格列酮还可导致心血管事件、脑卒中、骨折等，已禁用；吡格列酮长期应用有增加膀胱癌的风险
葡萄糖苷酶抑制剂	与第一口饭嚼服	单独服用不会发生低血糖反应，不会增加体重，甚至有使体重下降的趋势。主要不良反应为胃肠道反应

（4）胰岛素治疗护理：准确执行医嘱，做到制剂、剂量准确，按时注射。

①普通胰岛素于餐前半小时皮下注射，宜选择上臂三角肌、臀大肌、大腿前侧、腹部等部位，

腹部吸收最快。若患者自己注射，以腹部和大腿前侧最方便。

②注射部位应交替使用，以免形成局部硬结和脂肪萎缩，影响药物吸收及疗效。如产生硬结，可用热敷。在同一区域注射，必须与上一次注射部位相距 1cm 以上。

③注射胰岛素时应严格无菌操作，防止发生感染。必要时用 70% ～ 75% 乙醇消毒局部皮肤，皮下注射前应排尽空气。

④两种胰岛素合用时，应先抽吸短效胰岛素，再抽吸长效胰岛素，以免长效胰岛素混入短效内，影响其速效性。

⑤使用胰岛素治疗过程中应定期监测尿糖、血糖变化。

⑥大量应用胰岛素会出现低血钾。

（5）低血糖反应护理：服用胰岛素促泌剂和注射胰岛素等药物后，通常在没有进餐的情况下，可出现心悸、疲乏、饥饿感、出冷汗、脉速、恶心、呕吐，重者抽搐、昏迷，甚至死亡。发生低血糖反应后，意识清楚者可用白糖以温水冲服。意识障碍者静脉注射 50% 葡萄糖溶液 20 ～ 40ml，清醒后再进食，防止再昏迷。

（6）预防感染：注意观察患者体温、脉搏等变化。

①皮肤护理：保持皮肤清洁，洗澡水温不可过热，香皂以中性为宜，内衣棉质、宽松、透气。皮肤瘙痒患者嘱其不要搔抓。如有皮肤感染，应选敏感抗生素，严格执行无菌技术。

②呼吸道护理：注意保暖，室内通风，避免接触上呼吸道感染人员，做好口腔护理。

③泌尿道护理：注意会阴清洁，防止和减少瘙痒和湿疹发生。

（7）糖尿病足护理：每天检查双足，观察有无水疱、皮肤破损等。保持足部清洁，避免感染。每天洗脚，水温＜ 37℃，不宜用热水袋、电热器等物品直接对足部保暖。避免赤脚行走、赤脚穿凉鞋和拖鞋，选择干净、透气、柔软的鞋袜。每天采用步行、腿部运动等多种方法促进肢体血液循环。足部出现鸡眼、水疱、溃疡等破损不可自搽药物，应请医生处理。戒烟。

第七节　风湿性疾病

一、概　述

关节疼痛是关节受累最常见的首发症状，也是患者就诊的主要原因。不同风湿性疾病常见的关节疼痛特点见表 1-27。

表1-27　不同风湿性疾病常见的关节疼痛特点

疾　病	疼痛部位、性质	伴随症状	预　后
风湿热	游走性	红、肿、热	预后好，无关节破坏
类风湿关节炎	腕、掌指、近端指关节，活动后减轻	发热、乏力	关节损伤，甚至畸形
骨关节炎	累及远端指间关节，膝关节痛于活动后减轻	行走失衡、活动受限	
系统性红斑狼疮	近端指关节、腕、足、膝、踝	多脏器损害	关节畸形

二、系统性红斑狼疮

系统性红斑狼疮（SLE）是一种具有多系统、多脏器损害表现，有明显免疫紊乱的慢性自身免疫性结缔组织疾病，血清中存在以抗核抗体为代表的多种致病性自身抗体。

1. 临床表现　好发于 20～40 岁的育龄女性。典型表现为面部蝶形红斑，反复发作，病程迁延。临床症状复杂多样，早期表现不典型，后期多个器官可同时受累，病程多呈发作与缓解交替。

（1）全身症状：活动期患者常表现为长期低、中度发热，疲倦、乏力、体重下降等。

（2）皮肤黏膜表现：多数患者出现皮肤黏膜损害，其中最具特征性的皮肤损害是蝶形红斑，好发于鼻梁和双颧颊部。还常发生光敏感、脱发、甲周红斑、网状青斑、雷诺现象等，各种皮疹多无明显瘙痒。活动期可见口腔和鼻黏膜的痛性溃疡。

（3）肌肉关节表现：关节痛是首发症状，以指、腕、膝关节最常见，常出现对称性多关节肿痛，较少伴有红肿和畸形。也可出现肌痛、肌无力和肌炎。

（4）肾脏表现：狼疮性肾炎是最常见和最严重的临床表现，是 SLE 患者死亡的常见原因，几乎所有患者均有肾损害。早期多无症状，仅有尿检异常，病情进展后可出现蛋白尿、血尿、管型尿、水肿、高血压，甚至肾衰竭。

（5）心血管表现：以心包炎最为常见，可为纤维蛋白性心包炎或渗出性心包炎。也可发生心肌炎、心内膜炎和心肌缺血。

（6）肺部表现：常出现胸腔积液、发热、活动后气促、干咳、低氧血症等。

（7）消化系统表现：常有食欲减退、腹痛、腹泻、消化道出血、急性腹膜炎、肝大等。

（8）神经系统表现：常有情绪障碍、认知功能减退、抽搐、偏瘫、昏迷等。提示疾病处于活动期，病情危重、预后不良。

类风湿关节炎与系统性红斑狼疮的病因、临床表现、辅助检查及治疗等多方面有很多相反或相同的特点，鉴别见表 1-28。

表1-28　类风湿关节炎与系统性红斑狼疮鉴别

	类风湿关节炎	系统性红斑狼疮
病　因	免疫因素	
诱　因	寒冷潮湿	阳光照射
好发人群	年轻女性	
病　理	滑膜炎和血管炎	血管炎
关节痛	对称分布（晨僵是活动性指标）	对称分布
关节畸形	有（致残）	无
肾脏损害	无	有（常见死亡原因）
皮肤表现	类风湿结节	蝶形红斑
贫　血	有（正色素性正细胞性贫血）	
免疫学检查	类风湿因子（活动性和严重性成正比）	抗核抗体筛选，抗Sm抗体特异
首选药物	阿司匹林	糖皮质激素

2. **治疗要点** 尚不能根治，肾上腺皮质激素加免疫抑制药是主要的治疗方案。

（1）一般原则：急性活动期应卧床休息，避免强阳光曝晒和紫外线照射，积极控制感染，治疗并发症，避免使用可能诱发狼疮的药物（如避孕药等）。缓解期可适当工作，注意避免过劳。

（2）轻型狼疮：症状轻微，无重要脏器损害、发热及关节痛者可用非甾体抗炎药（阿司匹林等），以皮肤损害为主者可用抗疟药（如氯喹）。

（3）重型狼疮：病情严重、病情活动程度较高及实验室检查明显异常。

①糖皮质激素：是目前治疗重症 SLE 的首选药，具有显著抑制炎症反应和抗免疫作用。在炎症急性期可减轻充血、水肿和渗出，减少炎症介质释放，改善红、肿、热、痛等症状；在炎症慢性期可防止组织粘连和瘢痕，减轻炎症后遗症。一般给予泼尼松规律用药，病情稳定后 2 周或疗程 6 周内，缓慢减量。

②细胞免疫抑制药：有助于更好地控制 SLE 活动，减少复发，减少长期激素的需要量和不良反应。首选环磷酰胺或霉酚酸酯，维持应用 6 个月以上。

（4）急性暴发性危重 SLE

①激素冲击治疗：应用大剂量甲泼尼龙静脉滴注 3～5 天，适用于肺泡出血、急性肾衰竭、癫痫发作或明显精神症状、严重溶血性贫血等重要脏器急性进行性损伤时。

②血浆置换：适用于危重患者或经多种治疗无效者。

（5）缓解期治疗：病情缓解后，调整用药，并长期维持缓解治疗，保护重要脏器功能和减少药物不良反应。

3. **护理措施**

（1）休息活动护理：急性活动期应卧床休息，慢性期或病情稳定者可逐渐增加活动量，适当参与社会活动和日常工作，注意避免劳累，预防感染。

（2）饮食护理：给予高热量、高蛋白、高维生素、低脂肪、易消化的饮食，少食多餐，避免刺激性食物，避免食用含补骨脂素的食物，如芹菜、香菜、蘑菇、无花果等。肾功能不全者给予低盐、优质低蛋白饮食，限制水钠摄入。意识障碍者予以鼻饲流质饮食。

（3）皮肤、头发护理：保持皮肤清洁干燥，可用温水冲洗或擦洗，避免使用碱性肥皂和化妆品，防止刺激皮肤。外出时注意遮阳，避免阳光直接照射裸露皮肤，必要时穿长袖衣裤，戴遮阳帽、打伞，禁忌日光浴。脱发者宜减少洗头次数，避免染发、烫发、卷发，可用戴帽子或假发等方法遮盖脱发。

（4）口腔护理：保持口腔清洁，口腔黏膜破损者晨起、睡前、进餐前后用漱口液漱口，防止感染。有细菌感染者用 1∶5000 呋喃西林溶液漱口。有真菌感染者用 1%～4% 碳酸氢钠液漱口，或用 2.5% 制霉菌素甘油涂敷患处。有口腔溃疡者，漱口后用中药冰硼散或锡类散涂敷溃疡部位。

（5）用药护理：遵医嘱准确用药，不可自行增减或停用药物，以免反跳。非甾体抗炎药最主要的不良反应是胃肠道反应，宜餐后服用。大剂量甲泼尼龙冲击治疗时，宜加用氢氧化铝凝胶，防止急性上消化道出血。免疫抑制药的主要不良反应为白细胞减少，注意定期查血象和肝功能。服用环磷酰胺者，注意观察有无出血性膀胱炎。抗疟药服用期间应定期查眼底，注意观察有无视网膜退行性病变、胃肠道反应及神经系统症状等。

（6）生育指导：SLE 好发于育龄女性，非缓解期的患者注意避孕，病情稳定及心、肺、肾功能正常者可在医生指导下妊娠。环磷酰胺、甲氨蝶呤、硫唑嘌呤等药物可能影响胎儿的生长发育，必须停用 3 个月以上方可妊娠。

三、类风湿性关节炎

类风湿关节炎是以慢性侵蚀性、对称性多关节炎为主要表现的异质性、全身性自身免疫性疾病，是导致成年人丧失劳动力及致残的主要病因之一。

1. 临床表现 可发生在任何年龄，以35～50岁女性最常见。

（1）全身表现：在出现明显关节症状前，常有乏力、全身不适、发热、食欲减退和手、足发冷等表现。

（2）关节表现

①关节痛：是最早出现的症状，表现为对称性、持续性多关节炎，时轻时重，伴有压痛。常累及小关节，以近端指间关节、掌指关节及腕关节最常见，大关节也可受累。

②关节肿：关节腔内积液、关节周围软组织炎症或滑膜肥厚引起，与关节痛部位相同，常呈对称性。近端指间呈梭形肿胀是类风湿关节炎的特征性表现。

③晨僵：是类风湿关节炎的突出症状，为观察本病活动性的重要指标，持续时间常超过1小时，活动后缓解。

④关节畸形：是本病的结局，最常见的关节畸形有腕和肘关节强直、手指尺侧偏斜、掌指关节半脱位、天鹅颈样及纽扣花样改变等。

⑤关节功能障碍：急性期多因关节肿痛而限制关节活动。晚期多由关节畸形所致。

（3）关节外表现：常累及浆膜、心、肺、眼等器官。

①类风湿结节：为最常见的特异性皮肤表现，提示本病处于活动期。好发于前臂伸面、肘鹰嘴突附近、枕部、跟腱等关节隆突部及经常受压部位的皮下，大小不等，坚硬如橡皮，无压痛，对称性分布。

②类风湿血管炎：可发生于任何部位，常累及中小血管。眼受累多为巩膜炎，严重者可影响视力。

③肺部表现：男性居多，肺间质病变是最常见的肺病变。还可出现结节样改变、胸膜炎、肺动脉高压等。

④心脏表现：以心包炎最常见，多数无相关临床表现。

⑤神经系统表现：周围神经病变，最常累及正中神经、尺神经以及桡神经。

⑥血液系统表现：为正细胞正色素性贫血。Felty综合征患者合并有脾大、白细胞减少和（或）贫血、血小板减少。

⑦干燥综合征：常有口干、眼干症状。

2. 治疗要点 尚无根治和预防的有效方法，早期诊断和早期治疗是治疗的关键。治疗目标在于控制炎症，减轻关节肿痛、晨僵及关节外症状，控制病情发展，保持受累关节功能，促进已破坏的关节骨修复。

（1）非甾体抗炎药：药理机制为通过抑制前列腺素的生成，达到消炎镇痛的目的。是类风湿关节炎非特异性对症治疗的首选药物，常用阿司匹林，也可应用布洛芬、吲哚美辛、美洛昔康等药物。

（2）改善病情抗风湿药物：首选甲氨蝶呤（MTX），其他常用药物有来氟米特、柳氮磺吡啶、羟氯喹和氯喹、环磷酰胺、环孢素等。常与非甾体抗炎药合用。

（3）糖皮质激素：具有强大的抗炎作用，适用于活动期关节外症状或关节炎明显而非甾体抗炎药无效者，应用小剂量、短疗程糖皮质激素治疗。

3. 护理措施

（1）休息活动护理：活动期发热或关节疼痛明显时应卧床休息，限制受累关节活动，保持正确的体位，但不宜绝对卧床。

（2）体位护理：病变发展至关节强直时，应保持关节功能位，以保持肢体生理功能。可使用矫形支架和夹板，双侧腕、指关节肿胀畸形者应保持腕关节背伸20°～30°，指关节掌屈，半握拳；膝关节维持伸直位，足底置护足板以防足下垂。

（3）晨僵及疼痛护理：**晨僵患者戴手套保暖，晨起后温水浴或用热水泡手15分钟**。对受累关节采取局部按摩、热敷、热水浴、红外线等理疗方法改善血液循环，缓解肌肉挛缩，缓解疼痛。也可用谈话、听音乐等形式分散疼痛注意力。

（4）功能锻炼：病情缓解后，鼓励患者及早进行功能锻炼，运动量要适当，循序渐进，由被动运动过渡到主动运动，防止关节僵硬和肌肉萎缩。注意训练手的灵活性和协调性，练习手部抓握、搓揉动作，伸腰、踢腿及其他全身性伸展运动等。

（5）病情观察：密切观察关节肿痛、畸形和活动受限情况，注意有无关节外症状。评估患者自理能力和心理状况。

（6）用药护理：遵医嘱定时、定量服药，不可自行增减药量或停药。**非甾体抗炎药在服用后易出现胃肠道反应，应餐后服药，多饮水**。改善病情抗风湿药的不良反应主要有胃肠道反应、脱发、口腔溃疡、肝损害和骨髓抑制等，应密切观察血象变化，加强口腔护理。

第八节　理化因素所致疾病

一、中毒概述

急性中毒是指有毒的化学物质短时间内或一次超量进入人体而造成组织、器官器质性或功能性损害。根据毒物的毒性、量和时间，将毒物分为急性中毒和慢性中毒。**急性中毒发病急、病情重、变化快，如不及时救治，常危及生命**。慢性中毒起病缓慢、病程长、缺乏特异性的临床表现。急性中毒患者的处理原则为：

1. 立即终止接触毒物　环境安全的情况下，迅速脱离有毒环境，吸入性中毒患者应转移至空气清新处，解开衣物；接触性中毒患者应从中毒现场搬移，将污染的衣物去除，除去肉眼可见的毒物。

2. 清除尚未吸收的毒物

（1）保持呼吸道通畅，清除呼吸道分泌物，呼吸新鲜空气，必要时吸氧治疗，多用于吸入性中毒患者。

（2）接触性中毒患者用大量清水冲洗接触部位的皮肤、毛发、指甲，特殊毒物也可使用酒精、肥皂水等，若为眼部接触毒物，使用药物可发生化学反应，造成损伤，仍应用清水或等渗盐水。**冲洗时避免使用热水和擦洗，以防促进局部血液循环，促进毒物的吸收**。冲洗时间应达到15～30分钟。

（3）催吐：神志清楚没有催吐禁忌证的食入性中毒者均可做催吐处理，方法为取左侧卧位，头放低，臀部略高，幼儿则俯卧。胃溶物黏稠不易咳出或空腹服毒者可先饮用微量温清水、盐水、解毒液体后再催吐。催吐时注意保持呼吸道通畅，避免误吸，引起吸入性肺炎等。

（4）洗胃

①对于毒物不明者，护士在洗胃前应抽取毒物立即送检以明确毒物的种类和性质，然后根据检验结果做对症处理，选择合适的洗胃液清除尚未吸收的毒物。

②急性中毒时宜尽早、彻底洗胃，以清除胃内毒物或刺激物，减少毒物吸收，于服毒6小时内洗胃效果最好。

③洗胃时根据患者情况选择合适卧位，每次灌入量以300～500ml为宜，不可超过500ml。灌入量与引出量应平衡。灌入量过多可导致急性胃扩张，胃内压上升，加快毒物吸收，或引起液体反流，

导致窒息；急性胃扩张还可兴奋迷走神经，有心脏骤停的危险。

（5）导泻：常用硫酸钠或硫酸镁。一般不用油脂类药物，以免促进脂溶性毒物吸收。严重脱水及口服强腐蚀性毒物患者禁止导泻。

（6）灌肠：一般用温盐水、清水或肥皂水连续多次灌肠，适用于口服中毒超过6小时或导泻无效者（强腐蚀性毒物中毒者除外）。

3. 促进已吸收毒物的排出

（1）利尿：用于原形由肾脏排泄的毒物，包括补液、使用利尿药、碱化或酸化尿液。

（2）吸氧：一氧化碳中毒时，吸氧可加速一氧化碳排出，高压氧疗为其特效疗法。

（3）血液净化：血液透析、血液灌流、血浆置换等。

4. 使用解毒剂

（1）金属中毒

①依地酸钙钠：铅中毒。

②二硫基丙醇：二巯基丙醇其活性巯基可与某些金属物形成无毒、难解离、可溶的螯合物并由尿排出。此外，还能夺取已与酶结合的重金属，使酶恢复活力，达到解毒目的。主要用于治疗砷、汞、金、锑中毒。

③二硫丙磺钠：砷、汞、铜、锑中毒。

④二硫丁二钠：砷、汞、铜、锑、铅中毒。

（2）高铁血红蛋白症：小剂量亚甲蓝（美蓝）。

（3）氰化物中毒：亚硝酸盐－硫代硫酸钠疗法。

（4）有机磷杀虫药中毒：阿托品、碘解磷定、氯解磷定、双复磷等。

（5）中枢神经系统中毒：纳洛酮、氟马西尼等。

5. 对症治疗和护理

（1）积极对症支持治疗是毒物中毒患者重要的抢救措施，如惊厥者使用抗惊厥药物，心脏骤停者立即行心肺复苏，休克者应积极抗休克治疗。

（2）严格遵守有关毒物的防护和管理制度，是预防中毒的重要措施。

二、有机磷农药中毒

1. 临床表现

（1）发病情况：急性中毒发病时间和症状与农药毒性大小、剂量、侵入途径和机体状态相关。不同侵入途径的发病时间不同。有机磷农药中毒无论表现轻重均有特殊大蒜气味。

（2）主要症状

①毒蕈碱样症状：又称M样症状，由副交感神经末梢过度兴奋引起，出现最早。主要表现为平滑肌痉挛，如瞳孔缩小、腹痛、腹泻等；腺体分泌增加，如多汗、全身湿冷、流泪和流涎；气道分泌物增多，如咳嗽、气促、呼吸困难、肺水肿等；括约肌松弛，如大小便失禁。可用阿托品对抗。

②烟碱样症状：又称N样症状，由横纹肌运动神经过度兴奋所致，出现颜面、眼睑、舌肌、四肢和全身肌纤维颤动，甚至强直性痉挛。患者常有全身紧缩和压迫感，后期可发生肌力减退和瘫痪。呼吸肌麻痹时常引起呼吸衰竭。刺激交感神经节，节后纤维末梢释放儿茶酚胺，表现为血压升高和心律失常。

③中枢神经系统症状：脑中乙酰胆碱酯酶浓度＜60%时，逐渐出现头晕、头痛、烦躁不安、谵妄、抽搐及昏迷等表现。

（3）中毒程度：可分为3级见表1-29。

表1-29　有机磷农药中毒程度的分级

分　级	胆碱酯酶活力	临床表现
轻度中毒	70%～50%	以M样症状为主
中度中毒	50%～30%	M样症状加重，出现N样症状
重度中毒	<30%	具有M、N样症状，并伴有肺水肿、抽搐、昏迷、呼吸衰竭和脑水肿

（4）迟发症和并发症

①迟发性多发神经病：急性中度和重度中毒患者症状消失后2～3周出现感觉、运动型多发性神经病变。表现为肢体末端的烧灼感、疼痛、麻木及下肢无力、瘫痪、四肢肌肉萎缩等症状。多由有机磷农药抑制神经靶酯酶并使其老化引起。

②中间综合征：急性中毒症状缓解后和迟发性神经病发生前，多在急性中毒后24～96小时和复能药用量不足的患者突然病情加重，主要表现为肌无力，出现屈颈肌、四肢近端肌无力、眼睑下垂、眼外展障碍、面瘫和呼吸肌麻痹等，多与胆碱酯酶长期受抑制，导致神经肌肉接头处传递受阻有关。

③并发症：肺水肿、脑水肿、呼吸衰竭。

2. 治疗要点

（1）迅速清除毒物

①立即脱离中毒现场，迅速脱去污染衣服。

②清洗：用肥皂水冲洗皮肤、头发和指甲，禁用热水或乙醇。眼部污染用清水、生理盐水、2%碳酸氢钠溶液或3%硼酸溶液冲洗。

③催吐：适用于神志清、能合作者，昏迷、惊厥、服腐蚀剂者禁用。

④洗胃：口服中毒者要用清水、生理盐水、2%碳酸氢钠（敌百虫禁用，会增加其毒性）或1：5000高锰酸钾（对硫磷、乐果禁用）反复洗胃，直至洗出液清亮为止。

⑤导泻：洗胃后常用硫酸镁口服导泻，观察30分钟后，可追加用药。一般不用油脂类泻药，以免促进脂溶性毒物的吸收。

（2）紧急复苏：并发肺水肿、呼吸肌麻痹、呼吸中枢衰竭的患者，应清除呼吸道分泌物，及时行气管插管或气管切开，以维持呼吸道通畅。不可应用氨茶碱和吗啡。心脏骤停应行心肺复苏。

（3）抗胆碱药：见图1-17。

①作用机制：阿托品是最常用的药物。阿托品属M胆碱能神经受体拮抗剂，能竞争性地与M胆碱受体结合，阻断乙酰胆碱（ACh）与副交感神经和中枢神经系统的M胆碱受体结合，能有效缓解M样症状和呼吸中枢抑制，但对N样症状（肌纤维颤动）无明显作用。

②药理作用：减少腺体（唾液腺、汗腺、泪腺、呼吸道腺体等）分泌；散大瞳孔；增加心率；松弛内脏（胃肠道、膀胱、尿道、支气管等）平滑肌。

（4）胆碱酯酶复能剂：常用碘解磷定和氯解磷定。其作用机制是与磷酰化胆碱酯酶中的磷形成结合物，使其与胆碱酯酶酶解部位分离，恢复胆碱酯酶活性。对缓解N样症状作用明显，但对解除M样症状效果差，不能对抗呼吸中枢的抑制，故应与阿托品合用。

（5）对症治疗：有机磷中毒主要的死亡原因是呼吸衰竭，应保持呼吸道通畅，正确氧疗。发生肺水肿时以阿托品治疗为主。休克者应用血管活性药物。脑水肿者及时使用脱水药。为防止复发，症状消失后至少留院观察3～7天。

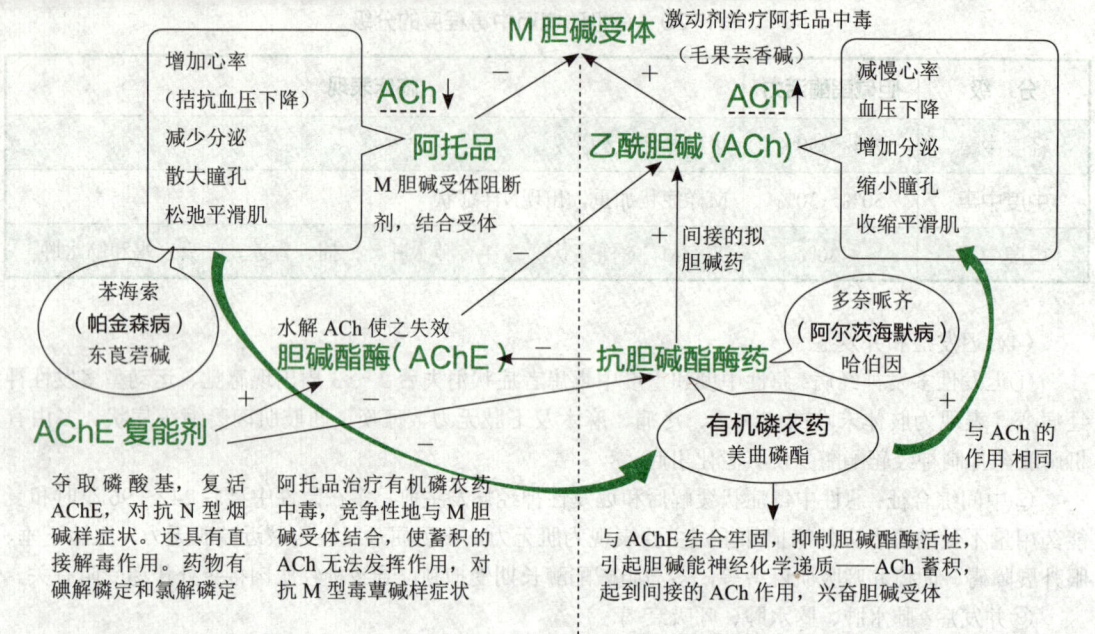

图1-17 抗胆碱药与乙酰胆碱的相互关系

3. 护理措施

（1）迅速评估中毒情况：毒物接触史；临床症状和体征。迅速采集剩余毒物及各种标本，如呕吐物、唾液、胃内容物、血液、尿、粪及其他可疑物品等送检。

（2）病情观察：密切监测生命体征、尿量、瞳孔和意识改变，及时发现并发症的表现。

（3）清除未吸收毒物：洗胃应尽早、彻底、反复进行，洗胃后保留胃管24小时以上，以防洗胃不彻底，注意洗出液体有无蒜臭味。洗胃过程中应注意观察患者生命体征，如出现呼吸、心搏骤停应立即停止洗胃并紧急抢救。

（4）保持呼吸道通畅：清醒者取半卧位，昏迷者平卧位，肩部垫高，或头偏一侧，注意随时清除痰液和呕吐物，以防误吸。必要时行气管插管或气管切开，禁用吗啡、巴比妥类等抑制呼吸的药物。

（5）吸氧护理：持续高流量吸氧，每天更换鼻导管和吸氧鼻孔。

（6）用药护理

①阿托品的用药原则：早期、联合、足量、反复给药，直至M样症状明显好转，或有阿托品化表现为止。

②阿托品的用药护理：阿托品不可作为预防用药。阿托品中毒和阿托品化的剂量接近，因此用药过程中应密切观察，阿托品化和阿托品中毒的区别见表1-30。阿托品中毒可使用毛果芸香碱或新斯的明拮抗。

③胆碱酯酶复能剂的用药原则：在洗胃的同时尽早应用，首次足量、联合、重复用药。轻度中毒可仅用复能剂，中度以上中毒必须合用阿托品，但减少阿托品剂量。

④胆碱酯酶复能剂的用药护理：常见不良反应有一过性眩晕、视物模糊、复视、口苦、咽痛、恶心、颜面潮红、血压升高、全身麻木和灼热感等。复能剂稀释后缓慢静注或静滴，如用量过多、注射太快或未经稀释，可抑制胆碱酯酶活力，导致呼吸抑制。复能剂在碱性溶液中易水解为有剧毒的氰化物，应避免与碱性药物配伍使用。碘解磷定刺激性强，注射时确保针头在血管内，不宜肌内给药。

表1-30 阿托品化和阿托品中毒的鉴别

	阿托品化	阿托品中毒
瞳 孔	较前扩大	极度扩大
神 志	意识清楚或模糊	烦躁不安、谵妄、抽搐、昏迷
心 率	快而有力，≤120次/分	心动过速，甚至室颤
皮 肤	颜面潮红，皮肤干燥	颜面紫红，皮肤干燥
体 温	正常或轻度升高	高热，>40℃

三、急性一氧化碳中毒

1. 临床表现

（1）急性中毒：与空气中 CO、血液中 COHb 浓度及患者中毒前的健康状况有关。按中毒程度，可分为 3 级（表 1-31）。

表1-31 急性一氧化碳中毒的临床表现

分 级	临床表现	血液COHb浓度	预 后
轻度中毒	搏动性剧烈头痛，头晕，恶心，呕吐，无力，心悸	10%～20%	脱离中毒环境，吸入新鲜空气或氧疗，症状很快消失
中度中毒	面色潮红，口唇樱桃红色，脉快，多汗，意识模糊或浅昏迷	30%～40%	氧疗后患者可恢复正常，无明显并发症
重度中毒	深昏迷，呼吸抑制，休克，肺水肿，心律失常或心力衰竭	>50%	病死率高，清醒后多有并发症

（2）迟发性脑病（神经精神后发症）：多见于中度、重度中毒患者清醒，经过 2～60 天的"假愈期"后。主要表现为：

①精神意识障碍：出现痴呆木僵、谵妄状态或去皮质状态。

②锥体外系神经障碍：出现震颤麻痹综合征，表现为表情淡漠、肌张力增强、静止性震颤、慌张步态等。

③锥体系神经损害：出现偏瘫、病理反射阳性或小便失禁。

④大脑局灶性功能障碍：出现失明、失语及继发性癫痫等。

2. 治疗要点

（1）现场急救：立即切断煤气来源，将患者迅速转移到空气新鲜处，保持呼吸道通畅。

（2）纠正缺氧：氧疗是治疗 CO 中毒最有效的方法。头痛、恶心、COHb 浓度＞40%者可行高压氧舱治疗。高压氧舱是 CO 中毒者最好的给氧方式。无高压氧舱治疗指征者给予高浓度吸氧治疗。

（3）防治脑水肿：给予 20% 甘露醇快速静脉给药。也可应用糖皮质激素减轻脑水肿。控制频繁抽搐的首选药物为地西泮。

（4）防治并发症及后遗症。

3. 护理措施

（1）休息活动护理：昏迷者取平卧位，头偏向一侧，保持呼吸道通畅，及时清理呼吸道分泌物。清醒后应休息2周，警惕迟发性脑病的发生。

（2）病情观察：密切监测生命体征，注意观察神经系统功能的改变。

（3）吸氧护理：立即给予面罩或鼻导管高浓度吸氧，流量8～10L/min。给氧时间尽量不超过24小时，以免氧中毒和二氧化碳潴留。重症患者尽早行高压氧舱治疗，以中毒后4小时内进行为佳。必要时做气管插管或气管切开。

（4）对症护理：高热者给予物理降温，惊厥者遵医嘱使用镇静药，防止坠床和自伤。

四、中 暑

中暑是指在高温、湿度大及无风的环境中，因体温调节中枢功能障碍、汗腺功能衰竭和水、电解质丧失过多，导致以中枢神经系统和心血管功能障碍为主要表现的热损伤性疾病。

1. 临床表现

（1）先兆中暑：在高温环境下活动一定时间后，出现乏力、多汗、口渴、头晕、胸闷、恶心、心悸，体温正常或略有升高，不超过38℃。

（2）轻度中暑：先兆中暑症状加重，同时体温＞38℃，常有面色潮红或苍白，皮肤灼热，烦躁不安、大汗淋漓、皮肤湿冷、血压下降、脉搏增快等早期循环衰竭表现。

（3）重度中暑：根据发病机制和临床表现不同，分为热衰竭、热痉挛和热射病（表1-32）。

表1-32 重度中暑的临床表现

	热衰竭	热痉挛	热射病
发病机制	体液和钠盐丢失过多，外周血管扩张，血容量不足	大量出汗和饮用低张液体后，引起低钠、低氯血症	热应激机制失代偿，使中心体温骤升，导致中枢神经系统和循环系统功能障碍
临床表现	最常见类型，好发于老年人、产妇、儿童和慢性病患者。表现为面色苍白、大汗淋漓、脉搏细速、血压下降、晕厥甚至休克	头痛、头晕，四肢、腹部和背部肌肉痉挛和疼痛，以腓肠肌最常见，呈对称性和阵发性	最严重类型，主要表现为高热、无汗和意识障碍，出现颜面潮红、皮肤干燥无汗、谵妄、昏迷、抽搐，严重者可有休克、脑水肿、肺水肿、DIC及多器官功能衰竭等严重并发症
直肠体温	≤40℃	正常	≥41℃
神志障碍	无	无	明显

2. 治疗要点 快速降温是治疗的基础和关键，降温速度决定患者预后。

（1）先兆中暑与轻症中暑：先兆中暑及时脱离高温环境，转移到阴凉通风处，口服淡盐水或含盐清凉饮料，安静休息即可恢复正常。轻症中暑除上述处理外，对有循环功能紊乱者，缓慢静脉滴注5%葡萄糖溶液，加强观察，可在3～4小时恢复。

（2）重症中暑

①热衰竭：纠正血容量不足，补充生理盐水或5%葡萄糖溶液，适当补充血浆。

②热痉挛：补充氯化钠，可静滴生理盐水或葡萄糖盐水。若痉挛性疼痛反复发作，在补钠的基础上缓慢静脉注射10%葡萄糖酸钙。

③热射病：迅速采取各种降温措施（表1-33）。应在1小时内将直肠温度降至38.0℃左右。

表1-33　中暑患者的降温措施

分　类	降温措施
环境降温	转移至通风阴凉处，使用电风扇或空调，维持室温20~25℃
体表降温	冰袋冷敷，冷水或乙醇拭浴，按摩四肢及躯干皮肤，促进血液循环，加速散热
体内降温	热射病伴休克时最适宜的降温措施是动脉快速推注4℃的5%葡萄糖盐水，也可用冰盐水注入胃内或灌肠
药物降温	热射病患者使用解热镇痛药无效，常用氯丙嗪、山莨菪碱和人工冬眠疗法

3. 护理措施

（1）休息活动护理：卧床休息，休克患者取中凹卧位，头偏向一侧，保持呼吸道通畅。

（2）饮食护理：给予高热量、高蛋白、高维生素、低脂肪的清淡、半流质饮食，加强口腔护理和皮肤护理。

（3）病情观察：严密监测肛温，每15~30分钟测量1次。无论何种降温方法，肛温38℃时即可暂停降温，避免体温过低。注意观察生命体征、皮肤出汗和末梢循环情况，出现呼吸抑制、深昏迷、血压下降则停用药物降温。

（4）降温护理：乙醇拭浴应以拍打式手法擦拭背、臀及四肢，减少产热。冰袋冷敷或冷水拭浴应用力按摩四肢及躯干，促进散热。

（5）用药护理：氯丙嗪降温时，严格遵医嘱控制滴速，注意观察血压变化。静脉给药时，输液速度不可过快，以免发生肺水肿。

第九节　传染病

一、传染病临床特征

1. 传染病的流行条件及特征

（1）传染病流行的基本条件：传染源、传播途径和易感人群为传染病流行的3个基本条件，必须同时存在。若切断任何一个环节，流行即可终止。

（2）传染病的特征

①病原体：每种传染病都是由特异性病原体引起的，临床上检出病原体对诊断具有重要意义。

②传染性：是与其他感染性疾病的主要区别。

③流行病学的特征：包括流行性、地方性、季节性。

④免疫性：人体感染病原体后，都可产生针对病原体及其产物的特异性免疫。

2. **临床特点**　传染病的发生、发展和转归可分为 4 期。

（1）潜伏期：从病原体侵入人体到开始出现临床症状的时期。**是确定传染病检疫期的重要依据，也对一些传染病的诊断有参考意义。**

（2）前驱期：从发病到出现明显症状的时期。一般持续 1～3 天，已有较强传染性。

（3）症状明显期：病情逐渐加重，出现该病特有的症状和体征的时期。此期传染性较强并易产生并发症。

（4）恢复期：机体免疫力增高，体内病理生理过程基本终止，患者症状和体征逐渐消失的时期。恢复期后，机体功能仍长期不能恢复正常，称为后遗症期。

二、病毒性肝炎

　　病毒性肝炎简称肝炎，是由多种肝炎病毒引起的、以肝脏病变为主的一组传染性疾病。甲型、戊型为急性肝炎，经粪 - 口途径传播。而乙型、丙型及丁型为慢性感染，可发展为肝硬化，甚至肝癌，以血液 - 体液途径传播为主。丁型肝炎病毒为缺陷病毒，其复制需乙型肝炎病毒（HBV）或其他嗜肝 DNA 病毒的存在。

（一）甲型病毒性肝炎

1. **临床表现**　**潜伏期为 2～6 周，平均 4 周。**

（1）急性黄疸型肝炎：总病程 1～4 个月，可分为 3 期。

①黄疸前期：**黄疸前期传染性最强，平均 5～7 天。最突出的表现是消化道症状。常有食欲减退、厌油、恶心、呕吐等。**可伴有病毒血症、畏寒、发热、疲乏及全身不适等，期末出现尿黄。

②黄疸期：热退后黄疸出现，持续 2～6 周，尿色加深呈浓茶样，巩膜、皮肤黄染；肝大有压痛和叩痛，黄疸出现后全身及消化道表现即减轻。即呈现"热退黄疸现，症状有所减"的特点。

③恢复期：持续 2～4 周，症状逐渐消失，黄疸消退，肝、脾回缩，肝功能恢复正常。

（2）急性无黄疸型肝炎：较多见，起病缓慢，症状较轻，常出现消化道症状。因易被忽视而成为重要的传染源。病程多在 3 个月内。

（3）急性淤胆型肝炎：主要表现为黄疸较重，持续的时间较长，但消化道和全身症状不明显，多有皮肤瘙痒和粪色变浅，预后较好。

（4）急性重型肝炎：病情迅速恶化，病死率高，患者极度疲乏，有严重的消化道症状。

2. **治疗要点**　以支持、对症治疗为主，强调早期卧床休息，辅以适当药物治疗。病情轻者适当补充维生素，避免饮酒和使用具有肝毒性的药物。急性甲型肝炎为自限性疾病，一般不采用抗病毒治疗。

3. **护理措施**

（1）休息活动护理：急性肝炎应卧床休息，降低代谢率，增加肝脏血流量，利于肝细胞修复。待症状好转、黄疸减轻、肝功能改善后，逐渐增加活动量，以不感到劳累为度。肝功能正常 1～3 个月后可恢复日常生活和工作，但避免过度劳累和重体力活动。

（2）饮食护理：急性期患者宜进食清淡易消化、富含维生素的流质饮食，必要时遵医嘱静脉补液。

（3）预防感染传播

①管理传染源：**急性患者隔离治疗至病毒消失（多为 3 周）。感染者不应从事食品加工、餐饮服务等。**

②切断传播途径：重点在于加强粪便管理，保护水源，严格消毒饮用水，加强食品卫生和食具的

消毒。

③保护易感人群：接种甲型肝炎减毒活疫苗，对接触者可给予人血清免疫球蛋白以防止发病。

④复查指导：急性肝炎患者出院后第1个月复查1次，以后每1～2个月1次，半年后每3个月1次，定期复查1～2年。甲型病毒性肝炎不会转归为慢性肝炎或肝硬化。

（二）乙型病毒性肝炎

1. 临床表现

（1）慢性乙型肝炎：最常见，通常无发热，查体可见面色灰暗、蜘蛛痣、肝掌或肝脾大。反复发作易发展为重型肝炎、肝硬化及肝癌。

（2）急性乙型肝炎：分为急性黄疸型、急性无黄疸型及急性淤胆型肝炎，与甲型肝炎相似，多呈自限性。

（3）重型乙型肝炎

①急性重型肝炎：又称为暴发性肝炎，相当于急性肝衰竭。以急性黄疸型肝炎起病，病情迅速恶化，病死率高，患者极度疲乏，有严重的消化道症状，肝脏明显缩小，2周内出现肝性脑病；出血倾向明显，常在3周内死于脑水肿或脑疝。

②亚急性重型肝炎：相当于亚急性肝衰竭。同样以急性黄疸型肝炎起病，15天～24周出现极度乏力、消化疾病症状、黄疸迅速加深，血清总胆红素大于正常上限的10倍。常出现肝性脑病和腹水。

③慢性重型肝炎：最常见。在慢性肝炎或肝硬化的基础上出现的重型肝炎，肝功能进行性减退，腹水和肝性脑病是肝功能失代偿的主要表现。

（4）肝炎肝硬化：肝功能反复异常，门静脉高压症，肝病面容、蜘蛛痣、肝掌，脾功能亢进症，食管-胃底静脉曲张破裂出血等。

（5）淤胆型肝炎：多为慢性肝炎伴淤胆，黄疸持续3周以上，皮肤瘙痒，粪便颜色变浅。

2. 治疗要点

急性期以支持、对症治疗为主，慢性肝炎采取综合性治疗，适当地休息和营养，改善和恢复肝功能，调节机体免疫，抗病毒和抗纤维化等。

（1）改善和恢复肝功能：补充B族维生素，促解毒药（还原型谷胱甘肽、葡醛内酯等），促能量代谢药（肌苷等），促蛋白代谢药（复方氨基酸注射液等），改善微循环药（低分子右旋糖酐等），降转氨酶药物，退黄药物。

（2）免疫调节：胸腺肽等。

（3）抗肝纤维化：丹参、γ-干扰素等。

（4）抗病毒治疗：优先选用α-干扰素和核苷类似物如拉米夫定。机制为抑制HBV DNA的复制。

3. 护理措施

（1）休息活动护理：急性期应卧床休息，待症状好转、黄疸减轻、肝功能改善后，逐渐增加活动量，以不感到疲劳为度。

（2）饮食护理：给予高蛋白、高热量、高维生素、易消化的食物，蛋白质以优质蛋白为主，保证热量充足，多吃水果、蔬菜。

（3）用药护理：注意观察药物的疗效和不良反应。遵医嘱及时正确用药，不可自行停药或增减药量。干扰素-α的不良反应主要有发热（类流感综合征）、脱发、骨髓抑制、胃肠道反应、肝功能损害、神经精神症状等。失代偿期肝硬化禁用干扰素-α。

（4）预防感染传播

①管理传染源：急性患者行血液-体液隔离至HBsAg转阴。恢复期仍不转阴者，按病原携带者

管理。

②切断传播途径：对供血者进行严格筛查，加强血制品管理。提倡使用一次性注射用具，重复使用的医疗器械要严格消毒灭菌。注意个人卫生，理发、美容和文身等器具应按规定严格消毒。若性伴侣为 HBsAg 阳性者，应使用安全套。

③保护易感人群：接种乙型肝炎减毒活疫苗是我国预防和控制乙型肝炎流行的最关键措施。医务人员、保育员、同性恋以及与 HBsAg 阳性者密切接触者，应接种乙型肝炎疫苗。

三、流行性乙型脑炎

流行性乙型脑炎简称乙脑，是由乙型脑炎病毒引起的急性传染病。

1. 临床表现　潜伏期 4～21 天，一般为 10～14 天。

（1）初期：病程 1～3 天，起病急，体温在 1～2 天升至 39～40℃，伴头痛、恶心、呕吐及嗜睡。可有神志淡漠和颈部强直。

（2）极期：病程 4～10 天，主要表现为脑实质受损症状。

①高热：体温高达 40℃。热程越长，病情越严重。

②意识障碍：多出现于病程的第 3～8 天，表现为嗜睡、定向力障碍、谵妄、昏迷等，通常持续 7 天左右。

③惊厥或抽搐：是病情严重的表现。从面肌、眼肌的小抽搐开始，发展为肢体抽搐甚至全身强直性抽搐。抽搐的原因主要是脑实质炎症和脑水肿。

④呼吸衰竭：是最严重的症状，也是乙脑最主要的死亡原因，由脑实质炎症、脑组织缺氧、脑水肿等所致。表现为呼吸表浅、叹息样呼吸、潮式呼吸、抽泣样呼吸，直至呼吸停止。高热、抽搐和呼吸衰竭是乙脑极期的严重表现，三者互相影响，相互促进。

⑤其他神经系统症状和体征：出现病理反射、脑膜刺激征等，若颅内压持续增高可并发脑疝。

⑥循环衰竭：血压下降，休克。

（3）恢复期：体温逐渐下降，症状和体征好转，一般 2 周左右完全恢复。

（4）后遗症期：少数重症患者留有精神神经症状后遗症，经积极治疗可有不同程度恢复。

2. 治疗要点　目前尚无特效抗病毒药。处理好高热、抽搐，控制脑水肿和呼吸衰竭等，是抢救危重患者成功的关键。

（1）高热：物理降温为主，药物降温为辅。

（2）抽搐：去除病因及镇静解痉。静脉滴注 20% 甘露醇脱水降颅压，肌内注射或缓慢静脉注射地西泮镇静。

（3）呼吸衰竭：吸氧，加强脱水治疗，应用抗生素、化痰药、呼吸兴奋药及血管扩张药。

（4）其他：使用糖皮质激素，中医中药治疗，恢复期及后遗症治疗等。

3. 护理措施

（1）休息活动护理：卧床休息，保持病室安静，避免声音、强光、操作刺激诱发惊厥或抽搐。

（2）病情观察：严密监测病情变化，尤其是意识状态、瞳孔大小，早期发现脑疝的临床表现。

（3）生活护理：做好眼、鼻、口腔的清洁，定时翻身、拍背预防压疮，床栏保护防坠床等。

（4）对症护理：高热患者采取物理或药物降温，遵医嘱脱水降颅压及解痉镇静，保证气体交换有效等。

（5）预防感染传播

①管理传染源：隔离患者至体温正常为止。

②切断传播途径：蚊子是乙脑传播的重要媒介，防蚊灭蚊是防止乙脑传播的重要措施。

③保护易感人群：对免疫力差者、婴幼儿或初次进入流行区的人员应注射乙脑疫苗进行预防。

四、艾滋病

获得性免疫缺陷综合征（艾滋病）是由**人免疫缺陷病毒（HIV）**所引起的以免疫功能严重损害为特征的慢性传染病。

1. 临床表现 潜伏期平均 9 年，可短至数月，长达 15 年。感染早期常无明显异常，或仅有全身淋巴结肿大，常因机会性感染及肿瘤而发展成为艾滋病。

（1）分期

①急性感染期：初次感染 2 ～ 4 周，**以发热最常见，可伴全身不适、头痛、畏食、肌肉关节疼痛及淋巴结肿大等病毒血症和免疫系统急性损伤所产生的症状**，持续 1 ～ 3 周后缓解。

②无症状感染期：一般持续 6 ～ 8 年，此期 HIV 不断复制，血清可检出 HIV RNA 和 HIV 抗体，具有传染性。

③艾滋病期：是 HIV 感染的最终阶段。临床表现复杂，出现 HIV 相关症状、机会性感染及恶性肿瘤。

（2）HIV 相关症状：持续 1 个月以上的发热、乏力、盗汗、腹泻，体重下降超过 10%，伴记忆力减退、头痛、癫痫、痴呆等神经系统症状。还可出现持续性全身淋巴结肿大，表现为除腹股沟以外全身其他部位两处或两处以上淋巴结肿大，质软，无压痛，可活动，持续 3 个月以上，无自觉症状。

（3）各系统的临床表现

①呼吸系统：**肺孢子菌肺炎最常见，是本病机会性感染死亡的主要原因。**

②消化系统：念珠菌、疱疹病毒和巨细胞病毒导致的口腔和食管炎症、溃疡最为常见。

③中枢神经系统：机会性感染、机会性肿瘤和 HIV 直接感染中枢神经系统等。

④皮肤黏膜改变。

⑤眼部：视网膜炎、眼部卡波西肉瘤等。

2. 治疗要点 早期高效抗反转录病毒是治疗的关键，至今无特效药，齐多夫定为首选药；免疫重建；治疗机会性感染和肿瘤；对症治疗；预防性治疗。

3. 护理措施

（1）休息活动护理：在急性感染期和艾滋病期应卧床休息，无症状感染期可正常工作，但应避免劳累。

（2）饮食护理：**给予高热量、高蛋白、高维生素、易消化饮食，少食多餐。** 呕吐者于餐前 30 分钟给予止吐药。腹泻者应提供少渣、少纤维素的流食或半流食，多饮水或果汁、肉汁等。必要时遵医嘱静脉补充营养。

（3）用药护理：**齐多夫定的不良反应主要有抑制骨髓、恶心、头痛、疲劳、药物热、皮疹、肌炎等，用药期间注意有无严重的骨髓抑制作用和耐药发生，定期检查血象。**Hb＜80g/L 或骨髓抑制时可输血，中性粒细胞＜ 0.5×10^9/L 时应停药。

（4）疾病预防指导：**告知群众一般的社交活动如握手、共同进餐、礼节性的接吻、昆虫叮咬等不会传播艾滋病。**

（5）预防感染传播：宣传教育和综合治理是预防的重点措施。

①管理传染源：**患者在执行血液 - 体液隔离的同时实施保护性隔离**，监控无症状 HIV 感染者。

②切断传播途径：HIV 感染者严禁捐献血液、精液及器官，避免不安全性行为。注射、手术、拔牙等应严格无菌操作，提倡使用一次性注射用具，重复使用的医疗器械要严格消毒灭菌，对职业暴露采取及时干预。HIV 感染的育龄妇女避免妊娠、生育及哺乳，以减少母婴传播。

③保护易感人群：疫苗尚在研制中。高危人群应使用避孕套，规范治疗性疾病。

五、狂犬病

狂犬病（恐水症）是由狂犬病毒引起的，**以侵犯中枢神经系统为主的急性人畜共患传染病。**

1. 临床表现 潜伏期长短不一，大多在 3 个月内发病，也可长达 10 年以上。

（1）**前驱期（持续 2～4 天）**：症状多为非特异性如低热、头痛、恶心，继而可出现恐惧不安，对声、光、风等刺激敏感而有喉头紧缩感。**大多患者在伤口处及其相应的神经支配区有痒、痛、麻、及蚁走等异样感觉，此为最有诊断意义的早期症状。**

（2）兴奋期（持续 1～3 天）

①高度兴奋：恐水为本病的特有表现。表情极度恐怖，风、光、声、触动等刺激可引起咽肌痉挛和呼吸困难，严重发作时可出现全身肌肉阵发性抽搐。

②体温上升：**可上升至 38～40℃。**

③交感神经功能亢进：可出现大汗、流涎、心率加快、血压上升等。

（3）麻痹期（持续 6～18 小时）：肌肉痉挛停止，全身弛缓性瘫痪，逐渐进入昏迷状态，最后因呼吸、循环衰竭而死亡。

2. 治疗与护理措施 目前尚无特效疗法，发病后以对症综合治疗为主。患者单室隔离，专人护理，积极对症处理、预防并发症，重点是维持呼吸和循环功能。

（1）管理传染源：**对犬进行管理是预防狂犬病最有效的措施，如捕杀野犬、对饲养的犬进行登记管理。**

（2）伤口处理：**咬伤后应尽快用 20% 肥皂水或 0.1% 苯扎溴铵（新洁尔灭）反复清洗伤口至少30 分钟，尽量除去狗涎和污血；伤口较深者，清创后应在伤口底部和周围行抗狂犬病免疫球蛋白或抗狂犬病毒免疫血清局部浸润注射。伤口一般不宜缝合或包扎，以便排血引流。**

（3）预防接种：凡被猫、犬抓伤或咬伤后，或皮肤破损处被狂犬或狂犬病患者的唾液沾染后，均应在 2 天内进行疫苗接种。国内多采用地鼠肾细胞疫苗 5 针免疫方案，**即咬伤后 0、3、7、14 和 28天各肌注 1 次，每次 2ml。** 严重咬伤者，疫苗可加至全程 10 针，即当天至第 6 天每天 1 针，然后于10、14、30、90 天各注射 1 针。成人必须注射于上臂三角肌，小儿注射于大腿肌肉前外侧区。

六、流行性出血热

流行性出血热也称肾综合征出血热，是由汉坦病毒引起的自然疫源性传染病。

1. 临床表现 潜伏期 4～46 天，一般为 1～2 周。

（1）**发热期**

①发热：24 小时内体温可迅速升至 39～40℃，持续 3～7 天。

②全身中毒症状："三痛"（头痛、腰痛、眼眶痛），恶心、呕吐、腹泻等消化系统症状，重症患者可有嗜睡、谵妄等神经症状。

③毛细血管损害征

a. 皮肤出血：**多有皮肤"三红"（颜面、颈部、胸部潮红），重症呈醉酒貌，黏膜"三红"（眼结膜、软腭、咽部充血）。**

b. 渗出与水肿：球结膜水肿。

c. 出血：多在腋下和胸背部，呈点状，搔抓样条索状淤点。

（2）低血压休克期：多在发热末期或与退热同时出现或热退后发生血压下降，轻者一过性低血压，重者可为顽固性休克，易并发 DIC、急性肾衰竭、脑水肿等。

（3）少尿期：**是本病的极期**，主要表现为少尿或无尿、尿毒症、水和电解质紊乱、酸碱平衡紊乱。

（4）多尿期：多表现为明显的尿量增加，每天尿量可达 3000ml。

（5）恢复期：尿量逐渐减少或正常，症状消失，但此期肾功能尚未完全恢复。

2. 治疗要点　本病以综合治疗为主，原则为早发现、早休息、早治疗、就近治疗。

3. 护理措施

（1）休息护理：早期绝对卧床休息，过多活动可加重血浆外渗和组织脏器出血。

（2）预防隔离：防鼠、灭鼠是预防本病的关键，一般按虫媒传染病隔离患者至急性期症状消失。

七、伤　寒

伤寒是由伤寒杆菌引起的急性传染病，主要病理改变为全身单核 - 吞噬细胞系统的增生性反应，尤以回肠下段淋巴组织病变最明显。

1. 临床表现

（1）初期：病程第 1 周。发热为最早的症状，体温呈阶梯形上升，可伴全身不适、头痛、咽痛等。

（2）极期：病程第 2～3 周。特征性表现为：高热（稽留热型）；皮疹（玫瑰疹）；相对缓脉；肝脾肿大；消化道症状（伤寒舌、腹泻、便秘、右下腹轻度压痛等）；神经系统症状（听力减退、表情淡漠）。

（3）缓解期：病程第 3～4 周。体温逐渐下降、症状减轻，本期内有发生肠出血或肠穿孔的危险，其中以肠穿孔最为严重。

（4）恢复期：病程第 5 周。体温恢复正常，症状消失，约 1 个月左右完全康复。

2. 治疗要点

（1）病原治疗：首选药为喹诺酮类药物，常用的有诺氟沙星（氟哌酸）、氧氟沙星（氟嗪酸）、环丙沙星等；其次可用氯霉素、头孢霉素类等。

（2）并发症治疗：肠出血应禁食、静卧、注射镇静药及止血药、注意水电解质紊乱；肠穿孔应禁食、胃肠减压、加用对肠道菌敏感的抗菌药物，及早手术。

3. 护理措施

（1）休息护理：应绝对卧床休息，体温正常后 1 周才能逐渐增加活动量。

（2）饮食护理：发热期饮食应给予营养丰富、清淡饮食、少食多餐。

（3）病情观察：严密观察生命体征，重点观察体温、消化道症状、腹部症状及体征。

（4）发热护理：高热时可用物理降温，不宜用大剂量退热剂，以免大量出汗后引起虚脱。还应注意口腔及皮肤清洁，经常变换体位，预防继发感染及压疮。

（5）腹胀护理：腹胀时停食牛奶及糖类食物，并注意钾盐的补充。可用松节油热敷腹部及肛管排气，禁用新斯的明。

（6）便秘护理：伤寒患者应保证至少间日大便 1 次，如有便秘则可用开塞露或温生理盐水低压灌肠。忌用泻药，并避免大便时过度用力。

八、细菌性痢疾

细菌性痢疾简称菌痢，是由痢疾杆菌引起的肠道传染病。中毒型细菌性痢疾是急性细菌性痢疾的危重型，病死率高，必须积极抢救。

1. 临床表现　潜伏期为 1～4 天，短者数小时，长者可达 7 天。中毒型细菌性痢疾以严重毒血症状、休克和中毒性脑病为三大主要表现，肠道症状多不明显或缺如。起病急骤，病势凶险，高热，体温高达 39～41℃以上，伴烦躁、谵妄、反复惊厥，可迅速发生中毒性休克。开始可无明显腹痛和腹泻症状，发病 24 小时内可出现痢疾样大便。

（1）休克型：周围循环衰竭型。

（2）脑型：呼吸衰竭型，以神志不清、反复惊厥为主要表现。

（3）混合型：兼有以上两型表现，最为凶险，病死率极高。

2. 治疗要点 因病情危重，应采取综合急救措施，力争早期治疗。

（1）降温止惊：使用物理、药物降温或亚冬眠疗法。

（2）控制感染：选用对痢疾杆菌敏感的抗生素，如阿米卡星（丁胺卡那霉素）、头孢噻肟钠或头孢曲松钠等，疗程为 5～7 天。

（3）抗休克：迅速扩充血容量，纠正酸中毒，改善微循环，及早应用糖皮质激素。

（4）防治脑水肿和呼吸衰竭：首选 20% 甘露醇快速静脉滴注或与利尿药交替使用，降低脑水肿，也可应用血管活性药物改善脑部微循环。保持呼吸道通畅，吸氧，可使用呼吸兴奋药，必要时应用人工呼吸器。

3. 护理措施

（1）饮食护理：给予易消化、流质饮食，多饮水，避免高脂肪、高蛋白、高纤维饮食。记录每天出入液量，补充水及电解质，避免发生脱水及电解质紊乱，作为补液参考。

（2）发热护理：卧床休息，密切观察体温变化。高热时给物理降温或遵医嘱使用解热药，防止高热惊厥。

（3）腹泻护理：接触隔离，注意粪便、便器和尿布的消毒处理。密切观察排便次数、量、性状及伴随症状，每次排便后清洗肛周，并涂以润滑剂，减少刺激。

（4）休克护理：取中凹位，保暖。观察患者神志、生命体征及瞳孔等变化。给予吸氧，迅速建立静脉通路，遵医嘱予以扩容、纠正酸中毒等抗休克治疗。

（5）预防感染传播

①管理传染源：消化道隔离至临床症状消失后 7 天或连续 2 次粪便培养阴性为止。

②切断传播途径：养成良好的个人卫生习惯，餐前、便后洗手，不饮生水，禁食不洁食物。患儿餐具煮沸消毒 15 分钟，粪便用 1% 含氯石灰澄清液浸泡消毒后处理，患儿尿布、衣裤须煮沸或用沸水浸泡后再洗。

③保护易感人群：尚无有效预防志贺菌感染的疫苗，我国多采用口服活菌苗。

九、流行性脑脊髓膜炎

1. 临床表现 潜伏期 2～3 天，最短 1 天，最长 10 天。按病情分为以下 4 型。

（1）普通型：最常见。分前驱期、败血症期、脑膜炎期、恢复期。

①前驱期：表现为上呼吸道感染症状，如低热、鼻塞、咽痛等。

②败血症期：表现为高热（体温骤升至 40℃ 以上）、头痛及全身痛、精神极度萎靡等。败血症期皮肤黏膜最典型的表现为鲜红色的瘀点或瘀斑，大小不一，原因为细菌侵袭皮肤血管内壁，导致栓塞、坏死、出血及细胞浸润。

③脑膜炎期：出现中枢神经系统症状，高热不退、头痛剧烈、呕吐频繁，脑膜刺激征阳性。经治疗通常在 2～5 天进入恢复期。

④恢复期：体温逐渐恢复正常，意识和精神状态改善，皮肤瘀点、瘀斑消退。多于 1～3 周痊愈。

（2）暴发型：起病急骤，病势凶险，儿童多见，如不及时治疗 24 小时内可危及生命，病死率高。可分休克型、脑膜脑炎型、混合型。

①休克型：主要特点为循环衰竭，全身出现大量出血性皮疹。

②脑膜脑炎型：表现为脑膜及脑实质损伤，常于 1 ～ 2 天出现严重的神经系统症状，甚至脑疝。

③混合型：可先后或同时出现以上两型的表现。

（3）轻型：多见于流脑流行后期，主要表现为上呼吸道感染症状。

（4）慢性型：不多见，成人较多，病程迁延至数周甚至数月。

2. 治疗要点　早期、大剂量、联合应用易透过血 - 脑屏障的杀菌药，静脉持续滴注，保持脑脊液中有效的药物浓度，是治疗成功的关键。

（1）普通型：一旦高度怀疑流脑，应在 30 分钟内给予抗菌药物。青霉素是首选，还可用头孢菌素、氯霉素等。同时兼顾对症治疗，呼吸道隔离，密切监护。

（2）暴发型：休克型患者尽早使用有效抗生素，可联合用药，同时迅速纠正休克，预防 DIC，使用糖皮质激素，保护重要器官功能。脑膜脑炎型患者同前应用抗生素，减轻脑水肿，防治脑疝及呼吸衰竭。

3. 护理措施

（1）休息活动护理：急性期绝对卧床休息，治疗、护理操作应集中进行，谢绝或减少探视，减少搬动患者，避免诱发惊厥。患者呕吐时将头偏向一侧，防止误吸。颅内压增高患者应抬高头部。腰椎穿刺后，保持去枕平卧 4 ～ 6 小时。

（2）病情观察：严密监测生命体征、意识状态及瞳孔，警惕患者出现颅内压增高征象及脑疝的可能，出现异常症状应及时通知医生处理。

（3）皮肤护理

①保护出现瘀点、瘀斑的部位，病变局部不宜穿刺。当瘀点迅速增多或有鼻出血、消化道出血等表现时，要考虑 DIC 的可能，应及时处理。

②水疱发生破溃时，用无菌生理盐水清洗，涂以抗生素软膏保护，防止继发感染。

③昏迷患者应定时翻身、拍背，防止发生压疮。

④床褥保持清洁、平整，内衣裤应柔软、宽松、勤换洗。

⑤修剪并包裹患者指甲，避免抓破皮肤。

（4）预防感染传播

①管理传染源：早期发现患者立即就地隔离，呼吸道隔离至症状消失后 3 天，但不少于发病后 7 天。

②切断传播途径：保持室内通风，加强卫生宣教。注意尽量避免携带儿童到人群密集的公共场所。

③保护易感人群：15 岁以下儿童可接种疫苗。接触者医学观察 7 天，还可用磺胺甲唑、头孢曲松或氧氟沙星进行药物预防。

第十节　神经系统疾病

扫码做题

一、概　述

通过患者的言语反应、对疼痛刺激的反应、吞咽反射、角膜反射等判断意识障碍的程度。

1. 以觉醒改变为主的意识障碍

（1）嗜睡：是最轻度的意识障碍。患者处于持续睡眠状态，但能被言语或轻度刺激唤醒，醒后能正确、简单而缓慢地回答问题，但反应迟钝，刺激去除后又很快入睡。

（2）昏睡：患者处于熟睡状态，不易被唤醒。压迫眶上神经、摇动身体等强刺激可被唤醒，醒后答话含糊或答非所问，停止刺激后又很快进入熟睡状态。

（3）昏迷：是最严重的意识障碍。突出的特点是患者意识完全丧失，各种强刺激不能使其觉醒，失去有意识的自主活动，不能自发睁眼。

①浅昏迷：患者意识完全丧失，可有较少的无意识自发动作，对声、光刺激无反应，对压迫眶上缘等疼痛刺激可有痛苦表情及躲避反应。瞳孔对光反射、角膜反射、眼球运动、吞咽反射、咳嗽反射等可存在。呼吸、心率、血压无明显改变，可有大小便失禁或潴留。

②中昏迷：患者对外界正常刺激均无反应，自发动作少。对强刺激的防御反射、角膜反射及瞳孔对光反射减弱，大小便潴留或失禁，生命体征发生变化。

③深昏迷：患者对各种刺激均无反应。全身肌肉松弛，肢体呈弛缓状态，各种反射均消失，眼球固定，瞳孔散大，仅能维持循环与呼吸的最基本功能，呼吸不规则，血压下降，大小便失禁。

2. 以以意识内容改变为主的意识障碍

（1）意识模糊：程度较嗜睡深，表现为思维和语言不连贯，对时间、地点、人物的定向力完全或部分发生障碍，可有错觉、幻觉、躁动不安、谵语或精神错乱。

（2）谵妄：是一种以兴奋性增高为主要特征的急性脑功能障碍，患者对周围环境的认识及反应能力下降，语言功能障碍，出现错觉、幻觉，睡眠觉醒周期紊乱等，可表现为紧张、恐惧和兴奋不安，甚至可有冲动和攻击行为。

二、急性炎症性脱髓鞘性多发性神经病

急性炎症性脱髓鞘性多发性神经病又称吉兰 - 巴雷综合征，是一种自身免疫介导的周围神经病，主要损害多数脊神经根和周围神经，也常累及脑神经。其病因尚未完全明确，可能与空肠弯曲菌感染有关，也可能与病毒感染有关。

1. 临床表现　急性起病，好发于夏、秋季节，以学龄前期、学龄期儿童多见。发病前 1～3 周常有发热等呼吸道或胃肠道感染症状。

（1）运动障碍：肢体对称性弛缓性肌无力为首发症状。自肢体远端开始呈上行性麻痹进展，由双下肢开始逐渐累及躯体肌、脑神经。急性起病者在 24 小时内可因呼吸肌瘫痪导致呼吸困难，是本病死亡的主要原因。

（2）脑神经受损：可表现为对称或不对称的脑神经麻痹。

（3）感觉障碍：主要表现为神经根痛和皮肤感觉异常。患者可出现肢体烧灼感、麻木、刺痛和（或）手套、袜子型感觉减退或缺失。

（4）自主神经障碍：症状轻微，主要表现为多汗、便秘、皮肤潮红、手足肿胀、一过性尿潴留、血压升高及心律失常等。

2. 治疗要点

（1）支持治疗：摄入足够的水、能量及电解质，吞咽困难者给予鼻饲。

（2）呼吸肌麻痹的抢救：及时气管切开或气管插管，必要时使用机械通气，以保证有效的通气和换气。

（3）免疫调节治疗：静脉注射大剂量免疫球蛋白，应用 24～48 小时病情可停止进展。

（4）血浆置换疗法：清除血中抗体及免疫复合物、炎性物质、补体等。

3. 护理措施

（1）休息活动护理：急性期保持瘫痪肢体于功能位，协助患者做肢体被动运动，防止发生足下垂、爪形手等。恢复期鼓励患者做主动运动，加强对自理生活能力的训练。

（2）饮食护理：提供高蛋白、高热量、高维生素的易消化饮食。根据患者吞咽和咀嚼能力选择流食、半流食或鼻饲饮食等。

（3）改善呼吸功能：保持室内通风，观察患者生命体征，呼吸困难者给予持续低流量氧气吸入，做好气管插管或机械通气的准备。观察患者是否有呼吸费力、烦躁、出汗、口唇发绀等缺氧症状，肺活量降至每公斤体重 20 ～ 25ml 以下，血氧饱和度降低，动脉血氧分压低于 70mmHg（9.3kPa），宜及早使用呼吸机，并加强呼吸机的管理。

（4）皮肤护理：注意评估皮肤的颜色、受压程度及完整性，保持皮肤清洁干燥，注意保暖，禁用热水袋，每 2 ～ 3 小时翻身 1 次，避免压疮。

（5）用药护理：激素治疗时，注意有无急性溃疡致消化道出血及真菌感染的发生。慎用镇静催眠药，因可导致呼吸肌麻痹或使原有症状加重。

三、癫　痫

癫痫是指多种原因导致的大脑神经元高度同步化异常放电所引起的短暂大脑功能失调的临床综合征。

1. 临床表现

（1）部分性发作：为最常见的类型，源于大脑半球局部神经元的异常放电。

①单纯部分性发作：发作时程短，一般不超过 1 分钟，起始与结束均较突然，表现为一侧肢体局部肌肉感觉障碍或节律性抽搐征，可出现幻觉，但无意识障碍。

②复杂部分性发作：也称精神运动性发作，可有意识障碍、自动症、运动症状，临床表现为无理吵闹、唱歌、脱衣裸体等，事后不能回忆。

③部分性发作继发全面性发作：单纯部分性发作可发展为复杂部分性发作，单纯或复杂部分性发作均可发展为全面性强直阵挛发作。

（2）全面性发作：起源于双侧脑部，多在初期就有意识丧失。可有全面强直 - 阵挛发作、强直性发作、阵挛性发作、失神发作、肌阵挛发作、失张力发作。

①全面强直 - 阵挛发作：旧称大发作，为最常见的发作类型之一，以意识丧失和全身对称性抽搐为特征。早期出现意识丧失、跌倒，发作前可有瞬间疲乏、麻木、恐惧或无意识动作等先兆表现。随后的发作分为强直期（全身骨骼肌持续性收缩）、阵挛期（肌肉交替性收缩与松弛）和发作后期（以面肌和咬肌为主的短暂阵挛）三期。

②强直期：表现为眼球上翻或凝视，口部先强张后突闭，咀嚼肌收缩可咬伤舌头，躯干先屈曲后反张，持续 10 ～ 20 秒后进入阵挛期。

③每一次阵挛后有一短暂间歇。强直期和阵挛期均有呼吸停止、血压升高、瞳孔散大及分泌物增多等表现。

④发作后期牙关紧闭，大小便失禁。呼吸首先恢复，随后瞳孔、血压、心率恢复正常。从发作到意识恢复历经 5 ～ 15 分钟。醒后常有头痛、嗜睡、全身酸痛，对发作不能回忆，此时强行约束患者可发生伤人或自伤。

（3）癫痫持续状态：新的定义是指一次全面强直 - 阵挛发作持续 5 分钟以上。旧定义是指若发作间歇期仍有意识障碍，或癫痫发作持续 30 分钟以上，或在短时间内频繁发作。

2. 治疗要点

（1）发作期治疗：癫痫发作有自限性，多数患者不需特殊处理。给予吸氧，保持呼吸道通畅，对症治疗，降温，运用甘露醇和呋塞米减少脑水肿，同时应预防和控制感染。多次发作首选苯巴比妥肌内注射。

（2）癫痫持续状态治疗

①苯二氮䓬类药物：地西泮、劳拉西泮、氯硝西泮、咪达唑仑等。迅速制止癫痫发作，首选地西泮 10～20mg 缓慢静脉注射，速度不超过 2mg/min，复发者可在 30 分钟内重复应用。或者以 60～100mg 在 12 小时内缓慢静脉滴注。苯二氮䓬类药物用药速度过快会抑制呼吸，必要时可同时使用呼吸兴奋药。

②10% 水合氯醛：成人 25～30ml，儿童 0.5～0.8ml/kg，加等量植物油保留灌肠。

③苯妥英钠：250mg 溶于生理盐水 20～40ml 缓慢静脉注射，速度不超过 50mg/min，时间不少于 5 分钟，每天的极限用量不超过 500mg。体重小于 30kg 小儿按每天 5ml/kg 给药。

（3）发作间期治疗用药：常用药物有卡马西平、苯妥英钠、乙琥胺、丙戊酸、托吡酯、拉莫三嗪、加巴喷丁等。

①强直性发作、部分性发作和部分性发作继发全面性发作首选卡马西平、苯妥英钠。

②全面强直-阵挛发作、典型失神发作、肌阵挛发作、阵挛性发作首选丙戊酸。

（4）发作间期的药物治疗原则

①半年内发作 2 次以上者，一经诊断即应进行药物治疗。

②从小剂量开始，单一用药为主，尽量避免联合用药。

③坚持长期服药，定时服用，不可随意增减药物剂量、停药或换药，停药应遵医嘱缓慢、逐渐减量，不少于 1～1.5 年。

④撤换药物时应遵循一增一减的原则，不宜过快，需要有 5～10 天的过渡期。

⑤临床无癫痫症状而仅表现为脑电图异常、偶尔发病、年龄小于 5 岁及每次发作均有发热的儿童，一般不服用抗癫痫药物。

3. 护理措施

（1）保持呼吸道通畅：是癫痫发作时的首要护理措施。应取头低侧卧或平卧头侧位，下颌稍向前。松开领带、衣扣和裤带，防止过紧压迫呼吸。取下活动性义齿，必要时使用吸引器，将舌拉出，防止舌后坠阻塞呼吸道。吸痰，必要时气管切开。不可强行喂药、喂水，防止误吸。

（2）安全护理：癫痫发作勿用力按压抽搐肢体，防止骨折及关节脱位，使用牙垫或压舌板防止舌咬伤，放置保护性床挡。

（3）癫痫持续状态的护理：密切监测患者生命体征，按医嘱给予抗惊厥药。控制输液量和速度，必要时输入脱水药、吸氧，尽快控制抽搐，防治脑水肿，纠正水、电解质失衡。

（4）用药护理：多数常见不良反应为短暂性反应，缓慢减量即可明显减少，餐后服药可减少恶心反应。服药前应做血、尿常规和肝肾功能检查。

（5）饮食护理：合理饮食，宜进食清淡、无刺激、营养丰富的食物，保持大便通畅，避免过饥过饱，戒烟酒。

（6）禁止从事高风险活动：如跑步、攀登、游泳、驾驶及在炉火旁、高压电机旁作业，以免发作时危及生命。

四、脑血管疾病

（一）短暂性脑缺血发作

1. 临床表现　好发于中老年男性，发作突然，持续短暂 5～30 分钟，一般为 10 分钟左右，在 1 小时内恢复，最多不超过 24 小时，为局灶性神经功能丧失，不遗留神经功能缺失，反复发作。

（1）颈内动脉系统 TIA：常表现为病变对侧发作性的肢体单瘫、偏瘫和面瘫，以病变侧单眼一过性黑蒙或失明（眼动脉受累所致），同侧 Horner 征，大脑半球症状为特征。

（2）椎 - 基底动脉系统 TIA：常表现为眩晕、恶心、呕吐，以交叉性感觉障碍和脑神经交叉性瘫痪为特征。

2．治疗要点

（1）病因治疗：是预防短暂性脑缺血发作和复发的关键。

（2）药物治疗

①抗血小板治疗：常用阿司匹林、双嘧达莫、氯吡格雷等。

②抗凝治疗：适用于频繁发作、发作持续时间长、症状逐渐加重且无禁忌者，常用肝素、华法林。

3．护理措施

（1）休息活动护理：发作时卧床休息，枕头不宜太高。转头应缓慢且幅度不宜太大。频繁发作者避免重体力劳动，沐浴和外出应有家人陪伴，防止跌倒和外伤。

（2）病情观察：频繁发作者密切观察和记录每次发作的持续时间、间歇时间及伴随症状，警惕完全性缺血性脑卒中的发生。

（3）用药护理：按医嘱服药，不能随意调整、更改和终止用药，注意观察药物疗效和不良反应。

（二）脑梗死

1．临床表现　多见于 50 岁以上的中老年人，起病缓慢，一般有前驱症状，如头晕、头痛、肢体麻木及短暂脑缺血发作等。常在休息或睡眠时发病，可能与此时血压下降、血流减慢、血黏度增加有关。神经症状取决于梗死灶的大小和部位，如偏瘫、失语、偏身感觉障碍和共济失调等，多无意识障碍。病情重者可并发昏迷、颅内压增高等。

2．治疗要点　应遵循超早期、个体化和整体化治疗的原则。

（1）急性期治疗

①早期溶栓：是目前最重要的恢复血流措施。在发病 6 小时内，采用 rt-PA、尿激酶使血管再通，尽快恢复缺血区的血流灌注，缩小梗死灶。

②调整血压：应遵循个体化、慎重、适度原则。急性期血压应维持在较平时稍高的水平，以保证脑部灌注。只有当血压 > 200/110mmHg 时，才需降压治疗。

③防治脑水肿：严重脑水肿和颅内压增高是急性重症脑梗死的常见并发症和主要死亡原因。常用20% 甘露醇 125 ～ 250ml 快速静滴，也可用呋塞米、甘油果糖等。

④控制血糖：原有糖尿病或应激反应使血糖升高。当超过 10mmol/L 时，应立即予以胰岛素治疗。

⑤改善微循环：可应用低分子右旋糖酐。

⑥抗凝治疗：用于长期卧床、合并高凝状态者，常用药物有肝素、华法林。

⑦脑保护治疗：常用脑代谢复活剂（如吡拉西坦）、钙通道阻滞剂（如尼莫地平）等。但重症急性期患者，不宜口服桂利嗪和倍他司汀，因其虽有扩血管作用，但不利于脑缺血的改善。

⑧高压氧舱治疗：可提高血氧供应，增强脑组织有氧代谢，为神经组织的再生和神经功能的恢复提供良好的物质基础等。

（2）恢复期治疗：目的在于促进神经功能恢复，系统地进行运动功能和语言功能的康复锻炼。通常发病 2 周后即进入恢复期。

3．护理措施

（1）休息活动护理：急性期患者卧床休息，取平卧位。头部禁止放置冰袋及冷敷，以免脑血管收缩使血流量减少。

（2）饮食护理：给予低脂、低盐、高维生素、高纤维素的无刺激饮食。若有吞咽困难，可予糊状流食或半流食，必要时鼻饲。

（3）病情观察：密切观察生命体征、意识状态及瞳孔变化，出现脑缺血加重和颅内压增高征象时，立即报告医生并快速使用脱水药。

（4）满足患者基本生活需要，指导早期功能锻炼。

（三）脑栓塞

1. 临床表现　任何年龄阶段均可发生，以青壮年多见。多在活动中急骤发病，多无前驱症状，为起病最快的脑血管病。意识障碍较轻且恢复快，神经系统表现与脑血栓形成相似，但更易复发和出血。多有导致栓塞的原发病和同时并发的脑外栓塞表现。

2. 治疗要点　脑栓塞治疗同脑血栓形成；原发病治疗和抗栓治疗。

3. 护理措施　同脑血栓形成。

（四）脑出血

1. 临床表现

（1）临床特点：多见于50岁以上男性患者，常有高血压史，易发于冬季。常在活动中或情绪激动时突然发生，无前驱症状。可有肢体瘫痪、失语等局灶定位症状和颅内压增高表现，意识障碍出现迅速。发病后血压多有明显升高。

（2）基底节区出血：是最多见的脑出血。累及内囊表现为"三偏症"，即病灶对侧肢体偏瘫、对侧偏身感觉障碍和同向偏盲。丘脑出血累及优势半球常伴失语，也可有丘脑性痴呆。出血量小，临床症状较轻。出血量大可有意识障碍，易引起脑疝，甚至死亡。

（3）脑干出血：多数为脑桥出血。多为交叉性瘫痪和共济失调性偏瘫，两侧瞳孔缩小如针尖（脑桥出血的特征性表现）、中枢性高热、呼吸衰竭，多于48小时内死亡。

（4）小脑出血：常有眩晕呕吐、枕部头痛、共济失调等，出血量较多形成枕骨大孔疝而死亡。

2. 治疗要点　原则是脱水降颅压，调整血压，防止再出血，促进神经功能恢复和防治并发症。

（1）一般治疗：卧床休息2～4周，避免情绪激动和血压升高，吸氧，保持肢体的功能位，预防感染，维持水、电解质平衡等。

（2）降低颅内压：是脑出血急性期处理的重要环节，常用20%甘露醇125～250ml静脉滴注。

（3）调控血压：脑出血急性期一般不首先使用降压药物，因患者血压升高是在颅内压增高的情况下，为了保证脑组织供血出现的脑血管自动调节反应，当颅内压下降后，血压也随着下降，故首先应先脱水，降低颅内压。当血压≥200/110mmHg时，为防止出血加重，可在降低颅内压的同时慎重地采用降压治疗，但幅度不可过大，防止发生颅内低灌注。

（4）其他治疗：止血和凝血治疗、手术治疗、亚低温疗法及康复治疗等。

3. 护理措施

（1）休息活动护理：绝对卧床休息，取侧卧位，头胸抬高15°～30°，减轻脑水肿。发病24～48小时避免搬动患者，治疗、护理操作集中进行，避免各种引起颅内压增高的因素，病室保持安静。

（2）饮食护理：急性脑出血患者在发病24小时内禁食，24小时后如病情平稳、无颅内压增高和严重消化道出血时，给予高蛋白、高维生素、高纤维素、低盐、低脂的半流质饮食。

（3）病情观察：定时监测生命体征、意识状态及瞳孔变化，有无颅压增高、脑疝早期、上消化道出血的表现。

（4）脑疝护理：保持呼吸道通畅，给予吸氧。迅速开放静脉，遵医嘱快速静滴脱水药，甘露醇应在 15 ～ 30 分钟内滴完，避免药液外渗。备好气管切开包、脑室穿刺引流包、呼吸机、监护仪和抢救药品等。

（五）蛛网膜下腔出血

1. **临床表现** 以中青年多见，起病急骤，持续性剧烈头痛，喷射性呕吐。可出现脑膜刺激征，是最具特征性的体征。一般无定位性神经系统体征及肢体瘫痪。

2. **治疗要点** 治疗原则为防治再出血，降低颅内压，防治脑血管痉挛，减少并发症，预防复发。

（1）预防再出血：避免血压和颅内压增高的因素。适当调控血压，使用 6-氨基己酸、氨甲苯酸等抗纤溶药物。头痛和躁动不安者予以镇痛、镇静药。

（2）降低颅内压：常用甘露醇 125 ～ 250ml 快速静脉滴注，30 分钟滴完。

（3）解除脑血管痉挛：维持血容量和血压，避免过度脱水。可应用钙通道阻滞剂，如尼莫地平。

（4）手术治疗：动静脉畸形及颅内动脉瘤可行手术治疗、血管内介入治疗。

3. **护理措施**

（1）休息活动护理：绝对卧床 4 ～ 6 周，抬高床头 15°～ 20°，改变体位或转头时动作缓慢，避免搬动和过早下床活动。

（2）缓解疼痛：指导患者学会放松技术，转移患者注意力，必要时给予镇静、镇痛药物。

（3）用药护理：甘露醇低温出现结晶时，需加温溶解后再用，定期监测肾功能和电解质。尼莫地平可致皮肤发红、多汗、胃肠不适、血压下降等不良反应，应适当控制输液速度。

（4）预防并发症：蛛网膜下腔出血再发率较高，以首次出血后 1 个月内再出血的危险最大，2 周再发率最高。若病情稳定后，突然再次剧烈头痛、呕吐、昏迷、脑膜刺激征明显加重等，应及时报告医生。

五、帕金森病

帕金森病又称震颤麻痹，是一种常见于中老年的神经系统变性疾病，临床上以静止性震颤、运动迟缓、肌强直和姿势平衡障碍为主要特征。

1. **临床表现** 多见于 60 岁以上男性，起病隐匿。

（1）静止性震颤：为帕金森的特征性症状。典型表现是拇指与食指出现"搓丸样"动作，多始于一侧上肢远端，静止时出现，随意运动时停止，紧张时加剧，入睡后消失。

（2）肌强直：呈"铅管样强直"、"齿轮样强直"等。

（3）运动迟缓：面容呆板，双眼凝视，似"面具脸"。书写字体越写越小，称"写字过小征"。

（4）姿势障碍：慌张步态是帕金森患者特有的体征，表现为行走时起步困难，一迈步即以极小的步伐向前冲，越走越快，不能立刻停下脚步。

2. **治疗要点**

（1）药物治疗：是最主要的治疗方法，早发型患者在不伴有智能减退的情况下，可选择非麦角类多巴胺受体激动剂、单胺氧化酶 B 型抑制剂、金刚烷胺等。晚发型患者或伴智能减退者，一般首选复方左旋多巴。

（2）手术及干细胞治疗：早期药物治疗显效，而长期治疗疗效明显减退，同时出现异动症者可考虑手术治疗。

3. **护理措施**

（1）安全护理：是帕金森病最重要的护理措施，主要有：

①床档保护，设置扶手。

②防烫伤和烧伤。

③防自伤、自杀、走失、伤人等意外发生，如患者有幻觉、错觉、忧郁、欣快等精神症状或意识模糊、智能障碍，应专人陪护。

④禁止患者自行使用锐利器械和危险品。

（2）饮食护理：给予高热量、高维生素、低脂、优质蛋白、易消化饮食，根据病情变化及时调整和补充各种营养素，戒烟、酒，鼓励患者多食新鲜蔬菜、水果，及时补充水分。

（3）用药护理：一般开始多以单药治疗，也可采用优化的小剂量多种药物，以最小剂量达到满意效果为原则，遵医嘱长期用药或终身用药，注意观察疗效及不良反应。服药期间尽量避免使用维生素 B_6、氯氮䓬、利血平、氯丙嗪、奋乃静等药物。

（4）皮肤护理：勤洗澡、勤换衣裤，保持皮肤清洁干燥。晚期患者应嘱其勤翻身，防止皮肤压疮。

（5）安全指导：避免登高和操作高速运转的机器，不单独使用煤气或热水器等。

（6）康复指导

①坚持主动运动，如散步、太极拳等，以保持关节运动达到最大范围，防止和推迟关节僵直和肢体挛缩。温水浴、按摩等物理治疗有助于缓解肌肉僵硬，并可预防挛缩。

②加强日常生活动作训练，进食、洗漱、穿脱衣服等应尽量自理。

③保持头颈部直立，预防畸形。卧床时尽量不垫枕头，应定时取仰卧姿势。

④指导迈步困难或木僵者思想放松，目视前方，不要将注意力集中于地面，尽量跨大步，双臂自然摆动，脚抬高，足跟先着地。

六、重症肌无力

1. 临床表现

（1）主要表现为部分或全身骨骼肌易疲劳。晨起症状较轻，下午或晚上加重，肌无力在活动后明显加重，休息后症状可缓解。

（2）多数患者眼外肌最先受累，表现为上睑下垂、斜视和复视，眼球活动受限。

（3）面肌受累时出现面部皱纹减少，表情淡漠。

（4）口咽肌肉受累时出现连续咀嚼无力、饮水呛咳、发音障碍。

（5）颈肌及四肢近端肌群受累，表现为抬臂、上楼梯困难等。

（6）重症肌无力危象：患者发生呼吸肌严重无力，使得换气功能不能正常维持。

2. 治疗原则

（1）药物治疗：常用药物有抗胆碱酯酶活性药物，如溴化新斯的明片剂、吡斯的明片剂、美斯的明片剂等；糖皮质激素；免疫抑制剂（首选硫唑嘌呤）。

（2）血浆置换法和淋巴细胞置换法。

（3）胸腺摘除和放射治疗：主要用于胸腺肿瘤、胸腺增生和药物治疗困难者。

（4）重症肌无力危象的处理：立即改善呼吸功能，呼吸困难者立即行人工呼吸；保持呼吸道通畅，预防肺不张和肺部感染。根据患者病情对症处理。

3. 护理措施

（1）活动与休息：指导患者充分休息并自我调节活动量，以不感到疲劳为原则。

（2）饮食：给予高蛋白、高维生素、高热量、富含营养的食物，有呛咳、吞咽困难时，改用鼻饲，以防误吸和窒息。

（3）病情监测：密切观察患者的病情，注意其呼吸频率和节律，观察药物的疗效及不良反应等，必要时配合行气管插管、气管切开或人工呼吸。

七、神经系统疾病患者常用诊疗技术及护理

1. 腰椎穿刺术

（1）目的：诊断性穿刺可测脑脊液压力，检查脑脊液成分，检查椎管有无阻塞现象。治疗性穿刺可向鞘内注射药物或放出炎性、血性脑脊液。

（2）禁忌证：有颅内压增高，或已有脑疝迹象者；穿刺部位有感染或脊柱结核；开放性颅脑损伤或脑脊液漏者；脊髓压迫症的脊髓功能处于即将丧失的临界状态者；明显出血倾向或病情危重不宜搬动者。

（3）术前准备：向患者解释穿刺目的、过程，穿刺采取的特殊体位及注意事项。患者签署知情同意书。嘱患者排空大小便，静卧 15～30 分钟。备齐用物，做普鲁卡因过敏实验。

（4）术中护理：协助患者取弯腰侧卧位，屈颈抱膝，背齐床沿，增加椎间隙宽度。穿刺点以第 3～4 腰椎间隙最佳。术中密切观察患者呼吸、脉搏和面色变化，禁止患者乱动，避免造成断针、软组织损伤及穿刺部位污染。

（5）术后护理：24 小时内严格卧床，去枕平卧 4～6 小时，不可抬头，可适当转身，以防头痛、呕吐、眩晕等穿刺后反应。多饮水或遵医嘱静滴生理盐水，颅内压较高者除外。保持穿刺部位的纱布干燥，24 小时内不宜淋浴。

2. 脑血管造影

（1）适应证：诊断脑血管疾病，如颅内动脉瘤、动静脉畸形、动脉狭窄闭塞、脑动脉痉挛等；诊断颅内占位病变，如脑肿瘤、颅内血肿、硬膜外和硬膜下血肿、硬膜下积液等。

（2）禁忌证：有严重出血倾向者；对造影剂和麻醉剂过敏者；病情危重不能耐受手术者；穿刺部位皮肤感染者。

（3）方法：颈动脉造影（于胸锁关节上 4～5cm，胸锁乳突肌内侧缘，颈动脉搏动明显处进针）、椎动脉造影（在颈椎 5～6 横突孔处直接穿刺）、数字减影全脑血管造影（DSA）。

（4）术前准备：向患者和家属说明造影的必要性和造影过程中可能发生的反应。嘱患者排空膀胱，术前禁食 4～6 小时。备齐用物，做普鲁卡因和碘过敏实验，阳性者禁忌。

（5）术后护理

①穿刺部位用沙袋压迫止血，股动脉穿刺者肢体制动 6～12 小时。注意观察足背动脉是否有搏动、皮肤颜色、温度等，观察穿刺部位有无渗血或血肿。

②卧床休息 4 小时后进食或起床活动。

③术后 24 小时多饮水，以促进造影剂排泄。

第二章 外科护理学

第一节 水、电解质及酸碱平衡紊乱

扫码做题

一、正常体液平衡

1. 水平衡

（1）体液的含量与分布：人体内体液总量与性别、年龄及体重有关。肌肉组织含水量较多，脂肪细胞不含水分。由于男性的体脂含量比女性少，因此成年男性的体液量约为体重的 60%，成年女性约为 50%，婴幼儿为 70% ～ 80%。体液可分为细胞内液和细胞外液，男性细胞内液占体重的 40%，女性占 35%。细胞外液分为血浆和组织间液两部分，男、女性细胞外液均占体重的 20%，组织间液为 15%，血浆为 5%；小儿间质液的比例较成人高。

（2）24 小时液体出入量的平衡：显性失水为尿、粪和失血等的总和，不显性失水为皮肤和呼吸道挥发的水分，一般为 600 ～ 1000ml/d。内生水为体内代谢所产生的水分，约 300ml/d。肾功能正常时尿液浓缩后可含溶质 1200mmol/L，要排出全部溶质每天至少需排尿 500ml。

2. 电解质平衡

（1）Na^+ 的平衡：Na^+ 是细胞外液的主要阳离子，正常值是 135 ～ 145mmol/L。

（2）K^+ 的平衡：体内 K^+ 总含量 98% 存在于细胞内，是细胞内液主要的阳离子。血清 K^+ 正常值为 3.5 ～ 5.5mmol/L。K^+ 的作用极其重要，可参与、维持细胞的正常代谢，维持细胞内液的渗透压和酸碱平衡，维持神经肌肉组织的兴奋性，以及维持心肌正常功能等。

（3）Cl^- 和 HCO_3^-：Cl^-、HCO_3^- 和蛋白质是细胞外液中的主要阴离子。

（4）Ca^{2+} 的平衡：血清 Ca^{2+} 浓度为 2.25 ～ 2.75mmol/L。

（5）磷的平衡：血清磷正常值为 0.96 ～ 1.62mmol/L。磷是核酸、磷脂及高能磷酸键的基本成分，此外，磷还参与蛋白质的磷酸化、参与细胞膜的组成，以及参与酸碱平衡等。

（6）Mg^{2+} 的平衡：Mg^{2+} 是细胞内的主要阳离子，正常血清 Mg^{2+} 浓度为 0.70 ～ 1.10mmol/L。Mg^{2+} 可影响神经活动的控制、神经肌肉兴奋性的传递、肌肉收缩及心脏激动性。

3. 酸碱平衡

人体代谢过程中不断产生的酸性和碱性物质，必须通过体内缓冲系统及肺、肾的调节作用使 pH 稳定在正常范围。

（1）血液缓冲系统：最重要的是 HCO_3^-/H_2CO_3，正常比值为 20：1，对于维持细胞外液的 pH 起决定作用。

（2）肺：通过呼吸，肺将 CO_2 排出，使血中 $PaCO_2$ 下降，调节血中的 H_2CO_3。

（3）肾：是调节酸碱平衡的重要器官。肾脏通过改变排出固定酸及保留碱性物质的量，来维持正常的血浆 HCO_3^- 浓度，保持血浆 pH 稳定。

二、水和钠代谢紊乱

临床将水、钠代谢紊乱分为4种类型：等渗性脱水、低渗性脱水、高渗性脱水和水中毒。**外科最常见的为等渗性脱水。**

1. **不同性质脱水的临床特点及治疗** 见表2-1。

表2-1 不同性质脱水的临床特点及治疗

	等渗性	低渗性	高渗性	水中毒
血钠（mmol/L）	135～150	轻度<135 中度<135 重度<120	>150	
病 因	消化液或体液急性丧失，如大量呕吐、肠瘘、肠梗阻、烧伤等	消化液持续丢失，长期胃肠减压失钠；限盐的肾脏、心脏疾病反复利尿；大面积烧伤慢性渗液；等渗性脱水补水过多等	摄入水分不足，如食管癌吞咽困难鼻饲高浓度营养液；高热大量出汗；大面积烧伤暴露疗法等	机体水分摄入量超过排出量，如肾功能不全；各种原因导致的抗利尿激素分泌过多；大量摄入不含电解质的液体或静脉补充水分过多等
水、钠丢失比例	水、钠等比例丢失	失钠多于失水	失水多于失钠	
主要丧失液区	细胞外液	细胞外液	细胞内液	
临床表现	恶心、乏力、少尿，但不口渴；眼窝凹陷，皮肤干燥；体液丢失达体重5%，可有脉速、肢冷等血容量不足表现，体液丢失达体重的6%～7%可有休克	初期无口渴，恶心、视物模糊、乏力、尿量正常或略增多；中度可出现脉搏细速、血压下降、站立性晕倒，尿量减少；严重者神志不清，肌痉挛性抽痛，腱反应消失，昏迷、休克；尿钠、氯低，尿比重低	体液丢失达体重2%～4%为轻度，口渴明显，无其他症状；4%～6%为中度，极度口渴，烦躁、乏力，眼窝凹陷，尿少，尿比重高；>6%为重度，躁狂，幻觉，谵妄，昏迷	急性水中毒起病急骤，可出现神经、精神症状，重者发生脑疝；慢性水中毒发病缓慢，易被原发疾病掩盖，出现体重增加、软弱无力、恶心、呕吐、嗜睡等表现
治疗原则	消除病因是关键，补液选择平衡盐溶液或等渗盐水。平衡盐溶液更为安全合理，等渗盐水的Cl^-含量高于血清Cl^-含量，大量补充有导致高氯性酸中毒的危险	轻症者仅静脉输注高渗盐水；休克者首先补充血容量，先晶（复方乳酸氯化钠、等渗盐水）后胶（羟乙基淀粉、右旋糖酐或血浆），再补高渗盐水（5%氯化钠）	鼓励患者饮水和静注5%葡萄糖或0.45%氯化钠溶液	立即停止水分摄入，进行脱水治疗，如甘露醇、呋塞米（速尿）等

2．护理措施

（1）等渗性脱水：体液不足时应遵医嘱及时补充液体，补液时遵循定量、定性、定时原则，见表2-2。

表2-2　等渗性脱水补液

	累计损失量	继续丢失量	生理需要量
定　量	每丧失体重的1%，补液400～500ml。第1个24小时补1/2量，次日补剩余1/2量	体温每升高1℃，增补3～5ml/kg。中度出汗：500～1000ml；大量出汗：1000～1500ml；湿透1套衬衣裤：1000ml	体重的第1个10kg×100ml/（kg·d）＋体重的第2个10kg×50ml/(kg·d)＋其余体重×20ml/（kg·d），如无体重按2000ml估算
定　性	据脱水性质选择	据实补充	成人日需量：氯化钠4～6g；氯化钾3～4g；糖相当于5%～10%葡萄糖溶液1500～2000ml
定　时	若各器官代谢功能良好，第1个8小时补充总量的1/2，剩余1/2在后16个小时内均匀输入		

（2）低渗性脱水：应严格控制滴速，每小时不超100～150ml。补钠量：(mmol) ＝［正常血钠值（mmol/L）－测得血钠值（mmol/L）］×体重（kg）×0.6（女性为0.5），17mmol Na^+相当于1g钠盐。一般当天先补1/2缺钠量，剩余第2天补充。

（3）高渗性脱水：补液量估算按每丧失体重的1%，补液量400～500ml；还可据血清钠浓度计算，补水量（ml）＝［血清钠测定值（mmol/L）－血清钠正常值（mmol/L）］×体重（kg）×4。一般2天补完。

（4）水中毒：停止各种可能继续增加体液量的治疗。严格控制水的摄入量，纠正体液较多。每天水的入量应控制在700～1000ml，现此数据已较少使用。

（5）补液原则：先盐后糖，先晶后胶，先快后慢，液种交替，见尿补钾。

（6）补液观察与监测：观察脱水是否改善，注意观察生命体征、精神状态、尿量等。体液过多时应限制入量，脱水利尿。

三、钾代谢异常

体内钾总含量98%存在于细胞内，K^+是细胞内液主要的阳离子。血钾正常值为3.5～5.5mmol/L，细胞外液含钾量仅占2%，但钾的作用极其重要，可参与、维持细胞的正常代谢，维持细胞内液的渗透压和酸碱平衡，维持神经肌肉组织的兴奋性，以及维持心肌正常功能等。钾代谢紊乱的临床特点及治疗见表2-3。

四、钙、镁、磷代谢异常

1．钙代谢异常　血清钙浓度正常值为2.25～2.75mmol/L。低钙血症血清钙浓度＜2.25mmol/L；高钙血症＞2.75mmol/L。

（1）低钙血症

①临床表现：神经肌肉兴奋性增强，出现口周和指（趾）尖麻木及针刺感、手足抽搐、腱反射亢进、以及面神经叩击征（Chvostek 征）阳性。

②治疗及护理：长期治疗可口服钙剂和维生素 D。静脉补钙可 10% 葡萄糖酸钙 10～20ml 或 5%

氯化钙 10ml 静脉注射，必要时 8 ～ 12 小时后重复。

表2-3　钾代谢紊乱的临床特点及治疗

	低钾血症	高钾血症
血钾浓度	<3.5mmol/L	>5.5mmol/L
病因	①长期进食不足 ②丢失过多：严重呕吐、腹泻，持续胃肠减压，肠瘘，长期使用排钾利尿药（呋塞米等）、盐皮质激素（醛固酮）、急性肾衰多尿期等 ③钾向细胞内转移：大量注射葡萄糖和胰岛素、代谢性或呼吸性碱中毒、纠正酸中毒的过程中	①排钾减少：急性肾衰竭、长期使用保钾利尿药（螺内酯） ②补钾过多：补过量、过快、浓度过高，输入大量库存血 ③钾向细胞外转移：严重组织损伤、溶血、缺氧、休克、代谢性酸中毒等
临床表现	①心脏：心肌收缩无力，心音低钝，心动过速，室颤，心衰，猝死 ②骨骼肌：肌无力最早出现，一般先出现四肢软弱无力，后累及躯干和四肢。严重时腱反射迟钝或消失，呼吸肌受累致呼吸困难或窒息 ③胃肠道及泌尿道平滑肌：恶心，食欲缺乏，肠蠕动减弱，腹胀，肠鸣音减弱，便秘，肠麻痹；尿潴留 ④泌尿系统：因低钾、低氯性碱中毒，出现反常性酸性尿 ⑤神经系统：表情淡漠，反应迟钝，定向力差，昏睡、昏迷	①心脏：抑制心脏传导系统，抑制心肌收缩，心动过缓，房室传导阻滞，心脏停搏 ②骨骼肌：四肢软弱无力，腱反射迟钝或消失，严重者呈弛缓性瘫痪 ③神经系统：精神萎靡，嗜睡
心电图	T波低平，ST段下降，QT间期延长，出现u波	T波高尖，PR间期延长，P波下降或消失，QRS波群增宽，ST段升高
治疗原则及护理	①轻度缺钾首选口服补钾，最安全，一般用量3～6g/d，即可使血钾浓度升高1.0～1.5mmol/L ②中度、重度缺钾需静脉补钾，静滴浓度<0.3%（40mmol/L） ③严重低钾者每天补钾<15g，速度<20mmol/h，滴速<60滴/分 ④尿量>40ml/h方可补钾特别重要 ⑤禁止静脉推注补钾，补钾浓度过高会抑制心肌致停搏，刺激静脉致疼痛	①立即停止口服和静脉补钾，避免进食水果等含钾高的食物，停用保钾利尿药及含钾的药物 ②静脉缓慢推注10%葡萄糖酸钙或5%氯化钙，对抗钾离子对心肌的抑制作用 ③促进钾向细胞内转移：5%碳酸氢钠碱化细胞外液，快速静滴；葡萄糖加胰岛素快速静滴；支气管扩张药沙丁胺醇吸入 ④加速排钾：排钾利尿药呋塞米，阳离子交换树脂，腹腔或血液透析

（2）高钙血症

①临床表现：早期无特异性，血钙浓度进一步增高时可出现头痛、背和四肢疼痛等。血清钙>4.5mmol/L，可发生高钙血症危象，患者出现严重脱水、高热、心律失常等，有致死危险。

②治疗及护理：处理原发疾病，促进钙排泄。指导患者采取低钙饮食，多饮水，多食粗纤维食物以利于排便。

2. 镁代谢异常　正常血清镁浓度为 0.75 ～ 1.25mmol/L。低镁血症血清镁浓度 < 0.75mmol/L；高镁血症 > 1.25mmol/L。钾、钙、镁三种离子的相互作用、表现及护理见图 2-1。

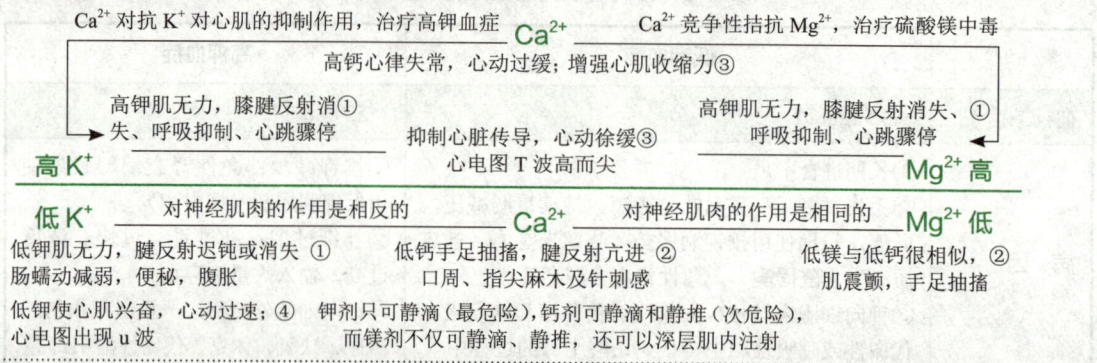

Ca²⁺ 对抗 K⁺ 对心肌的抑制作用，治疗高钾血症　　**Ca²⁺**　　Ca²⁺ 竞争性拮抗 Mg²⁺，治疗硫酸镁中毒

高钙心律失常，心动过缓；增强心肌收缩力③

高钾肌无力，膝腱反射消① → 失、呼吸抑制、心跳骤停　　抑制心脏传导，心动徐缓③　心电图 T 波高而尖　　高钾肌无力，膝腱反射消失、① 呼吸抑制、心跳骤停

高 K⁺　　　　　　　　　　　　　　　　　　　　　　　　　　　　　　　**Mg²⁺ 高**

低 K⁺　对神经肌肉的作用是相反的　　**Ca²⁺**　对神经肌肉的作用是相同的　**Mg²⁺ 低**

低钾肌无力，腱反射迟钝或消失 ①　低钙手足抽搐，腱反射亢进 ②　低镁与低钙很相似，② 肠蠕动减弱，便秘，腹胀　口周、指尖麻木及针刺感　肌震颤，手足抽搐

低钾使心肌兴奋，心动过速；④　钾剂只可静滴（最危险），钙可静滴和静推（次危险），心电图出现 u 波　　而镁剂不仅可静滴、静推，还可以深层肌内注射

临床表现	K⁺	Ca²⁺	Mg²⁺
①腱反射迟钝或消失，肌无力	低钾／高钾	—	高镁
②腱反射亢进，手足搐搦，肌震颤	—	低钙	低镁
③心动过缓	高钾	高钙	高镁
④心动过速	低钾	—	低镁

慢

钾：静滴浓度 < 0.3%（40mmol/L），一般用量 3 ～ 6g/d，严重低钾者每天补钾 < 15g，速度 < 20mmol/h，尿量 > 40ml/h 方可补钾

钙：静推 > 10 分钟，心率 < 80 次／分应停用

镁：静滴速度以 1 ～ 2g/h，呼吸 < 16 次／分、尿量 < 400ml/d 或 17ml/h、膝腱反射消失应停药

图2-1　钾、钙、镁三种离子的相互作用、表现及护理

（1）低镁血症

①临床表现：表现为精神紧张、手足抽搐等，血清镁浓度与机体镁缺乏不一定平行，凡有诱因、且有症状者，即应怀疑低镁血症。与低钙血症相似，补钙后症状不减轻，考虑低镁血症。

②治疗及护理：处理原发疾病，适当补镁。症状消失后应继续补充镁剂 1 ～ 3 周。

（2）高镁血症

①临床表现：中枢神经系统和外周神经肌肉的兴奋性受抑制，表现为疲乏、软弱无力、肌肉软瘫，严重者可出现呼吸肌麻痹甚至心搏骤停。

②治疗及护理：立即停用镁剂。缓慢静脉注射 10% 葡萄糖酸钙或氯化钙溶液 10 ～ 20ml，以对抗镁对心脏和肌肉的抑制作用。

3. 磷代谢异常　正常血清磷浓度为 0.96 ～ 1.62mmol/L。低磷血症血清磷浓度 < 0.96mmol/L；高磷血症 > 1.62mmol/L。

（1）低磷血症

①临床表现：缺乏特异性。可出现头晕、肌无力、严重者现昏迷甚至呼吸肌无力死亡。

②治疗及护理：积极治疗原发疾病。鼓励患者进食含磷丰富的食物。

（2）高磷血症

①临床表现：表现不典型，常继发低钙血症，出现相应表现。

②治疗及护理：积极治疗原发病，同时处理低钙血症。应用磷结合剂时指导患者与食物同服，不可空腹。

五、酸碱平衡失调

正常血液的 pH 为 7.35 ～ 7.45，pH < 7.35 为酸中毒，pH > 7.45 为碱中毒。怀疑患者酸碱平衡失调时，作血气分析可明确诊断，具体对比见表 2-4。

表2-4　酸碱代谢紊乱血气分析对比

		pH	PaCO₂	HCO₃⁻	BE（碱剩余）
正常值	——	7.35～7.45	35～45mmHg（4.67～6.0kPa）	22～27mmol/L	−3～＋3mmol/L
代谢性酸中毒	代偿期	正常	正常	稍降低	负值增大
	失代偿期	下降	正常或稍降低	明显降低	负值增大
代谢性碱中毒	代偿期	正常	正常	稍升高	正值增大
	失代偿期	升高	正常或稍升高	明显增高	正值增大
呼吸性酸中毒		下降	升高	正常或稍升高	正常
呼吸性碱中毒		升高	降低	代偿降低	正常
代酸＋呼碱	——	可正常	降低	——	负值增大
代酸＋代碱	——	变化不大，据临床资料判断			
呼酸＋代碱	——	可正常	升高	——	正值增大
混合型酸碱中毒	代酸＋呼酸	明显下降	升高	降低	负值增大
	代碱＋呼碱	明显升高	降低	升高	正值增大

1. 代谢性酸中毒　是最常见的酸碱平衡紊乱，主要由细胞外液的 H^+ 增加或 HCO_3^- 丢失导致。

（1）临床表现：依据 HCO_3^- 测定结果，分为轻、中、重3度。轻度酸中毒症状不明显，呼吸代偿因素反应迅速，呼吸深快最先出现；典型的酸中毒表现为精神萎靡或烦躁不安，呼吸深快，频率可高达 40～50 次／分钟，呼气带酮味，面红或口唇樱桃红色，腹痛，呕吐，腱反射减弱或消失，嗜睡甚至昏迷。酸中毒时通过 H^+-K^+ 交换使细胞外 K^+ 增高，可导致心律失常。

（2）治疗要点：积极治疗腹泻、缺氧、组织低灌注等原发病，轻度代谢性酸中毒多可自行纠正，不必使用碱性药物。重症酸中毒患者首选5% 碳酸氢钠，加5% 葡萄糖稀释为1.4% 碳酸氢钠。酸中毒时，血 Ca^{2+} 增多，即使患者原有低钙血症，也不会出现手足抽搐，但纠正酸中毒后，血 Ca^{2+} 降低，发生低钙血症；快速纠正酸中毒时，可使大量血 K^+ 转移至细胞内，引起低钾血症，故纠正酸中毒的同时应注意补钾、补钙。

2. 代谢性碱中毒

（1）临床表现：一般无明显症状。有时有呼吸变浅、变慢，嗜睡、精神错乱，常伴有低钾血症和脱水的表现，严重者可昏迷。

（2）治疗要点：积极治疗原发疾病。由胃液丢失引起时，等渗盐水或葡萄糖盐水是轻症代谢性碱中毒最佳的治疗选择，同时可纠正低氯血症。

3. 呼吸性酸中毒

（1）临床表现：胸闷，呼吸困难，躁动不安，头痛。CO_2 潴留先兴奋、后抑制，兴奋表现为失眠、躁动、昼睡夜醒；体表小静脉扩张，皮肤充血，颜面潮红，球结膜水肿，四肢及皮肤温暖潮湿。慢性

严重 CO_2 潴留时抑制神经中枢，可出现神志淡漠、嗜睡、昏迷、抽搐、扑翼样震颤、腱反射减弱或消失等肺性脑病的表现。

（2）治疗要点：积极治疗原发病，改善通气功能。

4. 呼吸性碱中毒

（1）临床表现：呼吸加快，神经肌肉兴奋性增高，急性轻者可有口唇、四肢发麻、刺痛，肌肉颤动；重者有眩晕、昏迷、视力模糊、抽搐，可伴胸闷、胸痛、口干、腹胀等。

（2）治疗要点：积极治疗原发病。用纸袋罩住口鼻，增大呼吸道死腔，减少 CO_2 呼出。使用呼吸机通气过度者应调整呼吸频率和潮气量。

第二节 外科休克

扫码做题

一、概 述

休克是机体受到强烈的致病因素侵袭后，引起有效循环血容量锐减、组织灌注不足、细胞代谢紊乱和功能受损为特征的病理性综合征。氧供给不足和需求增加是休克的本质，产生炎症介质是休克的特征。

1. 临床表现 按照休克的发病过程，可分为休克代偿期和休克抑制期，又称为休克早期和休克期（表2-5）。

表2-5 休克的临床表现

	休克代偿期	休克抑制期	
程 度	轻度	中度	重度
失血量	<20%（800ml以下）	20%～40%（800～1600ml）	>40%（1600ml以上）
神 志	清楚，紧张或烦躁不安	反应迟钝，表情淡漠	意识模糊或昏迷
皮肤颜色	苍白	苍白或发绀	显著苍白，肢端青紫
皮肤温度	正常或湿冷	发凉、潮湿	厥冷（肢端明显）
心 率	<100次/分，尚有力	100～200次/分，较弱	很弱或摸不清
血 液	正常或稍升高，脉压减小	收缩压70～90mmHg，脉压<20mmHg	收缩压<70mmHg或测不到
尿 量	正常或稍少	减少	极少或无尿

2. 外科常见的休克

（1）低血容量性休克：短时间内大量出血及体液丢失所致，多见于上消化道大出血、异位妊娠破裂、腹部实质脏器破裂、大血管破裂等。应及时补充血容量、治疗病因和制止继续失血、失液。

（2）创伤性休克：多由严重外伤导致血液和体液同时丢失所致，如严重烧伤、挤压伤、大面积撕脱伤等。应补充血容量同时给予急救、手术等对症处理。

（3）感染性休克：常继发于各种感染，**主要为革兰阴性菌感染**，又称内毒素休克。**可分为冷休克和暖休克。冷休克外周血管收缩，阻力增高，血容量和心排量减少，为低动力性；暖休克外周血管扩张，阻力降低，心排量正常，为高动力型。**应纠正休克同时控制感染，休克纠正后以控制感染为主。

3. 治疗要点　**尽早去除病因，迅速恢复有效循环血量，改善微循环障碍，恢复正常代谢，防治 MODS 是纠正休克的关键。**

（1）紧急处理：创伤制动，大出血止血，保证呼吸道通畅。安置患者于休克体位，以增加回心血量。尽早建立静脉通路，注意保暖，尽量减少搬动，适当给予镇痛药。

（2）补充血容量：**是纠正组织低灌注和缺氧的关键，是纠正休克的基础。**迅速建立 2 条以上静脉通路。根据血压、尿量、中心静脉压等监测指标，估算输液量及判断补液效果。**一般先补充扩容迅速的晶体液，首选平衡盐溶液；再补充扩容作用持久的胶体液，如低分子右旋糖酐溶液（既可扩容，又可降低血液黏稠度，改善微循环）**，全血（补充血容量的最佳胶体液，急性失血量超过 30% 快速输注）等。

（3）积极处理原发病：积极抗休克的同时，及早手术处理原发病。

（4）纠正酸碱平衡失调：休克都存在不同程度的酸中毒。轻度酸中毒无须纠正。休克严重、酸中毒明显、经扩容后效果不佳者，需给予碱性药物，**常用 5% 碳酸氢钠。**

（5）应用血管活性药物：**经补液、纠正酸中毒等措施后仍未能有效改善休克时，可酌情采用。**常用血管收缩药、血管扩张药及强心药物。血管扩张药使用前必须充分补足血容量。

二、外科休克的护理

1. 护理评估

（1）身体状况

①意识和精神状态：反映脑组织血液灌流情况，是反映休克的敏感指标。

②生命体征：**血压为最常用的监测指标**，收缩压＜ 90mmHg、脉压差＜ 20mmHg，提示休克；脉率增快是休克的早期诊断指标；**常用脉率 / 收缩压（mmHg）计算休克指数，≥ 1.0 提示休克，＞ 2.0 提示严重休克；**呼吸＞ 30 次 / 分或小于 8 次 / 分、体温骤升至 40℃以上或骤降至 36℃以下提示病情危重。

③尿量：**是反映组织灌流情况最佳的定量指标**，也是判断血容量是否补足简单而有效的指标。尿量＜ 25ml、尿比重增高，提示肾血管收缩或血容量不足；**若血压正常尿量仍少且尿比重低提示急性肾衰竭。**尿量＞ 30ml/h 提示休克好转。

（2）辅助检查

①血常规：红细胞计数、血红蛋白降低提示失血；血细胞比容增高提示血浆丢失；白细胞计数和中性粒细胞比值升高提示感染。

②凝血功能：注意有无 DIC，血小板计数＜ $80×10^9$/L、血浆纤维蛋白原＜ 1.5g/L 或呈进行性下降、凝血酶原时间较正常延长＞ 3 秒、3P（血浆鱼精蛋白副凝固）试验阳性等提示 DIC。

③动脉血气：PaO_2 ＜ 60mmHg 且经吸氧无法改善，提示 ARDS；$PaCO_2$ 可作为判断呼吸性酸碱平衡失调指标。

④动脉乳酸盐：反映细胞缺氧情况。正常值为 1 ～ 1.5mmol/L，乳酸盐值越高，预后越差。

⑤**毛细血管楔压（PCWP）：反映肺静脉、左心房和右心室压力。**正常 6 ～ 15mmHg，偏低提示血容量不足，偏高提示肺循环阻力增加。

2. 护理措施

（1）补充血容量：原则是及时、快速、足量。常根据血压和中心静脉压指导补液（表2-6）。中心静脉压（CVP）代表右心房或胸段腔静脉内的压力变化，在反映全身血容量及心功能状态方面早于动脉压。CVP 的正常值为 5～12cmH$_2$O，< 5cmH$_2$O 提示血容量不足，> 15cmH$_2$O 提示心功能不全，> 20cmH$_2$O 提示存在充血性心力衰竭。

表2-6　血压、中心静脉压与补液的关系

血 压	中心静脉压	原 因	处理原则
低	低	血容量严重不足	充分补液，加快输液速度
正常	低	血容量不足	适当补液
低	高	心功能不全或血容量相对过多	给予强心药，纠正酸中毒，舒张血管
正常	高	容量血管过度收缩	舒张血管
低	正常	心功能不全或血容量不足	补液试验

（2）改善组织灌注：取休克体位，头和躯干抬高 20°～30°、下肢抬高 15°～20°。必要时使用抗休克裤。抗休克裤既能控制腹部和下肢出血，又能增加血液回流，改善组织灌流。

（3）保持呼吸道通畅：神志淡漠或昏迷患者，头偏向一侧，防止窒息。密切观察呼吸改变，及时清除呼吸道分泌物。常规给氧，予以氧浓度 40%～50%、氧流量 6～8L/min。必要时行气管插管或气管切开。

（4）用药护理：小剂量、低浓度缓慢使用血管活性药物，直至血压平稳后逐渐停药。注意避免药物外渗，若注射部位出现红肿、疼痛，应立即更换滴注部位，并用普鲁卡因行局部封闭。

（5）保暖：每 4 小时监测 1 次体温，通过加盖棉被、毛毯和调节室温等方法进行保暖，但禁用热水袋、电热毯等体表加温方法，避免烫伤，并防止皮肤血管扩张导致休克加重和耗氧量增加。

第三节　多器官功能障碍综合征

扫码做题

一、急性呼吸窘迫综合征

急性呼吸窘迫综合征（ARDS）是指由肺内、肺外因素导致的急性弥漫性肺损伤，以及由此而发展的急性呼吸衰竭。急性肺损伤（ALI）和 ARDS 为同一疾病过程的两个阶段，ALI 代表早期和病情相对较轻的阶段，ARDS 代表后期病情较严重的阶段。

1. 临床表现

（1）症状：ARDS 发病迅速，多在原发病后的 72 小时内发生，病程一般不超过 7 天。除原发病的表现外，最早出现的症状是呼吸加快，呼吸困难进行性加重等呼吸窘迫表现，伴烦躁、焦虑、多汗等。呼吸深快、呼吸费力，伴明显发绀，不能用一般的吸氧法改善，也不能用其他原发心肺疾病解释。

（2）体征：早期体检无明显异常体征，或仅闻少量细湿啰音。后期听诊双肺可有中小水泡音、管状呼吸音。

2. 治疗要点

（1）治疗原发病：积极寻找原发病灶并彻底治疗。

（2）氧疗：迅速纠正缺氧是抢救 ARDS 最重要的措施。一般需高浓度（> 50%）、高流量面罩给氧，使 $PaO_2 \geqslant 60mmHg$ 或 $SaO_2 \geqslant 90\%$。

（3）机械通气：改善肺泡通气功能，纠正低氧血症，尽早进行机械通气，维持适当的气体交换，选用呼气末正压（PEEP）模式。

（4）液体管理：控制输液速度，合理限制液体入量，以输入晶体液为主，适当给予白蛋白。失血较多者应给予新鲜血。酌情使用利尿药，液体出入量可轻度负平衡。

（5）营养支持治疗：提倡全胃肠营养。根据呼吸、循环及水、电解质、酸碱平衡等及时调整营养治疗方案。

3. 护理措施

（1）休息活动护理：取半卧位或坐位，改善呼吸状态，躁动患者应防止意外伤害。

（2）饮食护理：给予高热量、高蛋白、易消化、产气少的饮食。昏迷患者给予鼻饲或静脉提供足够的营养。

（3）病情观察：ARDS 患者需收入 ICU 治疗。持续监测患者的心率、血压变化。观察呼吸的频率、幅度、类型等，注意有无皮肤颜色、温度改变。

（4）保持呼吸道通畅：协助患者翻身叩背，遵医嘱给予相应药物化痰，指导患者做深呼吸和有效咳嗽，保持人工通气管的湿化。持续监测气囊压，维持在 $20 \sim 30cmH_2O$。

二、急性肾衰竭

急性肾衰竭又称急性肾损伤，是指由各种原因引起的短时间内肾功能急剧下降而出现的临床综合征。

1. 临床表现

（1）起始期：未发生明显的肾实质损伤，急性肾衰竭尚可预防，持续数小时至几天。

（2）维持期（少尿期）：一般持续 $7 \sim 14$ 天，可见血尿素氮和肌酐进行性上升，出现一系列尿毒症表现。

①全身表现：消化系统症状常为首发症状，还可出现咳嗽、呼吸困难、高血压、心力衰竭、意识模糊、抽搐、出血倾向、感染（主要的死亡原因之一）、多脏器功能衰竭等症状。

②水、电解质和酸碱平衡失调：可表现为代谢性酸中毒、高钾血症、低钠低氯血症、水过多等，以代谢性酸中毒和高钾血症最常见。高钾血症可致各种心律失常，严重者发生心室颤动或心脏骤停，是最主要的电解质紊乱和最危险的并发症，是少尿期的首位死因。

（3）恢复期：持续 $1 \sim 3$ 周，可有多尿表现，每天尿量可达 $3000 \sim 5000ml$，随后逐渐恢复正常。多尿期早期仍可有高钾血症，后期可出现低钾血症。

2. 治疗要点　尽早明确诊断，及时纠正可逆的病因是恢复肾功能的关键。主要包括尽早识别并纠正可逆病因，维持体液稳定，营养支持，防治并发症及肾脏替代治疗等。透析治疗是治疗高钾血症最有效的方法。

3. 护理措施

（1）休息活动护理：少尿期应绝对卧床休息，以减轻肾脏负担。下肢水肿者抬高下肢，促进血液回流。当尿量增加、病情好转时，可逐渐增加活动量。

（2）饮食护理：在少尿期 3 天以内，不宜摄入蛋白质，严禁含钾食物，如橘子、榨菜、紫菜、菠菜、香蕉、香菇、薯类、山药、坚果等。少尿期 $3 \sim 4$ 天之后，给予低蛋白、高热量、高维生素的清淡流质或半流质饮食，严格禁止摄入含钾食物或药物等。限制蛋白质 0.8g/（kg·d），以优质蛋白（肉类、蛋类、奶类）为宜。不能进食者可鼻饲或静脉营养，尽量减少钠、钾、氯的摄入量。

（3）维持水平衡：少尿期患者严格限制液体入量，坚持"量出为入，宁少勿多"的补液原则。严格记录 24 小时液体出入量，每天补充液量＝前 1 天总排出量＋500ml。恢复期患者，初期补充排出水分的 1/3 ～ 1/2，注意多饮水和及时补充钾、钠。

（4）病情观察：密切监测患者的生命体征、尿量、肾功能及电解质的变化，血清尿素氮和血清肌酐逐渐下降，提示患者肾功能好转。注意观察有无体液过多的表现，包括：皮下水肿，体重增加＞0.5kg/d，血钠偏低且无失盐，中心静脉压＞12cmH$_2$O，胸部 X 线显示肺充血征象，心率增快、呼吸急促、血压增高但无感染等。

（5）高钾血症的护理：密切监测血钾浓度，注意有无心律失常表现；应严格限制钾的摄入，忌用紫菜、香蕉等富含钾的食物，积极预防和控制感染、及时纠正酸中毒、禁止输入库存血。当血钾＞6.5mmol/L，应配合医生给予紧急处理。

三、弥散性血管内凝血

弥散性血管内凝血（DIC）是以微血管体系损伤为病理基础，凝血及纤溶系统被激活，导致机体弥散性微血栓形成、凝血因子大量消耗并继发纤溶亢进，从而引起全身性出血和微循环障碍的临床综合征。

1. 临床表现

（1）出血：是 DIC 最常见和最早被发现的症状。表现为突然发生的自发性、多发性的出血，部位可遍及全身，多见于皮肤黏膜、伤口及穿刺部位。

（2）低血压、休克或微循环障碍：轻症多为血压降低，重症则出现休克或微循环障碍，早期即可出现多个重要器官功能不全，但休克程度与出血量常不成比例。顽固性休克是 DIC 病情严重及预后不良的先兆。

（3）栓塞和溶血：内脏栓塞常见于肾、肺、脑等。

2. 治疗要点

（1）消除诱因，治疗原发病：是终止 DIC 最关键和根本的治疗措施。

（2）抗凝疗法：应在有效治疗原发病的前提下，与补充凝血因子同步进行。肝素是 DIC 首选的抗凝治疗药物。其他抗凝及抗血小板聚集药物，如阿司匹林、低分子右旋糖酐等。

（3）补充凝血因子和血小板。

（4）抗纤溶治疗。

3. 护理措施

（1）一般护理：卧床休息，吸氧。休克患者取中凹位，呼吸困难严重者取半坐卧位。加强皮肤护理和排泄护理。给予流质或半流质饮食，必要时禁食。

（2）病情观察：密切观察生命体征、神志和尿量的变化，及时识别休克。观察有无持续、多部位的出血或渗血，注意出血部位、范围和出血量。

（3）应用肝素的护理：肝素主要的不良反应是出血，应用时最常见的临床监测指标是部分凝血活酶时间（APTT），较正常参考值延长 1.5 ～ 2.0 倍为宜。也可检测凝血时间（CT），在 20 分钟左右为宜。超过 30 分钟提示过量。肝素过量可缓慢静注鱼精蛋白解救。DIC 患者若使用血液制品，应使用纤维蛋白原。

第四节 麻醉护理

一、概 述

麻醉是指用药物或其他方法使患者全身或局部暂时失去感觉，达到有效消除疼痛和不适感，并使局部肌肉松弛，为手术治疗或其他医疗检查提供条件。可分为局部麻醉、椎管内麻醉和全身麻醉。

1. 麻醉前准备

（1）择期手术患者术前 8 ～ 12 小时禁食，4 小时开始禁水，以使胃排空，预防反流和误吸。

（2）改善患者体质，使患者各器官功能处于良好的状态，提高身体的耐受力。

（3）做好心理护理，缓解患者恐惧焦虑的情绪。

2. 术前用药

（1）镇痛药：提高痛阈，镇静，镇痛。与全身麻醉药起协同作用，减少全身麻醉药的用量。常用药物有吗啡、哌替啶等。

（2）苯二氮䓬类药物：镇静，催眠，抗惊厥，抗焦虑，预防局麻药毒性。常用药物有地西泮、咪达唑仑等。

（3）巴比妥类药物：主要抑制大脑皮质，有镇静、催眠、抗惊厥作用，并可减少局麻药的毒性反应。常用苯巴比妥（鲁米那）。

（4）抗胆碱药：可抑制呼吸道腺体和唾液腺分泌，以保持呼吸道通畅。还可抑制迷走神经反射，提升心率。常用药物有阿托品、东莨菪碱等，但目前不主张常规使用。

（5）H_2 受体阻断剂：有抗组胺作用，可减少胃液量，提高胃内 pH 值。常用于急腹症及临产妇未能做空腹准备者，可减少术中胃液反流和误吸的风险。

二、麻醉护理

（一）局部麻醉

局麻简便易行，安全有效，患者的神志清楚，并发症较少，适用于浅表部位的手术。局部麻醉方法包括表面麻醉、局部浸润麻醉、区域阻滞、神经及神经丛阻滞。

1. 常用局部麻醉药物

（1）酯类：常用药有普鲁卡因、氯普鲁卡因、丁卡因等。酯类局麻药在体内的代谢产物可成为半抗原，引起变态反应，导致少数患者出现过敏。局部浸润麻醉常用普鲁卡因。表面麻醉常用丁卡因。

（2）酰胺类：常用药有利多卡因、布比卡因等。酰胺类局麻药在体内代谢后不形成半抗原，过敏反应极罕见。

2. 局部麻醉药物中毒

（1）原因：局麻药过量，单位时间内药物吸收过快，药物误注入血管内，患者全身情况差。

（2）临床表现

①中枢神经系统毒性反应：舌或口唇麻木、头晕、耳鸣、视物模糊、抽搐、惊厥、昏迷，甚至呼吸停止。

②心血管系统毒性反应：心律失常、心肌收缩力减弱、血压下降，甚至心脏骤停。

（3）预防

①根据需要选择不同浓度、不同剂量的局麻药，防止过量。

②注射局麻药前须行回抽试验，证实无气、无血、无脑脊液后方可注射。

③局麻药液中加肾上腺素，可使局部血管收缩，延长局麻药吸收，减少局麻药用量。局麻药中加入肾上腺素的浓度一般为 1：200 000。但手指、足趾和阴茎等处的局麻手术或甲亢、心律失常、高血压及周围血管疾病等患者，不应加肾上腺素。

（4）治疗：一旦发生应立即停药；支持循环和呼吸功能，给氧；遵医嘱给予地西泮；控制抽搐或惊厥可用 2.5% 硫喷妥钠。

3. 局部麻醉的护理

（1）一般护理：局麻术后休息片刻，无异常反应方可离去。告知患者如有不适随时就诊。

（2）过敏反应及护理

①表现：在使用少量局麻药后，出现荨麻疹、喉头水肿、支气管痉挛、低血压及血管神经性水肿，严重者危及生命。

②处理：一旦发生应立即停药；保持呼吸道通畅，给氧；遵医嘱给予肾上腺素、糖皮质激素及抗组胺药。

（二）椎管内麻醉

1. 蛛网膜下腔阻滞　简称腰麻，是将局部麻醉药注入蛛网膜下腔，使脊神经根的前根和后根神经传导暂时阻滞的麻醉方法。适用于 2～3 小时的下腹部、盆腔、下肢、肛门会阴部的手术，如阑尾切除术，疝修补术等。优点是局麻药用量小，全身毒性作用较轻。

2. 硬膜外阻滞　是将局麻药注入硬脊膜外腔，暂时阻滞脊神经根神经传导的麻醉方法。适用于横膈以下各种腹腔、盆腔及下肢的手术。优点是可通过置管连续给药，使麻醉时间根据手术需要延长；缺点是局麻药用量大，可导致全身反应。

3. 麻醉前用药　常用巴比妥类，如苯巴比妥，以镇静和增强对局麻药的耐受性。

4. 并发症的观察与护理

（1）蛛网膜下腔阻滞麻醉

①头痛：是最常见的并发症，主要因脑脊液经穿刺孔漏出，引起颅内压下降、颅内血管扩张所致。去枕平卧 6～8 小时，可防止因脑脊液外漏所致头痛。典型的头痛常位于枕部、顶部或颞部，呈搏动性，抬头或坐起时加重。轻度头痛经卧床 2～3 天可自行消失；中度头痛治疗可采取平卧或头低位，补液，应用小剂量镇静、镇痛药；严重头痛可采用硬膜外间隙充填疗法。

②尿潴留：主要由支配膀胱的骶 2～4 神经被阻滞后恢复较迟、手术后切口疼痛、下腹部手术时膀胱直接刺激及患者不习惯在床上排尿的体位等所致。表现为尿液不能排出，下腹部膨胀疼痛等。应首先诱导患者自行排尿，必要时可留置导尿。

③神经并发症：脑神经受累，假性脑脊膜炎，粘连性蛛网膜炎，马尾神经综合征等。

（2）硬脊膜外腔阻滞麻醉

①全脊麻：指全部脊神经受阻滞，是硬膜外阻滞最危险的并发症。原因为穿刺针或导管误入蛛网膜下腔而未被及时发现，将超量局麻药注入而产生异常广泛的神经根阻滞。主要表现为注药后迅速出现低血压，意识丧失，呼吸、循环停止，全部脊神经支配区域无痛觉，处理不及时可发生心脏骤停。预防应严格操作规程，不能省略"试验剂量"。发生全脊麻后，应维持呼吸和循环功能，输液，机械通气，应用升压药；心脏骤停应立即行心肺复苏。

②穿刺针或导管误入血管：注药前务必回抽。一旦误入血管将发生毒性反应，出现抽搐或心血管症状。处理应给予吸氧，静脉注射地西泮或硫喷妥钠抗惊厥，同时维持有效的循环和呼吸。

③血压下降：常因交感神经被阻滞所致。应去枕平卧 4～6 小时，防止血压波动，加快输液速度，给予升压药物等。

④呼吸抑制：因肋间肌及膈肌运动被抑制所致。预防应减少局麻药用量，严密观察病情变化，给氧，做好急救准备。

⑤硬膜外血肿：硬膜外血肿少见，却是并发截瘫的首要原因。一经确诊，尽早（8 小时内）手术清除血肿。超过 12 小时再手术恢复的可能性极小。

⑥其他并发症：脊神经根损伤，脊髓损伤，导管折断，硬膜外脓肿等。

（三）全身麻醉

1. 吸入麻醉 麻醉药经呼吸道吸入到体内，产生全身麻醉作用，称为吸入麻醉。常用的吸入麻醉药有氟烷、恩氟烷、异氟烷、氧化亚氮、七氟烷、地氟烷等。

2. 静脉麻醉 将麻醉药直接经静脉注入血液循环，作用于中枢神经系统，产生全身麻醉的方法称为静脉麻醉。硫喷妥钠为超短效巴比妥类药，15～30 秒即可使患者入睡，常用于麻醉诱导。其他药物还有氯胺酮、咪达唑仑、丙泊酚、芬太尼，肌松药琥珀胆碱、筒箭毒碱等。

3. 复合全身麻醉 临床麻醉中应用最多的全身麻醉方法。

4. 并发症的观察与护理

（1）反流与误吸：误吸大量胃内容物后的死亡率极高，完全呼吸道梗阻可立即导致窒息，危及生命；误吸胃液可引起肺水肿和肺不张。预防的主要措施有：术前应禁食、禁水，促进胃排空，提高胃液的 pH 值，加强呼吸道防护；术后去枕平卧，头偏向一侧。全麻清醒的可靠指征是能准确地回答问题。

（2）呼吸道梗阻

①上呼吸道梗阻：是指声门以上的呼吸道梗阻。主要原因为舌后坠、异物或口腔分泌物阻塞，喉头水肿或喉痉挛等。典型表现有三凹征、鼾声等。一旦发生，应迅速将下颌托起，放入口咽或鼻咽通气管，清除异物和分泌物。喉头水肿者给予糖皮质激素；硫喷妥钠易引起喉痉挛，喉痉挛者首先去除诱因，加压给氧，无效者给予肌松药，必要时行气管内插管。

②下呼吸道梗阻：是指声门以下的呼吸道梗阻。主要原因为气管导管扭折、导管斜面紧贴在气管壁上、误吸等。轻者出现肺部啰音，重者出现呼吸困难、发绀、心率加快、血压下降。一旦发现，立即报告医生处理。

（3）高血压和低血压：麻醉过深、失血过多等会导致低血压；高血压发生与原发疾病、麻醉浅、镇痛药不足等引起的应激有关。

（4）低氧血症：主要原因为吸入氧浓度过低、气道阻塞、肺不张、肺水肿及误吸等。表现为呼吸急促、发绀、躁动不安等。应及时给氧，必要时给予机械通气。

（5）肺不张：痰液等分泌物导致呼吸道梗阻为最常见的原因。肺不张时患者出现持续性低氧血症。术前应充分准备，戒烟、指导呼吸功能锻炼；术中及时吸痰；术后给予有效镇痛，病情允许情况下鼓励患者深呼吸有效咳嗽，术后早下地、多活动，必要时给予雾化吸入、吸痰和抗生素治疗。

第五节 心肺脑复苏

扫码做题

心肺复苏是针对心跳、呼吸骤停所采取的急救措施，包括运用胸外心脏按压、人工呼吸等方法恢复患者的自主心脏搏动和自主呼吸，达到挽救生命的目的。由于复苏中维持脑组织血流是重点，中枢神经系统功能的恢复是目标，心肺复苏扩展为心肺脑复苏。

1. **心肺脑复苏时间**　因大脑对缺血缺氧耐受力最差，最先受到损害。心脏骤停后10秒意识丧失，突然倒地，大小便失禁；20～30秒断续或无效呼吸；60秒自主呼吸逐渐停止，瞳孔散大；3分钟开始出现脑水肿；超过4～6分钟大脑即可发生不可逆的损害。因此，要求心肺脑复苏应在呼吸、心脏骤停后4～6分钟内实施，避免脑细胞死亡。

2. **基础生命支持（BLS）**　关键步骤包括：立即识别心脏骤停，启动急救反应系统，早期心肺复苏，快速除颤。

（1）识别心脏骤停

①发现意识丧失突然倒地者，应在评估环境安全、做好自我防护的情况下，快速判断心脏骤停。如环境无不安全因素，尽可能不要搬动患者。

②首先拍打患者双肩并大声呼叫患者，如无反应，接下来同时判断呼吸和检查脉搏，可以在患者没有呼吸或不能正常呼吸（仅有喘息）的情况下开始心肺复苏。

③检查呼吸的最佳方法是暴露胸腹部皮肤，直接观察胸腹部有无起伏，5～10秒。即将传统"一看二听三感觉"简化为"一看"，不再推荐将耳朵贴近患者口鼻听呼吸和感觉呼气的方法。

④识别心搏骤停最可靠的临床征象是意识丧失伴大动脉搏动消失。通常成人检查颈动脉，儿童检查股动脉，婴儿检查肱动脉。医务人员如需检查脉搏，时间不应超过10秒，如果无法明确触摸到脉搏，就应开始心肺复苏，切不可因反复测脉搏、观察瞳孔变化等而贻误复苏时机。

（2）启动急诊医疗服务：单人施救者，在判断患者心脏骤停后应拨打急救电话求助，并立刻返回患者身边开始心肺复苏。两人以上施救者，一人拨打电话，另一人即开始心肺复苏。

（3）胸外按压（chest compressions，C）：胸外心脏按压是心脏骤停后急救处理的第一个步骤。有效的胸外心脏按压可产生60～80mmHg的动脉压，对成功复苏极为关键。

①复苏体位：将患者放置于仰卧位，平躺在坚实平面上。

②按压部位：胸骨下段，即胸骨下1/3处，乳头连线与胸骨交界处。

③按压手法：施救者跪在患者一侧，双手掌根部相叠，十指交叉相扣，身体稍前倾，肩、肘、腕关节呈一条直线，以上身的重力垂直按压。按压应快速、用力。为保证每次按压后胸廓完全回弹，放松时手掌应离开胸壁，施救者不可倚靠患者，也不得采用冲击式按压。

④按压频率和深度：按压频率100～120次/分，使胸骨下陷5～6cm。

⑤按压通气比例：单人施救时，应首先从进行30次按压开始心肺复苏，之后再给予2次通气。每个周期5组，大约2分钟。成人不论两人施救还是单人施救，均为30：2。

⑥按压和放松时间：比例为1：1时，心排血量最大。

⑦施救轮换：胸外按压时，施救者易疲劳，故两人或两人以上施救时，应每2分钟（即5个按压呼吸周期）轮换一次，以保持按压的质量。每次轮换应在5秒内完成，按压中断的时间应不超过10秒。

（4）开放气道（airway，A）：解开患者衣领、皮带，清除口鼻分泌物、呕吐物及义齿。在患者无明显头、颈部外伤时采用仰头提颏法。在怀疑有头、颈部外伤时采用推举下颌法。

（5）人工呼吸（breathing，B）：非窒息性心脏骤停后的最初几分钟，通气并不重要，不能因为给予通气而延误或中断心脏按压。但为了维持一定水平的血氧含量，人工呼吸是必需且有效的。方法有口对口（鼻）人工呼吸、口对屏障装置呼吸、球囊-面罩通气、高级气道通气（气管插管）等。

①口对口（鼻）人工呼吸：最简易、有效、及时的人工呼吸法是口对口（鼻）人工呼吸，可使患者的PaO_2达到75～85mmHg。施救者捏闭患者鼻孔，以口唇包紧患者口部，口对口密闭施行人工呼吸。每次吹气应持续1秒以上，看见患者胸廓抬起方为有效。潮气量500～600ml。平均每5～6秒给予一次人工通气，即频率为10～12次/分；建立高级气道后，可6～8秒给予一次人工通气，即频率

为 8 ～ 10 次 / 分。在通气时不可停止胸外按压。口对口吹气时，施救者应正常呼吸，而不是深呼吸，防止深呼吸造成施救者头晕及患者肺充气过度、胃扩张、反流或误吸，过度通气还会增加患者胸内压，减少静脉回流至心脏等。

②口对屏障装置呼吸：通过口对口通气而传播疾病危险的可能性微乎其微，且使用防护装备也并不能有效减少传染病的传播风险，因此，用或不用屏障装置进行人工呼吸都是合理的，施救者不可因此延误胸外按压。

③球囊 - 面罩通气：仅在具备 2 名训练熟练的施救者时才可使用，一名施救者开放气道并将面罩紧贴患者面部，另一名挤压球囊。挤压一次的空气量约 500 ～ 1000ml。

④气管插管：要求具有熟练的操作技能和经验，在心脏骤停的急救中失败率高。

（6）早期除颤：成人心脏骤停时，最初发生较为常见且较容易治疗的心律失常为室颤。单纯心肺复苏一般不可能终止室颤而恢复有效循环灌注，迅速除颤是治疗室颤最好的方法。一旦除颤仪准备就绪，应立即实施除颤，采用直流非同步电复律，但在等待除颤仪的过程中，应进行心肺复苏。

（7）复苏成功的标志

①神志：出现眼球运动、对光反射、手足抽动、发出呻吟等意识恢复表现。

②面色及口唇颜色：由发绀转为红润。

③大动脉搏动：若停止按压，脉搏依然存在，说明患者已恢复自主心跳。

④瞳孔：缩小。

⑤自主呼吸恢复：出现较强的自主呼吸。

3. 高级生命支持（ACLS） ACLS 是以基础生命支持为前提，借助医疗仪器和特殊技术，建立和维持更为有效的通气和循环功能，识别及治疗心律失常，建立静脉通路并应用药物，改善并维持心肺功能及治疗原发病的一系列救治措施。

（1）建立给药途径：心脏骤停时给药途径以静脉给药为主，有条件者建立中心静脉通路。无法建立静脉通路时，可选择骨髓腔给药，也可用气管内给药。

（2）常用药物

①肾上腺素：是心脏复苏的首选药物，通过兴奋 α 肾上腺素受体，激发心肌自主收缩，增强心肌收缩力，升高血压，加快心率，使心排血量增加；通过收缩外周血管，从而保证心脏及重要脏器的血供；并可使心室纤颤由细颤转为粗颤，使电除颤易于生效。当患者的心律失常不适合电除颤时，应尽早给予肾上腺素，可增加存活率，减少神经系统损伤。常用剂量为 1mg，每 3 ～ 5 分钟重复使用一次。肾上腺素可显著收缩皮肤、黏膜、肾、胃肠道平滑肌的血管，而对脑和肺的血管收缩不明显；可舒张冠状动脉及肝脏和骨骼肌血管。还可兴奋支气管平滑肌的 β_2 受体，发挥强大的舒张支气管的作用。

②胺碘酮：是目前临床应用最广泛的抗心律失常药，用于治疗对心肺复苏、除颤和血管加压药物无反应的室颤或无脉性室速。

③利多卡因：在无法获得胺碘酮时考虑使用。

④硫酸镁：是用于治疗或防止尖端扭转型室性心动过速复发的辅助药物，不建议常规使用。

⑤阿托品：可减弱心肌迷走神经反射，提高窦房结的兴奋性，促进房室传导，对心动过缓有较好疗效。

⑥碳酸氢钠：只在心脏骤停前已存在代谢性酸中毒、高钾血症、三环类抗抑郁药物过量等情况下适当补充，不作为常规用药。

（3）控制气道与氧疗。

4. 脑复苏及复苏后处理 心搏呼吸骤停引起脑损害的基本病理是脑缺氧和脑水肿。脑复苏是防治脑缺血缺氧、减轻脑水肿、保护脑细胞、恢复脑功能到心搏骤停前水平的综合措施。心脏骤停后 60 秒即出现脑细胞损害，故应尽早实施脑复苏。

5. 脑复苏的主要治疗和护理措施

（1）降温治疗：低温可减少脑耗氧量，将体温降至 $32 \sim 34$℃，维持 $12 \sim 24$ 小时。

（2）维持适当的血压水平：维持正常或稍高于正常水平的血压，保证有足够的脑灌注压维持脑血流。

（3）脱水治疗：20% 甘露醇或 25% 山梨醇，每次 $200 \sim 250ml$，快速（$15 \sim 30$ 分钟）静脉滴注。可防治脑水肿。

（4）糖皮质激素：可降低颅内压，抑制血管内凝血，降低毛细血管通透性，维持血脑屏障的完整性，防止细胞自溶和死亡。

（5）解除脑血管痉挛：常用钙通道阻滞剂。

（6）高压氧治疗。

6. 脑复苏后的主要治疗和护理措施

（1）专人监护心率、心律：理想心率为 $80 \sim 120$ 次 / 分。对心动过缓、过速或心律失常应及时采取防治措施。

（2）维持良好的呼吸功能：保持呼吸道通畅，及时清除呼吸道分泌物。

（3）防治肾衰竭：监测尿量及血生化改变，防治肾衰竭。

（4）确保有效循环稳定：理想血压为 $80 \sim 90/50 \sim 60mmHg$。

第六节 机械通气的临床应用

扫码做题

机械通气是在患者自然通气和（或）氧合功能出现障碍时，运用器械（主要是呼吸机）恢复患者有效通气并改善氧合的方法。根据是否建立人工气道分为有创机械通气和无创机械通气。

1. 人工气道 目前常用的人工气道包括气管插管和气管切开。

（1）建立人工气道的目的：解除气道梗阻；及时清除呼吸道内分泌物；防止误吸；严重低氧血症和高碳酸血症时实行正压通气治疗。

（2）人工气道的护理

①气管插管的护理

a. 妥善固定导管，每班测量末端到牙齿的距离，并观察气管插管有无移位；每天拍摄床旁 X 线胸片，确保插管位置正确。

b. 注意保持导管通畅，定时翻身扣背，给予雾化吸入，可在气管内滴入生理盐水或蒸馏水稀释痰液。及时吸出导管、口腔内分泌物。

c. 气管插管留置时间一般不超过 72 小时，推荐使用高容量低张力气囊导管，定时（推荐 4 小时）监测气囊压，维持其在 $20 \sim 30cmH_2O$ 范围内，采用测压法进行气囊注气调节气囊压力，不常规进行放气，防止造成通气不足或黏膜受压坏死等。

d. 拔管后注意观察患者呼吸情况，监测生命体征，注意有无喉头水肿、喉痉挛等并发症。

②气管切开的护理

a. 注意观察切口周围皮肤，每天更换气管切开处敷料和清洁气管内套管 $1 \sim 2$ 次，防止感染。

b. 妥善固定气管切开套管，固定导管纱布松紧适宜，以容纳一指为宜。

2. 机械通气临床应用

（1）适应证：慢阻肺急性加重、哮喘急性发作等通气障碍为主的疾病；胸廓畸形、间质性肺疾病等限制性通气功能障碍；重症肺炎、ARDS 等换气功能障碍为主的疾病。

①预防性机械通气：长时间休克；严重感染；慢性阻塞性肺疾病患者行胸腹部手术，明显代谢紊乱；酸性物质误吸综合征；恶病质。

②治疗性机械通气：心肺复苏后期治疗；换气功能衰竭；通气功能不全或衰竭；呼吸功能失调或丧失；不能代偿呼吸做功增加的非特异性衰弱患者。

（2）禁忌证：无绝对禁忌证，相对禁忌证为严重气胸及纵隔气肿未行引流。

（3）常用的机械通气模式

①持续强制通气（CMV）：呼吸机完全替代患者自主呼吸，包括容量控制和压力控制。

②间歇强制通气（IMV）：呼吸机按预设频率给予 CMV，但允许患者进行自主呼吸。由于呼吸机以固定频率呼吸，可影响患者自主呼吸，出现人机对抗。

③同步间歇强制通气（SIMV）：在 IMV 基础上增加了人机协调，呼吸机预设的呼吸频率由患者触发，是目前最常用的通气模式。

④压力支持通气（PSV）：由患者自主呼吸触发，并决定呼吸频率和吸 / 呼比例，适用于有一定自主呼吸能力、呼吸中枢驱动稳定或准备撤机的患者。

⑤持续气道正压（CPAP）：气道处于持续正压状态，可防止肺与气道萎缩，改善肺顺应性，减少吸气阻力。

⑥呼气末正压（PEEP）：呼气末气道压及肺泡内压维持在高于大气压水平，可降低肺内分流量，纠正低氧血症。

（4）呼吸机撤离：由机械通气状态恢复到完全自主呼吸的过渡过程。应循序渐进进行，撤机前应基本去除呼吸衰竭的病因，改善重要脏器的功能，纠正水电解质酸碱失衡。可采用 T 型管、PSV、有创 - 无创序贯通气等方式。

（5）护理措施

①加强监护

a．监测血氧饱和度和动脉血气分析。动脉血气分析是监测治疗效果最重要的指标，可判断血液氧和状态，机体酸碱平衡状态等。

b．监测患者有无自主呼吸，自主呼吸与呼吸机是否同步，呼吸的频率、节律等。出现异常及时查找原因并处理。

c．监测气道峰值压（PAP），气道压力增高常见于咳嗽、痰液过多或黏稠阻塞气道、输入气体管道扭曲、受压、气管插管斜面贴壁；下降见于气体管道衔接不紧、气囊漏气或充盈不足等。

②吸入气体的加温和湿化：机械通气时需使用加温加湿器，维持吸入气体的温度在 32 ~ 36℃，相对湿度 100%。注意湿化罐内只能加无菌蒸馏水，禁用生理盐水或加入药物，湿化罐内水量要恰当。

③吸痰：吸痰前后应给予高浓度（$FiO_2 > 70\%$）氧气吸入 2 分钟，1 次吸痰时间不超过 15 秒。

④撤机护理：撤机应循序渐进。患者具备撤机能力后，按撤离呼吸机→气囊放气→拔管（气管切开除外）→吸氧步骤进行。撤机时加强监护。

第七节　外科围手术期护理

扫码做题

围术期是指从确定手术治疗时起，至与这次手术有关的治疗基本结束为止的一段时间。包括手术前、手术中、手术后 3 个阶段。手术前期指从患者决定接受手术到将患者送至手术台。手术期指从患者被送上手术台到患者手术后被送入复苏室（观察室）或外科病房。手术后期指从患者被送到复苏室或外科病房至患者出院或继续追踪。

一、手术前护理

1. 护理评估

（1）一般资料：年龄、性别、职业背景、现病史、健康史、心理状况等。

（2）辅助检查：三大常规（血、尿、便），血液生化，肺功能，心电图，影像学，出、凝血功能检查。

2. 护理措施

（1）预防性使用抗生素：如使用抗生素预防手术部位感染，通常于手术前1小时给予第1个剂量，使血中抗生素浓度在手术时已达到最低抑菌浓度。

①Ⅱ类（清洁-污染）切口及部分Ⅲ类（污染）切口手术，主要是进入胃肠道（从口咽部开始）、呼吸道、女性生殖道的手术。

②使用人工材料或人工装置的手术，如心脏人工瓣膜置换术、人工血管移植术、人工关节置换术、腹壁切口疝大块人工材料修补术。

③清洁大手术，手术时间长，创伤较大，或涉及重要器官、一旦感染后果严重者，如开颅手术、心脏和大血管手术、门体静脉分流术或断流术、脾切除术、眼内手术等。

④患者有感染高危因素如高龄（＞70岁）、糖尿病、免疫功能低下（尤其是接受器官移植者）、营养不良等。

（2）手术区皮肤准备：清除皮肤微生物，预防切口感染，备皮范围包括切口皮肤至少15cm的区域。骨科手术对备皮要求严格。常见手术区备皮范围，见表2-7。

表2-7　常见手术区备皮范围

手术部位	备皮范围
颅脑手术	剃除除眉毛外全部头发及颈部毛发
颈部手术	上自唇下，下至乳头水平、两侧至斜方肌前缘
胸部手术	上自锁骨上及肩上，下至脐水平，包括患侧上臂和腋下，胸背均超过中线5cm以上
上腹部手术	上自乳头水平，下至耻骨联合，两侧至腋后线
下腹部手术	上自剑突，下至大腿上1/3前内侧及会阴部，两侧至腋后线，剃除阴毛
腹股沟手术	上自脐平线，下至大腿上1/3内侧，两侧至腋后线，包括会阴部，剃除阴毛
肾手术	上自乳头平线，下至耻骨联合，前后均过正中线
会阴部及肛门手术	上自髂前上棘，下至大腿上1/3，包括会阴部及臀部，剃除阴毛
四肢手术	以切口为中心包括上、下方各20cm以上，一般超过远、近端关节或为整个肢体

（3）呼吸道准备：术后患者因伤口疼痛，不愿配合有效咳嗽和排痰，容易引起肺不张和肺炎。因此，应做好术前呼吸道准备。术前2周戒烟，肺部已有感染者术前3～5天起应用抗生素，痰液黏稠者给予超声雾化吸入。胸部手术者训练腹式呼吸，腹部手术者训练胸式呼吸。促进有效排痰。

（4）胃肠道准备：**目的是减少麻醉引起的呕吐及误吸**，也可以预防消化道手术中的污染。

①禁食禁饮，必要时胃肠减压。**成人择期手术患者术前 8～12 小时禁食，术前 4 小时开始禁水。**一般对局麻下的小手术，如脓性指头炎切开引流术，术前可不必禁食。

②胃肠道手术：术前 1～2 天开始进流质饮食，手术当天早晨常规放置胃管。幽门梗阻患者术前 3 天每晚用生理盐水洗胃。**结肠或直肠手术术前 3 天口服肠道不吸收抗生素**，术前 1 天及手术当天行清洁灌肠或结肠灌洗。**腹部急诊手术严禁灌肠。**

（5）排便排尿护理：因多数患者不习惯在床上大小便，容易导致尿潴留和便秘，故术前应在床上练习排便；术前排空小便，下腹部、盆腔手术及手术时间超过 4 小时的患者，应在手术当天早晨放置导尿管，避免术中误伤。

（6）其他准备：促进休息和睡眠。拟行大手术前，做好血型鉴定和交叉配血试验。术晨测量生命体征，如有发热、血压升高或女性患者月经来潮，及时通知医师。入手术室前取下义齿、发夹、眼镜、手表、首饰等。备好手术需要的物品，随患者带入手术室。**体温＞ 38.5℃者应考虑延期手术。**

（7）特殊准备

①低蛋白血症：**术前应尽可能纠正低氧血症。**若血浆白蛋白测定值低于 30g/L 或转铁蛋白＜ 0.15g/L，则需术前行肠内或肠外营养支持。

②心血管病：**血压＞ 160/100mmHg 者应给予降压药物，使血压得以有效控制后再手术。急性心肌梗死的患者发病后 6 个月内不作择期手术。**6 个月以上无心绞痛发作者，可在良好的监护条件下施行手术。心力衰竭患者，最好在心力衰竭控制 3～4 周后手术。

③糖尿病：仅以饮食控制者，术前无需特殊准备；口服降糖药患者，应继续服用至术前夜；如口服长效降糖药，应在术前 2～3 天停用，改为胰岛素皮下注射；禁食患者静脉输注葡萄糖加胰岛素；维持血糖 5.6～11.2mmol/L 的轻度升高状态。

④肺功能障碍：肺功能不全者，术前应做血气分析、肺功能检查、胸部 X 线和心电图等；急性呼吸道感染者，择期手术应推迟至治愈后 1～2 周，如系急症手术，需用抗生素并避免吸入麻醉。

二、手术室护理工作

1. 物品准备和无菌处理

（1）布类用品：布单类用品应选用质地细柔且厚实的棉布，颜色以深绿色或深蓝色为宜。布单类均采用高压蒸汽灭菌，保存时间在夏季为 7 天、冬季为 10～14 天，过期应重新灭菌。手术衣折叠时衣面向里，**领子在最外侧**，避免取用时污染。

（2）敷料类和器械类：敷料类包括吸水性强的脱脂纱布和脱脂棉花。用于术中止血、拭血及压迫、包扎等。器械类包括基本器械和特殊器械。

（3）缝线和缝针

①缝线：分为不可吸收和可吸收 2 类。不可吸收指不能被组织酶消化的缝线，**如丝线、金属线、尼龙线等**，最常用的缝线是黑色丝线；可吸收包括天然和合成 2 种，**天然缝线有肠线和胶原线**，合成缝线比肠线更易吸收，组织反应更轻，但价格较高。

②缝针：常用的有三角针和圆针 2 类。

（4）引流物：包括乳胶片引流条、纱布引流条、烟卷式引流条、引流管等。

2. 患者的准备

（1）一般准备：手术患者须提前送至手术室。手术室护士应按手术安排表仔细核实患者，确保手术部位、所带物品和药品准确无误。同时做好患者的心理准备，以配合手术的顺利进行。

（2）手术体位：常用的手术体位包括仰卧位、侧卧位、俯卧位、截石位、半坐卧位等。

（3）手术区皮肤消毒：消毒前先检查手术区域皮肤的清洁程度、有无破损及感染。消毒范围包括手术切口周围15～20cm的区域，若切口延长应扩大消毒范围。

（4）手术区铺单法：除手术切开部位外，手术切口周围必须覆盖四层或四层以上无菌巾。铺巾原则是：先铺相对不洁区（如下腹部、会阴部），最后铺靠近操作者的一侧，并用布巾钳将交角夹住，以防移动。无菌巾铺设完成，不可随便移动，如果位置不准确，只能由手术区向外移，不能由外向内移动。

3. 手术室中的无菌原则

（1）明确无菌范围：刷手后手臂不可接触未经消毒的物品，手臂保持在腰水平以上，肘部内收，靠近身体。手术衣的无菌范围为肩以下、腰以上、双手、双臂、腋中线以前的区域。不可接触手术床边缘及无菌桌缘以下的布单。凡下坠超过手术床边缘以下的器械、敷料及缝线等一概不可再取回使用。无菌桌仅桌缘平面以上属无菌，不得扶持无菌桌的边缘。

（2）保持物品呈无菌状态：无菌区内所有物品均应严格灭菌。疑有污染、破损、潮湿，应立即更换。铺好的无菌桌使用时限为4小时。一份无菌物品只供一位患者使用，打开后即使未用，也不能给其他患者使用，需重新包装、灭菌。若手套破损污染后应更换无菌手套。无菌区的布单若被水或血湿透，应加盖干的无菌巾或更换新的无菌单。

（3）保护皮肤切口：切开皮肤前可先粘贴无菌塑料薄膜，再经薄膜切开皮肤，以保护切口。切开皮肤及皮下脂肪层后，切口边缘应以无菌大纱布垫或手术巾遮盖，仅显露手术野。凡与皮肤接触的刀片和器械不应再用，若需延长切口或缝合前，需用75%乙醇溶液再消毒皮肤1次。手术因故暂停时，切口应用无菌巾覆盖。

（4）正确传递物品和调换位置：不可在手术人员背后或头顶方向传递器械及手术用品，应由器械护士从器械升降台侧正面方向递给。手术人员应面向无菌区，在规定区域内活动。同侧手术人员如需交换位置，一人应先退后一步，背对背转身到达另一位置，以防接触对方背部非无菌区。对侧手术人员如需交换位置，需经器械台侧交换。

（5）感染手术的隔离技术：进行感染手术时，切开空腔脏器前，先用纱布垫保护周围组织，并随时吸除外流的内容物。被污染的用物应放在污染器械盘内，避免与其他器械接触。完成全部感染步骤后，手术人员应用灭菌用水冲洗或更换无菌手套，减少污染机会。

（6）减少空气污染：手术进行时应关闭门窗，尽量减少人员走动，以免扬起尘埃，污染手术室内空气。手术过程中保持安静，尽量避免咳嗽、打喷嚏，不得已时须将头转离无菌区。手术间参观人数不超过2人，参观手术人员不可过于靠近手术人员或站得太高，不可在室内频繁走动。

4. 外科手消毒

（1）刷洗法：不建议常规使用。范围为自手指开始向上刷至肘关节上10cm，刷洗完毕后双手呈拱手姿势，自然待干，不得下垂。

（2）冲洗法：取适量的手消毒剂揉搓双手的每个部位、前臂和上臂下1/3，约2～6分钟，用流动水冲净，无菌巾彻底擦干。

（3）免冲洗法：取适量的手消毒剂涂抹双手的每个部位、前臂和上臂下1/3，直至消毒剂干燥。

三、手术后护理

1. 护理评估

了解术中情况，包括手术术式，麻醉类型，术中出血、输血、输液情况，术中病情变化，放置引流管情况等。

2. 护理措施

（1）体位护理

①全麻未清醒患者应去枕平卧，使头偏向一侧至清醒，防止口腔分泌物和呕吐物误吸。

②蛛网膜下腔阻滞麻醉者应去枕平卧 6～8 小时，防止因脑脊液外漏致头痛。

③硬脊膜外腔阻滞麻醉者应平卧 4～6 小时，防止血压波动。

④麻醉清醒，前提条件是血压平稳后，方可根据手术部位或病情需要调整体位，见表2-8。

表2-8　麻醉清醒后体位

分　类	体　位	原　因
颅脑手术	15°～30° 头高脚低斜坡卧位	利于颅内静脉回流，预防脑水肿
颈、胸部手术	高半坐位卧位	利于呼吸和引流
腹部手术	低半坐卧位或斜坡卧位	减少腹壁张力，便于引流
脊柱或臀部手术	俯卧或仰卧位	
腹腔有感染患者	半坐卧位或头高脚低位	利于引流和感染局限
肥胖患者	侧卧位	利于呼吸和静脉回流

（2）观察生命体征：全麻或大手术患者术后每 15～30 分钟测量一次脉搏、呼吸、血压及观察瞳孔、神志恢复情况，病情平稳后可改为每小时测量一次或遵医嘱定时测量。术后患者体温会略有升高，为外科手术热，但一般低于38℃，1～2 天后恢复正常体温。维持呼吸功能，保持呼吸道通畅，及时吸痰。维持有效循环血量和水电解质平衡，给予静脉补液。

（3）饮食护理：胃肠道手术者一般术后禁食 24～48 小时，待肠蠕动恢复、肛门排气后开始进水和少量流食，逐步过渡到半流食、普食。开始进食早期应避免食用牛奶、豆类等易产气的食物。

（4）休息活动护理

①早期下床活动：术后早期活动主要目的是预防肺部并发症，可增加肺活量，促进肺的扩张和分泌物的排出；另外可改善全身血液循环，促进伤口愈合，减少下肢静脉血流缓慢所致深静脉血栓形成；有利于肠道和膀胱功能恢复，减少腹胀和尿潴留的发生。

②特殊情况：术后早期活动可加重伤口疼痛或出血，门脉分流术、肝叶切除术等患者，术后易导致出血，不宜早期下床活动；休克、心力衰竭、严重感染、出血、重度贫血、极度衰弱等患者，也不宜早期下床活动。

（5）术后不适及并发症的护理

①疼痛：麻醉作用消失后，患者开始感觉切口出现疼痛，此外，患者术后咳嗽、深呼吸以及进行功能锻炼等均可引起疼痛。应观察疼痛的时间、部位、性质及规律；安置舒适体位；遵医嘱给予镇静镇痛药，如哌替啶、地西泮等；指导患者分散注意力。

②恶心、呕吐：常见原因是麻醉反应，待麻醉作用消失后，即可停止。

③腹胀：术后早期腹胀是由于胃肠蠕动受抑制所致，胃肠蠕动恢复即可自行缓解。

④呃逆：可能是神经中枢或膈肌直接受刺激所致，多为暂时性。遵医嘱给予镇静、解痉药。

⑤尿潴留：较多见。主要由麻醉后排尿反射受抑制、手术后切口疼痛、下腹部手术时膀胱的直接刺激及患者不习惯在床上排尿的体位等所致。

⑥发热：手术后患者的体温可略升高，一般不超过38℃，临床称为外科手术热。术后 24 小时体温＞39℃，术后 3～6 天发热，或体温降至正常后复升，应考虑出现感染或其他不良反应。监测体温；行物理降温或遵医嘱使用退热药物；积极寻找病因，对因治疗。

⑦术后出血：少量出血者，经更换敷料、加压包扎和使用止血药物可止血；出血量大时，应手术

止血。

⑧切口感染：术后 3 ~ 4 天，切口疼痛加重，出现红、肿、热、痛或波动感等，伴有体温升高、脉率加快和白细胞计数升高，应怀疑为切口感染。合理使用抗生素，勤换敷料；化脓切口需拆除缝线，充分敞开伤口并行脓液引流。为预防肺部感染，不宜使用镇咳药，以免痰液聚集在肺部，加重病情。

⑨切口裂开

a．多见于腹部及肢体邻近关节部位。常发生于术后 1 周左右或拆除皮肤缝线后 24 小时内，常由一次突然用力或有切口的关节伸屈幅度较大导致，如剧烈咳嗽、打喷嚏等。

b．术前应加强营养；缝合时应在良好麻醉、腹壁松弛条件下缝合切口；术后延缓拆线时间，使用腹带加压包扎；及时处理腹胀、便秘等易引起腹内压增高的因素；切口位于肢体关节部位者，拆线后避免大幅度动作；切口完全裂开时，应使患者保持镇静，用无菌生理盐水覆盖切口，腹带包扎，通知医师重新手术缝合。

⑩肺不张：常发生在胸部、腹部大手术后，特别是老年人、有长期吸烟史、术前合并呼吸道感染者。

⑪尿路感染：尿潴留和未严格无菌操作是常见原因。急性膀胱炎主要表现为尿频、尿急、尿痛，伴或不伴有排尿困难，一般无全身症状；急性肾盂肾炎多见于女性，出现畏寒、发热、肾区疼痛等表现。留置导尿时，应严格无菌操作；鼓励患者多饮水；合理应用抗生素，控制感染。

⑫深静脉血栓形成：多见于术后腹胀，长时间制动，长期卧床、活动减少的老年人或肥胖者。鼓励患者术后早期下床活动；穿弹力袜，促进下肢静脉回流。发生后患肢禁忌输液、按摩；患肢抬高、制动，局部 50% 硫酸镁湿敷；遵医嘱使用复方丹参片、阿司匹林等药物，以降低血液黏滞度，改善微循环。

第八节　疼痛护理

1. 护理评估

（1）疼痛相关资料：了解疼痛的部位、时间、性质、强度及影响因素等。躯体痛定位准确，感觉敏锐；内脏痛定位不准确，发生缓慢，持续时间长。

（2）疼痛对患者的影响：评估患者的生命体征及非语言行为，及疼痛对患者休息、活动、饮食等的生活形态的影响。

（3）疼痛的测量工具：包括数字评分法、文字描述评分法、视觉模拟评分法、面部表情测量法、口述分级评分法等。

2. 护理措施

（1）在未明确疼痛的情况下，不宜随便给镇痛药，以免延误病情。

（2）观察疼痛的规律，尽量做到疼痛前给药。

（3）应用镇痛药物的过程中应注意观察其疗效及患者的不良反应，麻醉性药物镇痛时要注意药物的成瘾性，给药后 20 ~ 30 分钟记录患者应用镇痛药的效果，以判断镇痛的护理措施是否有效。

（4）允许并鼓励患者表达疼痛的感受。向患者介绍疼痛的评估方法及应对方法。

（5）癌性疼痛止痛采用三阶梯疗法

①第一阶段：适用于轻度疼痛患者。常选用非阿片类、解热镇痛类、抗炎类药物，如布洛芬、阿司匹林、对乙酰氨基酚等。

②第二阶段：适用于中度疼痛患者。在使用非阿片类药物镇痛无效时，可选用弱阿片类药物，如可待因、氨酚待因、曲马多等。

③第三阶段：适用于重度疼痛和剧烈性癌痛患者。选用强阿片类药物，如吗啡、哌替啶、美沙酮等。

第九节　营养支持患者的护理

一、手术、创伤、严重感染后的营养代谢特点

创伤后，由于下丘脑 - 垂体 - 肾上腺皮质轴、交感神经和肾素 - 血管紧张素 - 醛固酮系统被激活，创伤或感染时机体总体上处于一种分解代谢的状态，表现为基础代谢率增高，能量消耗增加，糖、蛋白质、脂肪分解加速，糖异生增加。

1. 营养基质概述

（1）糖类：是食物中供给机体最主要的营养素，也是人体供能的主要物质。人体内糖原储备有限，在饥饿情况下供能的最长时间是 24 小时。

（2）脂肪：是人体能量的主要贮存形式。体脂是人体最大的能源仓库，是饥饿时的主要能源，可通过肱三头肌皮褶厚度来估算。

（3）蛋白质：是构成人体的主要成分，是生命的物质基础。氮平衡试验可判断体内蛋白质代谢情况，是判定患者营养摄入充分与否和分解代谢演变的指标。肌酐身高指数为测定肌蛋白消耗的指标，可以了解体内骨骼肌含量。

2. 糖代谢　内源性糖异生增加，肝糖原分解增强，葡萄糖氧化利用下降和胰岛素抵抗，从而造成高血糖。

3. 脂代谢　创伤、感染等应激时脂肪分解代谢增强，其分解产物最为糖异生作用的前体物质，从而减少蛋白质分解，保存机体蛋白质。

4. 蛋白质　蛋白质分解代谢增加、负氮平衡，其程度与创伤程度、创伤前营养状况、年龄及应激后营养支持有关。

5. 基础能力消耗测定（H-B 公式）　男性 BEE（kcal）=66.47 + 13.75× 体重（kg）+5.0× 身高（cm）− 6.76× 年龄（岁）；女性 BEE（kcal）=655.1 + 9.56× 体重（kg）+1.85× 身高（cm）− 4.68× 年龄（岁）。

二、肠内营养

肠内营养是指经消化道提供全面营养素的营养支持方式。

1. 适应证　患者因原发疾病或治疗需要不能或不愿经口摄食，或摄食量不足以满足机体需要时，宜采用肠内营养。

2. 禁忌证　胃肠道梗阻、有活动性出血、腹泻及休克患者等。

3. 肠内营养的优点　营养物质经肠道和门静脉吸收，能很好地被机体利用，符合生理过程，相对安全；维持肠黏膜细胞的正常结构，保护肠道屏障功能；严重代谢并发症少，安全、经济；对技术和设备的要求少，提供途径方便。在肠道功能允许条件下首选肠内营养。

4. 制剂分类

（1）非要素制剂：以整蛋白为主，溶液的渗透压接近等渗（约 320mmol/L），口感较好，适用于胃肠道功能较好的患者。

（2）要素制剂：由氨基酸、蛋白质、脂肪、维生素、矿物质、微量元素等组成，无需消化即可直接或接近直接吸收，适用于胃肠道消化、吸收功能部分受损者。

（3）组件制剂：以某种或某类营养素为主，对完全型肠内营养制剂进行补充或强化，以适应患者的特殊需要。

（4）疾病专用制剂：根据疾病的不同特点给予患者个体化的营养支持，如糖尿病、肾病、肝病、婴幼儿等专用制剂。肾病制剂特点是低蛋白、低钠、低磷，氮源通常只包括必需氨基酸。肝病制剂特点是增加支链氨基酸、降低芳香族氨基酸、低脂、高纤维素。

5. 供给途径

（1）口服：能经口摄食且耐受者可采用口服。

（2）鼻胃管或鼻肠管：简单易行，临床使用最多的方法。适用于短期（＜2～3周）营养支持的患者。

（3）胃及空肠造瘘管：适用于长期营养支持的患者。可采用手术或经皮内镜辅助放置胃/空肠造瘘管。

6. 护理措施

（1）预防误吸

①管道护理：选择管径适宜的喂养管，妥善固定；输注前确定喂养管位置，不可上移。

②体位护理：宜取半卧位，防止反流和误吸。

③评估胃内残留量：经胃进行肠内营养时每隔4小时评估1次胃内残留量，超过150ml时，应减慢或暂停输注。

（2）提高胃肠道耐受性：输液速度应循序渐进；防止营养液污染，营养液现用现配，暂不用时置于4℃冰箱保存，24小时内用完。输注时保持营养液温度接近体温，口服温度一般为37℃左右，鼻饲及经造瘘口注入时的温度宜为41～42℃。

（3）保护皮肤黏膜：使用材质细软的喂养管；用油膏涂抹鼻腔黏膜，保持鼻腔润滑；造瘘口周围皮肤保持清洁、干燥。

（4）防止并发症

①胃肠道并发症：表现为恶心呕吐、腹胀腹泻等，腹泻是肠内营养最常见的并发症。应控制营养液的浓度、渗透压、输液速度、温度等。

②感染性并发症：吸入性肺炎、急性腹膜炎等。严格无菌操作，防止反流与误吸；出现不适应立即停止输注，遵医嘱合理使用抗生素。

③代谢性并发症：水、电解质、酸碱代谢紊乱，各脏器功能异常等。

三、肠外营养

肠外营养是经静脉途径提供营养素的营养支持方式。所有营养素完全经肠外获得的营养支持方式称为全肠外营养（TPN）。

1. 适应证 1周以上不能进食、因胃肠道功能障碍、不能耐受肠内喂养者；通过肠内营养无法达到机体需要的目标量时采用肠外营养。

2. 制剂分类

（1）葡萄糖：是肠外营养的主要能源物质。供给量一般为3～3.5g/（kg·d）。

（2）脂肪乳剂：是肠外营养中较理想的能源物质，可提供能量、生物合成碳原子及必需脂肪酸。成人每天用量1～2g/kg。

（3）氨基酸：是肠外营养的唯一氮源，摄入量一般为 1.0～1.5g/（kg·d）。对肝功能不全者，应增加支链氨基酸的比例。

（4）电解质：补充钾、钠、钙、镁及磷等，以维持水电解质及酸碱平衡。

（5）其他：维生素、矿物质及微量元素。

3. 输注方法

（1）输注途径

①经周围静脉肠外营养支持：操作较简单、安全性高、并发症较少，适用于肠外营养时间＜2周、部分补充营养素的患者。

②经中心静脉肠外营养支持：适用于长期肠外营养、营养素需要量较多及营养液的渗透压较高的患者。

（2）输注方式

①全营养液混合液输注：又称全合一（AIO）营养液，其优点是减少了代谢性并发症的发生，可经周围静脉输注，简化过程和减少感染机会。

②单瓶输注：不具备全营养混合液输注条件时，可采用单瓶输注。由于各营养素非同时输注，易造成浪费。

4. 并发症　气胸、空气栓塞、感染、糖代谢紊乱、高渗性非酮症昏迷、肝功能异常、血栓性静脉炎、过敏反应等。

5. 护理措施

（1）控制输液速度，葡萄糖输注速度应控制在 5mg/（kg·min）以下；输液浓度也应由较低浓度开始，逐渐增加。

（2）营养液应在 24 小时内输完，暂不用者保存于 4℃冰箱保存。

（3）静脉营养导管严禁输入其他液体、药物及血液，也不可在此处采集血标本或测中心静脉压。

（4）出现感染者，取营养液做细菌培养，每天 1 次。

（5）密切观察患者的临床表现，注意有无并发症的发生；严格无菌操作。高渗营养液经外周静脉输注易发生血栓性静脉炎。

第十节　外科感染

一、浅部组织化脓感染

1. 疖　指单个毛囊及其周围组织的化脓性感染，多由金黄色球菌感染所致，局部表现为早期为红、肿、热、痛的小硬结，直径＜2cm。后期硬结中央出现脓栓，一般无全身症状。面疖，尤其是危险三角区，即上唇、鼻、鼻唇沟的疖，被挤压时，易致颅内化脓性海绵状静脉。

2. 痈　指相邻多个毛囊及其周围组织的急性细菌性化脓性感染，好发于颈部、背部。局部暗红硬肿，其中可有多个脓点。

3. 急性淋巴管炎　可分为网状淋巴管炎（丹毒）和管状淋巴管炎。丹毒好发于下肢和面部，患者皮肤出现鲜红色片状红疹、略隆起，红肿区可有水疱，下肢丹毒反复发作可发展为橡皮肿。浅层急性淋巴管炎会在表皮下形成红色线条，很少发生化脓。自原发病灶向近心端延伸，质硬、有压痛。深层淋巴管炎皮肤无红线，但患肢肿胀，沿淋巴管有压痛。

4. 急性蜂窝织炎 是发生在皮下、筋膜下、肌间隙或深部结缔组织的一种急性弥漫性化脓性感染。多由 A 组 β 溶血性链球菌、金黄色葡萄球菌所致。首选青霉素或磺胺类药物，合并厌氧菌感染用甲硝唑。

二、全身性感染

全身性感染是指致病菌侵入人体血液循环，并在体内生长繁殖或产生毒素而引起的严重的全身性感染中毒症状。全身性外科感染主要包括脓毒症和菌血症。

1. 临床表现

（1）共同表现：全身性感染起病急骤、发展迅速，体温可高达 40～41℃。出现头痛头晕、食欲缺乏、恶心呕吐、腹胀腹泻，神志淡漠、谵妄、甚至昏迷。心率加快、脉搏细速，呼吸急促甚至困难。肝、脾可肿大，出现肝、肾功能损害，重者有黄疸或皮下出血、瘀斑等。

（2）差异表现：菌血症热型多呈稽留热，血细菌培养为阳性，偶为阴性，一般不出现转移性脓肿；脓毒症热型多呈弛张热，转移性脓肿多发生在腰背部及四肢的皮下或深部软组织内。

2. 治疗要点 应采用控制感染和全身支持疗法，关键是处理原发感染灶。具体包括：及时彻底清除坏死组织和异物，充分引流；及时、有效、合理使用抗生素；补充血容量、纠正低蛋白血症；控制高热。

3. 护理措施

（1）控制感染：正确采集血标本做细菌培养；遵医嘱使用抗生素；维持正常体温，做好物理降温或药物降温；严格无菌操作。

（2）营养支持：鼓励患者多饮水，给予高热量、高蛋白、易消化饮食。重者可输入白蛋白、血浆。

三、破伤风

破伤风是由破伤风梭菌经皮肤或黏膜伤口侵入人体，在缺氧环境中生长繁殖所导致的特异性感染，常继发于创伤后，尤其是窄而深的伤口，伤口分泌物无恶臭。

1. 临床表现

（1）临床分期

①潜伏期：长短不一，通常 7～8 天。潜伏期越短，预后越差。

②前驱期：症状无特异性，以张口不便为主要特征，出现乏力、头痛、头晕、咀嚼无力、反射亢进等前驱症状。

③发作期：典型症状是肌紧张性收缩及阵发性强烈痉挛，以咀嚼肌最先受累，咀嚼不能、张口困难，随后依次为面部表情肌、颈、背、腹、四肢肌，最后为膈肌。出现相应的表现如苦笑面容，颈项强直，角弓反张，累及膈肌可致呼吸困难，甚至呼吸暂停。轻微的刺激（声、光、疼痛、接触、饮水等）均可诱发强烈的阵发性痉挛。发作时患者神志清楚，表情痛苦，可持续数秒至数分钟。

（2）并发症：常合并肺部感染、骨折、尿潴留、呼吸骤停、水电解质紊乱和酸碱平衡失调等。主要死亡原因为窒息、心力衰竭和肺部感染。病程多为 3～4 周，缓解期平均约 1 周，肌紧张与反射亢进可继续一段时间。恢复期精神症状多可自行恢复。

2. 治疗要点

（1）预防：关键在于创伤后早期彻底清创，改善局部循环。也可应用主动免疫和被动免疫进行有效预防。

（2）治疗：控制和解除痉挛是治疗的中心环节。

①清除毒素来源：主要措施为彻底清创、敞开伤口、充分引流，用 3% 的过氧化氢溶液冲洗伤口，短期应用青霉素或甲硝唑。

②中和游离毒素：损伤后早期注射破伤风抗毒素（TAT）。儿童与成人剂量相同，出现过敏时，将 1ml 抗毒素分成 0.1ml、0.2ml、0.3ml、0.4ml，以生理盐水分别稀释至 1ml，剂量自小到大按序分次肌内注射，每次间隔半小时，直至全量注完。破伤风人体免疫球蛋白早期应用有效，一般只需一次肌内注射。

③控制并解除肌痉挛：可交替使用镇静药和解痉药。常用药物有 10% 水合氯醛、苯巴比妥钠、地西泮、冬眠 1 号等。痉挛发作频繁不易控制者，可缓慢静注硫喷妥钠，但须警惕喉痉挛和呼吸抑制。新生儿破伤风慎用镇静和解痉药物，可酌情使用呼吸兴奋药。

④防治并发症：保持呼吸道通畅，严重时尽早行气管切开和吸痰，防治肺部并发症。加强营养支持，及时补充水、电解质，定时翻身拍背。已发生肺部感染者，根据菌种选用抗生素，常选用青霉素。

⑤抗生素治疗：青霉素可抑制破伤风梭菌，也可给予甲硝唑。

3. 护理措施

（1）休息活动护理：安置于单人隔离病室，温湿度适宜，保持室内安静，限制探视，尽量减少搬动患者，避免光、声、寒冷及精神等各类刺激。医护人员走路轻、语声低，治疗和护理操作尽量集中，多于应用镇静药 30 分钟内进行。室内急救药品和物品齐全，备气管切开包及氧气吸入装置，以便抢救室息等严重并发症。

（2）饮食护理：痉挛发作间歇期，给予高热量、高蛋白、高维生素饮食。病情稳定时可少量多次，以免呛咳或误吸。病情严重时应提供肠内、外营养。

（3）病情观察：专人护理，每 4 小时监测并记录患者的生命体征和神志，注意观察抽搐发作的次数、时间和症状。痉挛严重发作时，注意观察有无窒息发生。

（4）保持呼吸道通畅：定时翻身、拍背，痰液黏稠时给予雾化吸入，必要时吸痰。无法咳痰或有窒息危险者，尽早行气管切开。进食时注意避免呛咳、误吸，频繁抽搐者禁止经口进食。

（5）防止受伤：卧床休息，床边加护栏，必要时加用约束带，防止坠床。剧烈抽搐时禁止强行按压肢体，上下牙齿之间放置牙垫，避免舌咬伤。关节部位放置软垫保护，以防肌腱断裂和骨折。

（6）隔离护理：破伤风梭菌具传染性，应严格执行接触隔离制度。所有器械、敷料均需专用，使用后灭菌处理，敷料应焚烧。定期进行病室消毒，尽可能使用一次性物品，重复使用的碗、筷、药杯等应用 0.1% ~ 0.2% 过氧乙酸浸泡后，再煮沸消毒 30 分钟。排泄物经严格消毒后再处理。医护人员进入病室应穿隔离衣，戴帽子、口罩、手套等，体表有伤口者避免接触患者。

（7）用药护理：遵医嘱应用镇静、解痉药。每次抽搐发作后检查静脉通路，及时发现抽搐引起的静脉通路堵塞、脱落。

第十一节 损 伤

一、概 述

损伤是指各类致伤因素对人体所造成的组织结构完整性的破坏或功能障碍。

1. 分类 按皮肤完整性，可分为闭合性损伤和开放性损伤。

（1）闭合性损伤：损伤部位的皮肤黏膜完整，多由钝性暴力所致。具体类型及表现见表 2-9。

表2-9　闭合性损伤的常见类型和表现

分　类	发生原因	表　现
挫　伤	最常见的软组织损伤，钝性暴力引起	局部肿胀、触痛，皮肤红或青紫
挤压伤	肌肉丰富部位受重物长时间挤压	挤压综合征，出现高钾血症和急性肾衰竭
扭　伤	间接暴力使关节超出生理活动范围	
爆震伤（冲击伤）	爆炸产生的强烈冲击波造成	体表无明显损伤，但脏器或鼓膜可出血、破裂或水肿

（2）开放性损伤：损伤部位的皮肤黏膜破损，深部组织经伤口与外界相通。具体类型及表现见表2-10。

表2-10　开放性损伤的常见类型和表现

分　类	发生原因	表　现
擦　伤	与表面较粗糙的物体快速摩擦造成	创面有擦痕、小出血点和浆液渗出
切割伤	锐利器械切割	创缘平整，创口小、深，易造成血管、神经、肌腱等深部组织损伤
刺　伤	尖锐物体刺入组织	伤口深而细小，可伤及深部器官
撕脱伤	浅表和深部组织撕脱、断裂	组织破坏较严重，出血多，易休克和感染。最严重的头皮损伤是头皮撕脱伤
裂　伤	钝器打击造成皮肤及皮下组织断裂	伤口不规则，创缘多不整齐
火器伤	枪弹或弹片所致	贯通或盲管伤，损伤范围大，坏死组织多，病情复杂，易感染

2. 临床表现

（1）局部症状：疼痛、肿胀、功能障碍、伤口和出血（开放性损伤特有的征象）。伤口按清洁度可分为3类。

①清洁伤口：无菌手术切口或经清创术处理后的、无明显污染的创伤伤口。

②污染伤口：被异物或细菌污染、但未发生感染的伤口，一般指伤后8小时以内的伤口。可分为轻度和重度，重度污染伤口多有合并感染的可能。

③感染伤口：伤口有脓液、渗出液及坏死组织，周围皮肤红、肿、热、痛。

（2）全身症状：轻者无明显全身表现。重者可有发热、脉速、呼吸加快、食欲缺乏等全身炎症反应综合征的表现。

（3）并发症：严重损伤后，易发生感染、休克、脂肪栓塞综合征、应激性溃疡、凝血功能障碍、器官功能障碍等。

3. 治疗要点

（1）急救处理：处理原则为抢救生命、重点检查、止血包扎、妥善固定、速转快运。

（2）闭合性损伤：单纯软组织损伤者，应局部制动，抬高患肢。闭合性骨折和脱位者，先复位再固定。合并深部组织损伤者，行手术探查和修复处理。

（3）开放性损伤：最基本的手段是及早清创缝合。清创术将污染伤口变成清洁伤口，减少感染机会，为组织愈合创造良好条件。感染伤口应先引流再换药，是处理感染伤口的基本措施。伤后 12 小时内预防性使用破伤风抗毒素。

4. 护理措施

（1）紧急护理

①对创伤患者最先采取的措施是抢救生命。评估伤情，立即就地抢救。必须优先抢救心搏和呼吸骤停、窒息、大出血、开放性或张力性气胸、休克、腹腔内脏脱出等特别危急患者。

②一旦发生心搏和呼吸骤停，应立即实施胸外心脏按压和口对口人工呼吸。

③保持呼吸道通畅：清理口鼻腔，开放气道，给氧。

④迅速有效止血：采用指压法、加压包扎（最常见）、填塞法、止血带法等迅速控制伤口大出血。胸部开放性伤口要立即封闭。使用止血带时，应注意正确的缚扎部位、方法和止血时间，以能止住出血为度，一般每隔 1 小时放松 1～2 分钟，一般不应超过 4 小时，防止肢体缺血坏死。

⑤补充血容量：有效止血后，迅速开放 2～3 条静脉输液通道。

⑥包扎：用无菌或清洁的敷料包扎伤口。腹腔内脏脱出者，先用干净器皿保护后再包扎。

⑦固定：肢体骨折或脱位应妥善固定。

⑧转运：搬动前对四肢骨折者应妥善固定。疑有脊柱损伤者，必须保持伤处稳定，可平卧于硬板床上，避免弯曲或扭动，以防加重损伤。胸部损伤重者，宜取伤侧向下的低斜坡卧位，促进健侧呼吸。运转途中患者头部朝后（与运行方向相反），避免脑缺血突然死亡。

（2）软组织闭合性损伤的护理：抬高患肢 15°～30°，局部制动，以减轻局部肿胀和疼痛。软组织创伤后 12 小时内局部冷敷，禁止热敷，以减少出血和肿胀。12 小时后热敷、红外线治疗和药物外敷，促进吸收和炎症消退。病情稳定后指导患者进行功能锻炼。

（3）软组织开放性创伤的护理：污染伤口清创缝合后护理：严密观察伤口有无出血、感染及引流是否通畅。注意肢端循环情况，定时更换伤口敷料，遵医嘱使用抗生素预防感染。换药时严格执行无菌操作。

（4）病情观察：若伤口出现红、肿、热、痛或出现体温升高、白细胞计数增高等，表明已发生感染；严重挤压伤后应注意观察尿量、尿色，警惕挤压综合征的发生。

二、烧　伤

烧伤是指由火焰、热液、高温气体、激光、炽热金属液体或固体等所引起的组织损害。

1. 临床表现

（1）烧伤面积

①中国新九分法：将体表面积划分为 11 个 9% 的等份，另加会阴的 1%，构成 100% 的总体表面积，见表 2-11。

②手掌法：患者本人五指并拢，单掌手掌的面积约为体表总面积的 1%，适用于小面积烧伤，也可辅助九分法评估烧伤面积。

（2）烧伤深度：通常采用三度四分法，见表 2-12。

（3）烧伤严重程度：按烧伤的总面积和烧伤的深度将烧伤程度分为 4 度（表 2-13）。

（4）吸入性烧伤：又称呼吸道烧伤，常与头面部烧伤同时发生，由吸入浓烟、蒸汽、热气或吸入有毒、有刺激性的气体所致。多表现为口鼻有黑色分泌物、咳炭末样痰、声嘶、呛咳、呼吸困难、发绀等。

因吸入性窒息，部分患者无体表烧伤即已死亡，**故头面部烧伤的患者应重点观察呼吸情况。**

表2-11　新九分法估计烧伤面积

部　位		占成人体表面积	占儿童体表面积
头颈部	发　3%		
	面　3%	9%	9%＋（12－年龄）%
	颈　3%		
双上肢	双手　5%		
	双前臂　6%	9%×2＝18%	18%
	双上臂　7%		
躯　干	腹侧　13%		
	背侧　13%	9%×3＝27%	27%
	会阴　1%		
双下肢	双臀　5%		
	双足　7%		
	双小腿　13%	9%×5＋1%＝46%	46%－（12－年龄）%
	双大腿　21%		

注：（1）女性烧伤面积修正为：双臀和双足各占6%。
　　（2）记忆口诀：三三三上五六七，腹背十三会阴一，双臀男五女为六，下七十三二十一。

表2-12　烧伤深度的评估

深　度	烧伤深度	临床表现	预　后
Ⅰ度	伤及表皮角质层、透明层和颗粒层	皮肤红斑（红斑性烧伤），痛觉过敏，无水疱	3～7天愈合，不留痕迹
浅Ⅱ度	伤及真皮浅层（乳头层），部分表皮生发层（基底层）健在	创面红润潮湿，疼痛剧烈，大小不一的水疱（水疱性烧伤），疱壁较薄，含黄色澄清液体	2周左右愈合，有色素沉着，不留瘢痕
深Ⅱ度	伤及真皮乳头层以下，仍残留部分网状层	触之较韧，痛觉迟钝，有拔毛痛，创面苍白与潮红相间，有水疱，疱壁较厚	3～4周可自行愈合，留有瘢痕
Ⅲ度	伤及皮肤全层，皮下、肌肉或骨骼	痛觉消失，创面无水疱，干燥如皮革样或呈蜡白、焦黄，痂下可见树枝状栓塞的血管	3～4周后焦痂自然脱落，难愈合，须植皮

表2-13　烧伤严重程度的判断

严重程度	判断标准
轻度烧伤	Ⅱ度面积＜10%
中度烧伤	Ⅱ度面积11%～30%，或有Ⅲ度烧伤但面积＜10%
重度烧伤	总面积31%～50%，或Ⅲ度面积11%～20%，或并发休克、复合伤或吸入性烧伤
特重烧伤	总面积＞50%，或Ⅲ度面积＞20%，或已有严重并发症

2. 治疗要点

（1）现场救护主要目标是尽快消除致伤原因、脱离现场和施行生命救治。

（2）烧伤处理：正确处理创面是治愈烧伤和全身性感染的关键环节。

①初期清创：Ⅰ度和浅Ⅱ度小水疱不需要特殊处理，可自行消退。浅Ⅱ度大水疱抽去水疱液，疱皮破裂应剪除。深Ⅱ度创面的疱皮及Ⅲ度创面的坏死表皮须去除。

②包扎疗法：适用于面积小或四肢Ⅰ度和浅Ⅱ度烧伤、无条件暴露者。

③暴露疗法：适用于Ⅲ度烧伤、特殊部位（头面部、颈部、会阴部）烧伤、创面严重感染及大面积烧伤。创面可涂 1% 磺胺嘧啶银霜、碘伏等。

④去痂和植皮：适用于Ⅲ度烧伤。

（3）防治休克：液体疗法是主要措施。烧伤较轻者，可口服淡盐水或每100ml 含氯化钠 0.3g、碳酸氢钠 0.15g 的烧伤饮料。

（4）防治感染：及早使用抗生素药物和破伤风抗毒素。

3. 护理措施

（1）现场救护：迅速脱离热源。尽快脱离火场，脱去燃烧或沸水浸渍的衣物，就地翻滚、跳入水池或用非易燃物品覆盖，禁止用手扑打火焰、奔跑呼叫。中小面积烧伤，尤其是四肢烧伤立即用冷水连续冲洗或浸泡，既可减轻疼痛，又可防止余热继续损伤组织；抢救生命；防治休克；保护创面；尽快转送。

（2）休克期护理：大面积烧伤患者遵医嘱及时补液是休克期的首要护理措施。

①补液量：伤后第一个 24 小时补液量＝体重（kg）× Ⅱ、Ⅲ度烧伤面积（%）×1.5ml（小儿 1.8ml，婴儿 2ml）+ 生理日需量 2000ml。补液总量的一半应在伤后 8 小时内输完，另一半在其后的 16 小时输完。伤后第 2 个 24 小时，晶体液和胶体液为第 1 个 24 小时计算量的 1/2，生理日需量不变。

②补液种类与安排：一般晶体液：胶体液为 2∶1（如 1.5ml 中电解质液 1ml，胶体液 0.5ml），特重度烧伤与小儿烧伤为 1∶1。补液原则一般是先晶后胶、先盐后糖、先快后慢，晶体液和胶体液交替输入。晶体液首选平衡盐溶液，适当补充碳酸氢钠溶液。胶体液首选血浆，也可用全血或血浆代用品。生理日需量常用 5% ～ 10% 葡萄糖液。

③观察指标：监测每小时尿量是判断血容量是否充足的简便而可靠的指标，也是调整输液速度最有效的观察指标。成人每小时尿量 30 ～ 50ml，小儿每公斤体重每小时不低于 1ml。此外，还应观察精神状态（无烦躁不安，无明显口渴）、皮肤黏膜颜色、血压（不低于 90mmHg）和心率（不高于 120 次 / 分）等，有条件者应监测肺动脉压、中心静脉压（5 ～ 12cmH_2O）和心输出量，随时调整输液的量和成分。

（3）维持有效呼吸

①保持呼吸道通畅：及时清除呼吸道分泌物，鼓励患者深呼吸、有效咳嗽、咳痰；密切观察呼吸情况，患者出现刺激性咳嗽、咳炭末样痰、呼吸困难、血氧分压下降等表现，做好气管插管或气管

切开准备。

②吸氧：吸入性损伤常伴缺氧，一般鼻导管或面罩给氧，氧浓度40%，氧流量4～5L/min。

（4）创面护理

①包扎疗法的护理：抬高患肢，维持各关节功能位，保持敷料清洁干燥。注意观察创面有无感染及肢体末梢血液循环情况。

②暴露疗法的护理：注意隔离，防止交叉感染。保持病室清洁、室内温度维持在28～32℃，湿度适宜，接触物品应无菌。保持创面干燥，拭干渗液，表面涂抗菌药物。注意保护创面，定时翻身，避免创面长时间受压。

（5）防治感染：密切观察有无感染征象，若创面出现黄绿色分泌物伴有恶臭味或紫黑色出血性坏死斑，提示铜绿假单胞菌感染。遵医嘱选用有效抗生素，做好消毒隔离工作。

（6）饮食护理：加强营养，给予高蛋白、高热量、高维生素、清淡、易消化饮食，少量多餐。必要时肠内或肠外补充营养。

第十二节　器官移植

一、概　述

1. **概念**　移植术是指将某一个体有活力的细胞、组织或器官用手术或其他的方法移植到自体或另一个体（异体）的体表或体内某一部位。

2. **分类**

（1）按供者和受者的遗传学关系分类，见表2-14。

表2-14　按遗传学关系分类

分　类	遗传学关系	排斥	移植物存活情况（不采取免疫抑制措施）	举　例
同质移植	一卵双生的孪生兄弟、姐妹	无	能永久存活	同卵孪生之间移植
同种异体移植	属同一种族	有	短期可存活	人的组织和器官移植给另一人
异种移植	不同种族动物	强烈	短期死亡	猪的器官移植给人
自体移植	自身的细胞、组织或器官	无	能永久存活	断指再植、自体皮肤移植

（2）按移植物植入的部位分类，见表2-15。

（3）按移植物的活力分类

①活体移植：移植物来源于活体供体，在移植过程中始终保持活力。

②结构移植：又称支架移植，指移植物已丧失活力，移植后仅提供支持性基质和机械性解剖结构。术后不会发生排斥反应。

（4）按移植的方法分类

①游离移植：移植物从供体取下时，完全断绝与供体的联系，移植至受体后重新建立血液循环。如游离皮片移植。

表2-15　按移植物植入部位分类

分　类	植入部位	原器官	举　例
原位移植	原来的解剖部位	需切除	原位心脏移植
异位移植（辅助移植）	另一个解剖位置	不必切除	将肾脏移植到髂窝内
原位旁移植	贴近同名器官的位置	不切除	原位旁胰腺移植

②带蒂移植：属于自体移植。移植物与供者始终带有主要血管以及淋巴或神经的蒂相连，以便转移到其他需要的部位，移植过程中始终保持有效血供，待移植物在受体建立了新的血液循环后，再切断该蒂。如各种皮瓣移植。

③吻合移植：利用血管吻合技术，将移植物中的血管与受体的血管吻合，使移植器官即刻得到血液供应。如心脏移植、肾移植和肝移植等。

④输注移植：将移植物制成具有活力的细胞或组织悬液，通过各种途径输入或注射到受者体内，例如输血、骨髓移植、胰岛细胞移植等。

（5）按移植物供体来源分类：包括活体供体移植与尸体供体移植。

3. 器官移植术前准备

（1）供者的选择

①免疫学方面的选择：目前同种异体移植的最大障碍是免疫排斥反应。为防止排斥反应，移植前应完善各项检查，包括血型、预存抗体的检测（淋巴细胞毒交叉配合试验和群体反应性抗体检测）、人类白细胞抗体（HLA）配型。

②其他方面的选择：移植器官功能正常。供者年最好小于 50 岁，无其他病变。

（2）移植器官的保存

①保存原则：器官保存应遵循低温、预防细胞肿胀和避免生化损伤的原则，以保持器官的最大活力。器官摘除后迅速改变热缺血（在常温下无血液供应）为冷缺血（在低温下无血液供应）。

②保存方法：从器官切取时即开始保存器官的低温状态。热缺血时间不宜超过 10 分钟，超过 30 分钟器官可发生不可逆损害。用特制的 0 ～ 4℃器官灌注液对器官进行冷灌洗，以 4℃为宜，使其迅速均匀降温，浸没并保存于 0 ～ 4℃保存液中直至移植。注意无菌操作。

（3）受者的准备

①心理准备：做好患者的心理护理，减少患者的恐惧与不安，增强信心。

②完善术前检查：除常规检查外，还包括肝、肾、心、肺和神经系统功能、肝炎病毒相关指标、HIV 及水电解质水平、尿及咽拭培养、血型和 HLA 配型等。

③应用免疫抑制药：具体用药应根据移植器官的种类及患者情况决定。

④预防感染：及时治疗呼吸道及泌尿道感染；遵医嘱预防性应用抗生素。

（4）病室的准备：术前 1 天及手术当日用 0.5% 过氧乙酸擦拭病房一切物品，同时应做好空气消毒，实施保护性隔离；准备好各种物品；专用药柜，准备免疫抑制药、抗生素、止血药等急救药物。

（5）排斥反应：排斥反应是受体免疫系统对具有抗原特异性的供体器官抗原的特异性免疫应反应。主要原因是供、受者之间主要组织相容性抗原（MHC）的不同，在人类又称人类白细胞抗原（HLA）。

①分类

a. 超级性排斥反应：主要发生在异种移植时，通常是由于受者体内预先存在针对供者特异性抗原的抗体。多发生于移植术后 24 小时之内。加速性急性排斥反应通常发生于术后 3 ～ 5 天内。

b. 急性排斥反应：最常见，多发生于术后 1 ～ 2 周，主要是由细胞介导的免疫反应。

c. 慢性排斥反应：可发生在手术后数月甚至数年，病程进展慢，**主要表现为移植器官功能逐渐减退。免疫抑制剂对慢性排斥反应无效，是目前器官移植的最大障碍之一。**

d. 移植物抗宿主反应：移植物中特异性淋巴细胞识别宿主抗原所致，可导致多器官功能衰竭，常见于骨髓和小肠移植。

②排斥反应的防治

a. 配型应首选血型相同者，其次进行组织配型试验。组织配型若相同，移植有可能获得成功。

b. 采用免疫抑制的方法可推迟排斥反应的发生，以延长移植物的存活时间。

二、肾移植

肾移植是治疗终末期肾病的有效方法。在各类器官移植中，肾移植开展较早，治疗效果好。

1. 护理评估

（1）健康史：了解患者一般情况，疾病的发生、发展及治疗经过，其他器官功能等。

（2）身体状况：评估患者的生命体征、营养状况、有无水肿、贫血、高血压等；评估肾区有无疼痛及疼痛的性质、范围和程度；评估动静脉造瘘侧及其肢体局部情况。了解患者术前常规及特殊检查结果。

（3）心理 - 社会状况：评估患者的心理状况、认知程度、社会支持系统等。

2. 术前护理

（1）皮肤准备：保持皮肤清洁，做好备皮工作，术日前晚用消毒液擦身。

（2）营养支持：鼓励患者进食低钠、优质蛋白、高糖、高维生素饮食，必要时遵医嘱经肠内、外途径补充营养，以改善患者的营养状况，纠正低蛋白血症，提高手术耐受性。

（3）透析治疗：术前最后一次血液透析距手术时间不应超过 24 小时。

（4）完善术前检查：如血型、HLA 抗原、混合淋巴细胞培养、淋巴细胞毒性试验等。其他术前准备见本节概述。

3. 术后护理

（1）一般护理：术后应置于单人隔离病室，**最好安置在空气层流病室，实行保护性隔离；患者应取平卧位，肾移植侧下肢屈曲 15°～25°**，以减少切口疼痛和血管吻合口张力。

（2）病情观察

①监测生命体征：开始时每小时测量 1 次，待平稳后逐渐减少测量次数。**体温如＞38℃，应注意是否发生排斥反应或感染。**

②监测尿量：尿量是反映移植肾功能状况及体液平衡的重要指标，术后早期维持在 200～500ml/h 为宜。保持尿管通畅。监测记录尿液的量、颜色、性质。多数患者肾移植术后早期（一般是 3～4 天内）为多尿期，每天尿量达到 5000～10 000ml。**尿量＜100ml/h，应及时通知医师，警惕移植肾发生急性肾小管坏死或急性排斥反应。**

（3）合理补液

①静脉选择：不在手术侧下肢和动静脉造瘘肢体建立静脉通道。建立两条静脉通道。

②输液原则：遵循"量出为入"的原则。根据尿量和 CVP 及时调整补液速度与量，保持出入量平衡。**后 1 小时的补液量与速度依照前 1 小时排出的尿量而定。**一般当尿量＜200ml/h、200～500ml/h、500～1000ml/h 和＞1000ml/h 时，补液量分别为等于尿量、尿量的 4/5、2/3 和 1/2。血容量不足时应加速扩容。24 小时出入量差额一般不能超过 1500～2000ml。

③输液种类：除治疗用药外，以糖和盐交替或 0.45% 氯化钠溶液补给。当尿量＞300ml/h 时，应加强盐的补充，盐、糖的比例为 2：1。术后早期一般不补钾，出现低钙血症应适当补钙。

（4）饮食指导与营养支持：术后第 2 天如胃肠道功能恢复，可给予少量饮食，以后逐渐加量。对肾功能恢复较好的患者给予适量优质蛋白、高热量、高维生素、低脂、低盐、少渣、易消化的饮食，提高机体免疫力。严格记录饮食和饮水量。

（5）并发症的护理

①出血：常于术后72小时内发生。监测患者生命体征、出血情况等。适当活动，预防吻合口破裂。加快输液速度，遵医嘱使用止血药、升压药及输血等。做好手术探查的准备。

②感染：是器官移植最常见的致命并发症。以预防为主，合理使用抗生素，严格无菌操作，做好基础护理，预防交叉感染，定期做各项检查，及早发现感染症状。

③急性排斥反应：多发生于术后1～2周。观察患者的生命体征、尿量、肾功能及移植肾区的情况，及早发现排斥反应。遵医嘱行抗排斥反应的冲击治疗，如甲基泼尼松龙（MP）、莫罗莫那CD_3（OKT_3），警惕应激性消化道溃疡的发生。观察用药效果。如体温下降至正常，尿量增多，体重稳定，移植肾肿胀消退、质变软、无压痛，全身症状缓解或消失，血肌酐、尿素氮下降，提示排斥逆转。

④泌尿系统并发症：若引流出尿液样液体且超过100ml，提示尿漏的可能。若引流出乳糜样液提示淋巴漏。

第十三节　肿　瘤

扫码做题

一、概　述

肿瘤是各种始动与促进因素引起组织细胞异常增生和分化而形成的新生物。其生长不受正常生理调节，可破坏正常组织与器官。

1. **分类**　按肿瘤的形态和对机体的影响，可分为良性肿瘤和恶性肿瘤两大类（表2-16）。良性肿瘤一般称为"瘤"。恶性肿瘤来自上皮组织称为"癌"，来自间叶组织称为"肉瘤"。此外，少数肿瘤形态上属良性，但浸润性生长，易复发，甚至转移，称为交界性肿瘤；癌变细胞局限于上皮层，未突破基底膜的早期癌为原位癌。

表2-16　良性肿瘤和恶性肿瘤鉴别

	良性肿瘤	恶性肿瘤
细胞分化程度（根本区别）	高，成熟	低，不成熟
生长速度	缓慢	较快
生长方式	膨胀性生长有包膜，与周围组织分界清楚，能推动；外生性生长	浸润性生长无包膜，与周围组织分界不清，不能推动；外生性生长常伴侵袭性生长
继发改变	很少发生坏死、出血	常发生出血、坏死、溃疡
转　移	无	常有
复　发	很少	容易
对机体影响	局部压迫或阻塞	局部压迫、阻塞，破坏原发处和转移处组织，造成恶病质和死亡

2. 临床表现

（1）局部表现：肿块、疼痛、溃疡、出血、阻塞。

（2）全身表现：良性及早期恶性肿瘤多无明显全身症状，或仅有非特异性表现，如低热、贫血、乏力、消瘦等，晚期可出现全身衰竭、恶病质。

3. 分期

目前常用的为国际抗癌联盟提出的 TNM 分期法：T 指原发肿瘤，N 指区域淋巴结，M 指远处转移。根据不同 TNM 的组合，诊断为Ⅰ、Ⅱ、Ⅲ、Ⅳ期。

4. 治疗要点

良性肿瘤及临界性肿瘤以手术切除为主。恶性肿瘤大多采用以手术治疗为主的综合治疗，包括化学治疗、放射治疗、生物治疗和中医治疗等。

（1）手术疗法：手术切除对实体肿瘤是首选的、最有效的治疗方法。

（2）化学疗法：是中、晚期肿瘤患者综合治疗中的重要手段。分为全身给药（静脉、肌注、口服）和局部给药（外敷、手术区冲洗、腔内或瘤内注射）。治疗方法有大剂量冲击治疗、小剂量维持治疗。应根据患者身高和体重选择药物的剂量，并遵医嘱多疗程治疗。常用化疗药物分类及其主要不良反应见表 2-17。

（3）放射疗法：是利用放射线破坏或杀灭肿瘤细胞，对肿瘤和正常组织器官产生同样的破坏作用。

二、肿瘤护理

1. 肿瘤患者的心理特点

符合临终患者的心理特点。

（1）否认期：是临终患者心理反应的第一期。患者得知自己病重面临死亡，常见的心理反应是"不，怎么可能是我？一定是他们搞错了"。极力否认患病的事实，心存侥幸，四处求医，希望是误诊。否认反应是一种防御机制，可使患者暂时逃避现实。

（2）愤怒期：当患者对其病情的否认无法继续，出现气愤、怨恨和嫉妒的情绪，心理反应常表现为"为什么是我？老天太不公平！我怎么这么倒霉！"。怨天尤人，或迁怒于家属、医护人员，对医院的住院制度及治疗护理百般挑剔。

（3）协议期：患者开始接受病重或临终事实，希望奇迹能够出现。为了延长生命，做出许多承诺作为交换条件。心理反应常表现为"请让我好起来，我一定……""假如给我一年的时间，我会……"患者求生欲望强烈，能够努力配合治疗。

（4）忧郁期：又称为抑郁期。患者的身体更虚弱，病情恶化，内心被强烈的失落感所占据。"好吧，那就是我！"出现悲伤、情绪低落、抑郁和绝望，希望家人、朋友能够时常陪伴在身旁。逐渐对周围事物失去兴趣，少言寡语，反应迟钝。

（5）接受期：是临终心理反应的最后阶段。患者最终开始坦然接受面临死亡的现实，"好吧，既然是我，那就去面对吧""我准备好了"。喜欢独处，表情淡漠，睡眠时间增加甚至嗜睡，静静等待死亡的到来。

2. 肿瘤手术治疗患者的护理

（1）术前准备：为患者备皮时，动作轻柔。便秘者遵医嘱行灌肠。教会患者锻炼的方法，术后及早开始锻炼。

（2）术后锻炼

①乳腺癌根治术：进行握拳、屈腕、屈肘、上举和肩关节活动范围的锻炼。注意开始活动的时间。详见外科护理学第十五节乳房疾病的相关内容。

②开胸手术：术后患者因怕痛而不敢活动，鼓励其加强患侧手臂上举及肩关节活动，注意纠正肩下垂。

③颈淋巴结清扫术：伤口愈合后进行肩关节及颈活动范围的锻炼，特别注意随时保持术侧肩略高于健侧。

表2-17　常用化疗药物分类及其主要不良反应

分　类	常用药物	主要不良反应
影响核酸生物合成药（抗代谢药）		
二氢叶酸还原酶抑制剂	甲氨蝶呤	骨髓抑制；消化道反应如口腔炎；肝、肾损害
嘌呤核苷酸互变抑制剂	巯嘌呤	骨髓抑制和消化道黏膜损害；黄疸、肝损害
胸苷酸合成酶抑制剂	氟尿嘧啶	骨髓抑制和消化道毒性大，严重腹泻，脱发
核苷酸还原酶抑制剂	羟基脲	骨髓抑制和轻度消化道反应，致畸胎
DNA多聚酶抑制剂	阿糖胞苷	骨髓抑制严重，胃肠道反应，静脉炎，肝损害
影响DNA结构与功能药		
烷化剂	氮芥 环磷酰胺 白消安	恶心、呕吐，骨髓抑制，脱发，听力损害 骨髓抑制，消化道反应，脱发，出血性膀胱炎 消化道反应，骨髓抑制，肺纤维化
破坏DNA的铂类配合物	顺铂 卡铂	消化道反应，骨髓抑制，大剂量致持久肾毒性 骨髓抑制
破坏DNA的抗生素类	丝裂霉素 博来霉素	骨髓抑制明显，消化道反应，心、肝、肾毒性 肺毒性最严重，发热，脱发，过敏反应
拓扑异构酶抑制剂	喜树碱	泌尿道刺激，消化道反应，骨髓抑制，脱发
干扰转录过程和阻止RNA合成药		
	放线菌素 多柔比星 柔红霉素	骨髓抑制，消化道反应，漏出血管致组织坏死 心脏毒性最严重，骨髓抑制，消化道反应，脱发 骨髓抑制，消化道反应，心脏毒性
抑制蛋白质合成和功能药		
微管蛋白活性抑制剂	长春新碱 紫杉醇	外周神经毒性，静脉炎及致组织坏死，骨髓抑制轻 骨髓抑制，神经毒性，心脏毒性，过敏反应
干扰核蛋白体功能药	高三尖杉酯碱	骨髓抑制，消化道反应，脱发，偶有心脏毒性
影响氨基酸供应药	L-门冬酰胺酶	过敏反应，肝损害、胰腺炎，消化道反应
分子靶向药	维A酸	头痛、头晕，口干，脱屑

④截肢术：患者术前学会使用拐，锻炼手臂拉力，预防失用性萎缩，做好安装义肢的准备，此外，应做好患者的心理护理。

⑤全喉切除术：术后训练患者自行吸痰、清洗气管导管，更换喉垫的方法，指导患者练习食管发音或使用人工喉。

3. 肿瘤放射治疗患者的护理

（1）放疗的护理：放疗前做好心理护理，放疗时注意调整治疗方法及剂量，保护不必照射的部位。

放疗后保持局部皮肤清洁干燥，清洗时应轻柔，禁用力擦洗和使用肥皂，避免摩擦、搔抓及冷、热、日光直射等理化刺激。

（2）放疗反应的护理

①皮肤反应的护理：皮肤反应可分为3度，其临床表现及护理措施，见表2-18。

表2-18　放疗皮肤反应的表现及护理

	一度反应（干反应）	二度反应（湿反应）	三度反应
临床表现	红斑，烧灼和刺痒感，继续照射变为暗红色，有脱屑	高度充血、水肿，水疱形成，有渗出液，糜烂	溃疡形成或坏死，难以愈合
护理措施	涂0.2%薄荷淀粉或羊毛脂止痒	涂2%甲紫或氢化可的松乳膏，不必包扎。有水疱时，涂硼酸软膏，包扎1～2天，待渗出吸收后改用暴露疗法	

②黏膜反应的护理：加强局部黏膜清洁，如口腔漱口、阴道冲洗、鼻咽用抗生素及润滑剂滴鼻等。

③器官反应的护理：治疗期间加强对照射器官功能状态的观察，对症护理，反应严重时报告医生，暂停放疗。

④骨髓移植的护理：每周查一次血常规，白细胞计数低于 $3 \times 10^9/L$，血小板计数低于 $80 \times 10^9/L$ 时，需暂停放疗。

4．肿瘤化学治疗患者的护理

（1）给药途径：大剂量冲击疗法、中剂量短程疗法、小剂量长程给药法。

（2）给药途径

①静脉：一般刺激性药物宜静脉推注，注药时要确保针头在血管内，注药完毕抽少量回血，保持注射器内有一定的负压再拔针，压迫针眼1～2分钟；强刺激性药物宜静脉冲入；抗代谢药宜静脉点滴，一般静滴4～8小时。

②肌内注射：肌内注射宜深，适于对组织无刺激性的药物。

③口服：减轻药物对胃黏膜的刺激，防止被胃酸破坏。

④腔内注射：主要用于癌性胸、腹水和心包积液。

⑤动脉注射：直接将药物注入供应肿瘤的动脉，适于某些晚期不宜手术或复发而局限性肿瘤。注意保持导管通畅，防止动脉血回流，预防气栓、血栓、缺血性坏死和感染。

（3）常见毒性反应和护理：化疗药物的常见毒性反应见表2-19。

①组织坏死和血栓性静脉炎：预防组织坏死，保护静脉。掌握静脉穿刺及注射刺激性药物的技术。药液不慎溢出需立即停止注药或输液，保留针头接注射器回抽后，皮下注入解毒剂再拔针，局部涂氢化可的松，冰敷24小时，做好记录。刺激性药物应加以稀释，长期治疗时应交替使用左右臂，促进静脉恢复。

②胃肠道反应：提供营养丰富、可口的饮食。重者可在饭后给予镇静止吐药。

③骨髓抑制：绝大多数化疗药均有不同程度骨髓移植，应定期查血常规。白细胞计数降至 $3.5 \times 10^9/L$，血小板计数降至 $80 \times 10^9/L$ 时，需暂停药，给补血药物，增加营养；白细胞计数降至 $1.0 \times 10^9/L$，做好保护隔离，预防感染；重度骨髓抑制的患者应住无菌室或层流无菌室。

④口腔黏膜反应：保持口腔清洁。合并真菌感染时，可用 1%～4% 碳酸氢钠溶液、制霉菌素漱口。

⑤皮肤反应：叮嘱患者不要抓挠，瘙痒时可用炉甘石洗剂止痒。

表2-19　化疗药物的常见毒性反应

系统或器官	常见毒性反应	常见药物
造血系统	骨髓抑制，白细胞和血小板减少	绝大多数化疗药均有不同程度的骨髓抑制
消化系统	恶心、呕吐	大多数抗肿瘤药最常见的毒性反应
头　发	脱发	大多数抗肿瘤药都可引起不同程度的脱发
心　脏	心肌退行性变和心肌间质水肿	多柔比星（阿霉素），柔红霉素，高三尖杉酯碱
呼吸系统	间质性肺炎和肺间质纤维化	博来霉素，白消安，丝裂霉素，甲氨蝶呤
肝　脏	肝脏损害	L-门冬酰胺酶，甲氨蝶呤，巯嘌呤，放线菌素
泌尿系统	出血性膀胱炎 肾小管损害	环磷酰胺 顺铂
神经系统	外周神经病变	长春新碱，顺铂，甲氨蝶呤，氟尿嘧啶
免疫系统	过敏反应	L-门冬酰胺酶，博来霉素
血管或局部组织	组织坏死和血栓性静脉炎	长春新碱，多柔比星，丝裂霉素

⑥脱发：做好心理护理，指导患者正确对待脱发。注药前可在头部放置冰帽，注药后待30分钟左右摘除，宜减少药物对毛囊的刺激。

（4）复诊指导：在恶性肿瘤治疗后最初2年内，每3个月至少随访1次，以后每半年复查1次，超过5年后每年复查1次直至终生。

第十四节　颈部疾病

扫码做题

一、甲状腺功能亢进症

甲状腺腺体本身功能亢进，合成和分泌甲状腺激素增加所导致的甲状腺毒症称为甲状腺功能亢进症，简称甲亢。

1. 分类

（1）原发性甲亢：是一种自身免疫性疾病。在甲状腺肿大的同时，出现功能亢进症状。患者年龄多在20～40岁之间。表现为腺体弥漫性、两侧对称肿大，常伴有眼球突出，又称"突眼性甲状腺肿"。

（2）继发性甲亢：较少见，如继发于结节性甲状腺肿的甲亢。发病年龄多在40岁以上。腺体呈结节状肿大，两侧多不对称，无突眼，易发生心肌损害。

（3）高功能腺瘤：少见，甲状腺内有单或多个自主性高功能结节，无突眼，结节周围的甲状腺组织呈萎缩改变。

2. 临床表现
原发性甲亢患者甲状腺呈弥漫性对称性肿大，患者性情急躁、容易激动、失眠、食欲亢进反而消瘦、脉快有力、脉压增大、突眼征等。

3. 治疗要点 手术治疗是治疗甲亢的有效方法。妊娠期甲亢药物控制不佳者，可以在妊娠中期（第13～24周）进行手术治疗。青少年、病情较轻者及老年人或伴有其他严重疾病者不宜手术。内科治疗详见内科护理学第6节内分泌与代谢性疾病的相关内容。

4. 术前护理

（1）活动与饮食：减少活动，适当卧床，以免体力消耗；给予高热量、高蛋白、高维生素的饮食。

（2）用药护理：是术前用于降低基础代谢率的重要环节，可提高患者对手术的耐受性，预防术后并发症，也是甲亢术前最重要的护理措施。

①通常用碘剂进行术前准备。每天3次，第1天每次3滴，第2天每次4滴，依此逐日每次增加1滴至每次16滴止，然后维持此剂量。服药2～3周后甲亢症状可得到基本控制，表现为患者情绪稳定，睡眠好转，体重增加，脉率稳定在每分钟90次以下，脉压恢复正常，基础代谢率+20%以下，便可进行手术。碘剂具有刺激性，可在饭后经凉开水稀释服用，或把碘剂滴在饼干、面包片上吞服，以减少对口腔和胃黏膜的刺激。由于碘剂主要抑制甲状腺素的释放，凡不准备施行手术治疗的甲亢患者不宜服用碘剂。

②对于甲亢严重者可遵医嘱先选用硫脲类药物治疗，待甲亢症状基本控制，再单独服用碘剂1～2周后行手术。由于硫脲类药物能使甲状腺肿大充血，增加手术出血的可能，而碘剂能减少甲状腺的血流量，减少腺体充血，使腺体缩小变硬，因此服用硫脲类药物后必须加用碘剂。

③对碘剂或硫脲类药物不耐受或无反应的患者，主张单用普萘洛尔或与碘剂合用做术前准备。用药后不引起腺体充血、增大变脆，有利于手术操作。最后1次须在术前1～2小时服用，术后继续口服4～7天。术前不用阿托品，以免引起心动过速。

（3）其他措施：术前练习将头放低、肩垫高，使患者能够适应术时颈过伸的体位。指导患者深呼吸及有效咳嗽，有助于术后保持呼吸道通畅。患者送往手术室后备麻醉床，床旁备引流装置、无菌手套、拆线包及气管切开包等。

5. 术后护理

（1）体位与休息活动护理：术后取平卧位，待血压平稳或全麻清醒后取半卧位，以利于呼吸和引流积血。

（2）饮食护理：患者清醒、无呕吐即可给予少量温或凉水。若无误吸、呛咳等不适，可进温凉流质饮食，避免过热饮食刺激腺体充血、出血，少食慢咽。术后第2天可给予半流质饮食，并逐步过渡到软食和普食。若患者因疼痛不愿进食，可在进食前30分钟给予止痛药。

（3）引流护理：常规引流24～48小时，术后伤口引流量一般不超过100ml，注意观察引流液的量、颜色和性质。

（4）用药护理：甲亢患者术后继续服用复方碘化钾溶液，每天3次，以每次16滴开始，逐日每次减少1滴，直至病情平稳。年轻患者术后常口服甲状腺素，以抑制促甲状腺激素的分泌和预防复发。

（5）术后并发症的观察与护理

①呼吸困难和窒息：是最危急的并发症，多发生于术后48小时内。常见原因有切口内出血，喉头水肿，气管塌陷，双侧喉返神经损伤等。临床表现为烦躁，进行性呼吸困难，发绀，甚至窒息。须立即进行床边抢救，剪开缝线，敞开伤口，迅速除去血肿，结扎出血的血管，必要时行气管切开、给氧。待病情好转，再送手术室作进一步检查、止血和其他处理。喉头水肿者立即应用大剂量糖皮质激素。

②喉返神经损伤：多因手术处理甲状腺下极时损伤。术中切断、缝扎可引起永久性损伤，立即出现症状；术中挫夹、牵拉、血肿压迫多为暂时性，术后数日出现症状，在3～6个月内可逐渐恢复。单侧喉返神经损伤引起声音嘶哑，可由健侧声带向患侧过度内收而代偿。双侧喉返神经损伤可引起两侧声带麻痹、失声或呼吸困难，甚至窒息，需立即行气管切开。

③喉上神经损伤：多在处理甲状腺上极时损伤喉上神经所致。若损伤外支，可使环甲肌瘫痪，引起声带松弛、声调降低。若损伤内支，则使喉部黏膜感觉丧失，患者饮水时易发生误咽或呛咳。喉上神经损伤者应取坐位或半坐位进食，试进半流质或干食，吞咽不可过快。一般经理疗后可自行恢复。

④甲状旁腺功能减退：多于术后1～2天出现。与手术时甲状旁腺被误伤引起甲状旁腺功能低下、血钙浓度下降有关。多数患者仅有面部、唇部或手足部的针刺感、麻木感或强直感，经2～3周后症状可消失。严重者可出现面肌和手足伴有疼痛的持续性痉挛，甚至窒息死亡。预防的关键在于切除甲状腺时注意保留腺体背面的甲状旁腺。一旦发生，应适当限制肉类、乳品和蛋类等高磷食物，以免影响钙的吸收。症状轻者口服钙剂，并加用维生素D_3；症状较重者，最有效的治疗是口服双氢速甾醇油剂，能迅速提高血钙含量。抽搐发作时，立即遵医嘱静脉注射10%葡萄糖酸钙或氯化钙10～20ml，可重复使用。

⑤甲状腺功能低下：须长期补充甲状腺素。按时服药，不可自行停药或调整用药剂量，出现心慌、多汗、乏力、精神萎靡、嗜睡、食欲减退等甲状腺激素过多或过少的表现时，应及时报告医生。每年复查1次，调整药物剂量。

⑥甲状腺危象：与术前准备不足、甲亢症状未能很好控制及手术应激有关。

a. 多发生于术后12～36小时内，患者出现高热（>39℃）、心率增快（>120～140次/分），可出现烦躁不安、谵妄甚至昏迷，也可表现为神志淡漠、嗜睡、呕吐、腹泻，以及全身红斑及低血压。

b. 一旦发现立即通知医生处理。口服复方碘化钾溶液首次3～5ml或紧急时将10%碘化钾5～10ml加入10%葡萄糖溶液500ml中静脉滴注，以降低循环血液中甲状腺素水平；给予氢化可的松静脉滴注，以拮抗应激反应；肾上腺素能阻滞药利血平1～2mg肌注，以降低周围组织对甲状腺素的反应；给予镇静药；降温以保持体温在37℃左右；静脉大量输入葡萄糖溶液；吸氧；心力衰竭者加用洋地黄制剂。

⑦用药指导：告知患者遵医嘱按剂量、按疗程服药，不可随意减量或停药。服用抗甲状腺药物的开始3个月，每周查血象1次，每隔1～2个月做甲状腺功能测定，每天清晨起床前自测脉搏，定期测量体重。脉搏减慢、体重增加是治疗有效的标志。

⑧生育指导：妊娠可加重甲亢，宜治愈后再妊娠。妊娠期甲亢者，宜选用抗甲状腺药物治疗，禁用 ^{131}I 治疗，慎用普萘洛尔，加强胎儿监测。产后如需继续服药，则不宜哺乳。

二、甲状腺肿瘤

1. 概述　与甲状腺有关的肿瘤区别于其它颈部肿块的特点是随吞咽上下移动。

（1）甲状腺腺瘤：是最常见的甲状腺良性肿瘤。多见于40岁以下的妇女。按形态可分为滤泡状和乳状囊性腺瘤两种，滤泡状腺瘤多见。颈部出现圆形或椭圆形结节，多为单发，稍硬，表面光滑，无压痛，随吞咽上下移动。大部分患者无任何症状，腺瘤生长缓慢。当乳头状囊性腺瘤因囊壁血管破裂发生囊内出血时，肿瘤可在短期内迅速增大，局部出现胀痛。

（2）甲状腺癌：是最常见的甲状腺恶性肿瘤。组织学分型主要包括乳头状癌、滤泡状癌、未分化癌及髓样癌4类。其中，乳头状癌最常见，生长缓慢，低度恶性；未分化癌高度恶性，预后最差。

临床表现：发病早期多无明显症状，腺体内单发肿块，固定、质硬、表面高低不平、边界不清、增长较快，吞咽时上下活动度降低。晚期可压迫气管、食管或神经而出现呼吸困难、吞咽困难、声音嘶哑、Horner 综合征（患侧上睑下垂、瞳孔缩小、眼球内陷、额部少汗等）等。可有颈淋巴结肿大及远处器官转移症状。髓样癌组织可产生激素样活性物质（5-羟色胺和降钙素等），常有腹泻、心悸、颜面潮红和血钙降低等症状。

2. 护理措施　手术切除是各型甲状腺癌（除未分化癌）的基本治疗方法。手术治疗包括甲状腺本身的切除及颈淋巴结的清扫。未分化癌转移早、恶性程度高，多采用放射线外照射治疗。甲状腺次全或全切除后应终身服用左甲状腺素，预防甲状腺功能减退。

（1）术前护理：指导患者练习术时体位，即将软枕垫于肩部，保持头低、颈过伸位。术前1天剃除患者耳后毛发并清洗干净。术前晚遵医嘱适当应用镇静催眠药。

（2）术后护理

①休息活动护理：术后取平卧位，**待麻醉清醒、血压平稳后，改半卧位，以利于呼吸和引流。**鼓励床上活动，促进血液循环和切口愈合。

②饮食护理：麻醉清醒、病情平稳后，给予少量饮水。若无不适感，鼓励进食或经吸管吸入流质饮食，逐步过渡为半流食及软食。禁忌过热饮食。

③病情观察：严密监测生命体征，尤其是呼吸、脉搏情况。注意识别并发症，观察有无呼吸困难、声音嘶哑、音调降低、误咽、呛咳等症状。及时发现创面渗血情况，并估计渗血量。

④术后并发症护理：详见本节甲状腺功能亢进症的相关内容。

三、其他常见颈部肿块

1. **甲状腺舌管囊肿**　**是与甲状腺发育有关的先天性畸形，多见于15岁以下儿童，男性为女性的2倍。**表现为颈前区中线、舌骨下方直径1～2cm边界清晰的光滑圆形肿块，无压痛，有囊性感，**并随吞咽或伸、缩舌而上下移动。**需彻底切除囊肿及残余的管状结构。

2. **颈部淋巴结结核**　多见于儿童和青年。表现为颈部一侧或双侧出现多个大小不等的肿大淋巴结，一般位于胸锁乳突肌的前、后缘。少数患者可有低热、盗汗等全身中毒症状。实验室检查血红细胞沉降率加快，淋巴结穿刺或切片病理学检查有助于诊断。

3. **慢性淋巴结炎**　多继发于头、面、颈部的炎性病灶。肿大的淋巴结分散在颈侧区或颌下、颏下区。黄豆大小、较扁平，质软或中等，表面光滑、活动，可有或无压痛需与恶性病变鉴别，必要时应切除肿大淋巴结作病理检查。

4. **恶性淋巴瘤**　包括霍奇金病和非霍奇金淋巴瘤，是来源于淋巴组织恶性增生的实体瘤，多见于男性青壮年。肿大的淋巴结可表现单侧或双侧可粘连成团，生长迅速，伴腋窝、腹股沟等全身淋巴结肿大，肝脾肿大，发热。淋巴结组织学病理检查可确诊。

5. **转移性肿瘤**　发病率仅次于慢性淋巴结炎和甲状腺疾病。以鼻咽癌和甲状腺癌转移最为多见。肿大的淋巴结坚硬，表面不平、固定。锁骨上窝转移性淋巴结的原发灶多在胸腹部，胃肠道、胰腺、妇科恶性肿瘤多经胸导管转移至左锁骨上淋巴结。

第十五节　乳房疾病

扫码做题

一、乳腺癌

乳腺癌是主要由乳腺导管上皮发生的恶性肿瘤，是女性最常见的恶性肿瘤之一，也是女性最常见的肿瘤死亡原因。

1. **临床表现**　多发于40～60岁的女性。

（1）乳房肿块：**为最常见的症状，早期为无痛、单发的小肿块**，质硬，表面不光滑，与周围组织分界不清，活动度差，**以乳房外上象限最常见。**

（2）乳房外形改变

①**"酒窝征"：癌细胞累及 Cooper 韧带，使其缩短而致皮肤表面凹陷，是乳腺癌的特征性体征。**

②**乳头改变：癌细胞侵入乳管使之缩短，把乳头牵向癌肿方向，造成乳头内陷、扁平、回缩而致两侧乳头不对称。**

③**"橘皮样"改变：癌细胞堵塞皮下淋巴管，导致局部淋巴回流障碍。**

④铠甲胸：晚期结节彼此融合，弥漫成片，延伸至背部和对侧胸壁，使胸壁紧缩，呈铠甲状，限制呼吸。

⑤卫星结节：晚期出现多个坚硬小结节，呈卫星样围绕原发病灶。

⑥皮肤破溃：晚期癌肿侵及皮肤，易出血，伴恶臭。

（3）疼痛和乳头溢液：晚期累及骨膜或神经后疼痛明显。少数患者乳头溢出血性分泌物。

（4）转移症状：出现转移部位的相应症状。

2. 分期　目前常用的临床分期方法是国际抗癌联盟（UICC）制定的 TNM 分期，分为 0～Ⅳ期。

3. 治疗要点　早期以手术治疗为首选，中、晚期以综合治疗为主。**手术治疗是乳腺癌最根本的治疗方法**，常见的手术方式有乳腺癌根治术、乳腺癌扩大根治术、乳腺癌改良根治术、全乳房切除术和保留乳房的乳腺癌切除术 5 种。目前以保留乳房的术式最常用。**乳腺癌扩大根治术最容易损伤胸膜。**

4. 护理措施

（1）术前护理：给予营养丰富、易消化食物，以储备能量。保持大便通畅，必要时应用缓泻药。妊娠期及哺乳期患者应立即停止妊娠或哺乳，以减轻激素的作用。局部皮肤破溃者应注意保持清洁，遵医嘱应用抗生素。

（2）术后护理

①休息活动护理：生命体征平稳后取半卧位，以利呼吸和引流。

②病情观察：严密观察生命体征及切口敷料有无渗血、渗液。向患者解释胸壁加压包扎可致呼吸压迫感。乳腺癌扩大根治术损伤胸膜易致气胸，术后应加强观察，若出现胸闷、呼吸困难，及时报告医生。

③维持有效引流：**术后皮瓣下常规放置引流管，持续负压吸引，及时、有效地吸出残腔内的积液、积血，使皮瓣紧贴胸壁，便于皮瓣建立新的血液循环。**妥善固定引流管，保持引流通畅，密切观察引流液的量、颜色和性质。术后 4～5 天每天引流量＜10～15ml，按压伤口周围皮肤无空虚感，即可拔除引流管。如出现皮瓣下积液，应及时穿刺或引流，加压包扎。若皮瓣边缘发黑坏死，应及时报告医生将其切除，后期植皮。

④预防患侧上肢肿胀：术后患侧腋窝淋巴结切除后，易发生上肢淋巴回流不畅。避免在患侧上肢测血压、抽血、静脉穿刺或皮下注射，避免患肢过度负重或受伤。**术后患侧上肢用软枕垫高 10°～15°，按摩患侧上肢或进行握拳、屈腕、伸肘运动，以促进淋巴回流。**肿胀严重者，可使用弹力袖或弹力绷带，以利于回流。局部感染者，遵医嘱给予抗生素。

⑤防止皮瓣坏死：手术部位加压包扎，使皮瓣紧贴胸壁，便于皮瓣建立新的血液循环，防止皮瓣坏死，维持 7～10 天。包扎松紧度要适当，以能容纳 1 指、维持正常血运、不影响呼吸为宜。若绷带松脱，应及时重新加压包扎。**术后 3 天内患侧肩部制动，以免皮瓣移动影响愈合。**下床活动时用吊带或健侧手托扶患肢，需他人扶持时只能扶健侧，防止皮瓣移动。

⑥功能锻炼：早期功能锻炼可减少瘢痕牵拉，恢复患侧上肢功能。术后 24 小时内开始做手指和腕部的屈曲和伸展运动。术后 1～3 天，进行上肢肌肉等长收缩运动，开始屈肘、伸臂活动，促进血液和淋巴回流。术后第 4 天开始做肩关节的小范围前屈、后伸活动。术后 4～7 天，鼓励患者自行

用患侧手洗脸、刷牙、进食，用患侧手摸到对侧肩部或同侧耳朵。术后 1～2 周，待皮瓣基本愈合后，开始活动肩关节，以肩部为中心，前后摆臂。术后 10 天，皮瓣黏附较牢固后开始全范围的肩关节活动，抬高患侧上肢，手指爬墙运动（直至患侧手指能高举过头），梳理头发。以患侧手能越过头顶摸到对侧耳朵为功能锻炼的理想目标。注意术后7天内不上举、10天内不外展肩关节，避免患侧肢体支撑身体。

（3）避孕指导：术后 5 年内应避免妊娠，减少乳腺癌复发。

（4）自我检查指导：自我检查是最重要的出院指导，最好在月经后的 7～10 天进行。绝经者选择每个月固定的 1 天检查。洗澡时站立位对着镜子观察，从乳房外上象限开始检查，依次为外上、外下、内下、内上象限，然后检查乳头、乳晕，最后检查腋窝。40 岁以上女性或乳腺癌术后应每年定期行钼靶 X 线检查。

二、乳房良性肿块

常见乳房良性肿块及其对比见表 2-20。

表2-20　常见乳房良性肿块

疾 病	病因病理	好发部位	临床特点	治疗要点
乳腺纤维腺瘤	可能与纤维细胞所含雌激素受体的量或质的异常有关。好发于20～25岁青年女性	乳房外上象限	无痛肿块，圆形或扁圆形，质坚韧，表面光滑或结节状，分界清楚，活动度大	手术切除
乳腺囊性增生病	女性激素代谢障碍，特别是雌、孕激素比例失调；部分乳腺实质成分中女性激素受体的质和量异常。好发于中年妇女	乳房外上象限或分散于整个乳房	肿块大小与质地可随月经周期变化，增厚区与周围组织分界不明显。周期性乳房胀痛，月经前疼痛加重，月经来潮后减轻或消失	首选非手术治疗，如中医中药；乳房切除术
乳管内乳头状瘤	与癌的发生有一定的关系，是乳腺癌发生的危险因素之一。好发于40～50岁的经产妇	大乳管近乳头的壶腹部	瘤体很小，常不可触及，带蒂，有绒毛，血管壁薄，易出血。乳头溢液为血性、暗棕色或黄色液体	手术切除

第十六节　腹外疝

扫码做题

一、概　述

腹外疝是由腹腔内的脏器或组织连同壁腹膜，经腹壁薄弱点或孔隙向体表突出而形成的。

腹外疝分为易复性疝、难复性疝、嵌顿性疝和绞窄性疝。

1. **易复性疝**　疝内容物在患者站立、行走、腹内压增高时突出进入疝囊，平卧、休息或用手轻推即可回纳腹腔者。

2. **难复性疝**　疝内容物不能或不能完全回纳腹腔内，但不引起严重症状的疝。疝内容物多为大网膜，多因疝内容物反复突出致损伤粘连、疝内容物多和滑动性疝引起。病程长、疝环大的腹外疝，因疝内容物进入疝囊时产生的下坠力量，导致盲肠、乙状结肠、膀胱等随腹膜滑入疝囊，并成为疝囊壁的一部分，即为滑动性疝。

3. **嵌顿性疝**　疝环较小而腹内压突然增高时，疝内容物强行扩张囊颈而进入疝囊，因疝囊颈的弹性收缩，将内容物卡住，使其不能回纳。可有某些临床症状，如腹痛和消化道梗阻等表现，但尚未发生血运障碍。若不能及时解除嵌顿，终将发展成为绞窄性疝。

4. **绞窄性疝**　嵌顿时间过久，肠管及其系膜受压程度不断加重可使动脉血流减少，甚至完全阻断，疝内容物缺血坏死，导致绞窄性疝。若处理不及时，可发生肠穿孔、腹膜炎等严重并发症。继发感染还可引起疝外被盖组织的急性蜂窝织炎，甚至脓毒症。

二、常见腹外疝

1. **临床表现**　根据其发生部位，腹外疝可分为腹股沟疝、股疝、脐疝、切口疝、白线疝等，以腹股沟斜疝最多见。常见腹外疝的临床特点见表2-21。

表2-21　腹外疝的临床特点鉴别

	腹股沟斜疝	腹股沟直疝	股　疝	脐　疝
好发人群	儿童、青壮年男性	老年男性	40岁以上妇女	婴儿、中年以上妇女
突出途径	经腹股沟管突出，可进阴囊	由直疝三角突出，不进阴囊	经股管向股部卵圆窝突出	经脐环突出
疝块外形	椭圆或梨形，上部呈蒂柄状	半球形，基底较宽	半球形	球形
嵌顿机会	较多	极少	最易绞窄	婴儿极少，成人较易

（1）腹股沟斜疝：是腹内脏器或组织自腹股沟管深环（内环），向内、向下、向前斜行经腹股沟管，穿出腹股沟管浅环（皮下环），突向阴囊或大阴唇者。精索在疝囊后方，疝囊颈在腹壁下动脉外侧，回纳疝块后压住深环疝块不再突出。腹股沟斜疝是最多见的腹外疝，多见于男性，儿童、青少年多见。行走、咳嗽、强力劳动或排便等腹内压骤增是其主要原因，疝块呈椭圆形或梨形，上部呈蒂柄状，易发生嵌顿。

（2）腹股沟直疝：多见于老年男性或体弱者，是腹内脏器或组织经腹壁下动脉内侧的直疝三角区突出而形成的疝，精索在疝囊前外方，疝囊颈在腹壁下动脉内侧，回纳疝块后压住深环疝块仍可突出。

（3）股疝：腹内脏器或组织自股环、经股管向股部卵圆窝突出形成的疝，称为股疝。疝块不大，多在腹股沟韧带下方卵圆窝处有一半球形的突起。多见于40岁以上妇女，妊娠导致的腹内压增高是引起股疝的主要原因。平卧回纳内容物后，疝块可消失或不完全消失。股疝极易嵌顿，一旦嵌顿又可迅速发展为绞窄性疝。嵌顿后除引起局部明显疼痛外，常伴有明显的急性机械性肠梗阻症状。

（4）脐疝：疝囊通过脐环突出的疝称脐疝。婴儿脐疝多属先天性，成人一般是后天性。脐疝多属易复性，极少发生嵌顿和绞窄。

（5）切口疝：腹腔内器官或组织自腹壁手术切口突出形成。表现为腹壁切口处逐渐膨隆，平卧时缩小或消失。疝环一般较宽大，很少嵌顿。

2. 治疗要点

（1）腹股沟疝

①非手术治疗：1岁以下婴幼儿可暂不手术，观察病情发展情况，腹肌强壮后疝可自行消失。

②手术治疗：腹股沟疝最有效的治疗方法是手术。手术方法有传统疝修补术、无张力疝修补术和经腹腔镜疝修补术3种。

a. 传统疝修补术：婴幼儿或儿童可进行单纯的疝囊高位结扎术。成年人在疝囊高位结扎的基础上，加强或修补腹股沟管管壁。

b. 无张力疝修补术：在无张力情况下，利用人工高分子修补材料进行缝合修补，具有创伤小、术后疼痛轻、康复快、复发率低等优点。

c. 经腹腔镜疝修补术。

③嵌顿性疝与绞窄性疝的处理原则

a. 手法复位：仅适用于嵌顿性疝时间在3～4小时，局部压痛不明显，无腹膜刺激征者；或年老体弱或伴有其他较严重疾病而估计肠袢尚未绞窄坏死者。复位手法应轻柔，严禁粗暴。手法复位后密切观察腹部体征变化，一旦出现腹膜炎或肠梗阻的表现，应尽早手术探查。

b. 手术治疗：除上述情况，嵌顿性疝原则上应紧急手术治疗，预防疝内容物坏死，并解除肠梗阻。绞窄性疝的内容物已坏死，更须紧急手术治疗。

（2）股疝：股疝诊断明确后，应及时手术治疗。发生嵌顿性或绞窄性股疝者，更应进行紧急手术。

（3）脐疝：未闭锁的脐环迟至2岁时多能自行闭锁，故小儿2岁前可采取非手术疗法。回纳疝块后用一大于脐环的、外包纱布的硬币或小木片抵住脐环，并用胶布或绷带加以固定，6个月以内的婴儿疗效较好。满2岁后脐环直径仍大于1.5cm者应手术治疗，5岁以上儿童的脐疝均应采取手术治疗。

（4）切口疝：不能自愈，需手术修补。

三、腹外疝的护理

1. 术前护理

（1）休息活动护理：疝块较大者，应卧床休息，减少活动或活动时用疝带压住疝环口，防止发生嵌顿。

（2）病情观察：密切观察腹部症状，若出现明显腹痛，疝块突然增大、紧张发硬且触痛明显，不能回纳，应怀疑嵌顿性疝的发生，立即报告医生并配合紧急处理。

（3）消除引起腹内压增高的因素：有慢性咳嗽、长期便秘、排尿困难等腹内压增高因素者，给予对症处理，待症状控制后方可手术。术前2周戒烟，注意保暖。多饮水、多吃水果蔬菜等粗纤维食物，保持大便通畅。

（4）术前备皮、备血，术前7天停用抗凝药，便秘者术前1天晚灌肠，进入手术室前排空小便或留置尿管。年老体弱、腹壁肌肉薄弱或复发疝的患者，术前加强腹壁肌肉锻炼，练习卧床排便。

（5）嵌顿疝和绞窄性疝术前禁食、胃肠减压，做好急诊手术准备；若未发生嵌顿和绞窄，可不必放置胃管和胃肠减压。

2. 术后护理

（1）体位护理：传统疝修补术后取平卧，髋关节微屈，腘窝下垫枕，以降低腹股沟切口的张力和腹内压力，并利于切口愈合和减轻伤口疼痛。

（2）活动护理：传统疝修补术后1～2天卧床期间鼓励床上翻身及活动肢体，一般术后3～5天可下床活动，无张力疝修补术后次日即可下床活动。年老体弱、复发性疝、绞窄性疝、巨大性疝者可适当延迟下床时间。

（3）饮食护理：术后6～12小时无恶心、呕吐者可给予流食，次日可进软食或普食；肠切除吻合术后暂禁食，胃肠道功能恢复后方可开始进食。

（4）病情观察：严密观察生命体征，注意有无伤口渗血、感染和阴囊血肿的表现。

（5）预防阴囊血肿：最主要的护理措施是在斜疝修补术后，伤口部位压沙袋12～24小时，用丁字带或阴囊托托起阴囊，减轻渗血，促进淋巴回流和吸收。

（6）预防腹内压增高：术后注意保暖，以免受凉而致咳嗽。咳嗽时指导患者用手掌按压保护切口，以免缝线撕脱。保持排便通畅，便秘者遵医嘱适当应用通便药物，避免用力排便。

（7）预防切口感染：切口感染是疝复发的主要原因，术前严格备皮，术后遵医嘱应用抗生素，保持切口敷料清洁干燥，及时更换污染或脱落的敷料。

（8）活动指导：出院后逐渐增加活动量，3个月内应避免重体力劳动或提举重物。

（9）复查指导：积极治疗引起腹内压增高的原发病，定期门诊复查。若出现腹外疝复发征象，应及时就诊。

第十七节　急性化脓性腹膜炎

一、急性化脓性腹膜炎

急性化脓性腹膜炎是一种常见的急腹症，可由细菌感染、化学性、物理性损伤等引起。按病因可分为细菌性和非细菌性两类；按发病机制可分为原发性和继发性两类，其主要区别是腹腔内有无原发病灶；按临床经过可分为急性、亚急性和慢性三类；按累及的范围可分为弥漫性和局限性两类。

1. 临床表现　腹膜炎的症状可以是突然发生，也可能是逐渐出现的。

（1）症状

①腹痛：是最主要的临床表现，深呼吸、咳嗽、转动身体时疼痛加剧。疼痛先从原发病变部位开始，随炎症扩散至全腹腔。

②恶心、呕吐：腹膜受到刺激，可引起反射性恶心、呕吐。发生麻痹性肠梗阻时可吐出黄绿色胆汁或棕褐色粪便状肠内容物。

③体温、脉搏：开始正常，以后体温逐渐升高、脉搏逐渐加快。脉搏多加快，若脉搏快体温反降，提示疾病恶化。

④感染中毒症状：可出现高热、脉速、呼吸浅快、大汗、口干等症状。病情进一步发展，可有呼吸急促、口唇发绀、体温骤升或下降、血压下降，神志恍惚或不清等表现，表示已有重度脱水、代谢性酸中毒及休克。

（2）体征：腹部压痛、腹肌紧张和反跳痛是腹膜炎的标志性体征，尤以原发病灶所在部位最为明显。若有穿孔，可引起强烈的腹肌紧张，甚至呈"木板样"强直。幼儿、老人及极度虚弱患者腹肌紧张不明显。腹部叩诊时胃肠胀气呈鼓音。

2. 治疗原则

（1）非手术治疗/术前：适用于病情较轻，或病程较长超过24小时，且腹部体征已减轻或有减轻趋势者，或伴有心肺等脏器疾患而禁忌手术者。

（2）手术治疗：绝大多数继发性腹膜炎患者需手术治疗。应先处理原发病，探查明确病因后决定处理方法；彻底清洁腹腔、充分引流。其适应证为：

①经非手术治疗6～8小时后（一般不超过12小时），腹膜炎症状和体征不缓解或反而加重。

②腹腔内原发病严重，如胃肠道、胆囊坏死穿孔、绞窄性肠梗阻等。

③腹腔内炎症较重，有大量积液，出现严重的肠麻痹或中毒症状。尤其有休克表现者。

④腹膜炎病因不明且无局限趋势者。

二、腹腔脓肿

（一）膈下脓肿

1. 临床表现

（1）全身症状：发热，初为弛张热，脓肿形成后多为持续高热。脉率增快、乏力、衰弱、盗汗、厌食、消瘦、白细胞计数升高、中性粒细胞比例增加。

（2）局部症状：脓肿部位可有持续钝痛，深呼吸时加重。脓肿刺激膈肌时可引起呃逆。膈下感染可引起胸膜、肺反应，出现胸水、咳嗽、胸痛。严重时出现局部皮肤凹陷性水肿，皮肤温度升高。

2. 治疗要点

（1）经皮穿刺插管引流术：较多采用，优点是手术创伤小、可在局部麻醉下施行。一般不会污染游离腹腔，且引流效果较好，适用于与体壁贴近的、局限的单房脓肿。

（2）切开引流术：根据脓肿位置选择适当切口。脓肿引流后鼓励患者深呼吸，以促进脓液的排出和脓腔的闭合。

（二）盆腔脓肿

是急性腹膜炎治疗过程中最常见的残余脓肿。因盆腔腹膜面积小，吸收毒素能力较低，故盆腔脓肿时全身中毒症状较轻。

1. 临床表现

急性腹膜炎治疗过程中、阑尾穿孔或结直肠手术后，出现体温下降后又升高、典型的直肠或膀胱刺激症状，如里急后重、大便频而量少、有黏液便、尿频、排尿困难等，应考虑盆腔脓肿。

2. 治疗要点

脓肿较小或未形成时，可以采用非手术治疗。包括应用抗生素，辅以热水坐浴，中药煎服或灌肠，温热水灌肠及物理透热等疗法，某些脓肿患者脓液可自行完全吸收。脓肿较大者，须手术切开引流。

三、急性化脓性腹膜炎的护理

1. 术前护理 / 非手术治疗护理

（1）一般护理：观察腹部症状和体征的变化。

（2）体位活动：取半卧位，利于腹腔渗液流入盆腔，减轻中毒症状。休克患者取中凹卧位。

（3）饮食护理：腹腔脓肿患者应鼓励多饮水和高营养饮食，以改善全身中毒症状。胃肠道穿孔患者禁食，并持续胃肠减压。

（4）纠正水、电解质紊乱：遵医嘱补充液体和电解质等，以纠正水、电解质及酸碱失衡。必要时输入全血、血浆或白蛋白。感染中毒症状明显或休克患者，给予抗休克治疗。

（5）用药护理：高热患者采取物理降温或药物降温，遵医嘱给予有效抗生素。疼痛严重者，给予镇静处理，对于已经确诊者，可使用哌替啶类镇痛药；对于不明确或需要进行观察的患者，慎用镇痛药，以免掩盖病情。

2. 术后护理

（1）一般护理：密切监测生命体征，记录24小时出入量，危重者注意循环、呼吸。肾功能的监测。注意腹部体征变化，观察肠蠕动的恢复情况，如有异常，及时通知医师处理。

（2）体位活动：术后全麻清醒前，采取去枕平卧位，头偏向一侧，防止呕吐物堵塞呼吸道。清醒后取平卧位，6小时后，待血压、脉搏平稳，改为半卧位。

（3）饮食护理：术后禁食、胃肠减压，根据营养状况，给予肠外营养支持，待胃肠蠕动恢复后可逐步经口饮食。空肠造口者可给予肠内营养。禁食期间做好口腔护理，每天2次。

第十八节　腹部损伤

1. **分类**　分为开放性和闭合性两大类（表2-22）。腹部内脏中最容易受伤的器官是脾，其次是肝。

表2-22　腹部损伤的分类与病因

	病　因	受损内脏
开放性损伤	利器或火器伤	肝、小肠、胃、结肠、大血管等
闭合性损伤	钝性暴力	脾、肾、小肠、肝、肠系膜等

2. **临床表现**

（1）单纯腹壁损伤：局限性腹壁疼痛、压痛、肿胀和皮下瘀斑。

（2）实质脏器损伤：主要表现为腹腔内（或腹膜后）出血。常出现面色苍白、脉率加快或微弱，血压不稳，甚至休克。若胆管、胰管断裂，胆汁、胰液溢入腹腔，出现明显的腹痛和腹膜刺激征。肩部放射痛提示肝（右）或脾（左）损伤。出血量大者可有移动性浊音，是内出血的晚期体征。

（3）空腔脏器损伤：主要表现是弥漫性腹膜炎。多出现持续性剧烈腹痛，恶心、呕吐。伴全身性感染症状。最突出的体征是腹膜刺激征，胃液、胆汁、胰液刺激性最强，肠液次之，血液最轻。结肠破裂因结肠内容物液体成分少而细菌含量多，故早期症状轻，常只有局限腹膜炎，晚期较严重。

3. **治疗与护理措施**

（1）急救护理：首先处理危及生命的症状，如心搏呼吸骤停、大出血、张力性气胸等，及时补液抗休克，并紧急手术。内脏脱出时，不能强行纳回腹腔，可用消毒碗覆盖。诊断未明确前，禁用镇痛药。而诊断明确者，使用镇痛药可减轻疼痛，防止神经源性休克。

（2）非手术治疗的护理措施

①休息与活动：绝对卧床休息，不随便搬动伤者。病情稳定者取半卧位，有利于引流和呼吸。病情不稳定时取平卧或休克卧位。

②四禁：严格执行外科急腹症的"四禁"，即禁食禁饮、禁忌灌肠、禁用泻药、禁用吗啡等镇痛药物。

③胃肠减压：明显腹胀或疑有空腔脏器损伤者，尽早行胃肠减压。可减少胃肠内容物漏出，减轻肠壁水肿、促进肠壁血液循环恢复、胃肠功能恢复及胃肠吻合口的愈合，减轻腹痛。

④观察：密切观察生命体征、腹部症状和体征。补充足够的液体，并遵医嘱使用抗生素。

（3）术后护理

①休息活动护理：全麻清醒或硬膜外麻醉平卧6小时后，血压平稳者改为半卧位，有利于引流和改善呼吸。及早下床活动，促进肠蠕动恢复，预防肠粘连。

②饮食护理：术后继续禁食禁饮，胃肠减压。肛门排气后，可拔除胃管，摄入少量流质饮食，逐

渐过渡到半流质饮食或普食。

③病情观察：定时监测生命体征，观察腹部症状体征、腹腔引流和伤口敷料情况。

④预防感染：遵医嘱使用抗生素，**指导有效咳嗽，翻身拍背，痰液黏稠时多饮水，防止肺**部感染。

⑤腹腔引流护理：妥善固定，保持引流通畅。普通引流袋每天更换，严格执行无菌操作。注意观察并记录引流液的性质和量。

第十九节　胃、十二指肠疾病

一、胃、十二指肠溃疡的外科治疗

1. 临床表现　以慢性、周期性发作、节律性上腹部疼痛为特点，伴反酸、嗳气、烧心、恶心、食欲减退等消化不良症状。胃溃疡与十二指肠溃疡的鉴别详见本书内科护理学第三节消化系统疾病的相关内容。

2. 常见并发症

（1）出血：**消化性溃疡最常见的并发症是上消化道出血，消化性溃疡也是上消化道出血最常见的病因。**轻者仅表现为排柏油样便，重者可出现呕血甚至低血容量性休克。**短时间内出血量达 400ml以上时，**患者可出现面色苍白、脉快有力等循环系统代偿表现，如继续出血达 800ml 以上可出现烦**躁或淡漠、血压下降、脉搏细速等明显的休克表现。**

（2）急性穿孔：常见于十二指肠溃疡。**典型表现为骤发刀割样剧烈腹痛，**持续性或阵发性加重，**腹肌紧张呈"板状腹"，**全腹明显压痛和反跳痛，叩诊浊音界缩小或消失，肠鸣音减弱或消失，可有移动性浊音。早期常见休克原因为强烈的化学刺激所致的剧痛。腹部立位 X 线检查见膈下新月状游离气体影最具特征性，是急性穿孔最重要的诊断依据。腹腔穿刺可抽出黄色浑浊液体或食物残渣。

（3）瘢痕性幽门梗阻：**呕吐是最为突出的症状，呕吐量大，呕吐物为宿食，有腐败酸臭味，不含胆汁。呕吐后自觉腹胀明显缓解。**患者常有低氯、低钾性碱中毒，严重时还可出现低镁血症、酮症、脱水及营养不良。典型体征为上腹可见胃型及自左肋下向右腹的蠕动波、晃动上腹部时可闻及振水声。X 线钡剂造影检查和胃镜检查可明确诊断，但钡剂可造成梗阻加重。

3. 治疗要点

（1）药物治疗：目的在于去除病因、控制症状、促进溃疡愈合、预防复发和防治并发症。参见本书内科护理学第三节消化系统疾病的相关内容。

（2）手术治疗

①**胃大部切除术：是消化性溃疡的主要术式，术中采取仰卧位。**其原理是切除胃窦部，减少 G细胞分泌的促胃液素所引起的体液性胃酸分泌；切除大部分胃体，减少了分泌胃酸、胃蛋白酶的壁细胞和主细胞数量；切除了溃疡本身及溃疡的好发部位。适用于非手术治疗无效或并发穿孔、出血、幽门梗阻、癌变者。切除范围为胃的远端 2/3 ～ 3/4 并包括幽门和近胃侧部分十二指肠球部。

a. 毕 I 式：**残胃与十二指肠直接吻合，多用于胃溃疡。**优点是重建后的结构接近于生理状态，避免胆汁、胰液反流入胃，减少残胃炎和残胃癌的发生。缺点是因吻合口张力大常难以完成。

b. 毕 II 式：**残胃与近端空肠吻合，十二指肠残端关闭。**优点是不必担心吻合口张力问题，术后吻合口溃疡发生率低。缺点是术后胆汁、胰液易反流。

②胃迷走神经切断术：原理为消除了迷走神经引起的胃酸分泌，治疗效果与胃大部切除术相似。

4. 护理措施

（1）一般护理

①休息活动护理：溃疡活动期、症状严重或有并发症的患者应卧床休息；溃疡缓解期可适当活动，活动以不感到劳累和诱发疼痛为原则，避免餐后剧烈运动。

②饮食护理

a. 进餐方式：指导患者规律进食，定时定量，少量多餐，细嚼慢咽，每天进餐 4～5 次，以中和胃酸。

b. 食物选择：溃疡活动期以清淡、营养丰富、无刺激的饮食为主。缓解期给予高热量、高蛋白、高维生素、易消化的饮食。

③疼痛护理：停用非甾体抗炎药及糖皮质激素类药物；遵医嘱服用抑制胃酸分泌、弱碱抗酸及保护胃黏膜等药物。

（2）非手术治疗护理及术前护理

①急性穿孔护理

a. 最重要的护理措施是禁食和胃肠减压。

b. 无休克者取半卧位，合并休克者应采取平卧位。

c. 监测生命体征，密切观察腹痛、腹膜刺激征及肠鸣音的变化。进行抗休克治疗的同时做好急症手术准备。

②急性出血护理：取平卧位，下肢抬略高，以保证脑部供血；呕吐时头偏向一侧，防止窒息或误吸。密切监测生命体征，特别注意观察血压变化。

③幽门梗阻护理：不完全梗阻者给予无渣半流食，完全梗阻者术前禁食。观察呕吐情况，给予输液和营养支持，纠正低氯低钾性碱中毒。完全梗阻者术前 3 天每晚用 300～500ml 温等渗盐水洗胃，以减轻胃壁水肿和炎症，利于术后吻合口愈合。

（3）术后一般护理：胃大部切除术后 3 天最重要的措施是密切观察胃管引流液和血压的变化。

①病情观察：每 30 分钟测量一次血压、脉搏和呼吸，直到血压平稳。注意观察患者神志、体温、尿量、切口渗液及引流量等。

②体位护理：常取平卧位，待全麻清醒、血压平稳后改为低半卧位。

③引流管护理：引流管应妥善固定，避免脱出，一旦脱出不可自行重新插回。保持引流管通畅，防止受压、打折、扭曲。胃管的负压要适当，为防堵塞，可用手轻轻挤压；若堵塞，应在医生指导下用注射器抽取生理盐水冲洗。注意观察胃液的颜色、性质和量，术后 24 小时内胃管引流少量暗红色或咖啡色液体属正常，一般 100～300ml，以后渐少并转清。术后 3～4 天，引流量减少、肛门排气后，可拔出胃管。

④维持体液平衡：禁食期间应详细记录 24 小时液体出入量，为合理输液提供依据。患者术后由手术室返回病房后，病房护士应重点了解术中的液体出入量。维持水、电解质平衡，给予静脉营养支持，必要时输血，以利于切口和吻合口愈合。

⑤休息活动护理：病情允许时，应鼓励患者早期离床活动，预防肠粘连等并发症。

⑥饮食护理：拔除胃管当天可少量饮水或米汤；第 2 天进半量流质饮食，每次 50～80ml；若无不适，第 3 天进全量流食，每次 100～150ml；第 4 天可进半流质饮食，如稀饭；第 10～14 天可进软食。饮食恢复后，忌生、冷、硬和刺激性食物，少进食牛奶、豆类等产气食物，少食多餐，循序渐进。

（4）术后近期并发症的表现和护理

①胃出血：术后短期从胃管引流出大量鲜血，或 24 小时后仍有鲜血。多采用非手术疗法，应用止血药，输新鲜血。如出血量大或止血效果不理想，应尽早手术止血。术后 4～6 天发生的出血，常由吻合口黏膜坏死脱落导致。

②胃排空障碍：也称胃瘫。可能与手术切断迷走神经等有关。多见于术后4～10天。患者出现持续性饱胀、钝痛、呕吐含有胆汁的胃内容物。多数患者经禁食、胃肠减压、肠外营养、纠正低蛋白及应用促胃肠动力药（多潘立酮、红霉素）等保守治疗好转。

③十二指肠残端破裂：是毕Ⅱ式胃大部切除术后近期最严重的并发症，多发生于术后24～48小时。表现为右上腹突发剧痛、发热、腹膜刺激征，腹腔穿刺可有胆汁样液体。一旦确诊应立即手术。

④吻合口破裂或瘘：常在术后5～7天发生，贫血、水肿、低蛋白血症的患者更易发生，与吻合口张力过大、缝合技术不当等有关。如出现高热、脉速、腹痛及弥漫性腹膜炎的表现，需立即手术修补；症状较轻无弥漫性腹膜炎时，可先行保守治疗，必要时手术治疗。

⑤术后梗阻：多发生于毕Ⅱ式术后，共同特征是呕吐。

a. 吻合口梗阻：多在术后由流食改为半流食时出现，常由于吻合口过小或吻合时内翻过多、术后吻合口水肿所致。表现为进食后上腹饱胀，溢出性呕吐。呕吐物为食物，含或不含胆汁。一般经禁食、胃肠减压、输液后可缓解。

b. 输入袢梗阻：若为急性完全性梗阻，表现为上腹部剧烈腹痛伴频繁呕吐，量少不含胆汁，呕吐后症状不缓解；梗阻近端为十二指肠残端，易发生绞窄，应及早手术解除梗阻。

c. 输出袢梗阻：多因粘连、大网膜水肿或炎性肿块压迫等所致。表现为上腹饱胀，呕吐物含食物和胆汁。先行保守治疗，若不缓解，应手术解除梗阻。

（5）术后远期并发症的表现和护理

①早期倾倒综合征：多发生于毕Ⅱ式术后，主要由于胃大部切除术后大量高渗食物快速进入空肠，刺激肠道分泌多种活性物质，引起大量细胞外液渗入肠腔，使循环血量骤然减少，同时胃肠功能紊乱。主要表现为进食半小时内出现上腹胀满、腹泻、心悸、大汗、头晕、乏力、面色苍白甚至晕厥等。预防应少食多餐，避免过甜、过咸、过浓、过热流食，宜进低糖类、高蛋白饮食，餐时限制饮水。进餐后平卧10～20分钟，多数患者6～12个月能逐渐自愈。

②晚期倾倒综合征：又称低血糖综合征，多在餐后2～4小时出现，表现为患者出现心慌、无力、眩晕、出汗、手颤等。原因为含糖食物快速进入空肠，快速吸收，血糖急速升高，刺激胰岛素大量释放。血糖下降后，胰岛素仍保持在高水平，而出现低血糖反应。此时稍进食即可缓解。预防应减少饮食中糖类比例，少量多餐。

③碱性反流性胃炎：是指胆汁、肠液、胰液等反流入胃，毕Ⅱ式手术后数月至数年发生。表现为上腹部及胸骨后烧灼样痛，进食后加重，呕吐胆汁样液，抑酸药治疗无效。首先给予保守治疗，少食多餐，餐后勿平卧，给予胃黏膜保护药和促胃肠动力药。重者应手术治疗。

二、胃 癌

1. 临床表现 50岁以上好发，男性多见。

（1）症状：早期胃癌无明显症状，首发症状多为上腹部不适、食欲减退等非特异性症状。进展期胃癌最早期的临床表现是上腹部隐痛。贲门部胃癌有胸骨后疼痛和进行性哽噎感。胃窦部癌有呕吐宿食等幽门梗阻表现。癌肿破溃或侵犯血管时，可有呕血和黑便。患者逐渐出现贫血、消瘦，晚期呈恶病质。

（2）体征：早期无明显体征，晚期可扪及上腹部质硬、固定的肿块，有压痛。远处转移时可有肝大、腹水、锁骨上淋巴结肿大等表现。

2. 治疗要点 手术治疗是首选方法，也是目前治愈胃癌的唯一方法。中、晚期胃癌辅以化疗、放疗及免疫治疗提高疗效。

3. 护理措施

（1）术前护理：给予高热量、高蛋白、高维生素、低脂肪、易消化的少渣饮食。必要时遵医嘱静脉输液提供营养；幽门梗阻者在禁食的基础上，术前 3 天起每晚用温生理盐水洗胃，并口服肠道不吸收的抗生素。做好术前检查和其他术前常规准备。

（2）术后护理：详见本节胃、十二指肠溃疡外科治疗的相关内容。

第二十节 肠疾病

扫码做题

一、急性阑尾炎

急性阑尾炎是外科最常见的急腹症。致病菌多为肠道内的各种革兰阴性杆菌和厌氧菌。

1. 临床表现

（1）症状

①转移性右下腹痛：是急性阑尾炎的典型症状。腹痛始发于上腹部，由于内脏神经反射，逐渐转移至脐周，2 小时～1 天后当阑尾炎症涉及壁层腹膜时，转移并局限于右下腹，腹痛呈持续性。穿孔性阑尾炎随着阑尾腔压力骤然降低，腹痛可暂时缓解，但之后出现腹膜炎，腹痛加剧，范围扩大。

②胃肠道症状：常见恶心、呕吐、食欲缺乏。一般在腹痛开始后数小时内出现呕吐。

③全身症状：早期可有乏力，严重时出现全身中毒症状，脉搏增快，体温达到 38℃，穿孔时可达到 39～40℃，但体温升高不会发生在腹痛之前。发生门静脉炎时，出现寒战、高热和轻度黄疸；发生弥漫性腹膜炎时，可出现感染性休克。

（2）体征：右下腹麦氏点固定压痛：是急性阑尾炎的最常见和最重要的体征。麦氏点位于脐与右髂前上棘连线中外 1/3 处。

（3）特殊类型急性阑尾炎的特点

①小儿急性阑尾炎：常无典型的转移性右下腹疼痛，右下腹体征不明显、不典型，小儿阑尾壁薄，穿孔率高，并发症和死亡率也较高，应尽早手术。

②老年人急性阑尾炎：老年人对疼痛反应较迟钝，体征不典型，临床表现轻而病理改变却很重，且常常合并其他疾病，如高血压、冠心病、糖尿病，易坏死穿孔，引起腹膜炎，应及时手术治疗。

③妊娠期急性阑尾炎：腹痛和压痛部位随子宫增大而上移，大网膜不易局限，腹膜炎不易局限，炎症刺激子宫，易诱发流产或早产，治疗以早期阑尾切除为主，临产期的急性阑尾炎并发阑尾穿孔可考虑经腹剖宫产术，同时行阑尾切除术。

（4）诊断性试验

①结肠充气试验：患者仰卧位，用右手压迫左下腹部，再用左手反复挤压近侧结肠，结肠内积气可传至盲肠和阑尾，引起右下腹疼痛者为阳性。

②腰大肌试验：患者左侧卧位，使右大腿后伸，腰大肌紧张，引起右下腹疼痛者为阳性，提示阑尾位于腰大肌前方，为盲肠后位或腹膜后位。

③闭孔内肌试验：患者仰卧位，使右髋及右膝各屈曲 90°，然后被动向内旋转，若引起右下腹疼痛者为阳性，提示靠近闭孔内肌的阑尾发炎，阑尾位置较低。

2. 治疗要点

（1）手术治疗：首选手术治疗，绝大多数急性阑尾炎一经确诊，应及早施行阑尾切除术，早期手术操作简单，术后并发症少。阑尾坏疽或穿孔后手术操作困难，术后并发症多。阑尾周围脓肿如病情较稳定，宜应用抗生素治疗或同时联合中药治疗促进脓肿吸收消退，也可在超声引导下穿刺抽脓或置管引流；**如无局限趋势可行切开引流手术，如阑尾显露方便，应切除阑尾，否则待3个月后再做阑尾切除术。**

（2）非手术治疗：仅适用于单纯性阑尾炎或发病已超过72小时、已形成炎性肿块等有手术禁忌证者。

3. 护理措施

（1）术前护理：**禁食，但不必胃肠减压。安置患者半卧位，使腹肌松弛，减轻腹痛。**疾病观察期间遵医嘱给予抗生素控制感染，体温达到39℃或以上时，应警惕患者阑尾穿孔。**禁服泻药及灌肠，防止穿孔或炎症扩散。诊断不明确前禁用吗啡、哌替啶等镇痛药，以免掩盖病情。**

（2）术后护理

①一般护理：全麻清醒或硬膜外麻醉术后6小时改为半卧位。术后当天禁食。待肠蠕动恢复逐步改为经口进食，术后3～4天可进普食。

②休息活动护理：**术后鼓励患者在床上活动肢体，术后24小时早期下床活动，促进肠蠕动恢复，预防肠粘连。**

③病情观察：密切监测生命体征，预防术后并发症。保持切口敷料清洁、干燥，腹腔引流管应保持通畅。

④用药护理：遵医嘱应用抗生素控制感染。

⑤并发症护理

a. **切口感染：是阑尾切除术后最常见的并发症，表现为术后2～3天体温升高，切口胀痛或跳痛，局部红肿、压痛等。**可采取穿刺抽脓、局部拆线、放置引流、定期换药等方法促进切口愈合，并遵医嘱给予抗生素、理疗等。

b. 出血：一旦确诊，应迅速建立静脉通路，输血、补液，紧急再次手术。

c. 腹腔脓肿：**发生在盆腔的脓肿由于刺激直肠，可有大便次数增多，混有黏液，伴里急后重。治疗方法有超声引导下穿刺抽脓、手术切开引流等。**

d. 粘连性肠梗阻：经积极抗感染治疗及全身支持疗法多数患者的梗阻可缓解。如为完全性肠梗阻，应手术治疗。

e. 肠瘘：多因阑尾残端结扎线松脱所致。

二、肠梗阻

任何原因引起肠内容物通过障碍，并有腹胀、腹痛等临床表现时，称为肠梗阻，是外科常见急腹症之一。

1. 分类

（1）按基本病因分类

①**机械性肠梗阻：是临床最常见类型，是由于机械性因素导致肠腔狭小，肠内容物不能通过所致。粘连性肠梗阻是最常见的类型。**其余原因还包括肿瘤压迫、嵌顿疝等；肠壁有肠套叠、肠扭转等；肠腔内有蛔虫、异物、粪石堵塞等。

②动力性肠梗阻：又分为麻痹性和痉挛性两类。肠腔并无器质性狭窄，梗阻是由于神经抑制或毒素刺激引起肠壁肌运动紊乱所致。**麻痹性肠梗阻多见于腹部手术、创伤或弥漫性腹膜炎后，**常与低钾血症有关。痉挛性肠梗阻少见，可发生于急性肠炎、肠道功能紊乱或慢性铅中毒患者。

③血运性肠梗阻：由于肠系膜血管栓塞或血栓形成，肠管血供障碍所致。肠腔虽无狭小或阻塞，但肠迅速发生坏死，失去蠕动能力。

（2）按肠壁血供有无障碍分类：分为单纯性和绞窄性两类。单纯性肠管无血供障碍，而绞窄性伴有血供障碍。

（3）按梗阻发生部位分类：分为高位小肠（空肠）梗阻、低位小肠（回肠）梗阻和结肠梗阻。结肠梗阻由于回盲瓣的作用，肠内容物不可从结肠反流至回肠，形成完全阻塞；小肠扭转时肠祥两端也完全阻塞，称为闭祥性肠梗阻。

（4）按梗阻程度可分为完全性和不完全性两类。按病程发展快慢可分为急性和慢性两类。

2．临床表现

（1）症状：主要表现为腹痛、呕吐、腹胀和停止排气排便。其中，停止排便排气是最典型的症状。

①腹痛：腹痛由梗阻部位以上肠管强烈蠕动所致，蠕动呈间歇性，故机械性肠梗阻的腹痛特点是阵发性剧烈绞痛。如腹痛间歇缩短，表现为持续性剧烈绞痛，应警惕为绞窄性肠梗阻。麻痹性肠梗阻的肠壁呈弛缓状态，不会有阵发性腹痛，只有持续性胀痛。

②呕吐：高位肠梗阻的呕吐出现较早，呕吐频繁，呕吐物主要为胃及十二指肠内容物。低位肠梗阻呕吐出现较迟，呕吐物初为胃内容物，后期为经肠内腐败、发酵的肠内容物。结肠梗阻呕吐到晚期才出现，呕吐物如呈棕褐色或血性，是肠管血运障碍的表现。麻痹性肠梗阻的呕吐呈溢出性。

③腹胀：发生在腹痛之后。高位性肠梗阻腹胀不明显，低位肠梗阻和麻痹性肠梗阻腹胀明显，遍及全腹。

④停止排气排便：完全性肠梗阻由于肠内容物不能通过梗阻部位，梗阻以下肠管呈空虚状态，表现为肛门停止排气排便。梗阻的早期，尤其是高位肠梗阻，梗阻以下肠管尚有气体和粪便积存，易误诊为非肠梗阻或不完全性肠梗阻。

（2）体征

①视诊：机械性肠梗阻可见肠型和肠蠕动波，肠扭转时腹胀不对称。麻痹性肠梗阻腹胀均匀。

②触诊：单纯性肠梗阻可有轻度压痛。绞窄性肠梗阻可有固定压痛和腹膜刺激征。麻痹性肠梗阻触不到肿块。

③叩诊：绞窄性肠梗阻有移动性浊音阳性。

④听诊：机械性肠梗阻肠鸣音亢进，有气过水音或金属音。麻痹性肠梗阻肠鸣音减弱或消失。

3．常见的机械性肠梗阻　见表2-23、表2-24。

表2-23　单纯性肠梗阻与绞窄性肠梗阻鉴别

	单纯性肠梗阻	绞窄性肠梗阻
发　病	较缓慢	急骤，发展迅速
腹痛特点	阵发性绞痛	持续性剧烈绞痛
腹　胀	均匀全腹胀	不对称，有局部隆起的肿块
压　痛	轻，部位不固定	腹膜刺激征：固定压痛，反跳痛，腹肌紧张
全身情况	尚好	全身中毒症状及感染性休克
腹腔穿刺	无特殊	可见血性液体或炎性渗出液
血性粪便	无	可有
腹部X线检查	小肠祥扩张呈鱼骨刺状、梯形排列，结肠显示结肠袋	孤立扩大的肠祥
治疗原则	先行非手术治疗	手术治疗

表2-24　常见的机械性肠梗阻鉴别

| | 粘连性肠梗阻 | 蛔虫性肠梗阻 | 肠扭转 | | 肠套叠 |
			小肠扭转	乙状结肠扭转	
发病特点	腹腔内手术、炎症、创伤、出血、异物等引起	多见于小儿，因蛔虫聚集成团堵塞肠腔，驱虫不当是主要诱因。多为单纯性不完全性肠梗阻	多见于青壮年，常因饱食后剧烈运动而发病。闭袢性肠梗阻加绞窄性肠梗阻，发病急骤，发展迅速	多见于乙状结肠冗长、有便秘的老年人	肠的一段套入其相连的肠管腔内，小儿多见。饮食不当、腹泻、感染等致肠蠕动正常节律紊乱是最主要原因，可发生绞窄，回结肠套叠最常见
典型表现	典型的机械性肠梗阻表现	脐周阵发性疼痛，伴呕吐，腹部柔软，可扪及条索状包块	突然发作的持续性剧烈腹部绞痛，腰背牵涉痛，呕吐频繁，腹胀不对称，可触及扩张的肠袢，肠鸣音减弱，休克出现早，病死率高；乙状结肠	腹部持续胀痛，左腹部明显膨胀，可见肠型。腹部压痛及肌紧张不明显。钡剂灌肠X线检查见扭转部位钡剂受阻，钡影尖端呈"鸟嘴"形	三大典型症状是腹痛、果酱样血便、腊肠形光滑有压痛的腹部肿块。钡灌肠是最有意义的检查，呈"杯口状"或"弹簧状"阴影
治疗原则	首选非手术疗法，发生绞窄应手术	主要采用非手术治疗	极易发生绞窄，应及时手术治疗		是唯一可早期灌肠的外科急症。一旦发生尽早复位，早期主要采用空气灌肠或钡灌肠，效果好

4. 治疗要点　基本原则是解除梗阻和纠正因梗阻引起的全身性生理紊乱。

（1）非手术治疗：禁食，胃肠减压，纠正水、电解质及酸碱平衡紊乱，应用抗生素防治腹腔感染，解痉镇痛，低压灌肠。

（2）手术治疗：去除病因，如松解粘连、解除疝环压迫、扭转复位、切除病变肠管等。

5. 护理措施

（1）非手术治疗护理

①体位护理：卧床休息，无休克时取半卧位，有利于减轻腹痛；有休克时采用休克体位。

②禁食、胃肠减压：机械性肠梗阻在非手术治疗期间，最重要的护理措施是保持有效的胃肠减压。胃肠减压可抽出肠腔内积存的气体和液体，降低肠腔压力，有利于肠壁血液循环恢复；减轻肠壁水肿，使部分因肠壁肿胀、肠管扭曲导致的梗阻得以恢复或复位；减轻腹内压，改善因膈肌抬高导致的循环和呼吸障碍；抽出的胃肠引流液还可作为判断梗阻性质的依据。

③饮食护理：若梗阻解除，肠功能恢复，可尝试进食少量流食，但忌食易产气的甜品和牛奶。

④病情观察：最重要的是区分单纯性肠梗阻和绞窄性肠梗阻，关系到治疗方法的选择和预后。梗阻解除的重要标志是肛门排便、排气。注意观察患者的神志、生命体征、腹痛、腹胀、呕吐、排气排便、腹膜刺激征、肠鸣音及肠蠕动等情况。胃肠减压期间，应严密观察胃肠液的性质，记录引流量。

⑤维持体液平衡：准确记录液体出入量，根据血清电解质和血气分析结果合理输液。平衡盐溶液（乳酸钠林格液）是最接近细胞外液的液体，适合于迅速补充有效循环血量，防治休克。

⑥用药护理：防治感染性休克，使用有效、足量抗生素控制感染。腹痛时可使用阿托品、山莨菪碱等解痉药，但在病情未明确时，禁用吗啡、哌替啶止痛。

（2）术后护理

①体位护理：术后患者取平卧位，全麻患者头偏向一侧，防止呕吐窒息。麻醉清醒、血压平稳后改为半卧位。

②禁食、胃肠减压：术后仍应禁食，给予肠外营养支持。注意观察引流液的颜色、性质和量。

③饮食护理：肠蠕动恢复、拔除胃肠减压管后，逐步恢复进食，从仅饮水、流质、半流质，逐渐改为软食，少量多餐，禁食油腻。

④休息活动护理：病情稳定后鼓励患者早期下床活动，预防粘连性肠梗阻。

⑤病情观察：注意观察生命体征、腹痛、腹胀、排气排便及神志变化，每30～60分钟测量生命体征一次。

三、肠　瘘

肠瘘是指肠管与其他脏器、体腔或体表之间存在病理性通道，肠内容物经此通道进入其他脏器、体腔或至体外，引起严重感染、体液失衡等改变。

1. 临床表现

（1）症状：手术后肠外瘘可于术后3～5天出现症状，由于肠内容物外漏，可对周围器官产生强烈刺激，可有腹痛、腹胀、恶心等，或出现麻痹性肠梗阻。继发感染者体温升高，可出现严重水电解质紊乱，甚至发生低血容量休克。可并发脓毒症、多器官功能衰竭。

（2）体征：腹壁可有一个或多个瘘口，瘘口排出物与瘘管位置有关，高位小肠瘘可含有大量胆汁、胰液等。低位肠瘘可含有粪渣，有臭味，强腐蚀性肠液可致瘘口周围红肿、糜烂。

2. 治疗要点　控制感染，纠正水电解质紊乱。使用药物如生长抑素制剂，降低胃肠液分泌量，减少体液丢失。或采用手术治疗。

3. 护理措施

（1）非手术治疗

①维持体液平衡：纠正水电解质紊乱。

②控制感染：取半坐卧位，利于积液积聚盆腔，减少毒素吸收。遵医嘱合理使用抗生素。

③营养支持：发病初期应禁食，给予全胃肠外营养支持，减少消化液分泌，使漏出物减少。

④负压引流：持续负压吸引，以充分稀释肠液，促进局部炎症消散。调节负压至10～20kPa为宜。每天灌洗量为2000～4000ml，速度为40～60滴/分，保持灌洗液温度在30～40℃。

⑤病情观察：记录引流液的量及性状。

⑥皮肤护理：及时清除漏出的肠液，保持瘘口清洁干燥，局部清洁后可涂抹复方氧化锌软膏加以保护。

（2）手术治疗

①术前护理：行肠道准备，术前3天进食少渣半流质饮食，口服肠道不吸收的抗生素。

②术后护理：

a. 饮食护理：禁食4～6天，行全胃肠外营养支持。开始进食时以低脂、适量蛋白质、高糖、低渣饮食为主。

b. 引流护理：保持引流管通畅，根据引流情况调整引流负压大小。

c. 并发症护理：防止出血，术后严密监测生命体征及切口渗血情况；早期床上活动，预防粘连性肠梗阻。

四、大肠癌

1. **分期** 常用 Dukes 分期和国际 TNM 分期。

2. **临床表现** 早期无特异性症状，当病情发展或伴感染时，才出现明显症状。排便习惯改变和大便带血是最早出现的症状。

（1）结肠癌

①排便习惯和粪便性状改变：是首发症状，表现为大便次数增多，血便、腹泻、便秘等，其中以血便为突出表现，伴感染者可出现脓血便。病变位置越低，颜色越鲜红，血、便分离；位置越高，颜色越暗，且与粪便相混。

②腹痛：早期症状之一，为持续性隐痛或腹部不适。

③全身症状：由于慢性失血、癌肿溃烂、毒素吸收等，患者可出现贫血、消瘦、乏力、低热等。晚期可出现肝大、黄疸、水肿、腹水、锁骨上淋巴结肿大及恶病质等。

④左、右结肠癌特点对比：因癌肿部位及病理类型不同，结肠癌的临床表现存在差异：右半结肠肠腔较左侧大，癌肿多呈肿块型，即主要表现为腹部包块、便血和贫血，大便稀薄，腹泻和便秘交替出现，较少发生肠梗阻；而左半结肠癌主要表现为便血、腹泻、便秘和肠梗阻，因肠腔相对狭小，癌肿多呈浸润生长型，易引起环状缩窄，更容易发生肠梗阻，癌肿破溃时，可有便血。

（2）直肠癌

①直肠刺激症状：频繁便意和排便习惯改变，肛门下坠、里急后重和排便不尽感。

②黏液血便：为癌肿破溃感染所致，血便是最常见的早期症状。

③肠腔狭窄症状：粪便变形、变细。肠管梗阻后，有腹痛、腹胀、肠鸣音亢进等症状。

④转移症状：出现侵犯器官的相应症状。

3. **治疗要点**

（1）结肠癌治疗：以手术切除为主的综合治疗。

（2）直肠癌治疗：手术切除为主要治疗方法，根治手术包括 Dixon 手术和 Miles 手术。

① Dixon 手术（经腹直肠癌切除术）：目前应用最多，适用于腹膜反折以上的直肠癌，癌肿距齿状线 5cm 以上，远端切缘距癌肿下缘 2cm 以上，保留正常肛门。

② Miles 手术（腹会阴联合直肠癌根治术）：适用于腹膜反折以下的直肠癌，切除乙状结肠、全部直肠、肛管及肛门周围 5cm 直径的皮肤及全部肛门括约肌，不能保留肛门，于左下腹行永久性结肠造口（人工肛门）。

4. **护理措施**

（1）术前护理

①饮食护理：给予高蛋白、高热量、高维生素、易消化的少渣饮食，纠正水、电解质紊乱。

②肠道准备：是直肠癌根治术前重要的特殊护理，可减少或避免术中污染、术后感染等，一般通过控制饮食、口服肠道抗菌药物如新霉素或甲硝唑、多次清洁灌肠来实现。

a. 传统肠道准备法：术前 3 天少渣半流质饮食，术前 2 天无渣流质饮食，有肠梗阻者应禁食、补液。术前 1 天禁食，以减少并软化粪便。术前 3 天口服新霉素或甲硝唑，同时加服维生素 K。术前 3 天，每晚口服缓泻药液状石蜡或硫酸镁 15～20g，术前 1 天晚及术日晨清洁灌肠。灌肠时宜选细肛管，轻柔插入，禁用高压灌肠，以免癌细胞扩散。如用甘露醇灌肠，肠道内会产生气体，手术禁用电刀，以免引起爆炸。

b．全肠道灌洗法和甘露醇口服肠道准备法

③其他准备：术前2天每晚用1∶5000高锰酸钾溶液坐浴。女性患者术前3天每晚行阴道冲洗。术日晨留置胃管和尿管。

（2）术后护理

①休息活动护理：病情平稳后取半卧位，有利于腹腔引流。

②饮食护理：禁食水，胃肠减压，补充静脉营养。术后2～3天肛门排气或造口开放后，可拔除胃管，进流质饮食。术后1周进半流质饮食。术后2周可进普食，给予高蛋白、高热量、高维生素、低脂、易消化的少渣食物。

③病情观察：术后每30分钟测量生命体征，病情平稳后改为每小时1次。

④引流管护理：保持各种引流管通畅，避免受压、扭曲。留置尿管1～2周，每4～6小时或有尿意时开放，训练膀胱排尿功能。腹腔引流管留置5～7天，保持局部皮肤清洁干燥，定时更换敷料。

（3）结肠造口护理：为术后护理的重点。

①造口观察：注意有无肠黏膜颜色变暗、发黑和回缩等异常。

②保护局部皮肤：造口开放前，肠造口周围用凡士林纱条保护，术后3天拆除，及时更换渗湿的敷料，温水清洗并消毒造口周围皮肤，复方氧化锌软膏涂抹，防止浸渍糜烂。

③保护腹部切口：术后2～3天肠蠕动恢复后开放，取左侧卧位（造口侧卧位），并用塑料薄膜隔开腹部切口与造口，防止流出的粪便污染腹部切口。

④保持大便通畅：恢复饮食后，应适当增加活动量。若发生便秘，用液状石蜡或肥皂水经结肠造口做低压灌肠，插入造口的肛管不超过10cm，以防肠管损伤。

⑤正确使用人工肛门袋：更换前用中性皂液或0.5%氯己定溶液清洁造口周围皮肤（不可用乙醇），再涂上氧化锌软膏。选择袋口合适的造口袋，造口袋内充满1/3排泄物时，应及时更换。人工造口袋不宜长期持续使用，粪便成形及养成定时排便的习惯后，可不佩戴人工肛门袋。

⑥并发症的预防

a．造口狭窄：1周后造口处拆线愈合时，每天扩张造口1次。

b．切口感染：保持切口清洁干燥和引流管通畅，术后4～7天以1∶5000高锰酸钾温水坐浴，每天2次，并预防性应用抗生素。

c．吻合口瘘：注意观察，术后7～10天不可灌肠，一旦发生应禁食、胃肠减压，同时盆腔持续滴注、负压吸引，肠外营养支持。

（4）Dixon术后护理：调整饮食，注意饮食卫生，进行肛门括约肌收缩训练，防止排便失禁。便后清洁肛门，涂氧化锌软膏保护肛周皮肤。

（5）饮食指导：给予产气少、易消化、无刺激性的饮食，避免高脂肪和刺激性食物，避免过多粗纤维食物（如芹菜、韭菜），多吃新鲜水果和蔬菜。

第二十一节　直肠肛管疾病

一、直肠肛管周围脓肿

直肠肛管周围脓肿是指直肠肛管周围软组织或其周围间隙内的急性化脓性感染，并形成脓肿。

1. **临床表现** 由于脓肿形成部位不同，表现多样（表 2-25）。

表2-25 直肠肛管周围脓肿鉴别

	肛门周围皮下脓肿	坐骨肛管间隙脓肿	骨盆直肠间隙脓肿
发 病	最常见	较常见	较少见
全身症状	不明显	较重，高热、头痛、乏力	严重，持续性高热、头痛
局部表现	肛周持续性跳痛，局部红肿，有压痛，脓肿形成可有波动感	脓肿大而深，持续性胀痛，排便、行走时加重，可扪及局部隆起，波动感	不明显，位置深，空间大，可触及隆起肿块，深压痛和波动感
伴随症状	无	里急后重，排尿困难	直肠坠胀感，便意不尽，排尿困难

2. **诊断与治疗要点** 直肠指检对直肠肛管周围脓肿有重要意义。局部穿刺抽出脓液即可确诊。发病早期给予抗生素控制感染，局部理疗，热水坐浴，口服缓泻药或液状石蜡促进排便。脓肿形成后尽早切开引流。

二、肛 瘘

肛瘘是指直肠远端或肛管与肛周皮肤间形成的肉芽肿性管道。

1. **临床表现**

（1）症状：肛门周围外口流出少量脓性、血性或黏液性分泌物，肛门周围皮肤潮湿、瘙痒、湿疹，常自觉有粪便及气体排出。急性感染或瘘管中有脓肿形成时，出现明显疼痛，伴发热等全身症状。脓肿破溃或切开引流后症状缓解。脓肿反复形成是肛瘘的特点。

（2）体征：肛周皮肤可见单个或多个外口。挤压时外口可有少量脓液或脓血性分泌物排出。

2. **治疗要点** 肛瘘极少自愈，必须及时治疗，可采用堵塞法和手术治疗。

三、肛 裂

肛裂是指齿状线以下的肛管皮肤裂伤后所形成的小溃疡。

1. **临床表现** 好发于青中年人，以肛管后正中线的肛裂最多见。

（1）症状：常有长期便秘史，典型表现是疼痛、便秘、出血。

①疼痛：典型的周期性剧烈疼痛，有两次高峰。排便时疼痛多因干硬粪便刺激裂口内神经末梢；排便后疼痛由肛门括约肌反射性痉挛所致。

②便秘：由于惧怕疼痛不敢排便，导致便秘，便秘又加重肛裂，形成恶性循环。

③出血：表现为排便时粪便表面、手纸上少量鲜血，或排便过程中滴出鲜血。

（2）体征：肛门检查常有肛管后正中线溃疡裂隙，肛裂患者严禁直肠指检或直肠镜检查。

2. **治疗要点**

（1）非手术治疗：一般采取非手术治疗。保持大便通畅，必要时口服缓泻药，排便后坐浴。局部麻醉后，扩肛以解除括约肌痉挛，促进溃疡愈合。

（2）手术治疗：非手术治疗无效、经久不愈且症状较重的陈旧性肛裂可采取肛裂切除术和肛管内括约肌切断术。

四、痔

痔是肛垫的支持结构病理性肥大和移位，直肠下端黏膜下和（或）肛管皮肤下的静脉丛淤血、扩张和纡曲所形成的局部团块，是最常见的直肠肛管疾病。

1. 临床表现

（1）内痔：最常见，位于齿状线以上，表面覆盖直肠黏膜，好发于截石位 3 点、7 点、11 点位置（图 2-2）。主要表现为无痛性、间歇性便后出鲜血和痔块脱出。按病情轻重可分为 4 度（表 2-26）。

（2）外痔：位于齿状线下方，表面覆盖肛管皮肤。主要表现为肛门不适、潮湿，有时伴局部瘙痒。若发生血栓形成及皮下血肿则有剧痛，肛周可见暗紫色椭圆形肿物，触痛明显，排便、咳嗽时疼痛加剧。

（3）混合痔：由内痔静脉丛和相应部位的外痔静脉丛相互融合而形成，位于齿状线上下，内痔和外痔的症状可同时存在。

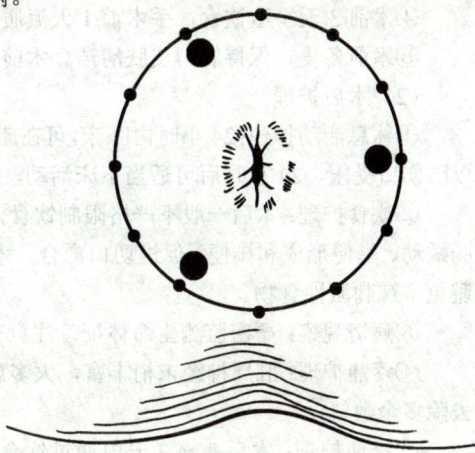

图2-2　内痔

表2-26　内痔分度及其临床特点

分　度	临床特点
Ⅰ度	排便时无痛性出血，便后出血可自行停止，无痔脱出
Ⅱ度	便血加重，严重时呈喷射状，排便时有痔脱出，便后可自行回纳
Ⅲ度	偶有便血，排便、久站、咳嗽、劳累、负重时痔脱出不能自行回纳，需用手托回
Ⅳ度	偶有便血，痔块长期脱出于肛门外或回纳后又即脱出

2. 治疗要点　治疗原则以非手术治疗为主，无症状的痔无须治疗，有症状的痔治疗重点在于减轻或消除症状，而非根治。

（1）非手术治疗：分为一般治疗、注射疗法和胶圈套扎疗法。

（2）手术治疗：适用于保守治疗无效、出血严重、痔核脱出严重者。常见的手术方式有痔单纯切除术、吻合器痔上黏膜环行切除术、血栓性外痔剥离术。

五、直肠肛管疾病的护理

1. 护理评估

（1）术前评估：饮食习惯，有无腹内压增高因素，局部皮肤情况，排便情况等。主要内容是肛门直肠检查。可取膝胸卧位、左侧卧位、截石位和蹲位。

（2）术后评估：康复情况、术后不适和并发症的观察。

2. 护理措施

（1）术前护理

①多摄入富含粗纤维的新鲜蔬菜、水果，多饮水，少吃辛辣刺激性食物，避免饮酒。

②养成定时排便的习惯，适当增加运动量，促进肠蠕动，必要时使用缓泻药。

③便后热水坐浴，可清洁肛门，改善局部血液循环，促进炎症吸收，并缓解括约肌痉挛、减轻疼痛。选择适宜的盆具并事先消毒，水温以 43 ～ 46℃为宜，每天 2 ～ 3 次，每次持续 20 ～ 30 分钟，自觉头晕不适立即停止坐浴。必要时可用 1 ∶ 5000 高锰酸钾溶液或 0.1% 苯扎溴铵溶液坐浴。

④术前 3 天少渣饮食，手术前 1 天流质饮食，术日晨禁食。

⑤术前备皮，保持肛门皮肤清洁。术前排空大便，必要时灌肠。贫血患者输血。

（2）术后护理

①休息活动护理：24 小时内卧床，可在床上适当活动四肢、翻身。取侧卧位或平卧位，臀部垫气圈，以防伤口受压。24 小时后可适当下床活动，避免久站或久坐。

②饮食护理：术后一般不严格限制饮食，术后 1 ～ 2 天以无渣或少渣流食、半流食为主，以减少肠蠕动、粪便形成和排便，促进切口愈合。术后 3 天应多饮水、多吃水果及适量粗纤维食物，戒烟酒，避免辛辣刺激性食物。

③病情观察：严密监测生命体征，注意有无敷料渗血、渗液，警惕内出血发生。

④疼痛护理：肛周神经末梢丰富，大多患者疼痛剧烈，术后 1 ～ 2 天遵医嘱应用镇痛药，必要时去除多余敷料。

⑤排便护理：术后 2 ～ 3 天内通过饮食管理尽量避免排便，也可于术后 48 小时内口服阿片酊，减少肠蠕动，以促进伤口愈合。3 天后无排便者，可口服缓泻药通便，保持大便通畅。但术后 7 ～ 10 天禁止灌肠。

⑥坐浴与换药：术后注意保持肛门局部清洁，先排便，排便后坐浴，清洁会阴部，最后换药，促进伤口愈合。坐浴可使用 1 ∶ 5000 高锰酸钾溶液。

⑦预防并发症

a. 尿潴留：术后 8 小时仍未排尿，可行诱导排尿、针刺等促进排尿，必要时导尿。

b. 肛门狭窄：密切观察有无排便困难、大便变细，术后 5 ～ 10 天可用食指扩肛，每天 1 次。

c. 肛门失禁：手术中如切断肛管直肠环，可引起肛门失禁，表现为粪便自行外溢。处理原则为保持肛周皮肤清洁、干燥，涂抹氧化锌软膏，勤换内裤。轻度失禁者于术后 3 天开始做肛门收缩舒张运动；严重失禁者行肛门成形术。

d. 伤口渗血或出血。

第二十二节　门静脉高压症

扫码做题

门静脉高压症是指门静脉的血流受阻、血液淤滞，引起门静脉系统压力增高，继而造成脾大、脾功能亢进，食管 - 胃底静脉曲张及破裂出血、腹水等一系列临床表现的疾病。门静脉高压症时，压力大都增至 25 ～ 50cmH$_2$O。

1. 临床表现

（1）脾大、脾功能亢进：早期即有脾充血、肿大，质软、活动度好。晚期脾内纤维组织和脾组织再生，脾脏变硬、活动度差。常伴有脾功能亢进。

（2）呕血、黑便：胃底 - 食管下段静脉破裂出血是门静脉高压症最严重的并发症。发生急性大出血时，患者呕吐鲜红色血液，排出柏油样黑便。因肝功能受损导致凝血障碍，而脾功能亢进又可造成血小板减少，故患者出血不易自行停止，易诱发肝性脑病、严重休克。

（3）腹水：是肝功能严重损害的表现，常有腹胀、食欲减退、移动性浊音。

（4）其他：黄疸、下肢水肿、蜘蛛痣、肝掌、男性乳房发育、睾丸萎缩等。

2. 治疗要点 主要目的为防治胃底 - 食管下段静脉破裂出血。

（1）非手术治疗：补充足够血容量，输新鲜血。药物止血首选生长抑素，能选择性地减少内脏血流量，降低门静脉压，且副作用较少。还可通过内镜注射硬化剂和套扎等方法止血。使用三腔二囊管压迫止血。

（2）手术治疗：无黄疸和明显腹水者发生大出血，经非手术治疗 24 ～ 48 小时无效者，应采用手术治疗。

①门体分流术：将肝门静脉系和腔静脉系的主要血管进行手术吻合，使肝门静脉血转流入腔静脉，降低门静脉压力，防止出血，但术后肠道吸收的氨部分或全部不通过肝解毒，直接影响大脑的能量代谢，故肝性脑病发生率高，易引起肝衰竭。

②断流手术：切除脾，同时阻断门奇静脉间的反常血流，以达到止血目的。脾切除加贲门周围血管离断术最有效，既离断食管胃底的静脉侧支，又保留门静脉的入肝血流。

③单纯脾切除术：适用于严重脾大、合并明显脾功能亢进者，常见于血吸虫晚期。

④肝移植：是治疗门静脉高压症最彻底的手术方法。

3. 护理措施

（1）术前保肝治疗期的护理

①休息活动护理：充分休息，尽量取平卧位，避免劳累。急性大出血者绝对卧床休息，头偏向一侧。

②饮食护理：给予高热量、适量蛋白、高维生素、低脂饮食，严重肝功能损害者应限制蛋白质摄入量，补充支链氨基酸。明显腹水者限制液体和钠的摄入，少食含钠高的食物。禁食坚硬、粗糙的食物，以免胃底 - 食管下段静脉破裂出血。

③消化道的准备：术前 2 ～ 3 天口服肠道抗菌药，预防术后肝性脑病；术前 1 天晚用酸性溶液清洁灌肠，避免手术后肠胀气压迫血管吻合口，但禁用肥皂水等碱性溶液灌肠。术前一般不放置胃管，若必须放置则选择细、软胃管，插入动作应轻柔。

④贫血及凝血障碍者遵医嘱输血、肌内注射维生素 K。严重肝胆疾病患者术前 1 周应用维生素 K。适当使用肌苷、辅酶 A 等保肝药物，避免应用有肝脏毒性作用的药物。

⑤脾 - 肾静脉分流术前应检查肾功能是否正常。

（2）术后护理

①休息活动护理：断流术和脾切除术术后生命体征平稳即可取半卧位。分流术后 48 小时内，需制动平卧或低坡半卧位（＜ 15°），2 ～ 3 天后改半卧位。不宜早期下床活动，一般术后需卧床 1 周，防止血管吻合口破裂出血。保持大小便通畅。

②饮食护理：术后早期禁食，24 ～ 48 小时肠蠕动恢复后，提供流质饮食，逐渐过渡到半流食及软食。分流术后易诱发肝性脑病，应限制蛋白质和肉类的摄入。

③病情观察：术后严密观察并记录生命体征、神志、面色、尿量、引流情况等，注意有无伤口或消化道出血征象。分流术后定时检测肝功能和血氨浓度，及时发现肝性脑病。脾切除术后 2 周内每天或隔天监测血小板计数。若血小板＞ $600×10^9$/L 时，立即通知医生并遵医嘱应用肝素抗凝，以防静脉血栓形成。注意观察用药前后凝血时间的变化。

（3）饮食指导：给予高热量、高维生素的无渣软食，禁用坚硬、粗糙、带刺、油炸及刺激性强的食物，饮食不宜过热，禁烟、酒，以免诱发大出血。

第二十三节　肝脏疾病

一、原发性肝癌

1. 临床表现　早期缺乏典型表现，中晚期可有局部和全身症状。

（1）症状

①肝区疼痛：是最常见和最主要的症状，也是半数以上患者的首发症状，多为持续性胀痛、钝痛或刺痛，夜间或劳累后加重。癌肿坏死、破裂可致腹腔内出血，表现为突发右上腹剧痛，有腹膜刺激征等急腹症表现。

②全身与消化道症状：无特异性，表现为消瘦、乏力、低热、食欲缺乏、腹胀等，晚期还可出现贫血、黄疸、腹水及恶病质等表现。

（2）体征

①肝大和肿块：为中、晚期肝癌最主要的体征。肝进行性肿大，质地坚硬，边缘不规则，表面凹凸不平，有明显结节，可伴有压痛。

②黄疸和腹水：晚期出现。

（3）并发症：肝性脑病、上消化道出血、肝癌结节破裂出血、继发感染。

2. 治疗要点　早期诊断，早期采用以手术切除为主的综合治疗，是提高肝癌长期治疗效果的关键。

（1）手术治疗：以手术切除为首选，是目前根治原发性肝癌的最有效方法。

（2）肿瘤消融：具有微创、安全、简便和易于多次施行的特点。适合于瘤体较小而又无法或不宜手术切除者，特别是肝切除术后早期肿瘤复发者。

（3）肝动脉化疗栓塞（TACE）：是肝癌非手术疗法中的首选方法。

（4）其他治疗：包括放射治疗、分子靶向治疗、生物治疗、中医中药治疗等。

3. 护理措施

（1）疼痛护理：观察疼痛特点，帮助患者减轻疼痛，必要时应用镇痛药物。

（2）肝动脉栓塞化疗患者护理

①术前护理：行各种术前检查及碘过敏试验。术前 1 天给予易消化饮食，术前 6 小时禁食、禁水。术前半小时可遵医嘱给予镇静药并测量血压。

②导管护理：妥善固定、严格遵守无菌原则，每次注药前消毒导管，注药后无菌纱布包扎，防止逆行感染；注药后为防导管阻塞用肝素稀释液 2～3ml（25U/ml）冲洗导管。

③术后护理：取平卧位，术后 24～48 小时卧床休息。穿刺部位压迫止血 15 分钟再加压包扎，沙袋压迫 6～8 小时，保持穿刺侧肢体伸直 24 小时，并观察穿刺部位和肢体远端皮肤情况。禁食 2～3 天，从流质饮食开始，少量多餐。肝动脉栓塞化学治疗后多数患者可出现发热、肝区疼痛、恶心、呕吐、心悸、白细胞计数下降等临床表现及上消化道出血和胆囊坏死等并发症。当白细胞计数低于 $4×10^9$/L 时，应暂停化学治疗并应用升白细胞药物；治疗后嘱患者大量饮水，以减轻肾脏毒副作用，注意观察排尿情况。

（3）手术前护理：密切观察病情变化，给予高蛋白、高热量、高维生素、易消化饮食，少量多餐。合并肝硬化有肝损害者，适当限制蛋白质摄入。术前 3 天给予维生素 K_1 肌内注射，改善凝血功能，预防术中、术后出血。术前 2 天使用抗生素，预防感染。术前 3 天行必要的肠道准备。做好常规术前准备。

（4）手术后护理

①休息活动护理：病情平稳后宜取半卧位。术后 24 小时内卧床休息，不宜过早下床活动。避免剧烈咳嗽和打喷嚏，以减少出血。

②饮食护理：术后禁饮食，胃肠减压，静脉输入葡萄糖溶液，防止低血糖。术后 24 ～ 48 小时肠蠕动恢复后开始进流质饮食，逐步过渡到高蛋白、高热量、高维生素的正常饮食。

③预防感染：保持腹腔引流通畅是预防感染的重要措施，同时常规应用抗生素。

④引流管护理：应妥善固定，保持各种引流管通畅，观察并记录引流液的量、颜色和性状。肝叶切除术后肝周的引流管一般放置 3 ～ 5 天，渗液明显减少时应及时去除引流管。

⑤预防并发症：术后 48 小时专人护理，动态观察患者生命体征。

a. 出血：是肝切除术后最常见且最严重的并发症。术后当天可引流出鲜红血性液体 100 ～ 300ml。若血性液体增多，应警惕腹腔内出血，必要时做好再次手术止血的准备。

b. 胆汁渗漏：若出现腹痛、发热和腹膜刺激征，切口有胆汁渗出或引流液含胆汁，则高度怀疑胆汁渗漏，应立即调整引流管，保持引流通畅，无效时尽早手术。

c. 膈下积液及脓肿：膈下积液及脓肿多发生于术后 1 周，表现为体温下降后再升高，或术后持续发热，应行穿刺抽脓或置管引流，取半卧位，加强营养支持和抗感染。

二、肝脓肿

（一）细菌性肝脓肿

细菌性肝脓肿是指由细菌侵入肝脏而形成的肝内化脓性感染疾病。

1. **临床表现**　主要表现为寒战、高热、肝区疼痛和肝大。细菌性肝脓肿和阿米巴肝脓肿鉴别见表 2-27。

表2-27　细菌性肝脓肿和阿米巴脓肿的鉴别

	细菌性肝脓肿	阿米巴肝脓肿
病　理	单个或多个小脓肿，可融合	一般为单个大脓肿，多位于肝右叶顶部
起　病	急骤	缓慢
症　状	寒战、高热最常见、肝区疼痛、伴恶心、呕吐、乏力、食欲缺乏等全身症状	体温逐渐升高，以弛张热多见
体　征	肝区压痛和肝大，肝大常不显著	肝大显著，可有局限性隆起
脓　液	多为黄白色脓液，涂片和培养有细菌	呈巧克力色，无臭、可找到阿米巴滋养体
血液检查	白细胞计数、中性粒细胞增高	嗜酸性粒细胞可增加
诊断性治疗	抗生素治疗有效	抗阿米巴治疗有效
并发症	膈下脓肿、脓胸、支气管胆瘘、心包积脓、急性腹膜炎、上消化道出血	

2. **治疗要点**　细菌性肝脓肿是一种严重的疾病，必须早期诊断，早期治疗。

（1）全身支持疗法：加强营养支持，纠正水和电解质及酸碱平衡失调，补充足够的维生素，必要时反复多次少量输血或输注白蛋白。

（2）抗菌药物治疗：大剂量、联合应用抗菌药物。未确定病原菌前，首选青霉素、氨苄西林加氨基糖苷类抗生素或头孢菌素类、甲硝唑等药物。

（3）经皮肝穿刺脓肿置管引流术：适用于单个较大的脓肿。

（4）手术治疗：经腹腔切开引流，也可行肝叶切除术。

3. 护理措施

（1）饮食护理：给予高蛋白、高热量、高维生素和高纤维素饮食，多饮水。

（2）病情观察：密切观察生命体征及胸、腹部情况，有无脓肿破溃导致的严重并发症。

（3）高热护理：体温 > 39.5℃，给予物理降温，可用 4℃生理盐水灌肠，必要时遵医嘱药物降温。

（4）引流管护理：采取半卧位，妥善固定引流管，保持引流通畅。每天用生理盐水或含甲硝唑盐水多次或持续冲洗脓腔，注意观察脓腔引流液的性质和量。脓液引流量少于 10ml/d 时，可逐步拔除引流管。

（二）阿米巴肝脓肿

阿米巴肝脓肿由溶组织内阿米巴通过门静脉到达肝脏，引起细胞坏死，从而形成脓肿，其主要继发于肠道阿米巴病，也可在没有阿米巴痢疾的患者中发生。

1. 治疗要点 药物治疗首选甲硝唑。可做肝穿刺引流，合并细菌感染者，脓液抽出后可注入抗生素；经内科治疗无效者，采取手术治疗。

2. 护理措施 同细菌性肝脓肿。

第二十四节　胆道疾病

扫码做题

一、胆石症和胆道感染

（一）概述

1. 胆固醇类结石 占结石种类比例较高，大多发生于胆囊。外观呈白黄、灰黄或黄色，质硬，表面多光滑。主要原因是胆汁成分改变、胆固醇过饱和析出；胆汁中成核过程异常；胆囊功能异常。

2. 胆色素类结石 占结石种类比例较低，大多发生于胆管。主要发生在肝内、外胆管内。胆道感染和胆汁淤滞是胆色素结石形成的主要因素。

3. 其他结石 碳酸钙、磷酸钙等为主要成分，少见。

（二）胆囊结石及急性胆囊炎

1. 临床表现

（1）症状：单纯胆囊结石多无症状，当结石嵌顿于胆囊颈部或并发胆囊炎时出现胆绞痛。

①胆绞痛：是典型症状，在饱餐、进食油腻食物或睡眠中体位改变时发生右上腹或上腹阵发性绞痛，向右肩背部放射。

②消化道症状：恶心、呕吐、食欲减退、腹胀等。

③寒战、高热少见，多为轻、中度发热。

（2）体征：Murphy 征（墨菲征）阳性是急性胆囊炎的典型体征。胆囊触诊的部位在右侧腹直肌外缘与肋弓交接处。

（3）并发症：最严重的是胆囊坏疽穿孔引起胆汁性腹膜炎，可出现弥漫性腹膜炎表现。

2. 治疗与护理措施

（1）非手术治疗：急性期禁食，胃肠减压，营养支持，纠正水、电解质紊乱及酸碱失衡。应用对革兰阴性细菌及厌氧菌有效的抗菌药。使用解痉止痛、消炎利胆的药物。保守治疗时应重点观察腹部的症状和体征。

（2）手术治疗：胆囊切除术是最佳选择，首选腹腔镜胆囊切除术。还可行部分胆囊切除术、胆囊造口术等。

（3）一般需低脂饮食 1 个月以上，少量多餐，避免油腻食物及饱餐。

（三）胆管结石及急性胆管炎

1. 临床表现 肝内胆管结石可多年无症状或仅有上腹部和胸背部胀痛不适。胆总管结石合并感染时，表现为典型的 Charcot 三联症，即腹痛、寒战与高热、黄疸。

（1）腹痛：表现为剑突下或右上腹刀割样绞痛，呈阵发性发作，或持续性疼痛阵发性加剧。

（2）寒战与高热：多发生于剧烈绞痛后，体温可高达 39～40℃，呈弛张热。

（3）黄疸：胆管梗阻后胆红素逆流入血可引起黄疸。

2. 治疗要点

（1）非手术治疗：急性期禁食、胃肠减压，加强营养支持。应用抗生素，并解痉、利胆、护肝，纠正水、电解质紊乱及酸碱失衡。出现胆绞痛时最常用抗胆碱药物如山莨菪碱或阿托品，必要时使用哌替啶，但禁用吗啡。

（2）手术治疗

①肝外胆管结石：首选胆总管切开取石和 T 管引流术，也可行胆肠吻合术及 Oddi 括约肌切开成形术。T 管引流术可保留正常的 Oddi 括约肌功能，可引流胆汁、引流残余结石和支撑胆道，适用于单纯胆总管结石，胆管上、下端通畅，无狭窄或其他病变者。

②肝内胆管结石：最基本的方法为胆管切开取石，其他术式有胆肠吻合术、肝切除术（最有效）、肝移植术等。

3. 护理措施

（1）术前护理

①营养支持：给予低脂、高蛋白、高碳水化合物、高维生素普食或半流质饮食。

②纠正凝血功能：肝功能受损给予肌内注射维生素 K_1，纠正凝血功能，预防术后出血。

③皮肤护理：保持皮肤清洁，用温水擦浴，忌用碱性清洁剂，以防加重皮肤瘙痒。瘙痒剧烈者，可遵医嘱给予炉甘石洗剂、抗组胺药或镇静药等。

（2）术后护理

①病情观察：观察生命体征、腹部体征和引流情况。食欲好转，黄疸消退，引流量减少提示胆道远端通畅。术前有黄疸者，观察和记录大便颜色以判断患者胆总管通畅情况。

②T 管引流的作用：引流胆汁和减压，以免胆汁排出受阻；引流残余结石；支撑胆道，防止胆总管切开处瘢痕狭窄；经 T 管溶石或造影。

③T 管引流的护理要点

a. T 管用缝线固定于腹壁外，并在皮肤上加胶布固定，不可固定于床单。躁动者专人护理或适当约束，防止其拔出 T 管。

b. 保持引流通畅，避免引流管压迫、折叠、扭曲。如有阻塞，由近端向远端挤捏引流管，用

50ml 注射器负压抽吸或用少量无菌生理盐水缓慢冲洗，但禁止用力推注。

c．预防感染，平卧时引流管的位置不可高于腋中线，活动或改变体位时注意引流管的位置不可高于腹部切口，以免胆汁反流而致感染。每天更换外接的引流袋和连接管，但不必每天或定时冲洗 T 管。T 管不慎脱出立即报告医生，禁止自行重新插回，以防逆行感染。

d．观察胆汁的颜色、性状和量：正常胆汁呈黄绿色、透明、无沉淀。颜色过淡或稀薄提示肝功能不佳，浑浊可能有感染，有泥沙样沉淀可能有残余结石。术后 24 小时内引流量 300 ～ 500ml，恢复饮食后增至每天 600 ～ 700ml，之后逐渐减少至每天 200ml。量过少可能 T 管阻塞或肝功能衰竭，量过多应检查胆总管下段有无梗阻。

e．术后 10 ～ 14 天试行夹闭 T 管 1 ～ 2 天。若无腹胀、腹痛、发热及黄疸等症状，可行 T 管造影，造影后继续引流 24 小时以上。如胆道通畅、无结石和其他病变，再次夹闭 T 管 24 ～ 48 小时，无不适症状方可拔管。T 管造影无异常为可靠指征。

f．拔管后局部伤口用凡士林纱布堵塞，1 ～ 2 天会自行闭合。拔管后 1 周内，警惕有无胆汁外漏、腹膜炎等表现，主要观察有无腹痛和发热。如造影发现有残留结石，应在术后 6 周待窦道形成时，行胆道镜检查和取石。

④并发症：出血与胆瘘最常见。

（四）急性梗阻性化脓性胆管炎

1. 临床表现　好发于青壮年，起病急骤，病情进展迅速。除 Charcot 三联症外，还有休克、神经中枢系统受抑制表现，称为 Reynolds 五联症。神经系统症状常有神情淡漠、嗜睡、神志不清，甚至昏迷；合并休克可出现躁动、谵妄等。

2. 治疗与护理措施　边抗休克边紧急手术解除胆道梗阻并引流。

（1）非手术治疗：既是治疗手段，也是术前准备措施，包括禁食，胃肠减压，抗休克，抗感染，纠正水、电解质和酸碱平衡紊乱，对症治疗等。诊断明确而疼痛剧烈者，遵医嘱使用解痉、镇静和镇痛药，如哌替啶、阿托品肌内注射，但避免应用吗啡，以免胆道下端括约肌痉挛而致胆道梗阻加重。

（2）紧急胆管减压引流：常选用胆总管切开减压、T 管引流术。

二、胆道肿瘤

1. 临床表现

（1）胆囊息肉：一般无症状。少数可出现右上腹部疼痛或不适，偶可伴恶心、呕吐等消化道症状。

（2）胆囊癌：以腺癌多见。早期常无特异性症状，合并胆囊结石常表现为胆囊结石和胆囊炎症状。晚期可触及右上腹肿块，并出现腹胀、体重减轻或消瘦、贫血、黄疸、腹水及全身衰竭等表现。

（3）胆管癌：主要表现为进行性加重的黄疸，表现为皮肤巩膜黄染、全身皮肤瘙痒、尿色深黄、大便呈灰白色或陶土样等。还可出现上腹部隐痛、胀痛、恶心、厌食、消瘦等症状。部分患者腹部检查可见肝大或肿大的胆囊。晚期可伴腹水和下肢水肿。

2. 治疗要点

（1）胆囊息肉：无症状可观察，定期复查；有明显症状、或无症状但直肠息肉大于 1cm；单发且基底宽大；息肉逐渐增大；伴胆囊结石和胆囊壁增厚，应手术治疗。伴有恶变者，按胆囊癌处理。

（2）胆囊癌：首选手术治疗。

（3）胆管癌：主要为手术治疗。

3. 护理措施　胆囊息肉和胆囊癌行单纯胆囊切除术患者护理，参见本节胆石症患者的护理相关内容。胆囊癌行胆囊癌根治性切除术和胆管癌行肝门胆管癌根治切除术的患者护理,参见第二十三节原发性肝癌患者的护理相关内容。胆管癌行胰十二指肠切除术的患者,参见第二十五节胰腺癌患者的护理相关内容。

第二十五节　胰腺疾病

扫码做题

一、急性胰腺炎

急性胰腺炎是由多种病因导致胰酶在胰腺内被激活,引起胰腺及其周围组织水肿、出血甚至坏死等炎性损伤。

1. 临床表现

(1) 症状

①腹痛:是主要表现和首发症状,多于暴饮暴食或酗酒后突然发作。疼痛剧烈而持续,可有阵发性加剧。腹痛多位于中、左上腹,向腰背部呈带状放射,取弯腰屈膝侧卧位可减轻疼痛,进食后疼痛加重,呕吐后疼痛不缓解,一般胃肠解痉药不能缓解。水肿型腹痛3～5天可缓解,坏死型腹部剧痛且持续时间较长,极少数年老体弱患者腹痛极轻微或无腹痛。

②腹胀:与腹痛同时存在,早期为反射性,继发感染后由腹膜后的炎症刺激引起。患者可停止排便、排气。

③恶心、呕吐:恶心、呕吐早期即可出现,呕吐物多为胃十二指肠内容物,偶有血液,呕吐后腹痛不缓解。

④发热:常为中度以上发热,持续3～5天。如持续不退1周以上且白细胞升高,应考虑有胰腺脓肿或胆道炎症等继发感染。

⑤水、电解质及酸碱平衡紊乱:呕吐频繁者出现代谢性碱中毒。重症者可有脱水和代谢性酸中毒,伴有低钾、低镁、低钙,血糖增高。严重低血钙可导致手足抽搐,提示预后不良。

⑥低血压或休克:多见于重症急性胰腺炎。急性胰腺炎早期以低血容量性休克为主,后期合并感染性休克。

(2) 体征

①轻症急性胰腺炎:中上腹压痛,但无反跳痛、肌紧张,肠鸣音减弱,轻度脱水貌,与腹痛程度不相符。

②重症急性胰腺炎:急性重病面容,痛苦表情,脉搏增快,呼吸急促及血压下降。全腹压痛明显,有肌紧张和反跳痛。可出现移动性浊音,腹水多呈血性。胰酶、血液及坏死组织液穿过筋膜和肌层渗入腹壁下,可导致腰部两侧皮肤呈暗灰蓝色(Grey-Turner征),或脐周皮肤出现青紫(Cullen征)。胰头水肿压迫胆总管可引起黄疸。

(3) 并发症

①局部并发症:胰瘘、胰腺脓肿和假性囊肿。

②全身并发症:心力衰竭、急性肾衰竭、急性呼吸窘迫综合征、消化道出血、高血糖、DIC、脓毒症和菌血症等。

2. 治疗要点　治疗原则为减轻腹痛,减少胰液分泌,防治并发症。

（1）减少胰液分泌：**减少胰液分泌是治疗急性胰腺炎最主要的措施，而减少胰液分泌最主要的措施是禁食、禁水和胃肠减压。**

①禁食、禁水、胃肠减压：减少胃酸分泌，从而降低胰液分泌，减轻自身消化，减轻腹胀，降低腹内压。

②抗胆碱药及抑制胃酸分泌药：如阿托品、山莨菪碱（654-2）、H_2受体拮抗剂或质子泵抑制剂等。

③抑制胰腺外分泌：**生长抑素、奥曲肽可抑制生长激素释放，还可抑制胃酸、胰腺内分泌（胰岛素和胰高血糖素）及外分泌（胰酶），对胰腺有保护作用。**

（2）解痉止痛：在诊断明确的情况下给予解痉止痛药，常用药物有山莨菪碱、阿托品等。但抗胆碱药可诱发或加重肠麻痹，严重腹胀和肠麻痹者不宜使用。**严重腹痛者可遵医嘱肌内注射哌替啶，但禁用吗啡，以免引起 Oddi 括约肌痉挛，加重病情。**

（3）抗感染：早期使用对革兰阴性菌和厌氧菌敏感的抗生素，如喹诺酮类、头孢类或甲硝唑。还可应用 33% 硫酸镁或芒硝导泻清洁肠道，减少肠内细菌过生长，促进肠蠕动。

（4）静脉输液和营养支持：补充液体、抗休克，纠正水、电解质和酸碱平衡紊乱，加强营养支持。禁食期主要靠完全肠外营养，病情缓解后应尽早过渡到肠内营养。

（5）抑制胰酶活性：**仅用于重症胰腺炎的早期，常用药物有抑肽酶**、加贝酯。

（6）内镜下 Oddi 括约肌切开术、取石术：适用于胆源性胰腺炎，可迅速缓解症状，改善预后，防止急性胰腺炎复发。

（7）手术治疗：适用于胰腺和胰周坏死组织继发感染，伴胆总管下端梗阻或胆道感染，或合并肠穿孔、大出血及胰腺假性囊肿者。坏死组织清除加引流术是最常用的手术方式。术中彻底冲洗后可放置多根引流管，以便术后灌洗和引流。一般每天灌洗液体为 4000～20 000ml，以吸出渗液和坏死组织。还可行胆道探查、T 管引流和胃造口、空肠造口术等。

（8）并发症的处理：对急性坏死型胰腺炎伴腹腔内大量渗液者，或伴急性肾衰竭者，给予腹膜透析治疗；急性呼吸窘迫综合征者及时做气管切开或机械通气；并发糖尿病者可进行胰岛素治疗。

3. 护理措施

（1）休息活动护理：**绝对卧床休息，协助患者取弯腰屈膝侧卧位，以减轻疼痛。**因剧痛辗转不安者，做好安全防护，防止坠床，避免周围放置危险物品。

（2）饮食护理：禁食 3～5 天，明显腹胀者行胃肠减压。禁食期间行肠外营养支持。减少胰液分泌，**轻症胰腺炎恢复饮食的条件是：症状消失、体征缓解、肠鸣音恢复正常、出现饥饿感，而不需要等待淀粉酶完全恢复正常。**开始可给予少量无脂、低蛋白流质饮食。

（3）病情观察：严密观察生命体征、尿量及神志变化，注意呕吐物和胃肠减压引流物的量和性质，准确记录 24 小时出入量，定时监测血、尿淀粉酶及血糖、电解质的变化。

（4）缓解疼痛：注意观察用药前、后疼痛有无缓解，疼痛的性质和特点有无改变。

（5）防治低血容量性休克：**禁食期间保证每天超过 3000ml 以上的液体摄入量。**若患者出现血压下降、神志不清、尿量减少、面色苍白、皮肤湿冷等低血容量性休克的表现，立即配合医生进行抢救。

（6）术后护理：术后送入监护室，给予专人护理。

①引流管的护理：**为冲洗脱落的坏死组织、脓液或血块，常用生理盐水加抗生素进行腹腔双套管灌洗引流，冲洗速度为 20～30 滴/分。其拔管指征为体温维持正常 10 天左右，白细胞计数正常，腹腔引流液少于 5ml/d，引流液的淀粉酶测定值正常，可考虑拔管。**

②术后并发症的观察和护理

a. 出血：出现血性引流液，呕血、黑便等术后出血表现，应遵医嘱给予止血和抑酸药物，应激性溃疡出血用冰盐水加去甲肾上腺素胃内灌洗。

b. 胰瘘:若腹腔引流管或伤口流出无色透明液体或胆汁样液体,取半卧位,保持引流通畅,禁食、胃肠减压,保护瘘口周围皮肤,用凡士林纱布覆盖或氧化锌软膏涂抹。

c. 肠瘘:出现明显腹膜刺激征,引流出粪便样或营养液样液体,应持续灌洗,保持引流通畅,加强营养支持。

二、胰腺癌和壶腹部癌

(一)胰腺癌

1. **临床表现**　40岁以上好发,男性偏多。早期无特异性症状,仅有上腹不适、食欲减退等消化不良症状。

(1)上腹痛、不适:是最常见的首发症状。由于胰胆管梗阻,压力增高,疼痛可放射到肩背部和腰部。晚期腹痛加重难以忍受,患者不能平卧,屈膝卧位可稍缓解。

(2)黄疸:梗阻性黄疸是最突出的症状,呈进行性加重,伴皮肤瘙痒、茶色尿及白陶土色大便。黄疸出现的早晚和肿瘤的位置密切相关,癌肿距胆总管越近,黄疸出现越早。

(3)消化道症状:食欲缺乏、腹胀、腹泻或便秘等。

(4)消瘦、乏力:伴贫血、低蛋白血症,晚期可出现恶病质。

(5)腹部肿块:晚期体征,多见于上腹部,大小不一,质硬,固定,有压痛。

2. **治疗要点**

(1)根治手术:早期手术切除是首选的、唯一有效的根治方法,包括胰十二指肠切除术(Whipple)手术、保留幽门的胰十二指肠切除术等。适用于无远处转移的胰头癌。

(2)姑息手术:如癌肿已不能根治,可行姑息性手术。

(3)辅助治疗:化学治疗、介入治疗、放射治疗及免疫治疗等。

3. **护理措施**

(1)术前护理

①饮食护理:给予高蛋白、高热量、高维生素、低脂饮食,必要时肠内、肠外营养支持。

②保肝护理:遵医嘱保肝治疗,黄疸者静脉补充维生素K,改善凝血功能。

③血糖异常护理:术前常因胰岛素分泌不足合并糖尿病,通过饮食调节和胰岛素控制血糖。通过饮食调节和胰岛素控制血糖在8.0mmol/L以下,控制尿糖在(+)~(-)的范围内。

④皮肤护理:每天可用温水拭浴,忌用碱性清洁剂,保持皮肤清洁。瘙痒者涂抹止痒药物,避免指甲抓伤皮肤,避免用力搓擦。衣着宽松柔软,床铺平整清洁。长期卧床者定时翻身,以防压疮。

⑤肠道准备:术前3天口服庆大霉素或新霉素,术前2天流质饮食,术前晚清洁灌肠。

(2)术后护理

①饮食护理:术后早期禁食,胃肠减压。

②病情观察:密切观察生命体征、伤口及引流情况,准确记录24小时液体出入量。胰腺大部分切除后,胰腺内分泌功能会大幅度下降,应密切监测血糖、尿糖变化。

③血糖异常护理:动态监测血糖水平,并及时调整。

④预防感染:术后易发生胆道感染,为逆行感染,餐后平卧更易引发。因此餐后15~30分钟保持坐位,利于胃肠内容物引流。严格执行无菌操作,合理使用抗生素。

⑤引流护理:妥善固定,保持引流通畅,密切观察引流液的量、颜色和性状。腹腔引流5~7天,胃肠减压直至胃肠蠕动恢复,胆管引流2周,胰管引流2~3周可拔除。

⑥出血护理:术后1~2天出血多因凝血障碍,术后1~2周由胰液、胆汁腐蚀所致。密切观察

生命体征、伤口渗血及引流液。有出血倾向者及时通知医生。出血量少者可给予静脉补液，出血量大应手术止血。

⑦胰瘘护理：是最常见的并发症和死亡的主要原因，术后 1 周左右多见。持续负压吸引，保持引流通畅，给予生长抑素抑制胰液分泌，注意保护周围皮肤。

⑧胆瘘护理：多发生于术后 5 ~ 10 天。

（3）饮食指导：合理饮食，戒烟酒。指导患者进食高蛋白、高糖、低脂及富含脂溶性维生素的饮食；但合并术后高血糖者，应给予低糖饮食。

（二）壶腹周围癌

壶腹周围癌是指发生于距十二指肠乳头 2cm 以内的肿瘤，主要包括壶腹癌、胆总管下端癌和十二指肠腺癌。病理以腺癌最多见，其次为乳头状癌、黏液癌。

1. 临床表现　常见临床症状为黄疸、腹痛和消瘦，黄疸可呈波动性。腹痛的原因可为胆总管下端开口阻塞导致的胆绞痛，也可为胰管阻塞引起的慢性胰腺炎所致疼痛。还可出现体重下降、食欲减退、乏力等非特异性症状。

2. 治疗与护理措施　同胰腺癌。手术切除是壶腹周围癌的首选治疗方法。

三、胰岛素瘤

胰岛素瘤是来源于胰岛 β 细胞的一种胰腺内分泌肿瘤。高发于 40 ~ 50 岁，多为单发良性。

1. 临床表现　主要表现为低血糖对中枢神经系统的影响和儿茶酚胺过度释放症状。常出现在清晨和运动后。中枢神经系统症状主要为头痛、焦虑、饥饿、复视、健忘，甚至出现昏睡、昏迷等表现；儿茶酚胺的释放可引起出汗、心慌、震颤、脉速和面色苍白等表现。

2. 处理原则　一旦确诊，应尽早手术切除。

第二十六节　急腹症

扫码做题

急腹症是一组起病急、变化多、进展快、病情重，以急性腹痛为主要特征，需要紧急处理的腹部病症。

1. 临床表现

（1）腹痛：是最突出而重要的表现。腹痛开始的部位或最显著的部位常为病变器官的部位。根据腹痛的诱因、部位及范围、急缓、程度和性质等进行急腹症的鉴别诊断。空腔脏器梗阻疼痛初为阵发性绞痛，梗阻伴发炎症时为持续性疼痛伴阵发性加剧。外科腹痛的特点是常伴有腹膜刺激征。

（2）消化道症状：厌食、恶心、呕吐、腹胀、排便改变等。

（3）其他伴随症状：腹腔器官炎症性病变常有不同程度的发热；肝胆疾病或继发肝胆病变可有黄疸；泌尿系疾病可见尿频、尿急、血尿和排尿困难。

2. 诊断和鉴别诊断要点

（1）内科急腹症：肺炎、心肌梗死等可致上腹牵涉痛，急性胃肠炎、腹型过敏性紫癜等可致痉挛性腹痛。内科腹痛的特点是：一般先发热或先呕吐，后才腹痛，或呕吐、腹痛同时发生；腹痛或压痛部位不固定，程度较轻，无明显腹肌紧张；查体、实验室检查、X 线、心电图等检查可明确疾病诊断。

（2）妇产科急腹症：异位妊娠、急性盆腔炎、卵巢肿瘤扭转等。妇科腹痛的特点是：以下腹部或盆腔内疼痛为主，向会阴部放射；常伴白带增多、阴道流血，或停经史、月经不规则、与月经周期有关等；妇科检查可明确疾病诊断。

（3）外科急腹症：一般先有腹痛，后才有发热等伴随症状；腹痛或压痛部位较固定，程度重；常出现腹膜刺激征，甚至休克；可伴有腹部肿块等外科特征性体征及辅助检查表现。急性阑尾炎为外科最常见的急腹症。

3. 治疗要点

（1）非手术治疗：适用于诊断明确，病情较轻者，或诊断不明，但无明显腹膜炎体征者。严密观察生命体征和腹部体征，禁食、胃肠减压，静脉补液，给予解痉和抗生素治疗。

（2）手术治疗：适用于诊断明确，病情严重需立即手术治疗者；诊断不明，疑有活动性、进行性出血，肠坏死或肠穿孔呈现全腹腹膜炎者，经非手术治疗无明显好转反而加重者应积极剖腹探查。

4. 护理措施

（1）体位护理：血压稳定、无休克时，采取半卧位。

（2）饮食护理：禁食、胃肠减压是治疗急腹症的重要措施之一。手术、禁食期间给予静脉营养支持。

（3）病情观察：严密观察生命体征、腹部症状和体征的变化，动态监测辅助检查结果，并记录24小时出入量。

（4）严格执行四禁：禁食、禁用镇痛药、禁服泻药、禁止灌肠。诊断未明确时，禁用吗啡、哌替啶等强镇痛药，以免掩盖病情。对诊断明确的单纯性胆绞痛、肾绞痛，或已决定手术的患者，可适当应用解痉药和镇痛药。禁止灌肠、禁服泻药，以免增加消化道负担，造成感染扩散或病情加重，但蛔虫性肠梗阻的口服液状石蜡、肠套叠的早期灌肠复位等治疗性措施除外。

（5）迅速建立静脉通路，遵医嘱输液或输血，纠正水、电解质、酸碱平衡紊乱。

第二十七节　周围血管疾病

一、深静脉血栓形成

深静脉血栓形成是指血液在深静脉内不正常凝固，阻塞回流和引起静脉壁的炎症性改变。是常见的血栓类疾病。最常见于下肢。

1. 临床表现　主要表现肢体肿胀、疼痛、浅静脉曲张等血栓静脉远端回流障碍症状。

（1）上肢深静脉血栓：前臂和手臂肿胀，下垂时加重。

（2）上、下腔静脉血栓形成：上腔静脉血栓表现为面颈部肿胀、眼睑肿胀等上肢静脉回流障碍；下腔静脉血栓可有心肌、心慌等心功能不全表现和尿量减少，全身水肿等肾功能不全表现。

（3）下肢深静脉血栓形成

①患肢肿胀：是下肢静脉血栓形成后最常见症状。急性期呈凹陷性水肿，皮色泛红，皮温偏高，严重时可出现水疱。

②疼痛、压痛和发热：血栓引起局部炎症可使患者局部持续性疼痛；患侧肢体胀痛，直立时疼痛加重，急性期局部炎症反应和血栓吸收可引起低热。

③浅静脉扩张：属于代偿性反应，严重浅静脉曲张多见于下肢静脉血栓后遗症期。

④股青肿：下肢静脉血栓中最严重情况，临床表现为剧烈疼痛、患肢皮肤发亮，伴有水疱，皮肤

呈青紫色，皮温冷，不能扪及足背动脉、胫后动脉搏动。

2. 治疗要点

（1）非手术治疗：卧床休息、抬高患肢。病情允许时，着医用弹力袜或弹力绷带后起床活动；抗凝是深静脉血栓形成的基本治疗；溶栓疗法宜早期进行，应在发病后至少7天内。首选尿激酶。

（2）手术治疗：下肢深静脉血栓形成不常规手术取栓；股青肿常需手术取栓。手术方法主要是Fogarty导管取栓术。

3. 护理措施

（1）病情观察：密切观察患肢疼痛的部位、持续时间、性质、程度，皮温、皮肤颜色、动静脉搏动及肢体感觉等。术后注意观察切口有无渗血、渗液，术后血管通畅程度。

（2）体位与活动：卧床休息1～2周，休息时患肢抬高20～30cm，以改善静脉回流；禁忌患肢热敷、按摩，患肢禁忌输液，避免活动幅度过大、用力排便，以免血栓脱落；下床活动时穿医用弹力袜或弹力绷带，周围型使用1～2周，中央型可用3～6个月。

（3）并发症的护理

①肺栓塞：是下肢深静脉血栓最严重的并发症。注意患者有无胸痛、呼吸困难、咯血等表现，应立即嘱患者平卧、避免深呼吸、咳嗽，同时给予高浓度氧气吸入，立即通知医生，配合抢救。

②出血：是抗凝、溶栓治疗的严重并发症。注意创口有无渗血和血肿；观察有无牙龈出血、皮肤瘀斑等出血倾向。发现异常，通知医生，给予鱼精蛋白对抗肝素，维生素 K_1 对抗华法林。

（4）饮食护理：宜给予低脂、高纤维食物，多饮水，保持大便通畅，避免用力排便引起腹内压增高影响下肢静脉回流。

（5）保护患肢：指导患者正确使用弹力袜、弹力绷带。绝对戒烟，以防尼古丁引起血管收缩。

二、血栓闭塞性脉管炎

血栓闭塞性脉管炎是一种主要累及四肢远端中小动、静脉的慢性、节段性、周期性发作的血管炎性病变，又称 Buerger 病，简称脉管炎。

1. 临床表现

（1）局部缺血期：也称早期或一期。主要的病理变化是血管痉挛。表现为患肢苍白、发凉、酸胀无力、麻木、刺痛及烧灼感等。间歇性跛行是本期的典型表现，当患者行走一段后患肢疼痛，被迫停下，休息后疼痛缓解。少数患者可伴游走性浅静脉炎，表现为小静脉条索状炎性栓塞，局部红肿伴压痛。患肢足背动脉、胫后动脉搏动明显减弱。

（2）营养障碍期：也称中期或二期。主要的病理变化是血管壁增厚及血栓形成。特征性表现为出现静息痛，即休息时也不能满足局部组织的血液供应，患肢持续疼痛，夜间尤甚，彻夜难眠。为缓解疼痛，患者常屈膝抱足或将患肢垂于床沿下，以增加血供。体检患肢皮温明显下降，肢端苍白、潮红或发绀，皮肤干燥、脱屑、脱毛，指甲增厚变形，肌肉萎缩、松弛。患肢动脉搏动消失。

（3）组织坏死期：也称坏疽期、晚期或三期。主要的病理变化是动脉完全闭塞。肢体由远端向近端逐渐发生干性坏疽，肢端发黑，形成经久不愈的溃疡。继发感染后成为湿性坏疽，疼痛剧烈。病情严重时可出现全身感染中毒症状。

2. 治疗要点

（1）非手术治疗

①一般治疗：绝对戒烟，防止受寒，注意保暖但患肢不可局部热敷，以免加重组织缺氧。步行锻炼可以促进侧支循环的建立，缓解症状，适用于早期患者。

②止痛治疗：疼痛严重者可适当使用吗啡或哌替啶，但易成瘾，应慎用。还可给予普鲁卡因股动

脉内注射或腰交感神经封闭术。如腰交感神经封闭术效果显著（阻滞后皮肤温度升高 1～2℃），可行腰交感神经切除术。

③扩血管及抗凝治疗：血管扩张药有烟酸、低分子右旋糖酐等。抑制血小板凝聚的药物有阿司匹林、双嘧达莫等。抗凝药物有华法林、肝素等。活血化瘀的中药也有效。

④高压氧治疗：可改善组织缺氧。

（2）手术治疗：目的是重建动脉血流通路，增加肢体血供。

3. 护理措施

（1）患肢护理：绝对禁烟。肢体保暖，但不可使用热疗，因热疗一方面可增加组织需氧量，加重病情，另一方面由于患者对热的敏感性降低，热疗易导致烫伤。保持皮肤清洁干燥，防止受伤及感染。已发生皮肤溃疡者应保持创面清洁干燥，加强换药，遵医嘱使用抗感染药物。

（2）手术护理

①动脉血管重建术后患肢平放，制动 2 周；静脉血管重建术后患肢抬高 30°，制动 1 周；血管造影检查后应平卧，患肢制动 6～8 小时，穿刺点加压包扎 24 小时。

②术后严密观察血压、脉搏，手术切口或穿刺点渗血情况。观察肢体远端双侧足背动脉搏动、皮肤温度、皮肤颜色及皮肤感觉，以判断血管的通畅程度。若术后动脉搏动消失，皮肤温度降低、颜色苍白、感觉麻木，提示有动脉栓塞；若动脉重建术后出现患肢肿胀，皮肤颜色发紫、温度降低，可能为重建部位的血管发生痉挛。预防感染，防止发生肌病肾病性代谢综合征，密切观察是否出现高钾血症，少尿、无尿及肌红蛋白尿等急性肾功能损害的表现；如已发生，及早做肌筋膜间隙切开术。

（3）疾病知识指导：告知患者若能及早绝对禁烟，多数患者可以避免截肢。

（4）做 Buerger（伯格）运动：指导患者做伯格运动，以促进侧支循环的建立。患者平卧，抬高患肢 45°，维持 2～3 分钟；双足下垂床边 2～3 分钟，进行足的背伸、跖屈和左右摇摆运动，足趾上翘尽量伸展，再向下收拢，反复多次；患肢恢复平放姿势，休息 5 分钟。如此反复运动 5～6 次，每天 3～4 次。但下肢已发生溃疡或坏死时，运动可增加组织耗氧；动脉或静脉已有血栓形成时，运动可致血栓脱落后栓塞，均不可运动。

第二十八节　颅内压增高

扫码做题

一、颅内压增高

颅内压增高是指在病理状态下，颅腔内容物体积增加或颅腔容积减小，超出颅腔可代偿调节的范围，导致颅内压力超过 200mmH$_2$O（2.0kPa），常以头痛、呕吐、视神经乳头水肿为三大主症，是颅内多种疾病所共有的临床综合征。

1. 临床表现　头痛、呕吐、视乳头水肿是颅内压增高的"三主征"。

（1）头痛：是最常见的症状，以早晨或晚间较重，多位于额部及颞部，表现为胀痛和撕裂痛，可从颈枕部向前放射至眼眶。程度可随颅内压增高而进行性加重，咳嗽、打喷嚏、用力、弯腰或低头活动时易加重。

（2）呕吐：呈喷射性，由迷走神经受激惹所致，常于剧烈头痛时发生，易发生于餐后。

（3）视神经乳头水肿：是颅内压增高的客观体征。表现为视神经乳头充血、边缘模糊、中央凹陷变浅或消失，视网膜静脉怒张、纡曲，严重时乳头周围可见火焰状出血。长期、慢性颅内压增高可致视神经乳头颜色苍白、视野向心缩水，引起视神经继发性萎缩，甚至失明。

（4）意识障碍：慢性颅内压增高时进展缓慢，有时不一定出现，表现为意识淡漠，嗜睡，反应迟钝。急性颅内压增高时出现早而明显，呈进行性意识障碍，甚至昏迷。

（5）生命体征变化：**代偿期出现典型生命体征改变（库欣反应），"两慢一高"，即脉搏减慢，呼吸深慢，血压升高**，尤其是收缩压增高、脉压增大。继而出现潮式呼吸，血压下降，脉搏细弱，最终死于呼吸循环衰竭。

（6）其他症状和体征：复视、头晕、猝倒、头皮静脉怒张等。小儿患者可有头颅增大、囟门饱满、颅缝增宽或分离。头颅叩诊可呈破罐声。

2. 治疗要点

（1）病因治疗：去除病因是最根本的治疗原则，如手术切除颅内肿瘤、清除颅内血肿、处理大片凹陷性骨折等。可行脑脊液分流术或脑室穿刺引流术缓解颅内高压。**颅内压增高已出现急性脑疝时，应进行紧急手术处理。**

（2）脱水治疗：病因不明或一时不能解除病因时应首先限制液体入量，以起到降低颅内压的作用。**常用高渗性脱水药20%的甘露醇250ml，15～30分钟静脉滴注完毕**，若同时使用利尿性脱水药如呋塞米，降颅压效果好。

（3）激素治疗：**糖皮质激素可通过稳定血-脑屏障，改善血管通透性，减少脑脊液生成，从而减轻脑水肿，缓解颅内压增高。**

（4）预防或控制感染：伴有颅内感染者，根据致病菌药物敏感试验选用抗菌药物。术中、术后预防性应用广谱抗菌药物。

（5）冬眠低温疗法或亚低温疗法：降低脑的新陈代谢，减少脑组织氧耗，减轻脑水肿。适用于各种原因引起的严重脑水肿、中枢性高热患者。儿童和老年人应慎用，休克、全身衰竭或房室传导阻滞者应禁用。

3. 护理措施

（1）一般护理：**床头抬高15°～30°**，以利于颅内静脉回流，减轻脑水肿；吸氧，改善脑缺氧，使脑血管收缩，减少脑血流量。**控制液体摄入量，不能进食者，每天静脉入量在1500～2000ml，每天尿量不少于600ml。**控制输液速度，防止输液过快加重脑水肿。遵医嘱使用抗生素预防感染。躁动不安者不可强制约束，以免患者挣扎导致颅内压增高。

（2）**防止颅内压骤然升高：**安静休息，避免情绪激动，防止血压骤升而升高颅内压。保持呼吸道通畅，避免剧烈咳嗽和用力排便。及时控制癫痫发作，一旦发生及时抗癫痫治疗。

（3）药物治疗的护理：使用脱水药物时控制好输液速度，观察脱水治疗效果，准确记录液体出入量。为防止颅内压反跳现象，停药前应逐渐减药或延长给药间隔时间。**使用糖皮质激素治疗期间，应注意观察有无应激性溃疡出血、感染等药物不良反应。**

（4）冬眠低温治疗的护理：使患者的体温维持于亚低温状态，从而降低脑组织新陈代谢，减轻脑水肿，降低颅内压。病房光线宜暗，室温18～20℃。**先给予足量冬眠药物，患者御寒反应消失后加用物理降温措施**，以每小时下降1℃为宜，体温降至肛温32～34℃、腋温31～33℃为理想。避免体温大起大落，在冬眠期间尽量减少体位改变。若脉搏＞100次/分，收缩压＜100mmHg，呼吸减慢或不规则，应及时停止或更换冬眠药物。疗程常为3～5天，治疗结束时先停物理降温，再逐渐停用冬眠药物，任其自然复温。

（5）脑室引流的护理

①引流管的连接和位置：见图2-3。严格无菌状态下连接固定引流瓶，**引流管开口高于侧脑室平面10～15cm，以维持正常的颅内压。**搬动患者时暂时夹闭引流管，防止脑脊液反流而致颅内感染。

②观察引流速度和量：术后早期引流速度不宜过快，**正常脑脊液每天分泌 400～500ml，故每天引流量宜不超过 500ml**，颅内感染患者可适当增加引流量。可通过抬高或降低引流瓶的位置来控制引流速度和量。

③观察脑脊液的颜色、量及性状：正常脑脊液无色透明，术后 1～2 天可略呈血性，后逐渐转为淡黄色。**脑脊液量多呈血性提示脑室内出血，脑脊液浑浊提示颅内感染。**脑室引流时间不宜过长，一般不超过 7 天，否则易增加颅内感染的风险。

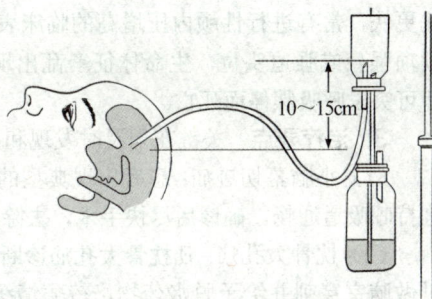

图2-3　脑室引流装置

10～15cm

④保持引流通畅：引流管不受压、成角、扭曲或折叠。可根据管内液面随患者的呼吸上下波动来判断引流管是否通畅。**若引流管阻塞，可将血块等阻塞物挤出或用注射器抽吸，禁止用生理盐水冲洗。每天更换引流袋或引流瓶，但不必每天更换、冲洗或消毒引流管，脱出也不可重新插入，防止引起颅内感染或损伤脑组织。**

⑤拔除引流管：无菌操作下拔管前可先试行抬高或夹闭引流管 2 小时，以了解脑脊液循环是否通畅，观察有无颅内压再次升高的表现。拔管后注意观察是否有颅内压反跳症状。

二、急性脑疝

由于颅内压增高导致脑组织从高压区向低压区移位，部分脑组织被挤入颅内生理空间或裂隙，当移位超过一定的解剖界限时，产生相应的临床症状，称为脑疝。**脑疝是颅内压增高的严重后果。脑疝是神经系统疾病最严重的症状之一，可直接危及生命。**

1. 分类　小脑幕切迹疝（小脑幕裂孔疝或颞叶钩回疝）、枕骨大孔疝（小脑扁桃体疝）、大脑镰下疝（扣带回疝），见图 2-4。

2. 临床表现

（1）小脑幕切迹疝

①颅内压增高症状：进行性加重的剧烈头痛，伴躁动不安，出现与进食无关的频繁喷射性呕吐。

②进行性意识障碍：意识是判断病情进展的重要指标，反映大脑皮质和脑干的功能状态。

③瞳孔改变：可判断病变部位的指标，**主要表现为一侧瞳孔进行性散大。脑疝初期由于患侧动眼神经受刺激导致患侧瞳孔缩小，随着脑疝进行性恶化，脑干血供受影响，动眼神经麻痹致患侧瞳孔散大，直接、间接对光反应消失，伴眼睑下垂及眼球外斜。**脑疝晚期对侧动眼神经受脑干移位也受到推挤，表现为双侧瞳孔散大固定，对光反应消失。

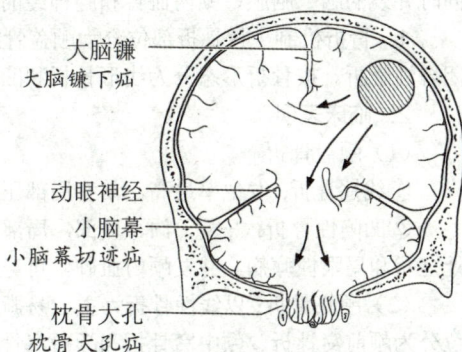

大脑镰
大脑镰下疝

动眼神经
小脑幕
小脑幕切迹疝

枕骨大孔
枕骨大孔疝

图2-4　脑疝形成示意

④运动障碍：钩回疝压迫大脑脚导致锥体束受累，**病变对侧肢体肌力减弱或瘫痪**，病理征阳性，甚至出现去大脑强直发作，是脑干受损严重的信号。

⑤生命体征变化：先出现库欣反应，脑干受压后生命中枢功能紊乱或衰竭，可出现血压忽高忽低、脉搏快弱、心律不齐，呼吸浅而不规则，高热或体温不升，甚至死亡。

（2）枕骨大孔疝：为小脑幕下的小脑扁桃体及邻近小脑组织经枕骨大孔向椎管内移位。病情变化更快，常有进行性颅内压增高的临床表现，因脑干缺氧，瞳孔可忽大忽小，剧烈头痛、频繁呕吐、颈项强直或强迫头位，生命体征紊乱出现早，意识障碍出现较晚。因呼吸中枢受损严重，患者早期即可突发呼吸骤停而死亡。

3. 治疗要点　关键在于及时发现和处理。

（1）小脑幕切迹疝：患者出现典型的脑疝症状，首要的治疗措施为脱水降颅压，输入脱水药物，维持呼吸道通畅。确诊后尽快手术，去除病因，如清除颅内血肿或切除脑肿瘤。

（2）枕骨大孔疝：凡枕骨大孔疝诊断明确者，宜尽早术切除病变；症状明显且有脑积水者，应及时做脑室穿刺并给予脱水药物，待病情缓解后手术切除颅内病变。呼吸骤停患者应及时给予气管插管辅助呼吸，紧急开颅切除原发病灶。

4. 急救护理

（1）快速脱水降颅压，静脉输入甘露醇、山梨醇、呋塞米、糖皮质激素等药物。保持呼吸道通畅、吸氧，以保证适当的血氧浓度。呼吸功能障碍时立即行气管插管或人工辅助呼吸。

（2）密切观察病情变化，尤其注意意识变化、呼吸、心搏及瞳孔改变。

（3）迅速做好各项术前准备。

（4）急性脑疝时，禁忌腰椎穿刺。

第二十九节　颅脑损伤

一、颅骨骨折

颅骨骨折是指颅骨受暴力作用引起颅骨结构的改变。其严重性并不在于骨折本身，而在于可能同时并发的脑、脑膜、颅内血管和脑神经的损伤。

1. 骨折机制　按骨折部位分为颅盖骨折和颅底骨折。按骨折是否与外界相通分为开放性骨折和闭合性骨折。按骨折形态分为线形骨折和凹陷性骨折。

2. 临床表现

（1）颅盖骨折

①线性骨折：发生率最高，常有局部压痛、肿胀，伴局部骨膜下血肿。

②凹陷性骨折：好发于额、顶部，局部可扪及颅骨下陷，骨折片损伤脑功能区，可出现相应的病灶症状和局限性癫痫。并发颅内血肿，可导致颅内压增高表现。

（2）颅底骨折：以线性骨折为主，易撕裂硬脑膜，产生脑脊液外漏，为开放性骨折。根据骨折部位分为颅前窝骨折、颅中窝骨折和颅后窝骨折（表2-28）。

3. 治疗要点

（1）颅盖骨折：线形骨折或凹陷性骨折下陷较轻，无须特殊处理。手术治疗适应证主要包括：凹陷深度＞1cm；位于重要功能区；骨折片刺入脑内；骨折引起瘫痪、失语等功能障碍或局限性癫痫；开放性粉碎性凹陷性骨折。

（2）颅底骨折：若为闭合性，骨折本身一般不需处理。若为开放性骨折，合并脑脊液漏，应使用TAT及抗菌药物预防感染。多数漏口于伤后1～2周自行愈合。超过1个月仍未愈合者，可行手术修补硬脑膜。若骨折片或血肿压迫视神经，应在12小时内行手术减压。

4. 护理措施

（1）预防颅内感染：预防因脑脊液逆行导致颅内感染是护理的重点。

表2-28 颅底骨折的临床表现

	颅前窝骨折	颅中窝骨折	颅后窝骨折
脑脊液漏部位	鼻漏	鼻漏和耳漏	无
瘀斑部位	眶周、球结膜下瘀斑（熊猫眼）	乳突区瘀斑（Battle征）	乳突区、枕下部、咽后壁瘀斑
可能损伤的脑神经	视、嗅神经	面、听神经	第IX～XII对脑神经

①体位护理：绝对卧床，取半卧位，头偏向患侧，直至脑脊液漏停止3～5天后改为平卧位，目的是借重力作用使脑组织移向颅底，促进漏口封闭。

②保持局部清洁：每天2次清洁、消毒口腔、鼻腔或外耳道，注意棉球不可过湿，避免挖鼻、抠耳，禁止堵塞鼻腔和外耳道。

③脑脊液漏者，禁止经鼻腔或耳道冲洗、滴药，禁止经鼻腔吸痰、放置胃管及鼻导管给氧等护理操作，禁止做腰椎穿刺。

④避免颅内压骤升：避免咳嗽、擤鼻涕、打喷嚏、用力屏气排便等动作，防止颅内压骤升导致气颅或脑脊液逆流。

⑤密切观察有无颅内感染征象，如体温增高和脑膜刺激征等，遵医嘱使用抗菌药物及TAT。

（2）病情观察：明确有无脑脊液外漏；记录24小时浸湿的棉球数，估计脑脊液外漏量；严密观察患者的意识、瞳孔、生命体征及肢体活动情况，及早识别颅内继发性损伤；注意有无剧烈头痛、呕吐、眩晕、脉搏细弱、血压偏低等颅内低压综合征的表现，头痛在立位时加重，卧位缓解。

（3）低颅压综合征：为脑脊液外漏过多导致。患者出现直立性头痛，多位于额、枕部。头痛与体位有关，坐起或站立时，头痛剧烈，平卧减轻或消失，常合并恶心、呕吐、眩晕、厌食、脉搏细弱、反应迟钝、血压偏低等。应立即卧床休息，取头低足高位，遵医嘱多饮水或静滴生理盐水补液。

（4）心理护理：加强心理支持，安慰、疏导患者，缓解其焦虑紧张情绪。小儿颅骨骨折时，可允许家长进入留观室陪伴，以稳定患儿情绪。

二、脑损伤

按损伤后脑组织是否与外界相通，脑损伤分为开放性脑损伤和闭合性脑损伤。开放性脑损伤主要表现为头皮裂伤、颅骨骨折、硬脑膜破裂、脑脊液漏等。以下主要介绍闭合性脑损伤。

（一）脑震荡

1. 临床表现 伤后立即出现短暂的意识障碍，一般不超过半小时。清醒后大多出现逆行性遗忘。意识障碍期间可有皮肤苍白、血压下降、心动徐缓、呼吸浅慢、肌张力降低、各生理反射迟钝或消失。此后可出现头痛、头晕、恶心、呕吐等症状。

2. 治疗要点 一般卧床休息，无须特殊治疗，短期内可自行好转。

（二）脑挫裂伤

1. 临床表现

（1）意识障碍：是脑挫裂伤最突出的表现。伤后立即出现，绝大多数在半小时以上，重症者可长期持续昏迷。

（2）局灶症状和体征：受伤时当即出现，依损伤的部位和程度而不同。

（3）颅内压增高和脑疝：头痛与呕吐。

（4）原发性脑干损伤：是脑挫裂伤最严重的类型。受伤后立即出现长时间深度昏迷，可不伴有颅内压增高表现。

2. 治疗要点　吸氧，严密病情观察，预防和控制感染，对症支持治疗；防治脑水肿；促进脑功能恢复；行脑减压术或局部病灶清除术，以处理颅内压增高、脑疝。

（三）颅内血肿

颅内血肿是颅脑损伤中最常见、最严重的继发病变。按血肿的来源和部位，分为硬膜外血肿、硬膜下血肿和脑内血肿。按血肿引起颅内压增高或早期脑疝所需时间分型，分为急性型（72小时以内）、亚急性型（3天至3周）和慢性型（3周以上）。

1. 临床表现

（1）硬膜外血肿：多由颅盖部特别是颞部的直接暴力导致，出血以脑膜中动脉最常见。颅内血肿导致颅内压增高，形成脑疝后有相应颅内压增高和脑疝表现。血肿引起的意识障碍可有以下3种类型。

①伤后昏迷有中间清醒期为典型表现，原发性脑损伤最初短时昏迷，之后中间意识清醒，后因脑疝形成继之昏迷。"中间清醒期"的长短主要取决于脑损伤的程度及血肿形成的速度。

②若原发性脑损伤较重，血肿形成迅速，则伤后昏迷进行性加重或持续昏迷。

③若无原发性脑损伤，早期可无意识障碍，当血肿引起脑疝时才出现意识障碍。

（2）硬膜下血肿：是临床最常见的颅内血肿类型。

①急性硬脑膜下血肿：多见于额颞部，常合并脑挫裂伤及继发的脑水肿，出血多来自挫裂的脑实质血管，表现为进行性加深的意识障碍，无中间清醒期。

②亚急性硬脑膜下血肿：脑挫裂伤较轻，血肿形成较慢，可有意识好转期。

③慢性硬脑膜下血肿：好发于老年人，有轻微或无明显外伤史，其血肿形成完整包膜，缓慢增大，进而出现颅内压增高症状。

（3）脑内血肿：多因脑挫裂伤致脑实质内血管破裂引起，常与硬脑膜下血肿同时存在，多伴有颅骨凹陷性骨折。表现为进行性加重的意识障碍，若血肿累及重要脑功能区，可出现偏瘫、失语、癫痫等症状。

2. 治疗要点　颅内血肿一经确诊，原则上应手术清除血肿，彻底止血。若血肿较小，患者无意识障碍和颅内压增高症状，可在严密病情观察的同时采用脱水等非手术治疗。

（四）颅脑损伤的护理

1. 现场急救　争分夺秒地抢救患者生命，查明有无颅脑以外的合并伤，如开放性气胸、大出血等伤情。注意保持呼吸道通畅，补充血容量防治休克。开放性损伤时要妥善保护伤口或膨出的脑组织。

2. 一般护理　意识清醒患者适当抬高床头，以利于静脉回流，减轻脑水肿。昏迷患者去枕侧卧位或侧俯卧位，清除呼吸道分泌物及其他血污以免误吸。早期禁食，采用肠外营养，待肠蠕动恢复后，过渡到肠内营养支持。对躁动患者不可强加约束，避免因过分挣扎使颅内压升高。慎用镇痛、镇静药，以免影响病情观察。

3. 病情观察

（1）意识状态：采用格拉斯哥昏迷计分法（GCS），对睁眼、言语和运动3个方面评分，用相同程度的语言和疼痛刺激，对患者的反应作动态分析。最高15分表示意识清醒，低于8分表示昏迷，分数越低意识障碍越严重（表2-29）。

表2-29　格拉斯哥昏迷计分法（GCS）

睁眼反应	计　分	言语反应	计　分	运动反应	计　分
自动睁眼	4	回答正确	5	遵嘱活动	6
呼唤睁眼	3	回答错误	4	刺痛定位	5
刺痛睁眼	2	胡言乱语	3	躲避刺痛	4
不能睁眼	1	只能发声	2	刺痛肢屈	3
		不能发声	1	刺痛肢伸	2
				不能活动	1

（2）生命体征：出现库欣反应提示颅内压增高。伤后1周持续高热提示有继发感染。

（3）瞳孔改变：伤后立即出现一侧瞳孔散大提示原发性动眼神经损伤。伤后瞳孔正常，以后一侧瞳孔先缩小继之进行性散大，伴对光反射减弱或消失是小脑幕切迹疝的眼征。脑干损伤时双侧瞳孔时大时小，对光反射消失。脑桥出血时瞳孔呈针尖样。临终患者双侧瞳孔散大，对光反射消失，眼球固定。

（4）神经系统体征：原发性脑损伤表现为伤后立即出现一侧肢体运动障碍且相对稳定，为对侧大脑皮质运动区受损。继发性脑损伤表现为伤后一段时间才出现一侧肢体运动障碍且进行性加重，多由中脑受压、锥体束受损引起。

4. 手术护理　术前完善术前准备。术后送ICU病房严密监护，继续实施降低颅内压的措施，常用药物有甘露醇、糖皮质激素及利尿药等。做好创口和引流管的护理，注意有无颅内再出血迹象。

5. 预防并发症　皮肤护理，预防压疮；加强会阴护理，留置导尿管不宜超过3～5天；做好气道管理，预防肺部感染；眼睑不能闭合者涂眼膏，预防角膜炎或角膜溃疡；预防失用综合征，每天行四肢关节被动活动及肌肉按摩。

6. 用药指导　嘱定期服用抗癫痫药物，不可突然停药，避免单独外出，以防意外发生。

第三十节　常见颅脑疾病

一、颅内肿瘤

颅内肿瘤又称脑瘤，好发于大脑半球，以20～50岁多见。神经上皮组织肿瘤，又称胶质瘤是颅内最常见的恶性肿瘤。脑转移性肿瘤多来自肺、乳腺、甲状腺、消化道等部位的恶性肿瘤。

1. 临床表现及诊断　因病变部位和肿瘤病理类型不同而临床表现各异，主要以颅内压增高和神经功能定位症状为共同特点。

（1）颅内压增高：由于肿瘤占位、瘤周脑水肿和脑积水，90%以上患者会出现头痛、呕吐、视神经乳头水肿等颅内压增高症状和体征，呈慢性、进行性加重。瘤内出血重者可引起脑疝。

（2）定位症状和体征：症状和体征因肿瘤部位不同而各异。额叶肿瘤可出现淡漠、情绪欣快等精神障碍；中央前、后回肿瘤表现为对侧肢体运动和感觉障碍；颞叶肿瘤有视野的改变和不同程度的幻觉；枕叶肿瘤可出现视觉障碍；小脑肿瘤会引起共济失调。

（3）影像学检查：CT 或 MRI 是诊断颅内肿瘤的首选方法，两者结合可明确诊断，而且能确定肿瘤的位置、大小及瘤周组织情况。

2. 治疗要点

（1）手术治疗：是最直接、有效的方法，也是最主要的方法。

（2）非手术治疗：降低颅内压缓解症状；对放疗敏感肿瘤或恶性肿瘤部分切除后可采用放射疗法。化学治疗是重要的综合治疗手段之一。

二、颅内动脉瘤

颅内动脉瘤是颅内动脉壁的囊性膨出，极易破裂出血，是蛛网膜下隙出血最常见的原因，以40～60岁多见。

1. 临床表现及诊断　小动脉瘤可无症状，大动脉瘤压迫临近结构出现相应症状。动脉瘤破裂出血多突然发生，可因劳累、情绪激动、用力排便等诱发，也可无明显诱因或在睡眠中发生。血液流入蛛网膜下隙，患者可出现剧烈头痛、呕吐、意识障碍和脑膜刺激征等，严重者可并发脑疝，出血后可诱发脑血管痉挛。数字减影脑血管造影（DSA）是确诊方法，可判断动脉瘤位置、数目、形态、内径、有无血管痉挛。

2. 治疗要点　非手术治疗主要是防止出血或再出血，控制脑血管痉挛。为防止再出血，应尽早手术介入治疗。手术治疗主要采用开颅动脉瘤颈夹闭术。

三、颅内动静脉畸形

颅内动静脉畸形是由发育异常动脉、静脉形成的病理性血管团，属于先天性中枢神经系统血管发育异常。多在40岁前发病，男性稍多于女性。

1. 临床表现及诊断　出血是最常见的首发症状，表现为剧烈头痛、呕吐、意识障碍等症状。额、颞部动静脉畸形的青年患者多以抽搐为首发症状，可在颅内出血时发生，也可单独出现。半数患者有间断性或迁延性单侧局部头痛或全头痛病史，还可出现进行性神经功能缺损，运动、感觉、视野以及语言功能障碍。婴儿和儿童可因颅内血管短路出现心力衰竭。数字减影脑血管造影（DSA）是确诊必需手段。

2. 治疗要点　手术治疗是最根本的治疗方法。

四、脑卒中的外科治疗

脑卒中是各种原因引起的脑的供应动脉狭窄或闭塞及非外伤性的脑实质性出血。包括缺血性脑卒中及出血性脑卒中，缺血性脑卒中约占60%～70%。

（一）缺血性脑卒中

1. 临床表现及诊断　根据神经功能障碍的轻重和症状的持续时间，分为3种。

（1）暂时缺血性发作（TIA）：神经功能障碍持续时间不超过24小时，表现为突发的单侧肢体无力、感觉麻木、一过性黑矇及失语等，多无意识障碍。椎动脉系统闭塞的主要表现为眩晕、恶心呕吐、步态不稳、复视、耳鸣及猝倒等。症状自行发作及缓解。

（2）可逆性缺血性神经功能缺陷：与 TIA 相似，但神经功能障碍持续超过24小时，可完全恢复。

（3）完全性脑卒中：症状较以上两种类型严重、常伴意识障碍，神经功能障碍长期不能恢复。

（4）辅助检查：脑血管造影可发现病变部位、性质、范围及程度。发病 24 ~ 48 小时后，CT 出现低密度灶脑梗死区，MRI 较 CT 敏感。

2. **治疗要点** 一般先行卧床休息、扩血管、抗凝、血液稀释疗法及扩容治疗等非手术治疗。脑动脉完全闭塞者，可在 24 小时内行手术治疗，改善病变区的血供情况，如动脉内膜切除术、颅外-颅内动脉吻合术等。

（二）出血性脑卒中

多见于 50 岁以上的高血压动脉硬化患者。男性多见，常因血压突然升高诱发粟粒状微动脉瘤破裂出血，是高血压病死亡主要原因。出血多位于基底核壳部。

1. **临床表现及诊断** 活动中或情绪激动时突然发生，无前驱症状。表现为突然出现剧烈头痛、喷射性呕吐、意识障碍和偏瘫；重者可出现昏迷、完全性瘫痪、去皮质强直。急性脑出血首选 CT 检查，发病后即可出现边界清楚的高密度影像，具有确诊价值。MRI 和脑血管造影能检出更细微病变。

2. **治疗要点** 一般先行非手术治疗，包括绝对卧床休息、脱水降颅压、调整血压、止血、防止继续出血，促进神经功能恢复和防治并发症。如病情仍继续加重，应考虑开颅血肿清除术等手术治疗。

五、颅脑疾病的护理

1. **护理评估**

（1）健康史：注意询问患者病史，初步判断发病原因。缺血性脑卒中患者多有动脉粥样硬化病史。脑出血患者注意询问高血压病史，发病前有无剧烈活动、精神紧张、情绪激动、用力排便等诱发因素。

（2）身体状况：评估患者生命体征、意识、瞳孔、肌力及肌张力、感觉功能等。注意有无进行性脑疝症状，评估营养状况，是否有水、电解质及酸碱平衡失调。

2. **护理措施**

（1）术前护理：昏迷患者做好口腔及皮肤护理。术前备皮、心理护理。脑出血急性期应绝对卧床休息，抬高床头 15°~ 30°，以利颅内静脉回流，降低颅内颅内压。给予控制血压、止血、脱水降颅压等治疗。避免剧烈咳嗽、用力排便，防止颅内压增高。

（2）术后护理

①体位和活动：全麻清醒后，一般抬高床头 15°~ 30°，以利静脉回流。搬动患者或为其翻身时，扶持头部，注意使头颈部成一条直线，防止头颈部过度扭曲或震动。

②加强观察：注意观察生命体征、意识、瞳孔等，注意有无意识障碍，观察切口敷料和引流情况，观察有无脑脊液漏，如有异常及时通知医师。

③脑式引流的护理：参见本章第二十八节颅内压增高相关内容。

④术后并发症的护理

a. 颅内出血：是颅脑手术后最危险的并发症，多发生于术后 24 ~ 48 小时内。患者表现为意识清醒后又逐渐嗜睡、反应迟钝甚至昏迷。手术后应严密观察，发现出血倾向，及时通知医师，做好再次手术止血准备。

b. 脑脊液漏：经鼻蝶窦入路手术后常见脑脊液漏，应保持应保持鼻腔清洁，严禁堵塞鼻腔，禁止冲洗，避免剧烈咳嗽、用力和负重，保持大便通畅，禁止从鼻腔吸痰或插胃管。

c. 尿崩症：垂体腺瘤、颅咽管等鞍上手术涉及下丘脑影响血管升压素所致。患者表现为多尿、多饮、口渴，每天尿量＞ 4000ml，尿比重低于 1.005。遵医嘱给予神经垂体素治疗，准确记录出入量，尿量增多期间注意补钾，每 1000ml 尿量补充 1g 氯化钾。

d. 癫痫：多发生于术后 2 ~ 4 天脑水肿高峰期，系术后脑组织缺氧及皮层运动区受激惹所致。

脑水肿消退后，常可自愈。发作时，应给予抗癫痫药物控制，患者应卧床休息，给氧，保证睡眠，避免情绪激动等。

第三十一节　胸部损伤

扫码做题

一、肋骨骨折

1. 临床表现

（1）症状：局部疼痛，咳嗽、深呼吸或变换体位时加重。疼痛及反常呼吸可引起胸闷、气促、呼吸困难、发绀、休克等，此时呼吸情况是最重要的评估内容。

（2）体征：受伤胸壁肿胀、畸形，局部压痛明显，间接挤压疼痛加重（胸廓挤压征阳性），有助于与软组织挫伤鉴别。可产生骨摩擦音或摩擦感。骨折断端向内移位可刺破胸膜、肺组织，产生气胸、血胸或皮下气肿。多根多处肋骨骨折时，伤侧胸壁可见反常呼吸运动，导致纵隔扑动。

2. 治疗要点　处理原则为有效控制疼痛，肺部物理治疗和早期活动。

（1）闭合性单根或多根单处肋骨骨折：重点是镇痛、固定胸廓和防治并发症。可采用多头胸带或弹性胸带固定胸廓。

（2）闭合性多根多处肋骨骨折：首要措施是控制反常呼吸运动，胸壁软化区加压包扎。

①现场急救用坚硬的垫子或手掌施压于胸壁软化部位。再用包扎（小范围）、牵引（大范围）和内固定法（骨折错位明显）固定软化胸壁。胸壁包扎固定有利于减轻和消除胸壁反常活动和纵隔摆动，促进肺复张，同时可减少骨折断端活动、减少疼痛，利于有效咳嗽。

②镇痛。

③建立人工气道：咳嗽无力、不能有效排痰或呼吸衰竭者，尽早气管插管或气管切开。

④应用抗生素，预防感染。

（3）开放性肋骨骨折：尽早清创，行骨折内固定，应用抗生素防治感染。胸膜穿破者，行胸膜腔闭式引流术。

二、气　胸

胸膜腔内积气称为气胸。多由利器或肋骨断端刺破胸膜、肺及支气管后，胸膜腔与外界沟通，外界空气进入所致。根据胸膜腔内压力情况，气胸分为闭合性气胸、开放性气胸和张力性气胸。

1. 临床表现

（1）闭合性气胸：根据胸膜腔内积气的量与速度，小量气胸（肺萎陷30%以下）患者可无症状；中量气胸（肺萎陷在30%～50%）、大量气胸（肺萎陷50%以上）患者有明显呼吸困难。体检可发现患侧胸廓饱满，气管向健侧移位，语颤减弱，叩诊呈鼓音，听诊呼吸音减弱或消失。

（2）开放性气胸：患者可出现明显的呼吸困难、口唇发绀、颈静脉怒张、鼻翼扇动等表现，严重者休克。外界空气自由进出胸膜腔，呼吸时可闻及吸吮样的声音，称为胸部吸吮伤口。气管、心脏向健侧移位，患侧胸壁叩诊呈鼓音，听诊呼吸音减弱或消失。

（3）张力性气胸：是可迅速致死的危急重症。患者有严重或极度的呼吸困难，大汗淋漓、发绀、烦躁不安、意识障碍，严重者出现休克或窒息。气管明显移向健侧，颈静脉怒张，皮下气肿明显，患侧胸部饱满，肋间隙增宽，叩诊呈高度鼓音，听诊呼吸音消失。

2. 治疗要点

（1）对症治疗：卧床休息，适当吸氧。根据患者病情给予镇静、镇痛、镇咳、扩张支气管等处理。

（2）损伤性气胸治疗要点

①闭合性气胸：小量气胸者不需要特殊处理，积气一般可在 1～2 周自行吸收。大量气胸者需行胸膜腔穿刺或胸腔闭式引流术。

②开放性气胸：应立即将开放性气胸转变为闭合性气胸，可用无菌敷料或清洁器材等在患者呼气末封盖伤口。

③张力性气胸：应立即行胸腔穿刺排气。进一步处理包括胸腔闭式引流，应用抗生素预防感染，对症处理等。

三、血　胸

胸膜腔内积血称为血胸。血胸与气胸同时存在，称为血气胸。

1. 临床表现　与出血速度、出血量及个人体质有关。

（1）少量血胸（成人在 500ml 以下）可无明显症状。

（2）中量（500～1000ml）和大量（1000ml 以上）血胸，尤其是急性出血时，患者可出现面色苍白、脉搏细速、血压下降等低血容量性休克的表现，同时可出现呼吸急促、肋间隙饱满等胸腔积液的表现。当血胸合并感染时，患者可有高热、寒战、出汗和疲乏等表现。

（3）进行性血胸：持续脉搏加快，血压下降或补充血容量后仍不稳定；胸腔闭式引流血量≥200ml/h，持续 3 小时；血红蛋白量、红细胞计数、血细胞比容进行性降低。

（4）感染性血胸：全身感染表现，常有畏寒、高热等；1ml 胸腔积液中加入 5ml 蒸馏水出现浑浊；白细胞计数增加；细菌培养发现致病菌。

（5）凝固性血胸：当胸腔内迅速积聚大量血液，超过肺、心包和膈肌运动所起的去纤维蛋白作用时，胸腔内积血发生凝固，形成凝固性血胸。

2. 治疗要点

（1）非进行性血胸：小量血胸可自行吸收；中、大量血胸尽早行胸膜腔穿刺及胸腔闭式引流，排出积血，促进肺膨胀。

（2）进行性血胸：应及时开胸探查，止血、输液、输血。

（3）感染性血胸：改善胸腔引流，排除积血或脓液。

（4）凝固性血胸：稳定后尽早行剖胸手术清除积血和血块，也可进行纤维组织剥脱术。

四、胸部损伤

1. 胸部损伤患者的护理

（1）现场急救：开放性气胸应立即封闭伤口，张力性气胸立即进行胸膜腔穿刺排气或胸腔闭式引流。

（2）维持有效气体交换：保持呼吸道通畅，清理分泌物或呕吐物，及时供氧；必要时行气管插管等辅助呼吸；协助患者取半坐卧位；遵医嘱给予化痰药物，协助患者进行雾化治疗。

（3）病情观察：随时巡视，观察患者呼吸频率、节律、幅度等，有使用呼吸机者应观察呼吸机工作是否正常。一旦出现呼吸极度困难、发绀等异常状况应立即报告医生并协助处理。

（4）减轻疼痛：告知患者不能因担心疼痛而不敢咳嗽，可用双手按压患侧胸壁，以减轻疼痛；遵医嘱给予镇痛药；转移患者注意力。

（5）预防感染：密切观察患者体温、伤口变化；指导患者进行有效咳嗽、咳痰；遵医嘱合理使用抗生素；严格无菌操作，避免交叉感染；协助患者翻身、叩背、下床活动等；保持室内定期通风，温湿度适宜。

（6）胸腔穿刺抽气的护理

①穿刺部位常为患侧胸部锁骨中线第2肋间。

②选用50ml或100ml注射器。

③注意抽气时注射器应与针头柄的胶管相连，防止空气进入；一次抽气量以不超过1000ml为宜，每天或隔天一次。

2. 胸膜腔闭式引流患者的护理

（1）原理及目的：根据胸膜腔生理性负压机制设计。其目的是：引流胸膜腔内积液、积血及积气；重建胸膜腔内负压，促进肺复张；维持纵隔的正常位置；防止感染。

（2）置管种类、位置：引流气体应选择管径为1cm的塑料管，放置在患侧锁骨中线第2肋间或腋前线第4、5肋间处，引流管侧孔深入胸腔内2～3cm。引流液体应选择管径1.5～2cm的橡皮管，放置在患侧腋中线与腋后线之间第6～8肋间。脓液引流应放置于脓液积聚的最低位置。

（3）装置：见图2-5。

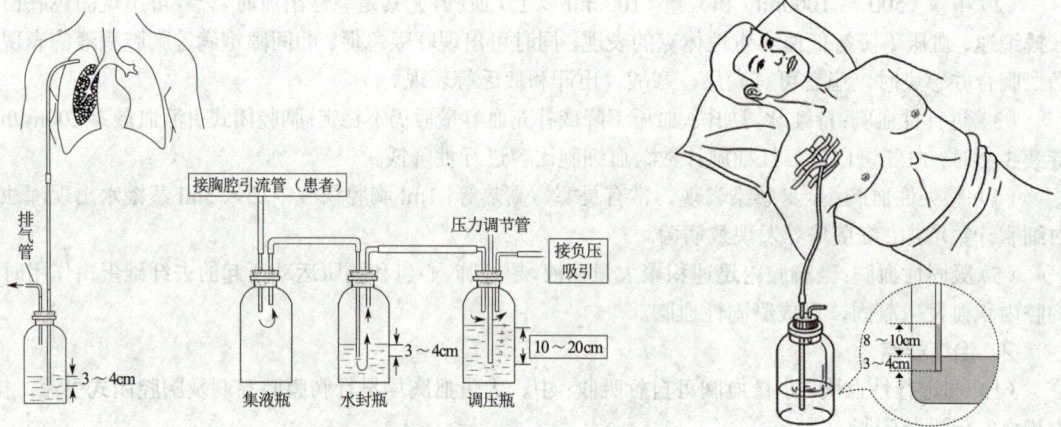

图2-5　胸膜腔闭式引流装置及体位

①单瓶水封闭式引流：广口无菌引流瓶容量2000～3000ml，盛500ml无菌生理盐水，水封瓶橡胶塞上的长玻璃管为引流通路，应插入液面下3～4cm，保证外界气体进入胸腔需要克服3～4cmH$_2$O的压力，从而维持引流装置密闭。短玻璃管为空气通路，应远离液面5cm以上，保持与外界空气相通。引流橡皮管两端分别连接长玻璃管与患者身上的胸腔闭式引流管，接通后可见长玻璃管内水柱上升至液面上8～10cm，即胸膜腔内负压为8～10cmH$_2$O，并随呼吸上下移动，这是观察闭式胸膜腔引流是否通畅的最简单方法。

②双瓶水封闭式引流：在水封瓶的前端增加一个集液瓶。集液瓶插入的两根短管分别与患者的胸腔引流管及水封瓶的长管相连。

③三瓶水封闭式引流：在双瓶的基础上增加一个负压调压瓶，位于水封瓶后端，调节瓶橡皮塞上安装的两根短管分别接水封瓶和负压吸引，长管下端插入液面下10～20cm，上端与大气相通。调节插入液面深度可调节抽吸的负压，压力调节管不断有气泡逸出，说明其调节压力的作用有效。

（4）保持管道密闭

①正确安装引流装置，保证衔接处密封良好。

②更换引流瓶或患者移动时，应先用止血钳双向夹闭引流管，以防空气进入。

③在引流管周围用油纱布包盖皮肤。

④若引流管脱出胸腔，应立即用手捏住伤口周围皮肤，再用凡士林纱布封闭；若引流管连接处脱落，应立即用双钳夹闭并更换引流装置。

（5）保持引流通畅

①观察是否有气体或液体排出，引流瓶长管中的水柱是否随呼吸上下波动。

②保证水封瓶直立，低于胸部。

③患者宜取半坐卧位，鼓励其咳嗽、有效咳痰和深呼吸，促进气体和液体排出。

④定时挤捏引流管，防止阻塞、扭曲和受压，但切不可冲洗。

（6）严格无菌操作：引流瓶低于胸腔引流口 60 ～ 100cm，定时更换引流瓶及外接的引流管，保持引流口处敷料干燥、清洁，有渗液应及时更换，操作过程中时刻注意无菌原则。

（7）观察和记录：观察长玻璃管水柱波动的情况，记录引流液的颜色、性质和量。水柱波动范围一般为 4 ～ 6cm，超过提示可能存在肺不张，无波动提示肺膨胀良好或引流不通。每天引流量不应超过 500ml，若有大量气泡、血性液体或引流量过少，提示引流不畅，应立即报告医生并协助处理。

（8）拔管护理

①拔管指征：置管 48 ～ 72 小时后，无气体逸出且引流液颜色变浅，24 小时液量＜ 50ml 或脓液＜ 10ml，X 线检查肺膨胀良好（最主要），患者无呼吸困难。

②拔管方法：拔管时嘱患者深吸气后屏气，拔管后并立即用凡士林纱布和厚敷料封闭伤口并包扎固定。

③拔管观察：拔管后 24 小时内注意观察患者有无胸闷、呼吸困难、渗液、出血和皮下气肿等。

（9）向患者讲明气胸的病因、诱因及自救措施。指导患者注意避免抬举重物、剧烈咳嗽、屏气、用力排便等动作，禁止乘坐飞机，须肺完全复张 1 周后方可乘坐。多吃水果、蔬菜等富含粗纤维的食物，防治便秘。

第三十二节 脓 胸

一、急性脓胸

1. 临床表现

（1）症状：常有高热、脉速、食欲缺乏等，胸痛、咳嗽、咳痰及全身不适，积脓较多时，患者感觉胸闷、呼吸急促等，严重者可伴有发绀和休克。

（2）体征：患侧呼吸运动减弱，肋间隙饱满，叩诊呈油音，纵隔向健侧移位，呼吸音减弱或消失。脓气胸者上胸部叩诊呈鼓音，下胸部叩诊呈浊音。

2. 治疗要点　急性脓胸的治疗原则是控制感染，积极排尽胸膜腔积脓，尽快促使肺膨胀及支持治疗；排除脓腔积脓及促使肺复张是治疗急性脓胸的关键。

二、慢性脓胸

一般急性脓胸的病程超过 3 个月，即进入慢性脓胸期。

1. 临床表现　低热、食欲减退、消瘦、贫血、低蛋白血症、气促、咳嗽、咳脓痰等症状。体检见胸廓内陷，呼吸运动减弱，肋间隙变窄，气管及纵隔偏向患侧，听诊呼吸音减弱或消失，杵状指（趾）等。

2. 治疗要点

（1）改善营养：去除病因，加强营养支持治疗，提高机体抵抗力。保存和恢复肺功能。

（2）脓腔引流：促进脓腔排出，为手术治疗做好准备。

（3）手术治疗：胸膜纤维板剥脱术；胸廓成形术；胸膜肺切除术。

三、脓胸的护理

1. 术前护理

（1）加强营养：进食高蛋白、高热量及富含维生素的食物。对贫血和低蛋白血症者，可少量多次输入新鲜血或血浆。

（2）减轻疼痛：指导患者作腹式深呼吸，减少胸廓运动、减轻疼痛；必要时给予镇静、镇痛处理。

（3）降低体温：高热者给予物理降温，鼓励患者多饮水，必要时应用药物降温。

（4）改善呼吸功能

①体位：半坐卧位利于呼吸和引流。有支气管胸膜瘘者取患侧卧位，以免脓液流向健侧或发生窒息。

②保持呼吸道通畅：协助患者排痰，行体位引流等，使用化痰剂促进排痰。合理给氧。

③协助医师进行治疗：急性脓胸者为控制感染及改善呼吸，应尽早行胸腔穿刺抽脓，每天或隔天1次。抽脓后，胸腔内注射抗生素。脓液多时，可分次抽吸，每次抽脓量不宜超过1000ml。脓液黏稠、抽吸困难、经治疗脓液不见减少，或伴有支气管胸膜瘘者应行胸腔闭式引流。待脓腔容积少于10ml时，可拔出引流管，瘘管自然愈合。

2. 术后护理

（1）病情观察：监测患者生命体征，注意重点观察患者的呼吸状况，观察引流液的性状和量，出现异常及时通知医师。

（2）维持有效呼吸

①控制反常呼吸：行胸廓成形术后患者应取术侧向下卧位，加压包扎，松紧适宜，根据肋骨切除范围，在胸廓下垫一硬枕或用 1～3kg 沙袋压迫，控制反常呼吸。

②呼吸功能训练：鼓励患者有效地咳嗽、排痰、吹气球等，促使肺充分膨胀，增加通气容量。

（3）保持引流管通畅：急性脓胸患者若能及时彻底排除脓液，一般可治愈。引流管不能过细，引流位置适当，以免影响脓液排出。

第三十三节　肺部疾病外科治疗

扫码做题

一、肺结核

肺结核是由结核分支杆菌引起的慢性传染性肺部疾病。大多数患者经内科治疗可痊愈，少数经内科治疗无效者才需外科手术治疗。

1. **临床表现及诊断**　患者出现午后低热、乏力、盗汗等全身症状和咳嗽、咳痰、咯血、胸痛等呼吸系统症状。痰结核菌检查阳性。胸部 X 线可早期发现肺结核。胸部 CT 可发现微小或隐蔽性病变。

2. **外科治疗原则**

（1）抗结核治疗：术前给予 6～8 个月的抗结核治疗使大部分病灶被吸收，术后继续抗结核治疗 6～12 个月，以防复发。

（2）支持治疗：加强营养，改善全身情况。

（3）手术治疗：尽可能切除病灶，保留健康的肺组织。常见手术类型包括肺切除术和胸廓成形术。胸廓成形术自上而下切除肋骨，每次切除不超过 3～4 根，每次手术间隔 3 周，术后加压包扎胸部，避免胸廓反常活动。

3. **护理措施**　参见本节肺癌的护理。

二、肺　癌

肺癌多数起源于支气管黏膜上皮，又称支气管肺癌。

1. **分类及病理**

（1）按解剖学部位分类：中央型肺癌多为鳞癌和小细胞癌；周围型肺癌多为腺癌。分布以右肺多于左肺，上叶多于下叶。

（2）按组织学分类：鳞癌以中央型肺癌为主，多见于老年男性，与吸烟关系最密切；腺癌目前发病率上升，已成为最常见的类型，女性多见，以周围型肺癌为主，对化疗、放疗敏感性较差；大细胞癌恶性程度较高；小细胞癌 40 岁左右吸烟男性多见，恶性程度最高。

（3）转移途径：有直接扩散、淋巴转移及血行转移 3 种转移方式。淋巴转移最常见，常转移至同侧颈部、右锁骨上淋巴结。晚期可发生血行转移，累及骨、脑、肝等。

2. **临床表现**

（1）原发肿瘤症状：咳嗽、血痰、咯血、喘鸣、低热、体重减轻、食欲减退等。其中咳嗽是出现最早的症状，多为刺激性咳嗽，痰中带血。

（2）肿瘤压迫症状

①侵袭胸膜、胸壁、肋骨易致胸痛。

②侵犯或压迫食管引起吞咽困难。

③压迫喉返神经可致声音嘶哑。

④压迫上腔静脉发生上腔静脉压迫综合征，表现为面部、颈部、上肢及前胸部静脉怒张。

⑤肺上沟瘤（Pancoast 肿瘤）压迫颈交感神经可引起 Horner 综合征，出现患侧上睑下垂、瞳孔缩小、眼球内陷、额部少汗等。

（3）远处转移症状：头痛、颅内压增高、骨痛、病理性骨折、肝区疼痛、肝大、黄疸、淋巴结肿大等。

（4）副癌综合征：骨关节痛，杵状指，库欣综合征，男性乳房发育，重症肌无力，多发性肌肉神经痛，钙、磷代谢紊乱。

3. **治疗要点**　非小细胞癌（鳞癌、腺癌、大细胞癌）采取以手术治疗为主，辅以化学治疗和放射治疗的综合治疗。小细胞癌主要进行化学治疗和放射治疗。

（1）手术治疗：是肺癌最重要和最有效的治疗手段。

（2）放射治疗：小细胞癌最敏感，其次为鳞癌，腺癌最低。

（3）化学治疗：小细胞癌疗效较好，采用联合、间歇、短程用药。

（4）其他：靶向治疗、免疫治疗及中医中药治疗。

4. 护理措施

（1）术前护理：术前戒烟2周。加强营养，注意口腔卫生，合并慢性支气管炎、肺内感染、肺气肿者遵医嘱应用抗生素。指导患者练习腹式深呼吸及有效咳嗽，预防肺部并发症的发生。介绍术后放置胸膜腔引流管的意义及注意事项。

（2）术后护理

①体位护理：麻醉未清醒时取平卧位，头偏向一侧。麻醉清醒、血压稳定后改为半坐卧位。肺段切除术或楔形切除术者，采用健侧卧位，促进患侧肺扩张。一侧肺叶切除者，采取健侧卧位，但呼吸功能较差者，宜选平卧位，避免健侧肺受压而影响通气。一侧全肺切除术者，避免过度侧卧，采取1/4侧卧位，防止纵隔移位和压迫健侧肺。血痰或支气管瘘管者，取患侧卧位。注意定时变换体位，避免头低足高位。

②休息活动护理：尽早下床活动，预防肺不张，改善呼吸循环功能。但术后3天内（年老体弱、心脑血管疾病者术后7天内）应在床上排泄，避免体位性低血压。加强手臂和肩关节运动，预防术侧肩关节强直、胸壁肌肉粘连及失用性萎缩。全肺切除术后取直立的功能位。

③病情观察：术后2～3小时每15分钟测量1次生命体征，心率和血压平稳后改为0.5～1小时测量1次。定时观察呼吸情况并呼唤患者，注意有无呼吸窘迫的现象。24小时内最常见的并发症为出血，出现异常应立即报告医生。

④保持呼吸道通畅：指导患者深呼吸，有效咳嗽，并协助其翻身、叩背，必要时进行吸痰。常规给予鼻导管吸氧2～4L/min。痰液黏稠者，可用糜蛋白酶、地塞米松等药物行超声雾化。咳痰无力者，必要时吸痰。

⑤营养与输液：严格掌握输液总量和速度，以免发生肺水肿。全肺切除术后，限制钠盐摄入量，24小时补液量＜2000ml，速度以20～30滴/分为宜。患者意识恢复且无恶心症状，拔除气管插管后即可饮水。肠蠕动恢复后，开始给予清淡流质或半流质饮食，逐渐过渡到高蛋白、高热量、高维生素、易消化的普食。左肺切除术后，因胃体升高易致胃扩张，术后应禁食1～2天。

⑥减轻疼痛：避免加重疼痛的因素，咳嗽时协助固定胸廓，适当给予镇痛药。

⑦胸腔闭式引流的护理

a. 一般护理：按胸腔闭式引流常规进行护理。一般术后24小时引流量约500ml，若引流血性液体每小时100～200ml，色鲜红，伴有低血容量的表现，怀疑有活动性出血，应立即通知医生处理。

b. 全肺切除术后护理：胸腔引流管一般全钳闭或半钳闭，保证术后患侧胸膜腔内有一定胸液，保持双侧胸腔压力平衡，防止纵隔过度摆动。如气管明显向健侧移位，每次放液量不宜超过100ml。

⑧并发症的护理：肺癌患者术后24小时内最常见的并发症是出血；支气管胸膜瘘多发生于术后一周；心律失常多发生于术后4天内。

⑨复查指导：定期门诊复查，出现伤口疼痛、剧烈咳嗽及咯血等症状，应尽快就诊。

第三十四节　食管癌

扫码做题

1. 临床表现　40岁以上好发，男性多于女性。

（1）早期：症状不明显，最典型的早期表现为吞咽粗硬食物时偶有不适感，如哽噎感、胸骨后烧灼样、针刺样或牵拉摩擦样疼痛。

（2）中晚期：典型症状为进行性吞咽困难。患者逐渐消瘦、脱水、无力。晚期有恶病质，侵袭邻近器官或远处转移时，出现相应症状，如声音嘶哑、胸痛、呛咳等。**癌肿侵入气管，形成食管气管瘘；癌肿穿透大血管可出现致死性大呕血。**

2. 治疗要点 以手术治疗为主，辅以放射治疗、化学治疗等综合疗法。**手术是治疗食管癌的首选方法。手术切除范围为癌肿及上下各 5～8cm 以上的食管及所属区域淋巴结。**切除后常用胃、结肠、空肠重建食管，以胃最为常用。对晚期食管癌或不能根治者，可行姑息性减压手术。放射疗法可用于术前或术后，或单独用于颈段、胸上段癌或晚期癌的治疗。化学疗法主要用于辅助治疗及缓解晚期病情进展。

3. 护理措施

（1）手术前护理

①心理护理：交代手术、其他治疗与护理的大致过程、配合与注意事项，缓解患者焦虑与恐惧情绪，必要时使用镇静、镇痛药。

②饮食护理：**给予高热量、高蛋白、高维生素、清淡无刺激的流质或半流质饮食，必要时提供肠内、肠外营养。**

③消化道准备：**术前 3 天流质饮食，术前 1 天禁食。**出现梗阻和炎症者，术前 1 周口服抗生素，如新霉素或甲硝唑。拟行结肠代食管手术者，术前 3～5 天口服肠道不吸收的抗生素，如甲硝唑、庆大霉素或新霉素等。术前 2 天进食无渣流质，**进食后有滞留或反流者，术前 1 天晚用抗生素生理盐水冲洗食管，以减轻充血水肿，减少术中污染，预防吻合口瘘。**术前晚行清洁灌肠或全肠道灌洗后禁饮禁食。手术日晨留置胃管，梗阻部位不可强行插入。

④呼吸道准备：术前 2 周严格戒烟，训练有效咳嗽和腹式深呼吸。

（2）手术后护理

①病情观察：术后 2～3 小时，严密监测生命体征的变化，待平稳后改为每 30 分钟至 1 小时测量 1 次。

②饮食护理：**是术后护理的重点。术后应严格禁饮、禁食 3～4 天。**待肛门排气、引流量减少后，拔除胃管。拔管 24 小时后先试饮少量水，**术后 5～6 天可给全清流质饮食。**术后 3 周可进普食，**避免进食生、硬、冷食物，并少食多餐。**饭后 2 小时内勿平卧，以免食物反流。反流严重者，睡眠时半卧位，并服用减少胃酸分泌的药物。

③呼吸道护理：**清醒后应半卧位，减轻伤口缝合处张力，**也便于观察呼吸型态、频率和节律。鼓励患者深呼吸、吹气球，促进肺膨胀。协助患者咳痰，必要时吸痰，保持气道通畅。

④胃肠减压护理：持续胃肠减压 3～4 天，观察并记录引流液的量、性状及颜色。**经常挤压胃管，避免管腔堵塞。胃管不通畅时，**给予少量生理盐水冲管并及时回抽，避免胃扩张增加而并发吻合口瘘。胃管脱出后立即通知医生，不应再盲目插入，以免戳穿吻合口。

⑤食管重建术后护理：保持减压管通畅，注意观察腹部体征，有无术后并发症。加强口腔卫生，粪便气味因结肠逆蠕动所致，半年后可逐渐缓解。

⑥并发症的预防和护理

a. **吻合口瘘：是术后最严重的并发症，多发生在术后 5～10 天，表现为呼吸困难、胸腔积液和全身中毒症状。**一旦发生应立即通知医生并嘱患者禁食，行胸腔闭式引流，应用抗生素并加强营养支持，严密观察生命体征，必要时做好术前准备。

b. **乳糜胸：为损伤胸导管所致，多发生在术后 2～10 天。引流量偏多、可为淡血性或淡黄色。**乳糜液积聚在胸腔内，压迫肺及纵隔向健侧移位，出现胸闷、气急、心悸，甚至血压下降。**应给予胸腔闭式引流，持续负压吸引，肠外营养支持。**治疗无效时行胸导管结扎术。

（3）出院指导：指导加强自我观察，若术后 3～4 周再次出现吞咽困难，可能为吻合口狭窄，应及时就诊。

第三十五节　心脏疾病

一、后天性心脏病的外科治疗

心脏瓣膜病是成人主要的后天性心脏病之一。最常见的是风湿热所致的风湿性瓣膜病。**其中，二尖瓣最常受累，其次为主动脉瓣。最常见的联合瓣膜病是二尖瓣狭窄合并主动脉瓣关闭不全。**

（一）二尖瓣狭窄

发病率女性多于男性，在儿童和青年期发作风湿热后，多在 20 ～ 30 岁后才出现临床症状。

1. 临床表现

（1）症状：因肺淤血和肺水肿会出现劳力性呼吸困难、咳嗽、咯血、端坐呼吸和夜间阵发性呼吸困难，由于心排出量不足出现心悸、头昏、乏力等症状。常见并发症包括心房颤动、左心衰竭、血栓栓塞、右心衰竭、感染性心内膜炎及肺部感染。详见第一章内科护理学心脏瓣膜病部分。

（2）体征：**典型体征为"二尖瓣面容"，双颧绀红，口唇轻度发绀。** 出现右心衰竭时可有颈静脉怒张、肝颈静脉反流征阳性等。**特征性的心脏杂音为心尖区舒张中晚期低调的隆隆样杂音，伴舒张期震颤。** 心尖区第一心音亢进，出现肺动脉高压时可有肺动脉瓣区第二心音（P_2）亢进、分裂。**并发心房颤动时，脉率绝对不规则。**

2. 治疗要点　非手术治疗适用于无症状或心功能Ⅰ级的患者。手术治疗是治疗心脏瓣膜病的根本性措施。手术方式包括保留自身瓣膜的二尖瓣交界分离术、二尖瓣成形术和二尖瓣替换术。**二尖瓣替换术常用的人工瓣膜有机械瓣膜、生物瓣膜 2 种。** 机械瓣使用量最大，耐久性好，**主要缺点是术后需终身抗凝；** 生物瓣耐久性差，中心性血流、血流动力学优于机械瓣，无需终身抗凝。

3. 瓣膜置换术后护理

（1）抗凝治疗：瓣膜置换术后 24 ～ 48 小时后遵医嘱给予华法林抗凝治疗。**机械瓣膜置换术后，需终身抗凝；生物瓣膜置换术后需抗凝 3 ～ 6 个月。** 抗凝治疗效果以凝血酶原时间活动度国际标准比值（INR）保持在 2.0 ～ 2.5 之间为宜。抗凝治疗期间定期复查 INR，调整华法林剂量；并密切观察有无出血倾向。

（2）用药指导

①服用抗凝药物期间注意观察有无出血倾向，出现牙龈、口腔黏膜、鼻腔出血、皮肤青紫、瘀斑、出血和血尿等抗凝药不足表现，应及时就诊。

②注意抗凝药与其他药物反应，如苯巴比妥类药物、阿司匹林、双嘧达莫（潘生丁）、吲哚美辛（消炎痛）等药物能增强抗凝效果；维生素 K 等止血药可降低抗凝作用。

③瓣膜置换术后半年内，每月定期复查凝血酶原时间（PT）和国际标准比值（INR）。

（二）二尖瓣关闭不全

主要由风湿性炎症累及二尖瓣所致，常合并二尖瓣狭窄。

1. 临床表现

（1）症状：**轻度二尖瓣反流常无症状，** 严重反流心排血量少，表现为疲劳、乏力。病程长，呼吸困难出现晚，心力衰竭一旦发生进展迅速。常有房颤。相比二尖瓣狭窄，感染性心内膜炎常见，体循环栓塞较少见。

（2）体征：心脏搏动呈抬举样，向左下移位。**心尖部全收缩期吹风样杂音是典型体征**，在心尖区最响，伴有震颤。第一心音减弱或不能闻及。

2. **治疗要点**　无症状的轻、中度二尖瓣关闭不全主要内科对症治疗，每年随访。症状明显、心功能改变、心脏扩大者均应体外循环下直视及时手术治疗。急性二尖瓣关闭不全常导致心源性休克需急症手术。手术方式包括二尖瓣修复成形术和二尖瓣替换术。

（三）主动脉瓣狭窄

单纯主动脉瓣狭窄少见，常合并主动脉瓣关闭不全和二尖瓣病变。

1. **临床表现**

（1）症状：无症状期长。**瓣口严重狭窄时出现主动脉狭窄典型三联症，即呼吸困难、心绞痛和晕厥**。并发症主要包括房颤、心力衰竭和胃肠道出血。心脏性猝死、感染性心内膜炎和体循环栓塞较少见。

（2）体征：心尖区可触及收缩期抬举样搏动。收缩压降低，脉压减小，脉搏细弱。**胸骨右缘第2肋间（主动脉瓣听诊区）可闻及粗糙、响亮的收缩期吹风样杂音是最主要的体征**，向颈部传导。

2. **治疗要点**　主动脉瓣置换术是治疗成人狭窄的主要治疗方法。重度狭窄伴心绞痛、昏厥或心力衰竭等症状应尽早手术治疗。常用手术方式包括直视主动脉瓣切开术、主动脉瓣置换术。

（四）主动脉关闭不全

1. **临床表现**

（1）症状：轻症者无症状时间长，出现心悸、心前区不适、头部动脉搏动感与心排血量增大有关。晚期可出现左心代偿性肥大和扩张、左心衰竭、肺淤血、呼吸困难。有效心排血量降低时患者出现疲劳、乏力和体位性头晕，重度主动脉瓣反流可引起晕厥甚至猝死。较常并发感染性心内膜炎、左心衰竭、室性心律失常。

（2）体征：面色苍白，头随心搏动。**特征性体征为主动脉瓣第二听诊区（胸骨左缘第3、4肋间）可闻及高调叹气样舒张期杂音**，轻度反流者只有坐位前倾、呼气末才能听到。严重主动脉瓣反流患者收缩压升高、舒张压降低、脉压增大，出现周围血管征，如点头征、水冲脉、毛细血管搏动征、股动脉枪击音等。心脏瓣膜病鉴别，见第一章内科护理学心脏瓣膜病部分内容。

2. **治疗要点**　感染性心内膜炎等病因所致急性主动脉瓣关闭不全患者可由于充血性心力衰竭而迅速死亡，需尽早手术。手术方式主要为主动脉瓣置换术。

二、冠状动脉粥样硬化性心脏病

1. **临床表现**

（1）稳定型心绞痛：**在胸骨体上、中段之后及心前区，出现手掌大小的发作性胸痛和胸部不适**。多至左肩，沿左臂尺侧至无名指和小指，向上可达颈、咽部和下颌部。休息及口服硝酸甘油可缓解，一般持续3～5分钟。

（2）急性心肌梗死：**最早出现和最突出的症状是心前区剧烈疼痛，其部位和性质与心绞痛相同，但诱因不明显，常发生于安静时，程度更加剧烈，持续时间10～20分钟以上，经休息和含服硝酸甘油不能完全缓解。常伴有大汗、呼吸困难、恐惧和濒死感**。有时伴发热、恶心、呕吐、上腹胀，重者可有呃逆。亦可出现心律失常、心源性休克、急性心衰等。

2. **治疗要点**　手术治疗可以改善心肌供血、供氧，缓解心绞痛及心肌梗死等症状。常用的术式为冠状动脉旁路移植术（冠状动脉搭桥术）。

（1）适应证：药物治疗不能缓解的心绞痛，且冠状动脉造影显示冠状动脉两支或两支以上的狭窄病变大于70%；左冠状动脉主干狭窄和前降支狭窄者；出现心肌梗死并发症；经皮冠状动脉腔内成形术后狭窄复发者。

（2）手术方式：取一段自体静脉血管移植到冠状动脉主要狭窄的远端，已恢复冠状动脉血流，改善心肌功能。自体血管主要有乳内动脉、桡动脉、大隐静脉、小隐静脉和胃网膜右动脉等。

3. 护理措施

（1）术前护理

①术前用药护理：术前3～5天停用抗凝剂、利尿药、洋地黄、奎尼丁等药物，以防术中出血不止、洋地黄毒性反应等。

②活动与休息：避免劳累，保证充足的睡眠时间；做好心理护理，避免情绪波动。

③合理膳食：多食高维生素、粗纤维素、低脂、低盐的食物，防止便秘发生。心功能不足者应限盐。

④给氧：间断或持续氧气吸入，以保证重要器官的氧供，预防组织缺氧。

⑤戒烟：术前戒烟3周，有呼吸道感染者应积极抗感染治疗。

（2）术后护理

①加强循环和呼吸功能的监测：观察生命体征、心率、心律、心电图的变化，防止出现心律失常及心肌梗死；监测呼吸功能、血氧饱和度及动脉氧分压。

②抗凝治疗的护理：术后遵医嘱使用抗凝、抗血小板聚集药物，避免形成吻合口血栓。观察用药后反应、皮肤状况及凝血酶原时间，出现异常及时通知医师。

③取静脉的手术肢体的护理：术后局部加压包扎，观察足背动脉搏动情况及末梢循环状况，注意保暖。

④术后功能锻炼：术后2小时手术肢体可以进行下肢、脚掌和趾的被动功能锻炼；坐位时注意抬高患肢，避免足下垂；术后根据患者病情鼓励下床运动，勿站立过久；根据患者耐受程度，逐渐进行肌肉被动、主动运动。

三、体外循环围手术期护理

1. 概述　体外循环指将回心的上、下腔静脉血和右心房静脉血引出体外，在人工心肺机进行氧合并排出CO_2，经过调节温度和过滤后，再由人工心泵输回体内动脉继续血液循环的生命支持技术。

2. 人工心肺机的主要部件

（1）血泵（人工心）：取代心脏，具有泵血功能，驱动氧合器内的氧合血输回体内动脉，参与循环。

（2）氧合器（人工肺）：代替肺的功能，氧合静脉血，排出CO_2。

（3）变温器：用于降低和升高血液温度。

（4）过滤器：过滤血液中的血小板、纤维素等碎屑。

（5）血液浓缩器：滤出水分和小于半透膜孔隙的可溶性中小分子物质，如蛋白质。

3. 体外循环后的病理生理变化

（1）凝血机制紊乱：主要为红细胞破坏、血红蛋白下降、溶酶激活、纤维蛋白原和血小板减少等，常引起凝血机制紊乱，造成术后大量渗血。

（2）水、电解质与酸碱平衡：酸碱失衡主要为代谢性酸中毒和呼吸性碱中毒。电解质失衡主要为低血钾，多见于术前长期服用强心、利尿药物而转流过程中尿量多者。

（3）重要器官功能减退：体外循环可对心肌细胞产生损害；长时间的低血压、低灌注量、酸中毒造成脑损伤和脑循环障碍；低灌注量和大量游离血红蛋白可影响肾脏功能，造成肾衰竭；微栓、氧自由基等毒性物质的释放、炎性反应引起的肺间质水肿、出血和肺泡萎缩等可导致呼吸功能不全，其至呼吸功能衰竭。

4. 体外循环的建立

（1）肝素的应用及检测：体外循环时静注肝素抗凝（体内肝素用量以 2～3mg/kg）。**应监测活化凝血时间（ACT），其正常值 80～120 秒，延长至 480 秒以上方可开始体外循环。** 转流后，每隔 30～60 分钟重复监测 ACT，根据实测值，确定肝素追加量，使其值维持在上述安全转流水平。转流结束时静注鱼精蛋白终止肝素抗凝作用。

（2）血液降温：开始转流前，血液应降温至 25～30℃，以降低代谢率、减少转流量、保证机体有氧代谢、避免血液成分受损和心肌损伤和预防重要器官缺血、缺氧。待手术即将结束，再复温。

5. 体外循环术后处理原则
维持血流动力学稳定，保持血容量平衡；应用呼吸机辅助呼吸，促进有效通气；及时纠正水、电解质和酸碱失衡；应用抗生素预防感染。

6. 护理措施

（1）术前护理

①改善心功能：术前多休息、少活动，保证充足的睡眠。

②预防和控制感染：注意保暖与防寒，预防呼吸道感染。吸烟患者应戒烟 3 周以上。注意口腔、皮肤卫生，避免黏膜和皮肤破损。积极治疗感染病灶。

③加强营养支持：术前鼓励患者进食，摄入高热量、高蛋白及维生素丰富的食物，以增强机体对手术的耐受力。冠心病患者应进食低脂、低胆固醇饮食。心功能欠佳者，限制钠盐摄入。进食较少者，必要时进行静脉高营养治疗。低蛋白血症及贫血者，遵医嘱给予白蛋白、新鲜血浆、全血等。

④完善术前护理

（2）术后护理

①安置合适体位：保持管道通畅，记录引流液的量及性质。未清醒患者取平卧位，头偏一侧。加强约束，防止患者躁动挣脱各种管道。

②改善心功能，维持有效循环

a. 持续心电监护：观察血压、心率、心律、中心静脉压、血氧饱和度的变化，出现异常时通知医师。

b. 观察周围循环情况：注意保暖，观察患者皮肤颜色、体温、末梢循环及足背动脉搏动情况。

c. 补充血容量：补充液体，必要时补充新鲜血、血浆等。**肝素过量可用鱼精蛋白解救。**

③加强呼吸道管理，维持有效通气

a. 观察病情：观察患者的呼吸状态，有无发绀、鼻翼煽动，呼吸频率、节律的改变。监测动脉血气分析。**气管导管气囊每 4～6 小时放气一次，防止呼吸道黏膜因长时间压迫、缺血而糜烂、出血。**

b. 气管插管拔除前护理：妥善固定，定期吸氧。清理呼吸道，有效吸痰，保持呼吸道通畅。

c. 气管插管拔除后护理：患者完全清醒、生命体征平稳、自主呼吸恢复后可拔出。拔管后取半坐卧位，鼓励患者咳嗽，吸氧，定时协助患者翻身、拍背，指导患者进行深呼吸锻炼，注意保暖。

④维持正常体温：每 30 分钟测量体温一次，防寒保暖，做好物理降温，必要时遵医嘱行药物降温。

⑤维持水、电解质和酸碱平衡：记录 24 小时出入量。积极处理低血钾。补充 5% 碳酸氢钠以纠正代谢紊乱。

⑥心包纵隔引流管的护理：保持引流管通畅，每 2 小时挤压一次。定期局部消毒。记录引流液的性质和量。**若单位时间内引流量减少，伴有中心静脉压升高、血压下降，提示引流不畅、心脏压塞，立即通知医师；若 3～4 小时内，10 岁以下的小儿血性引流量＞50ml/h，成人＞100ml/h，引流液呈鲜红色，有较多血凝块，伴有低血容量的表现，应考虑有活动性出血的可能。**

⑦并发症的护理

a. 急性心脏压塞：心脏压塞时心包腔内压力急剧增高，压迫心脏，继而回心血量和心排量降低，发生急性循环衰竭。患者表现为静脉压升高（中心静脉压≥25cmH$_2$O，颈静脉怒张），心音遥远、心搏微弱，脉压小，动脉压降低的 Beck 三联症表现。保持引流通畅，记录引流液的性质和量，维持中心静脉压在正常范围内，出现异常及时通知医师。

b. 低心排综合征：体外循环过程中阻断心脏循环，心脏缺血、缺氧以及再灌注损伤使心肌收缩不全所致。患者表现为血压下降、脉压变小，心率增快，脉搏细弱，中心静脉压增高，四肢发冷、尿量减少。应监测心输出量、体循环阻力、肺循环阻力等数值，补充血容量，遵医嘱使用正性肌力药物及血管活性药物，观察用药效果。

c. 感染：严格无菌操作，合理使用抗生素，监测体温，加强营养支持，注意口腔及皮肤卫生。

d. 肾功能不全：术后留置导尿管，维持尿量 1ml/（kg·h），密切监测肾功能，每小时测 1 次尿量，每 4 小时测尿 pH 及比重，注意尿色的改变，有无血红蛋白尿等。

e. 脑功能障碍：观察患者意识状态、痛苦、肢体活动等情况。患者出现神经系统的阳性体征时，及时通知医师处理。

第三十六节 泌尿、男性生殖系统疾病的主要症状

1. **尿量异常**
（1）正常尿量：成年人 24 小时尿量为 1000～2000ml。
（2）少尿或无尿：尿量＜400ml/24h 或 17ml/h 为少尿，＜100ml/24h 为无尿。少尿可因肾前性（血容量不足等）、肾性（急、慢性肾衰竭等）及肾后性（尿路梗阻等）引起。
（3）多尿：尿量＞2500ml/24h。
（4）夜尿增多：是指夜尿量超过白天尿量或夜尿持续＞750ml。夜尿持续增多，尿比重低而固定可提示肾小管浓缩功能减退。

2. **蛋白尿** 每天尿蛋白含量持续超过 150mg，尿蛋白定性检查呈阳性称为蛋白尿。

3. **血尿** 新鲜尿沉渣每高倍视野红细胞＞3 个或 1 小时尿红细胞计数＞10 万个，称镜下血尿。尿液外观为洗肉水样或血样即为肉眼血尿，提示 1L 尿液中含有 1ml 以上血液。初始血尿提示病变在尿道；终末血尿提示病变在后尿道、膀胱颈部或膀胱三角区；全程血尿提示病变在膀胱、输尿管或肾脏。

4. **白细胞尿、脓尿和菌尿** 新鲜离心尿液每高倍视野白细胞＞5 个，或新鲜尿液白细胞计数＞40 万个，称为白细胞尿或脓尿。中段尿涂片镜检每个高倍视野均可见细菌，或尿培养菌落计数超过 10^5/ml 称为菌尿，仅见于泌尿系统感染。

5. **管型尿** 肾小球发生病变后，由蛋白质、细胞及其碎片在肾小管内凝聚而成，包括细胞管型、颗粒管型、透明管型等。白细胞管型是活动性肾盂肾炎的特征，红细胞管型提示急性肾小球肾炎，蜡样管型提示慢性肾衰竭。

6. **尿路刺激征** 包括尿频、尿急、尿痛，排尿不尽感及下腹坠痛。
（1）尿频：单位时间内排尿次数增多而每次尿量减少。正常一般白天排尿 4～6 次，夜间 0～2 次。
（2）尿急：有尿意即迫不及待需要排尿，难以控制。
（3）尿痛：排尿时感觉会阴、下腹部疼痛或烧灼感。

7. **排尿困难** 排尿时须增加腹压才能排出，病情严重时增加腹压也不能排出而形成尿潴留，见于膀胱以下尿路梗阻。

8. **尿潴留**　膀胱排空不完全或停止排尿，可分为急性和慢性尿潴留。急性尿潴留见于膀胱出口以下尿路严重梗阻，突然短时间内不能排尿，膀胱迅速膨胀。慢性尿潴留见于膀胱颈部以下尿路不完全性梗阻或神经源性膀胱。正常情况下残余尿量＜5ml，＞50～100ml 则为异常。

9. **尿失禁**　尿不能控制而自行排出。

（1）持续性尿失禁：也称为完全性尿失禁或真性尿失禁。尿道阻力完全丧失，膀胱完全不能储存尿液而呈空虚状态。常见于外伤、手术造成的膀胱颈或尿道括约肌损伤。多见于妇科手术、产伤所造成的膀胱阴道瘘。

（2）间歇性尿失禁：也称为充溢性尿失禁或假性尿失禁。由于膀胱过度充盈而造成尿液不断溢出，是因下尿路的机械性或功能性梗阻所引起的慢性尿潴留。膀胱呈膨胀状态，当压力上升到一定程度，超过尿道阻力时尿液溢出，常见疾病为前列腺增生。

（3）急迫性尿失禁：患者有迫不及待的排尿感，尿意强烈，尿液自动流出，多伴有尿频、尿急等膀胱刺激症状。常见疾病为急性膀胱炎。

（4）压力性尿失禁：也称为不完全性尿失禁。有咳嗽、打喷嚏等腹压增加的动作时，尿液自动流出。主要见于多次分娩或绝经后的妇女。

第三十七节　泌尿系损伤

一、肾损伤

1. **临床表现**

（1）休克：严重的肾裂伤、肾蒂裂伤时常引起休克，危及生命。

（2）血尿：大多有血尿，但血尿与损伤程度不成比例。肾挫伤时可能出现肉眼血尿，而严重的肾裂伤可只有轻微血尿或无血尿。

（3）疼痛：随血液、尿液的外渗可表现为患侧腰腹部疼痛或全腹痛，腹膜刺激征，肾绞痛等。

（4）腰腹部包块：血液、尿液渗入肾周围组织可形成肿块，可有触痛和肌强直。

（5）发热：血液、尿液外渗易继发感染，或出现发热并伴全身中毒症状。

2. **治疗要点**

（1）紧急治疗：对有大出血、休克的患者迅速抢救，维持生命体征稳定，同时明确有无合并其他脏器损伤，做好手术探查的准备。

（2）非手术治疗：适用于轻度肾损伤以及无合并胸腹部脏器损伤者。

①保证绝对卧床休息2～4周，向患者强调绝对卧床休息的重要性，即使血尿消失，仍需继续卧床休息至预定时间。过早、过多离床活动，有再度出血的危险。恢复后2～3个月不宜参加体力劳动。

②密切观察生命体征和尿色变化，定期检测血红蛋白及血细胞比容。

③对症支持治疗，如营养支持，补充血容量，抗感染治疗，适当止痛及镇静。

（3）手术治疗：凡开放性肾损伤、严重肾裂伤、肾碎裂及肾蒂损伤者均需及早手术。

3. **护理措施**

（1）非手术护理

①严密观察生命体征、血尿情况，及时发现出血和休克征象。每30分钟至2小时留取患者尿液于编号的试管内，观察尿色深浅变化，若颜色加深，说明有活动性出血。

②维持体液平衡，保证组织有效的灌注量，建立静脉通道，遵医嘱输血、补液、止血、营养支持治疗。

③有手术指征者，在抗休克治疗的同时，紧急完善术前准备。

（2）手术护理：**肾部分切除术后患者绝对卧床 1～2 周。**严密观察病情，及早发现出血、感染等并发症，并及时通知医生处理。

（3）**非手术治疗的患者出院后 3 个月内不宜从事重体力劳动，防止继发损伤。**行肾切除手术的患者注意保护健肾，防止外伤，避免使用肾毒性药物。

二、膀胱损伤

1. 临床表现

（1）休克：多因合并骨盆骨折所致，表现为剧痛、大出血、尿外渗、腹膜炎等，伤势严重可发生休克。

（2）腹痛：腹膜外破裂时，下腹部疼痛、压痛及肌紧张，直肠指诊有触痛并可扪及肿物。腹膜内破裂时有急性腹膜炎症状，叩诊有移动性浊音。

（3）排尿困难和血尿：有尿意但不能排出或仅排出少量血尿。若有血块堵塞则无尿液排出。

（4）尿瘘。

2. 治疗要点　膀胱破裂的治疗原则是行完全的尿流改道、充分引流外渗尿液、闭合缺损的膀胱壁。

（1）紧急处理：抗休克、抗感染治疗。

（2）保守治疗：**膀胱损伤较轻者持续留置导尿 7～10 天，破口可自愈。**

（3）手术治疗：膀胱破裂伴出血或病情严重，须尽早手术。

3. 护理措施

（1）对膀胱挫伤的患者，应加强导尿管护理，保持尿液引流通畅，密切观察尿液情况。

（2）对膀胱破裂的患者，严密观察生命体征，准确记录尿量。积极抗休克治疗，做好膀胱造瘘口的护理，预防发生感染。术后做好造瘘管的护理。**膀胱造瘘管一般留置 10 天拔除。**

三、尿道损伤

1. 临床表现

（1）**尿道出血：是最主要的临床表现，多见于前尿道损伤，**即使不排尿也可见尿道外口滴血。后尿道损伤时，尿道口可无流血或仅少量血液流出。

（2）疼痛：**前尿道损伤时出现受损处疼痛，尤以排尿时为甚。**后尿道损伤时表现为下腹部痛，局部肌紧张，并有压痛，继而出现腹胀及肠鸣音减弱。

（3）排尿困难：因疼痛而致括约肌痉挛，出现排尿困难，甚至发生尿潴留。

（4）尿外渗及血肿。

（5）休克：**常见于骨盆骨折引起的后尿道损伤，常因合并大出血诱发。**

2. 治疗要点

（1）紧急处理，尿道严重出血可致休克，应立即压迫会阴部止血，抗休克治疗，尽早行手术治疗。

（2）尿道挫伤及轻度裂伤，如尿道连续性仍存在，一般可自愈，排尿困难者，试插导尿管，**可顺利进入时，留置导尿管 2 周左右。**如试插失败，出现尿潴留者，可耻骨上膀胱造瘘及时引流尿液。

（3）尿道裂伤需试插导尿管引流 2 周。如导尿失败，**立即行经会阴尿道修补术，并留置导尿 2～3 周，**严重者行膀胱造口术。急性尿潴留时，可行耻骨上膀胱穿刺，吸出膀胱内尿液。

（4）**尿道断裂应立即行经会阴尿道修补术或断端吻合术，留置导尿 2～3 周，**病情严重者可做膀胱造口术。后尿道损伤早期行尿道会师复位术，术后留置导尿管 3～4 周。

（5）积极处理并发症。尿液外渗时做皮肤切口引流，尿道狭窄需定期做尿道扩张术，先每周1次，持续1月后视情况定期扩张。

3. 护理措施

（1）严密观察生命体征，保证组织有效灌流量，防治休克。

（2）术后做好导尿管护理，**由于患者尿道损伤，留置导尿管时动作应轻柔，以尽量减轻患者疼痛。**观察尿液的颜色、性状及量，积极预防泌尿系感染。

（3）合并骨盆骨折患者卧硬板床，勿随意搬动，以免加重损伤，做好骨盆骨折护理常规。

（4）**尿道狭窄是尿道损伤最常见的并发症**，需定期做尿道扩张。

第三十八节　泌尿系结石

扫码做题

一、上尿路结石

1. 临床表现　与活动有关的疼痛和血尿是主要表现。肾结石可引起肾区疼痛伴肋脊角叩痛。肾盂内及肾盏结石可无明显的临床症状。肾内小结石活动度大与输尿管结石可引起肾绞痛，临床以输尿管结石引起绞痛多见。表现为疼痛剧烈难忍，位于腰部或上腹部，阵发性发作，辗转不安，大汗，恶心，呕吐。疼痛可向下腹部和会阴部放散。输尿管结石的典型表现为绞痛和镜下血尿，结石完全梗阻时可无血尿。结石伴感染时可有膀胱刺激征及全身症状。

2. 治疗要点

（1）**保守治疗**：结石＜0.6cm，光滑且无尿路梗阻及感染，纯尿酸结石及胱氨酸结石可考虑。

（2）**体外冲击波碎石术**：适用于直径≤2cm的肾结石及输尿管上段结石。两次体外冲击波碎石治疗间隔时间应不少于7天。

（3）**手术治疗**：非开放性手术如输尿管肾镜取石、碎石术和经皮肾镜取石、碎石术，适用于上段输尿管结石。开放性手术如肾盂切开取石术、输尿管切开取石术，适用于嵌顿较久或合并梗阻、感染结石。

二、膀胱结石

1. 临床表现　典型表现为排尿突然中断，疼痛放射至远端尿道和阴茎头部，伴排尿困难和膀胱刺激症状，改变排尿姿势后能缓解疼痛并继续排尿。

2. 治疗要点　膀胱感染严重时，应用抗生素治疗；经尿道膀胱镜取石或碎石；耻骨上膀胱切开取石术。

三、泌尿系结石的护理

1. 非手术治疗的护理

（1）**嘱患者大量饮水，保证每天饮水量3000ml以上**，以维持每天尿量＞2000ml，达到稀释尿液、延缓结石生成速度、冲洗尿路及预防感染的目的。

（2）结石合并感染时，遵医嘱使用抗生素，并监测生命体征，尤其是体温的变化。

（3）**在病情允许的情况下，适当作一些跳跃运动或经常改变体位，有助于结石的排出。**注意观察结石排出情况。肾绞痛发作时应卧床休息，立即解痉、镇痛，可肌内注射阿托品、哌替啶或局部应用利多卡因封闭。

2. 体外冲击波碎石术后护理

（1）病情观察：治疗后应严密观察病情，注意排石情况及尿液性状，观察有无碎石后血尿、肾绞痛、梗阻、感染等并发症发生。

（2）鼓励饮水：每天饮水 2500 ～ 3000ml，促进排石。

（3）活动和体位：术后卧床休息 6 小时。无明显不适，适当活动、变换体位增加输卵管蠕动促进排石。巨大肾结石碎石后，应采取患侧卧位 48 ～ 72 小时，以后逐渐间断起立。

（4）根据结石的分析结果指导合理饮食。

3. 手术治疗的护理

（1）术前护理：遵医嘱使用抗生素控制感染。术前 1 小时摄腹部 X 线平片，进行结石定位，并保持定位时的体位。

（2）术后护理：肾盂造口不需常规冲洗，以减少感染的机会。必须冲洗时，严格无菌操作，低压冲洗，冲洗量不超过 5 ～ 10ml。肾实质切开取石及肾部分切除的患者，术后绝对卧床 2 周，以防再出血。耻骨上膀胱切开取石术后应保持切口清洁、干燥。

（3）根据结石成分合理饮食，草酸钙结石限制含钙、草酸多的食物，如浓茶、菠菜、番茄、土豆、芦笋、牛奶、豆制品、巧克力、坚果等。尿酸结石患者不宜食用含嘌呤高的食物，如动物内脏、啤酒，限制各种肉类和鱼虾等高蛋白的食物，可口服别嘌醇和碳酸氢钠，以抑制结石形成。指导患者大量饮水增加尿量，减少尿中晶体沉积。

第三十九节　泌尿、男性生殖系统结核

肾结核为最常见的泌尿系结核，通常发生于肺部感染结核后。

1. 临床表现

（1）尿频、尿急、尿痛：是肾结核的典型症状。无痛性尿频是肾结核最为突出的症状，呈进行性加重，出现时间最早，持续时间也最长。当结核病变侵及膀胱壁，尿频加剧，并伴有尿急、尿痛，表现为典型的膀胱刺激症状。晚期膀胱结核病变愈合致使膀胱壁广泛纤维化和瘢痕收缩，出现膀胱挛缩。

（2）脓尿、血尿：尿液呈淘米水样，浑浊伴絮状物。终末血尿为晚期症状，也可为唯一症状。

（3）腰痛：一般无明显腰痛，累及膀胱壁时症状可出现。

（4）全身症状：常发生于晚期，表现为消瘦、低热、盗汗等典型结核症状。或有慢性肾衰竭和高血压。

2. 治疗要点

（1）药物治疗：适用于早期肾结核，一线抗结核药物有四种：异烟肼、利福平、吡嗪酰胺、乙胺丁醇。早期、联合、适量、规律和全程治疗。

（2）手术治疗：凡药物治疗 6 ～ 9 个月无效，肾结核破坏严重者，应在药物治疗的配合下行手术治疗。肾切除术前抗结核治疗不应少于 2 周，肾部分切除术前抗结核药物治疗至少 4 周。

3. 护理措施

（1）休息与营养：肾结核行肾全切除术者建议早期下床活动，行肾部分切除术者常需卧床 3 ～ 7 天，以避免继发性出血或肾下垂。适当活动，避免劳累；多饮水，鼓励患者进食营养丰富、富含维生素饮食。

（2）用药护理：指导患者按时、足量、足疗程服用抗结核药物，继续抗结核治疗 6 ～ 9 个月；使用护肝药物，定期检查肝功能；勿用或慎用对肾脏有毒性的药物，如氨基糖苷类、磺胺类药物；链霉素对脑神经有损害，影响听力，一旦发生，应通知医生停药、换药。

扫码做题

第四十节　泌尿系统梗阻

一、良性前列腺增生

良性前列腺增生简称前列腺增生，也称前列腺肥大，是最常见的引起老年男性排尿障碍的疾病。

1. 临床表现

（1）尿频：是最早出现的症状，夜间更明显，随着病情进展可出现急迫性尿失禁。

（2）排尿困难：进行性排尿困难是前列腺增生最重要、最典型的症状，表现为排尿迟缓、断续，尿流细而无力，射程短，终末滴沥，排尿时间延长。

（3）尿潴留、尿失禁：前列腺增生加重尿道梗阻时，过多的残余尿使膀胱逼尿肌收缩力减弱，逐渐发生尿潴留，并出现尿液从尿道口溢出的充溢性尿失禁表现。发生尿潴留时，膀胱容积可增加至3000～4000ml，高度膨胀的膀胱底可达脐水平，主诉下腹部胀痛、排尿困难，体检见耻骨上膨隆，可扣及囊性包块，叩诊呈实音，有压痛。

（4）其他：合并感染时出现膀胱刺激症状，可有脱肛、内痔，晚期出现肾积水、肾衰竭等。

2. 治疗要点

（1）观察等待：长期临床症状轻，不影响生活、睡眠者，可观察等待。前列腺增生引起急性尿潴留时先进行导尿治疗。

（2）药物治疗：适用于代偿早期患者。

（3）手术治疗：前列腺增生导致梗阻严重、残余尿量较多（＞60ml）、症状明显而药物治疗无效时应采用手术治疗。经尿道前列腺切除术（TURP）是前列腺增生目前最常用的手术方式。巨大前列腺或合并膀胱结石可行耻骨上经膀胱前列腺切除术和耻骨后前列腺切除术。

（4）其他疗法：激光治疗、经尿道球囊高压扩张术等。

3. 护理措施

（1）非手术治疗护理：避免受凉、过度劳累、饮酒、便秘，以免诱发急性尿潴留。急性尿潴留发生时及时留置导尿，引流尿液。如导尿管插入困难，可行耻骨上膀胱穿刺造瘘术。

（2）术前护理：对于慢性尿潴留患者应先留置导尿管，改善肾功能。积极应用抗生素控制尿路感染。术前1天灌肠，预防术后便秘。

（3）术后护理

①一般护理：平卧2天后改为半卧位，固定气囊尿管，防止移位出血。术后6小时如无恶心可进流质饮食，鼓励多饮水，1～2天无腹胀可恢复正常饮食。术后1周逐渐离床活动，但无需绝对卧床。

②膀胱冲洗护理

a. 术后生理盐水持续冲洗3～7天，防止血凝块堵塞导尿管。

b. 冲洗液温度控制在25～30℃，可有效预防膀胱痉挛的发生。

c. 冲洗速度根据尿色而定，一般为40～60滴/分，色深则快，色浅则慢。

d. 确保膀胱冲洗及引流管通畅，如血凝块堵塞，可采取施行高压冲洗、挤捏尿管、加快冲洗速度、调整导尿管位置等方法使引流通畅。

e. 观察并记录引流液的颜色、性质和量。冲洗时不应按压膀胱。

f. 随着冲洗时间的延长，血尿颜色应逐渐变浅，如逐渐变深，应警惕活动性出血，及时通知医生处理。

③膀胱痉挛护理：前列腺增生术后膀胱痉挛多因逼尿肌不稳定、导管刺激、血管阻塞等导致。患者表现为自觉尿道烧灼感、疼痛，强烈尿意不尽感，持续膀胱冲洗液逆流，可诱发出血。如不及时处理，可能加重前列腺窝出血。一旦出现应指导深呼吸，放松腹部肌肉，严重者遵医嘱给予解痉药物。

④并发症的观察与护理

a. TUR 综合征：一旦发生 TUR 综合征，立即给予吸氧，减慢输液速度，静脉滴注 3% 氯化钠纠正低钠血症等。

b. 尿失禁：多为暂时性，一般无须药物治疗，指导患者行盆底肌训练、膀胱功能训练，可行膀胱区及会阴部热敷、针灸等。

c. 出血：前列腺增生术后早期的护理重点是观察和防治出血。正常情况下术后最初几天出现血尿，术后 1 天会有鲜血，以后逐渐转清。术后 6～10 天，重点预防大便干结及用力排便时腹内压增高而引起术后出血。术后早期禁止灌肠或肛管排气，以免造成前列腺窝出血。

d. 感染：术后易引起尿路感染，早期应用抗生素。

⑤引流管的护理

a. 止血：术后利用导尿管的水囊压迫前列腺窝与膀胱颈，达到局部压迫止血的目的。严密观察尿色、量、性质的变化。

b. 固定：妥善固定导尿管，固定于大腿内侧。保持导尿管通畅，防止受压、扭曲和折叠。

c. 消毒：每天 2 次用碘伏消毒尿道外口，保持会阴部清洁。

d. 拔管：耻骨后引流管术后 3～4 天拔管；TURP 术后 5～7 天尿色清澈即可拔除导尿管；耻骨上前列腺切除术后 7～9 天拔除导尿管；膀胱造口管通常留置 10～14 天后拔除，拔管后用凡士林油纱布填塞瘘口，排尿时用手指压迫瘘口纱布防止漏尿，一般 2～3 天愈合。

4. 健康教育 术后前列腺窝修复需 3～6 个月，在此期间仍可发生排尿异常现象。

（1）饮食指导：指导患者进食易消化、高纤维素饮食，必要时遵医嘱使用缓泻药物；鼓励多饮水，预防泌尿系统感染；禁食辛辣的食物，避免受凉、过度饮酒、劳累及精神刺激。

（2）活动指导：1～2 个月避免剧烈活动，如久坐、提重物、跑步、骑自行车等，防止继发性出血。TURP 术后 1 个月、耻骨上经膀胱前列腺切除术后 2 个月一般可恢复性生活。

二、急性尿潴留

急性尿潴留是一种因突发无法排尿导致尿液滞留于膀胱内而产生的综合征。可由下尿路梗阻，膀胱神经受损和（或）膀胱逼尿肌功能受损引发。是泌尿外科最常见的急症之一。

1. 临床表现 急性起病，伴尿意明显、剧烈疼痛，可有排尿困难、尿频、尿急、夜尿多等病史，继发感染可出现腰痛、发热等症状。体格检查时，可见下腹部膀胱明显充盈，耻骨上叩诊呈固定浊音。如合并上尿路感染和肾积水，可出现肾区叩痛。

2. 治疗与护理措施 病因明确并有条件及时解除者，应立即去除如尿道结石或尿道异物等病因，恢复排尿。病因明确，但不能立即解除者，则应先缓解尿潴留，如前列腺增生、尿道狭窄等。导尿是解除尿潴留最直接和最有效的方法。导尿管插入困难时，可行耻骨上膀胱穿刺造瘘术。术后动力性尿潴留采用诱导排尿法，如变换体位、下腹部热敷或听流水声等，可遵医嘱采用药物、针灸治疗。上述措施无效时在无菌操作下导尿。

第四十一节　泌尿、男性生殖系统肿瘤

扫码做题

一、肾　癌

1. 临床表现　50～70岁高发，男性偏多。

（1）血尿、肿块、腰痛：是肾癌的三大主症。间歇无痛性血尿为常见的症状，表明肿瘤已累及肾盏、肾盂，常伴有腰部钝痛或隐痛，血块通过输尿管时可致肾绞痛。肿瘤较大时在腹部或腰部触及肿块。

（2）副瘤综合征：表现为低热、高血压、红细胞增多、高钙血症、高血糖等。因肿瘤消耗和血尿，晚期可出现营养不良、恶病质。

（3）转移症状。

2. 治疗要点

（1）根治性肾切除术：为首选的、最主要的治疗方法。

（2）肾动脉栓塞术：术前行肾动脉栓塞治疗可减少术中出血。

（3）免疫治疗：干扰素对预防肾癌转移有一定的疗效。

3. 护理措施

（1）休息活动护理：血压平稳后取健侧卧位或半卧位，避免过早下床。肾部分切除的患者应卧床1～2周，根治性肾切除术后卧床3～5天，以防出血。

（2）饮食护理：给予高热量、高蛋白、高维生素、易消化饮食。胃肠功能障碍者给予静脉营养。多饮水，稀释尿液，减少膀胱刺激和血块堵塞的发生。

（3）引流管护理：根治性肾切除术后，腹膜后引流管2小时引流液为血性液体，一般不超过100ml，以后逐渐减少。如出血量＞100ml/h，应及时通知医生。术后2～3天引流量一般＜10ml，可考虑拔管。

二、膀　胱　癌

1. 临床表现　50～70岁高发，男性多见。

（1）血尿：是膀胱肿瘤最常见、最早出现的症状。常为间歇性全程无痛肉眼血尿，终末加重，可自行减轻或停止，易被误以为"好转"。

（2）膀胱刺激征：肿瘤坏死、脱落或并发感染时出现尿频、尿急、尿痛，晚期多见。

（3）排尿困难：癌肿或血块堵塞膀胱出口。

（4）全身症状：低热、下腹肿块、消瘦、贫血等。

2. 治疗要点　以手术为主的综合治疗。

（1）手术治疗：肿瘤切除后容易复发，凡保留膀胱者，5年内超过半数肿瘤要复发。

（2）化学治疗：保留膀胱者定期膀胱灌注。卡介苗为非特异性免疫增强药，具有免疫佐剂作用，可增强抗原的免疫原性，加速诱导免疫应答反应，增强体液免疫反应。膀胱癌术后为预防复发，对保留膀胱的患者，术后可采用卡介苗、丝裂霉素等药物膀胱内灌注。每周灌注1次，8次后改为每月1次，共1～2年。

（3）其他：放射、免疫治疗等。

3. 护理措施

（1）休息活动护理：生命体征平稳后，为促进伤口引流和尿液引流，多取半卧位。

（2）饮食护理：术前给予高热量、高蛋白、高维生素、易消化饮食，戒烟2周。

（3）引流管护理：妥善固定，保持引流通畅，定期挤压、消毒引流管和更换引流袋。膀胱全切放置输尿管支架者，术后10～14天拔除。代膀胱造口管术后2～3周，经造影检查无尿瘘及吻合口狭窄后可拔除。原位新膀胱术后，待新膀胱容量＞150ml可拔除。盆腔引流管术后3～5天拔除，切口引流管24小时后即可拔管。

（4）预防并发症：密切观察病情，预防出血、感染和尿瘘，严格执行无菌操作，遵医嘱应用抗生素。

（5）膀胱灌注化疗的护理：可预防和推迟肿瘤复发时间，每周灌注1次，8次后改为每月1次，共1～2年。灌注前4小时禁饮，排空膀胱，常规消毒外阴及尿道口。药物需在膀胱内保留1～2小时，协助患者每15～30分钟变换体位1次。灌注后每天饮水2500～3000ml，以减少化疗药对尿道的刺激。

（6）原位新膀胱训练：可控膀胱术会将储尿囊与尿道残端吻合，以重建下尿路储尿、控尿、排尿等正常生理功能。术后患者需行自我导尿训练。

三、前列腺癌

1. 临床表现　早期无明显症状，肿瘤增大至阻塞尿道或侵犯膀胱颈时出现与前列腺增生相似的膀胱颈梗阻症状。晚期可出现腰痛和腿痛、贫血、下肢水肿、排便困难、少尿、无尿、尿毒症等症状。少数患者以转移症状就医而无明显原发症状。

2. 治疗要点

（1）非手术治疗：偶然发现的局限性前列腺癌可观察等待。T_2期以内可采用放射治疗。T_3、T_4期可用抗雄激素内分泌治疗。内分泌治疗失败者可采用化学治疗。

（2）手术治疗

①根治性前列腺切除术：是局限于包膜以内的前列腺癌最佳治疗方法，但仅适用于较年轻、能耐受手术的患者。

②双侧睾丸切除术与包膜下睾丸切除术：适用于T_3、T_4期的前列腺癌患者进行手术去势。

3. 护理措施　同膀胱癌护理。

第四十二节　男性性功能障碍及男性节育

一、男性性功能障碍

男性性功能包括性欲、阴茎勃起、性交、射精和性高潮等方面，其中任何环节发生改变而影响正常性生活，即称为男性性功能障碍。

1. 临床表现　包括性欲减退或亢进、阴茎勃起障碍或异常勃起、早泄、不射精或逆行射精、性高潮障碍等。据简化的国际勃起功能评分，勃起功能障碍可分为轻、中、重三度，阳痿属于重度勃起障碍。

2. 临床检查

（1）实验室检查：包括肝肾功能、睾酮、促性腺激素（LH、FSH）、血糖等。

（2）特殊检查：包括夜间阴茎胀大试验、彩色多普勒双功能超声、阴茎海绵体静脉造影等。

3. 治疗要点　首选无创、方便的治疗方法。包括心理治疗、药物治疗、经皮治疗、真空装置和缩窄环、手术治疗。雄激素替代治疗对因性腺功能低下导致的勃起功能障碍有效。

4. 护理措施

（1）心理护理：心理治疗与其他治疗方式协同，可发挥更好效果。应指导患者性知识、协调配偶关系、了解疾病、缓解心理紧张和压力等。

（2）手术护理：术前做好备皮、戒烟、控制血糖等准备。术后注意观察局部血液循环情况、阴茎有无水肿等。做好伤口护理。

二、男性节育

计划生育避孕方法中男方的避孕方法更为简便有效。

1. 男性节育途径 包括干扰男性的性激素调节、睾丸内精子生成、精子成熟和运动，阻断精子的输出通道，干扰射精过程，阻止精子与卵子相遇，直接杀灭排出体外的精子，干扰精子的获能及受精过程，产生抗精子抗体等。

2. 男性节育的主要措施

（1）避孕套：方便简单、通过阻止精液流入阴道从而阻止精子与卵子相遇，达到避孕目的。

（2）输精管结扎术：是最为有效的永久节育方法。通过手术结扎输精管、使精子不能排出，达到不育。手术本身不影响性欲、勃起、射精及高潮等性功能的各个方面。结扎后睾丸仍可产生精子，性交时可排出精液，但精液中无精子。

（3）经皮输精管注射粘堵法：为中国医师首创。不做切口、堵塞输精管腔而不切断或结扎输精管，大大减少了手术并发症。

（4）应用杀精药。

3. 护理措施

（1）心理护理：行输精管结扎术时做好手术相关知识介绍，纠正错误认知，增加对手术信心。

（2）术后护理

①绝育术后留院观察 1～2 小时，若阴囊内无出血和血肿可离院。

②术后 2～3 小时内应重点观察有无切口处肿胀、阴囊皮肤青紫等，及时发现出血征象。

③术后 1 周不宜剧烈运动，尽可能制动休息。

④输精管结扎后精囊内存留的精子仍可导致怀孕，术中在剪断输精管前，可向远端管腔内注射杀精药 0.01% 醋酸苯汞 3ml，以减少精囊内残余精子致孕的机会。如术中未注射杀精药，术后避孕应至少 2 个月，直至精液检查无精子。

⑤术后并发症包括出血和阴囊血肿、输精管痛性结节、附睾、淤积、节育失败、勃起功能障碍等。

第四十三节　肾上腺疾病外科治疗

肾上腺组织结构分为皮质和髓质，其中皮质占 90%。皮质由外向内分为由球状带、束状带和网状带。皮质分泌类固醇激素，其球状带分泌盐皮质激素，主要是醛固酮，调节水盐代谢；束状带分泌糖皮质激素，主要是皮质醇，调节糖、蛋白质和脂肪代谢；网状带分泌主要分泌雄激素。肾上腺髓质主要分泌儿茶酚胺类激素，包括肾上腺素、去甲肾上腺素和少量多巴胺，以肾上腺素居多。皮质功能亢进可出现醛固酮症、皮质醇症及性征异常等，髓质功能亢进可引起儿茶酚胺症。

一、皮质醇症

皮质醇症，亦称库欣综合征，是机体组织长期暴露于异常增高糖皮质激素引起的一系列临床症状和体征。以垂体促肾上腺皮质激素（ACTH）分泌亢进最多见，即库欣病。

1. 临床表现　本病多见于 20 ～ 40 岁青壮年，约占 70%。其典型表现主要是由于长期高皮质醇血症引起体内三大代谢和生长发育障碍、电解质和性腺功能紊乱等。

（1）向心性肥胖：皮质醇可提高四肢脂酶的活性，使四肢脂肪水解增加，又可间接促进脂肪合成，导致脂肪重新分布，出现满月脸、水牛背、向心性肥胖等特征性表现。

（2）皮肤表现：皮质醇促进蛋白质分解，抑制蛋白质合成，并使皮下脂肪增多，导致皮肤菲薄，毛细血管脆性增加，下腹两侧、股部等处可见因皮肤弹性纤维断裂所致的紫纹。

（3）高血压和低血钾：皮质醇具有一定的醛固酮样作用（指保钠、保水和排钾作用），可导致高血容量、低肾素、低醛固酮性高血压和低血钾。

（4）代谢障碍：血糖升高，葡萄糖耐量减低，部分患者出现继发性糖尿病。病程较久者肌肉萎缩、骨质疏松，脊椎可发生压缩畸形，身材变矮。可致儿童生长停滞，青春期延迟。

（5）性腺功能紊乱：由肾上腺雄性激素分泌增多导致。女性患者月经减少或停经、痤疮。男性患者性欲减退、阴茎缩小。

（6）精神症状：失眠、记忆力减退、忧郁、躁狂等。

（7）感染：长期皮质醇分泌增多使免疫功能减弱，肺部感染多见，易受某些化脓性细菌、真菌和病毒感染。

2. 治疗要点　病因不同，治疗方法不一。库欣病首选手术切除垂体微腺瘤。其他临床类型一般先行手术治疗，若不能根治，使用阻滞肾上腺皮质激素合成的药物，如米托坦（双氯苯二氯乙烷）等。

3. 护理措施

（1）术前护理

①休息活动护理：取平卧位，抬高双下肢，有利于静脉回流。

②饮食护理：给予低钠、高钾、高蛋白、低糖类、低热量饮食，鼓励患者食用橘子、枇杷、香蕉、南瓜等含钾高的水果蔬菜，并摄取富含钙及维生素 D 的食物。

③用药护理：注意观察药物疗效及不良反应。肾上腺皮质激素合成阻滞剂的不良反应为食欲缺乏、恶心、呕吐、乏力、嗜睡等。部分药物对肝损害较大，应定期检测肝功能。

（2）术后护理

①肾上腺肿瘤切除术后糖皮质激素替代治疗不可或缺。逐渐减量过程中，应注意患者有无乏力、食欲不振、恶心、肌肉关节疼痛等不适，应及时报告医师处理。

②术后应警惕肾上腺危象发生，应避免使用吗啡、巴比妥类药物，严密观察病情，如患者出现高热＞ 40℃、恶心呕吐、血压下降、精神萎靡等症状及时通知医生处理。

二、原发性醛固酮增多症

原发性醛固酮增多症(原醛症、Conn 综合征)是肾上腺皮质分泌过量的醛固酮激素,引起以高血压、低血钾、高血钠、低血浆肾素活性和碱中毒为主要表现的临床综合征,30 ～ 50 岁多见。

1. 临床表现　主要表现为高血压和低血钾。

（1）高血压：以舒张压升高为主，一般降压药物效果不明显。其原因是醛固酮分泌过多使肾脏对水钠的重吸收作用加强，造成水钠潴留、血容量增加，出现高血压。

（2）低钾血症：肾对钾的重吸收减少所致。为中晚期表现，70% 呈持续性，其余为间歇性。可致肌无力、周期性瘫痪，多见于四肢；长期缺钾可致心肌损害，心电图呈低血钾表现。

（3）钾性肾病：肾浓缩功能下降，表现为多尿、夜尿增多、烦渴等。

2. 治疗要点

（1）手术治疗：肾上腺皮质腺瘤切除后可治愈，如有结节性改变时宜将该侧肾上腺切除。单侧原发性肾上腺皮质增生可做肾上腺同侧切除或次全切除。肾上腺皮质癌及异位产生醛固酮的肿瘤应尽量切除原发病灶。手术方式首选腹腔镜手术。

（2）非手术治疗：适用于特发性肾上腺皮质增生、糖皮质激素可控制的原醛症、不能根治切除的肾上腺皮质癌、有手术禁忌的原醛症。

3. 护理措施

（1）术前护理

①饮食护理：指导患者低钠、高钾、低脂饮食。

②安全护理：低钾性软瘫以及降压治疗期间可引起直立性低血压，应加强防护。注意避免长时间站立、突然改变体位。出现头晕、视物模糊时立即休息。外出时有人陪伴，避免远行等。

③用药护理：根据病情随时监测或每天 2 次测量血压，按时给予降压药并密切观察效果及不良反应。术前遵医嘱用药纠正低血钾和碱中毒等；监测血清钠、钾、pH 情况，密切观察不良反应。

（2）术后护理

①腺瘤切除术后患者可因血、尿醛固酮浓度迅速下降出现低钠、低钾、低血压甚至休克等，应注意监测生命体征、血清电解质及醛固酮水平，记录 24 小时出入量，遵医嘱维持水电解质平衡。

②观察肾上腺皮质功能不全的表现，及时通知医生处理。

三、儿茶酚胺症

儿茶酚胺增多症是嗜铬细胞瘤和肾上腺髓质增生的总称，其共同特点是肿瘤或肾上腺髓质的嗜铬细胞分泌过量的儿茶酚胺，而引起高血压、高代谢、高血糖等临床症状。嗜铬细胞瘤好发于30 ～ 50 岁。

1. 临床表现　典型特征为阵发性高血压或持续性高血压伴阵发性发作。

（1）高血压：发作时收缩压可达 200 ～ 300mmHg，舒张压可达 130 ～ 180mmHg，甚至测不出。典型症状是剧烈头痛、面色苍白、大汗淋漓、心动过速，严重者可出现脑出血或肺水肿等高血压危象。发作终止后迷走神经兴奋，出现两颊皮肤潮红、全身发热、流涎、瞳孔缩小等症状。发作时间通常在数秒钟或数分钟。发作频率一般数月 1 次或 1 天数次。有发作渐频、间隔渐短趋势，最后可发展为持续性高血压。

（2）代谢改变：基础代谢率增高、血糖升高、脂代谢紊乱、低钾血症。

（3）儿茶酚胺性心肌病：是较严重的特殊并发症，常以急性左心衰为主要表现，可伴心律失常或心肌退行性病变。

（4）其他表现：少数患者因肠蠕动及张力减弱可出现便秘、腹胀、胆结石等；膀胱内肿瘤；视力障碍；白细胞、红细胞增多症。

2. 护理措施

（1）术前护理

①病情观察：密切监测血压变化及其他生命体征，必要时监测中心静脉压。

②避免诱因：避免高血压发作诱因，阵发性发作的常见诱因包括精神刺激，弯腰，排便，排尿，触摸腹部、按压肿块，麻醉诱导期，药物（组胺、胍乙啶、高血糖素、三环类抗抑郁药）等。

③用药护理：术前遵医嘱给予降压、护心、扩容治疗，确保血压控制在正常范围，心率＜90次／分，血细胞比容正常；密切观察药物的副作用。

（2）术后护理：密切观察血压变化，注意有无出血、感染、肾上腺功能不全或肾上腺危象等并发症，一旦出现及时通知医师处理。

第四十四节　骨科患者的一般护理

一、牵引术与护理

牵引术是骨科常用的治疗方法，是利用牵引力和反牵引力作用于骨折部，达到复位或维持复位固定的治疗方法。

1. **牵引的目的和作用**　骨折、关节脱位的复位和固定；挛缩畸形的预防和矫形治疗；肢体制动和抬高，减轻疼痛；骨和关节疾病治疗前准备；预防病理性骨折。

2. **牵引分类**

（1）皮牵引：又称间接牵引，是利用皮肤上的胶布或压于患肢皮肤的海绵带与皮肤之间的摩擦力，通过轮滑装置，间接将牵引力传递至骨骼。操作简便、无创，对肢体损伤小，常用于四肢牵引，还可用于小儿及年老体弱者的股骨牵引。

（2）骨牵引：又称直接牵引。直接牵拉骨组织，力量大，持续时间长。常用于颈椎骨折或脱位、肢体开放性骨折及肌肉丰富处的骨折，属于有创牵引，可能发生感染。

（3）兜带牵引：是利用布带或布兜拉住身体某处牵引。主要包括颌枕吊带（适用于颈椎骨折、脱位，颈椎病和颈椎间盘突出症等，牵引重量一般为2.5～3kg）、骨盆水平牵引（适用于腰椎间盘突出症）和骨盆悬吊牵引（适用于骨盆骨折）。

3. **护理措施**

（1）操作前护理：做好解释工作，被牵引的肢体局部皮肤用清水清洗，必要时剃除毛发。准备用物如牵引床、牵引架、重锤等。

（2）牵引期间护理

①维持有效牵引

a. 保持反牵引力：颅骨牵引时应抬高床头，下肢牵引时应抬高床尾15～30cm。若出现移位，及时调整。

b. 摆好体位，肢体纵轴应与牵引力线平行，牵引重量保持悬空，患者足不可抵床栏，滑轮灵活，不可随意增减或移去牵引重量，不可随意放松牵引绳。

c. 每天测量肢体长度，两侧对比，防止牵引力量不足或过度牵引。

②维持有效血液循环：严密观察患肢末梢血液循环情况。

③皮肤护理：胶布牵引部位及长期卧床患者骨突部皮肤可出现水疱、溃疡及压疮，注意观察胶布牵引患者胶布边缘皮肤有无水疱或皮炎。应保持床单位清洁、干燥，定时翻身，并检查皮肤状况。

④并发症护理

a. 感染：骨牵引操作时严格执行无菌操作，牵引针孔处每天滴75%乙醇2次，及时擦去针眼处分泌物或痂皮，保持周围皮肤清洁。发生感染者应充分引流，严重时需拔出钢针，更换牵引位置。

b. 血管和神经损伤：注意观察肢体血管神经功能，颅骨牵引者观察意识和神经系统表现。

c．关节僵硬：以足下垂畸形最常见，多由腓总神经受压和患肢缺乏功能锻炼有关。应注意保护腓总神经，防压迫，可用垂足板将踝关节置于功能位。病情允许时可定时做踝关节活动。

d．牵引针、弓脱落：应定时检查，及时拧紧。

e．其他：加强皮肤护理，注意保暖，防止压疮。指导患者深呼吸和有效咳痰，定期翻身拍背，防止坠积性肺炎。

二、石膏绷带术与护理

1. 石膏的类型 石膏固定可分为石膏托、石膏夹板、石膏管形、石膏围领等。

2. 石膏绷带包扎技术

（1）准备工作：清洁固定部位皮肤并擦干，有伤口者更换敷料，固定处覆盖衬垫，防止压疮。摆放关节功能位，由专人维持或置于石膏牵引架上，中途不可随意变换体位。石膏固定前，患处需行 X 线检查，以备术后对照。

（2）包扎技术

①石膏托制作：制作石膏条应根据肢体长度选择石膏绷带的型号，将石膏绷带来回折叠，而后从两头向中间折叠，平放入水内浸泡充分后，向中间轻挤出多余水分后，推摸压平，置于患肢背面，然后用普通绷带缠绕附有石膏条的肢体即可。若制作石膏管型，需完全浸没，至石膏卷停止冒气泡时取出，挤出多余水分，石膏卷紧贴肢体，由肢体近端开始向远端包扎，推摸平整。浸泡石膏绷带时，水温应保持在 35～45℃。

②捏塑成型：石膏表面应涂抹光滑，露出手指或足趾，以便观察肢体末端血液循环、感觉和运动，同时有利于功能锻炼。

③包边和标记：包边后用记号笔在石膏外标记固定日期及预定拆石膏的日期。

④开窗：为便于局部检查或伤口引流、更换敷料等，石膏未干前可在相应部位石膏上开窗。

（3）加速石膏干固：石膏从硬固到完全干固常需 24～72 小时，可通过提高室温，用灯泡、热风机或红外线照射等方法加快干固，注意温度不宜过高，以免灼伤。

3. 护理措施

（1）体位与搬动：卧硬板床，术后 8 小时内避免翻身，8～10 小时后协助翻身。翻身或搬动时用手掌平托，避免手指托扶和按压石膏。四肢包扎石膏应制动并抬高患肢，减轻肢体肿胀。石膏背心及人字形石膏禁止在头及肩下垫枕，防止胸腹部受压。

（2）保持石膏清洁干燥：石膏污染后用布蘸洗涤剂擦拭，清洁后迅速擦干。断裂、变形和严重污染的石膏应及时更换。

（3）病情观察：评估肢体血液循环是石膏固定护理中最重要的内容，患肢抬高，以利静脉回流。出现 5P 征（疼痛、感觉异常、麻痹、苍白及脉搏消失），应警惕骨筋膜室综合征。

（4）并发症的预防

①骨筋膜室综合征：以前臂掌侧和小腿骨折最常见。多由骨筋膜内压力增高和包扎过紧所致。一旦出现应立即放平肢体并报告医生，做好切开减压准备。

②压疮：保持床铺清洁干燥，定时翻身，包扎石膏前骨突处加衬垫。包扎石膏时避免手指按压或向石膏内塞垫。

③石膏综合征：因大型石膏或包扎过紧，引起患者反复呕吐、腹痛、胸闷、呼吸窘迫等。预防方法是包扎石膏不可过紧，少量多餐，避免进食过快、过饱，避免进食产气多的食物，上腹开窗等。

④化脓性皮炎：由石膏凹凸不平或异物伸入石膏内搔抓所致，应及时开窗检查和处理。

⑤废用综合征：长期卧床，石膏制动，易发生骨质疏松和关节僵硬。

⑥出血：手术切口或创面出血时，血液可渗出石膏外，应用记号笔标出出血范围及时间，若血迹范围继续扩大，应及时开窗检查。

⑦其他：长期卧床可导致坠积性肺炎、便秘等。

三、骨科患者的功能锻炼

骨折患者肢体锻炼和固定要同时进行，强调早期开始活动训练，能减少并发症的发生，有助于功能恢复。

1. **功能锻炼的目的**　促进肢体血液循环，消除肿胀，防止关节僵硬，防止肌肉萎缩，预防骨质疏松，促进骨折痊愈。最终目标是恢复正常的生活和功能。

2. **功能锻炼方法**

（1）被动运动适用于瘫痪严重的患者。

（2）主动运动适用于有活动能力的患者。

（3）其他：助力运动、手法治疗。

3. **肌肉锻炼的形式**　等长收缩、等张收缩、等速收缩。

4. **功能锻炼的原则**　遵循循序渐进、动静结合、主动与被动运动结合的原则。

5. **分阶段锻炼**

（1）**骨折早期**：术后1～2周，运动重点是肢体等长收缩运动，固定部位上下关节暂不活动，身体其他部位加强主动运动，防止肌肉萎缩，减轻水肿，促进静脉回流。

（2）**骨折中期**：术后2周，运动重点以患肢骨折的上下关节运动为主，动静结合，循序渐进，主动与被动运动结合，活动范围由小到大，活动强度和活动量逐渐加大。

（3）**骨折后期**：病变部位已基本愈合，进行以重点关节为主的全身锻炼，为功能锻炼的关键时期，可在抗阻力下锻炼，或借助器械练习，也可进行物理治疗和外用药物熏洗。

扫码做题

第四十五节　骨与关节损伤

一、骨折概述

1. **分类**

（1）根据骨折处皮肤、筋膜或骨膜的完整性：分为闭合性骨折和开放性骨折。开放性骨折的骨折端与外界相通，易引起感染。

（2）根据骨折的程度及形态：分为不完全骨折和完全骨折。不完全骨折骨的完整性和连续性部分中断，按其形态又分为青枝骨折、裂缝骨折。完全骨折骨的完整性和连续性全部中断，按骨折线方向及其形态又分为横形骨折、斜形骨折、螺旋形骨折、粉碎性骨折、嵌插骨折、压缩性骨折、骨骺损伤等。

（3）根据骨折端稳定程度：分为稳定性骨折和不稳定性骨折。前者为在生理外力作用下骨折端不易移位的骨折，如不完全性骨折及横形骨折、压缩性骨折、嵌插骨折等。后者为在生理外力作用下骨折端易移位的骨折，如斜形骨折、螺旋形骨折、粉碎性骨折等。

（4）骨折移位：由于暴力作用、肌肉牵拉以及不恰当的搬运等原因，大多数完全骨折均有不同程度的移位。常见移位有 5 种（可同时存在），包括成角移位、侧方移位、缩短移位、分离移位、旋转移位。

2. **骨折体征**　畸形、异常活动、骨擦音或骨擦感。具备以上 3 个体征之一者，即可诊断为骨折。其中，畸形为骨折与脱位共有的体征，骨擦音或骨擦感为骨折的特征性体征。

3. **并发症**

（1）早期并发症

①休克：严重创伤、骨折引起大出血或重要器官损伤所致。

②脂肪栓塞综合征：骨折处髓腔内血肿张力过大，骨髓被破坏，脂肪滴进入破裂的静脉窦内，引起肺、脑脂肪栓塞。

③重要内脏器官损伤：肝、脾破裂，肺、膀胱、尿道、直肠损伤。

④重要周围组织损伤：重要血管、周围神经、脊髓损伤。

⑤骨筋膜室综合征：骨、骨间膜、肌间隔和深筋膜形成的骨筋膜室内肌肉和神经因急性缺血而产生的一系列早期综合征。好发于前臂掌侧和小腿，表现为患肢感觉异常、肌肉被动牵拉试验阳性、肌肉主动屈曲时出现疼痛、筋膜室有压痛，常并发肌红蛋白尿。骨筋膜室综合征的严重后果是缺血性肌挛缩。

（2）晚期并发症：坠积性肺炎、压疮、下肢深静脉血栓形成、感染、损伤性骨化、创伤性骨关节炎、关节僵硬、急性骨萎缩、缺血性骨坏死、缺血性肌挛缩等。

4. **骨折愈合过程与影响因素**

（1）骨折愈合过程

①血肿炎症机化期：需 2～3 周。

②原始骨痂形成期：又称临床愈合期，需 4～8 周。

③骨痂改造塑形期：又称骨性愈合期，需 8～12 周，塑形与活动、负重有关。骨折愈合过程可分为一期愈合（直接愈合）和二期愈合（间接愈合）两种形式。

（2）骨折临床愈合标准：局部无压痛及纵向叩击痛；局部无异常活动；X 线检查示骨折处有连续性骨痂，骨折线已模糊。

（3）影响骨折愈合的因素：全身因素，如年龄、健康状况；局部因素，如骨折的类型、骨折部位的血供、软组织损伤程度、软组织嵌入及感染。

（4）骨折不愈合：指骨折经过治疗，超过通常愈合时间，再度延长治疗时间（一般为骨折 8 个月后），仍达不到骨性愈合。多由于骨折断端间嵌夹较多软组织；开放性骨折骨块丢失或清创时去除的骨片较多，造成骨缺损；严重损伤或治疗不当对骨的血液供应破坏较大；感染等因素所致。

5. **急救与治疗原则**

（1）骨折的急救：抢救休克；包扎伤口，开放性骨折应先加压包扎止血，尽早清创并使用抗生素和 TAT 预防感染，外露骨端一般不进行现场复位；妥善固定，迅速平稳转运。

（2）骨折的治疗原则：复位、固定、康复治疗是骨折治疗的三大原则。

①复位：可采取手法复位和切开复位，手法复位是闭合性骨折最常用的复位方法。骨折复位时应用麻醉可以消除疼痛、解除肌痉挛。

②固定：是骨折愈合的关键。方法有外固定和内固定。外固定应用小夹板、石膏绷带、头颈及外展支具、持续牵引和骨外固定器等固定。内固定应用接骨板、螺丝钉、髓内钉或带锁髓内钉和加压钢板等固定。

③康复治疗：是尽早恢复患肢功能和预防并发症的重要保证。在医务人员指导下，鼓励患者早期行康复治疗，预防并发症，若出现骨筋膜室综合征，应立即放平肢体，通知医师松解或拆除石膏，必要时行肢体切开减压术。

二、常见的四肢骨折患者的护理

（一）锁骨骨折

1. **临床表现**　局部疼痛、肿胀、瘀斑，患侧肩部下垂，肩关节活动使疼痛加剧。
2. **治疗要点**　三角巾悬吊3～6周。对有移位的骨折手法复位，采用横形"8"字绷带固定。

（二）肱骨干骨折

1. **临床表现**　除骨折的一般体征外，因肱骨干中下1/3段后外侧有桡神经沟，此处骨折易合并桡神经损伤，出现垂腕畸形，掌指关节不能背伸，拇指不能伸直，前臂旋后障碍等，手背桡侧皮肤感觉减退或消失。
2. **治疗要点**　一般采取手法复位外固定。手法复位失败、对位对线不良、合并神经血管损伤、软组织嵌入、多发骨折、开放性骨折、陈旧骨折不愈合等采用切开复位内固定。

（三）肱骨髁上骨折

1. **临床表现**　除骨折的一般体征外，肘部肿胀、疼痛、皮下瘀斑、肘后凸起、功能障碍，肘后三点关系正常。肱骨髁上骨折分为伸直型和屈曲型，以伸直型多见，伸直型呈从前下斜向后上，易因向前下方移位的骨折近端可能压迫、挫伤或刺破肱动脉而致血液循环障碍，可导致前臂骨筋膜室综合征，如治疗不及时，会导致缺血性肌挛缩。若正中神经、尺神经或桡神经受损，常有手臂感觉及运动功能障碍。屈曲型骨折线呈前上斜向后下，少有合并神经血管损伤。
2. **治疗要点**　受伤时间短、肿胀轻、无血液循环障碍者行手法复位外固定，用后侧石膏托在屈肘位固定4～5周。伤后时间较长、肿胀严重可先行尺骨鹰嘴悬吊牵引，待肿胀消退后行手法复位。手法复位困难、复位失败或有神经血管损伤者行切开复位内固定术。

（四）桡骨远端伸直型骨折（Colles骨折）

1. **临床表现**　伤后局部疼痛、肿胀，出现典型畸形姿势，侧面观呈"餐叉样"畸形，正面观呈"枪刺样"畸形（图2-6）。
2. **治疗要点**　以手法复位外固定治疗为主，小夹板或石膏托固定在屈腕、尺偏、旋前位。严重粉碎的、手法复位失败者行手术复位内固定。

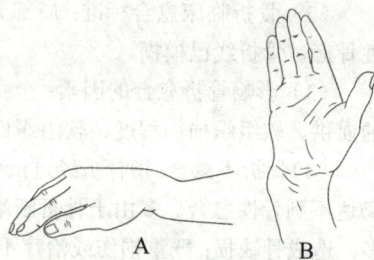

图2-6　餐叉样、枪刺样畸形
（A）、餐叉样畸形（B）枪刺样畸形

（五）股骨颈骨折

1. **临床表现**　患髋疼痛，患肢活动障碍，患肢呈外旋畸形，测量可发现患肢缩短。
2. **治疗要点**　对骨折无移位、不能耐受手术者选择穿防旋鞋，持续皮牵引、骨牵引。对有移位的股骨颈骨折、股骨颈头下骨折及股骨颈陈旧骨折的畸形愈合，采用手术方法治疗。

（六）股骨干骨折

1. **临床表现**　除骨折一般体征外，单一股骨干骨折出血较多，可出现休克表现，中下1/3骨折易引起血管神经损伤。由于股深动脉的穿支在后方贴近股骨并穿经肌肉，股骨干骨折易合并血管损伤，穿破肌肉，造成大量出血，出血量常在1000ml以上。
2. **治疗要点**　3岁以下的儿童采用垂直悬吊皮牵引。成人的股骨干骨折多采用手术内固定治疗，使用钢板、带锁髓内钉、弹性钉内固定或外固定架外固定。不愿接受手术或存在手术禁忌证者，可行持续骨牵引 8 ～ 10 周。

（七）胫腓骨干骨折

1. **临床表现**　多不发生明显移位，以胫腓骨干双骨折最为多见，开放性骨折有骨端外露。合并胫前动脉损伤，足背动脉搏动消失。合并骨筋膜室综合征，可出现相应表现。胫骨的营养血管从胫骨干上、中 1/3 交界处进入骨内，在中、下 1/3 的骨折使营养动脉损伤，造成骨折段的血液供应减少，影响骨折愈合。

2. **治疗要点**　治疗目的是矫正成角、旋转畸形，恢复胫骨上、下关节面的平行关系，恢复肢体长度。可采用手法复位外固定，骨牵引治疗。若手法复位失败、严重的开放性或粉碎性骨折行切开复位内固定。

（八）四肢骨折的护理

1. **一般护理**　加强营养，适量摄入食用纤维，多饮水，防止便秘及泌尿系感染和结石。建立规律的生活习惯，满足患者基本生活需要。

2. **病情观察**　密切观察患者生命体征及意识状态。前臂和小腿骨折要警惕骨筋膜室综合征，一旦出现肢体血液循环受阻或神经受压的表现，应立即放平肢体，通知医师松解或拆除石膏，必要时行肢体切开减压术。危重患者送入 ICU 监护，患者出现休克表现应积极止血，测量血压，迅速建立静脉通道。

3. **疼痛护理**

（1）受伤 24 小时内局部冷敷，减轻水肿及疼痛。24 小时后局部热敷，促进渗出液回吸收。

（2）注意患肢肿胀、疼痛、制动情况，抬高患肢或取功能位，以促进静脉回流，减轻肢体肿胀。

（3）明确疼痛原因后，可遵医嘱使用止痛药物。

（4）进行治疗、护理操作时动作尽量轻柔，移动患者时临时牢固固定，托扶保护患肢。

4. **预防感染**　现场急救应注意保护伤口。开放性骨折应早期清创，遵嘱使用抗生素。

三、脊柱骨折

（一）脊椎骨折

1. **临床表现**　有交通事故、高空坠落等严重外伤史。局部疼痛、肿胀，脊柱活动受限，站立和翻身困难，常伴腹痛、腹胀，甚至肠麻痹症状。骨折处棘突有局部肿胀，明显压痛和叩击痛。合并截瘫时，损伤脊髓平面感觉、运动、反射及括约肌功能障碍。高位截瘫可致呼吸肌麻痹，出现呼吸困难，甚至呼吸停止。

2. **急救搬运**　正确的方法是 3 人同步行动，平托患者或滚动至木板、担架或门板运送。严禁弯腰、扭腰。怀疑颈椎骨折、脱位，需要另加 1 人牵引固定头部，并与身体保持一致。

3. **治疗要点**

（1）胸腰椎骨折：见表 2-30。

（2）颈椎骨折：见表 2-31。

（二）脊髓损伤

1. **临床表现**

（1）脊髓震荡：是脊髓损伤最轻的一种，损伤平面以下的感觉、运动和反射出现完全或大部分消失，经过数小时至数天完全恢复，不留任何神经系统后遗症。

表2-30　胸腰椎骨折的治疗要点

分　类	具体指征	治疗要点
稳定型骨折	椎体压缩不足1/3或年老体弱	卧硬板床，骨折部位加厚枕，使脊柱过伸。3天后开始腰背肌锻炼，伤后第3个月开始逐渐增加下床运动
	椎体压缩大于1/3的青少年和中年	两桌法或双踝悬吊法过伸复位，复位后石膏背心固定3个月
爆破型骨折	无神经症状，无骨折片挤入椎管	双踝悬吊法复位
	有神经症状或骨折片挤入椎管	手术治疗

表2-31　颈椎骨折的治疗要点

分　类	具体指征	治疗要点
稳定型骨折	颈椎半脱位	石膏固定3个月
	轻度压缩	枕颌带牵引复位，牵引重量3kg，其后石膏固定3个月，石膏干固后即可下床活动
	明显压缩或双侧椎间关节脱位	持续颅骨牵引复位，牵引重量3～5kg，复位后再牵引2～3周，石膏固定3个月
爆破型骨折		有神经症状者，早期手术祛除骨片、减压、植骨及内固定；存在严重并发伤，待病情稳定后再行手术

（2）不完全性脊髓损伤：损伤平面以下保留某些感觉和运动功能。脊髓半切征（Brown-Sequard 征）表现为损伤平面以下同侧肢体的运动和深感觉消失，对侧肢体的痛觉和温度觉消失。

（3）完全性脊髓损伤：损伤平面以下弛缓性瘫痪，感觉、运动、反射及括约肌功能完全丧失，称为脊髓休克期。2～4周后逐渐发展为痉挛性瘫痪，肌张力增高，腱反射亢进，出现病理性锥体束征。

（4）脊髓圆锥损伤：第12胸椎和第1腰椎骨折可损伤脊髓圆锥，可出现会阴部鞍区皮肤感觉消失，括约肌功能及性功能障碍，但双下肢的感觉和运动功能正常。

（5）马尾神经损伤：损伤平面以下弛缓性瘫痪，感觉、运动和括约肌功能障碍，肌张力下降，腱反射消失，不出现病理性锥体束征。

2. 并发症　呼吸道并发症；泌尿生殖道的感染和结石；压疮；其他还包括体温异常、腹胀、便秘等。

3. 治疗要点

（1）非手术治疗：伤后6小时内是关键时期。固定和制动，给予枕颌带牵引或持续颅骨牵引。为减轻脊髓水肿和继发性损害，伤后8小时内进行甲泼尼龙冲击治疗，也可应用脱水利尿药、高压氧（伤后2小时内疗效最好）等。

（2）手术治疗：只能解除脊髓受压和恢复脊柱稳定性，无法恢复损伤的脊髓功能。

（三）脊椎及脊髓损伤的护理

1. 急救搬运　对疑有脊柱骨折者应尽量避免移动。如确需搬动，可采用平托法或滚动法，将患者移至硬担架、木板或门板上。平托法是将患者平托至担架上；滚动法是使患者身体保持一条直线，整体滚动至担架上。严禁 1 人抬头、1 人抬脚，或用背、抱的方法搬运，以免脊柱弯曲使碎骨片挤入椎管而加重脊髓损伤。**无论采用何种搬运方法，都应让患者保持脊柱中立位。**

2. 饮食护理　给予营养丰富、易消化饮食，多饮水，多摄入富含纤维素食物，少食多餐，减少腹泻和便秘。

3. 生活护理　加强皮肤、口腔和大小便护理，训练患者规律排便。便秘者可行腹部按摩，必要时给予缓泻药或灌肠。

4. 体温异常的护理　严密监测体温的变化。高热时以物理降温为主，降低室温，必要时应用输液和冬眠药物。低温时注意保暖，提高室温，以物理复温为主，注意预防烫伤。

5. 并发症的护理

（1）呼吸系统护理：**呼吸道感染和呼吸衰竭是颈段脊髓损伤的严重并发症。**颈脊髓损伤时，肋间肌完全麻痹，胸式呼吸消失，患者能否生存，取决于腹式呼吸。**任何阻碍膈肌活动和呼吸道通畅的原因均可导致呼吸衰竭。**第 1、2 颈髓损伤，患者常即刻死亡。若损伤接近第 4 颈椎，可因膈神经麻痹导致膈肌运动障碍，腹式呼吸，可出现呼吸衰竭。其他节段损伤，也可因脊髓水肿，致呼吸衰竭。遵医嘱给氧，鼓励患者深呼吸、有效咳嗽。痰液黏稠时给予雾化吸入。必要时早期行气管插管或气管切开，保持呼吸道通畅。

（2）泌尿系统护理：由于长期留置导尿管所致。早期留置尿管持续引流并记录尿量，2～3 周后改成每 4～6 小时开放 1 次。脊髓完全性损伤者应进行排尿功能训练。**鼓励患者每天饮水 3000ml 以上，预防感染和结石，**必要时做膀胱冲洗。

（3）体温失调：颈脊髓损伤后，自主神经系统功能紊乱，可出现高热和低温。**患者体温升高时，应以物理降温为主，如冰敷、温水擦浴等；低温患者应以物理复温为主。**

（4）皮肤护理：床褥清洁平整，保持皮肤清洁干燥，**每 2 小时翻身 1 次，翻身时使用轴线翻身法，避免拖拽患者，预防压疮。**

6. 功能锻炼　指导和鼓励患者早期活动和功能锻炼。单纯压缩骨折患者卧床 3 天后开始腰背部肌肉锻炼，使臀部离开床面；第 3 个月可下床少量活动，但仍以卧床休息为主；3 个月后逐渐增加下床活动时间。

四、骨盆骨折

1. 临床表现

（1）症状：髋部肿胀、疼痛、活动障碍等。**有大出血或严重内脏损伤者常有低血压和休克早期表现。**

（2）体征：**骨盆分离试验阳性**（双手交叉撑开患者的两髂嵴，出现疼痛）。**挤压试验阳性**（双手挤压患者的两髂嵴，伤处仍出现疼痛）。两侧肢体长度不对称，会阴部可见瘀斑（耻骨和坐骨骨折的特有体征）。

（3）并发症：出血性休克、腹膜后血肿、盆腔内脏器损伤、神经损伤、脂肪栓塞和静脉栓塞等。

2. 治疗要点　优先处理危及生命的并发症，然后处理骨折。

（1）非手术治疗：**卧床休息 3～4 周或至症状缓解，**采用骨盆兜带悬吊牵引。

（2）手术治疗：手术复位及内固定，骨外固定架固定术。

3. 护理措施

（1）休息活动护理：**髂前上、下棘撕脱骨折采取髋、膝屈曲位。坐骨结节撕脱骨折采取大腿伸直、外旋位。**骶尾骨骨折者在骶部垫气圈或软垫。定期翻身，但骨折愈合后方可患侧卧位。

（2）**严密观察意识和生命体征，及早发现并发症，立即建立静脉通道，及时输血、补液，纠正**

血容量不足。

（3）兜带牵引护理：兜带宽度需适宜，悬吊重量以臀部抬离床面为佳，保持兜带平整，避免随意移动。

（4）并发症护理：出血性休克或腹膜后血肿加强补液护理。若低血压经快速输血后仍未好转，血压不能维持时，有条件的医院可作急症动脉造影，作单侧或双侧髂内动脉栓塞。盆腔内脏器损伤应严密观察并及时处理。尿道损伤时行尿道修补术，留置导尿2周。直肠损伤严格禁食，术后保持造口周围皮肤清洁，避免进食含过多粗纤维的食物。

五、关节脱位

（一）概　述

由于直接或间接暴力，使组成关节的各骨面失去正常的对合关系。

1. 分类

（1）按脱位的程度，分为全脱位和半脱位。

（2）按远侧骨端关节面移位方向，分为前脱位、后脱位、侧方脱位和中央脱位。

（3）按脱位发生的时间，分为新鲜性脱位（脱位时间在2周以内）和陈旧性脱位（脱位时间超过2周）。

（4）按脱位后关节腔是否与外界相通，分为闭合性脱位和开放性脱位。

2. 临床表现　好发于青壮年和儿童。一般表现为关节疼痛、肿胀、局部压痛，关节功能障碍。特征性表现为畸形、弹性固定和关节盂空虚。

3. 并发症　早期常合并关节内外骨折、周围血管神经损伤、休克等。晚期可发生骨化性肌炎、骨缺血性坏死和创伤性关节炎等。

4. 治疗要点

（1）复位：主要为手法复位，以脱位后3周内复位最佳。

（2）固定：固定于功能位2～3周。

（3）功能锻炼：防止肌肉萎缩及关节僵硬。

5. 护理措施

（1）体位护理：抬高患肢，并保持功能位，促进静脉回流，减轻肿胀。

（2）疼痛护理：伤后24小时内局部冷敷，消肿止痛。24小时后给予局部热敷，促进吸收，减少肌肉痉挛疼痛。护理操作或搬动患者时，动作轻稳，托住患肢。必要时遵医嘱使用镇痛药。

（3）功能锻炼：固定期间进行肌肉舒缩活动，非固定关节进行关节的主动锻炼。固定结束后循序渐进地开始肢体的全范围功能活动。

（二）常见关节脱位

关节脱位以肩关节和肘关节脱位最常见，其次为髋关节。常见关节脱位鉴别见表2-32。

六、断肢（指）再植

肢（指）体离断多由外伤所致，包括完全或不完全性离断的肢（指）体。断肢（指）再植是对离断的肢（指）体，采用显微外科技术对其进行清创、血管吻合、骨骼固定以及修复肌腱和神经，将肢（指）体重新缝合到原位，使其完全存活并恢复一定功能的精细手术。

表2-32　常见关节脱位鉴别

	肩关节脱位	肘关节脱位	髋关节脱位
病因病理	间接暴力所致，前脱位多见	间接暴力所致，后脱位常见，易致神经血管损伤	强大暴力所致，后脱位最常见，严重时可致股骨头坏死
临床表现	三角肌塌陷，呈"方肩"畸形，关节盂处空虚，可触及肱骨头，杜加试验阳性	明显畸形，肘部弹性固定在半屈位，肘后三角关系失常	患肢短缩，髋关节呈屈曲、内收、内旋，臀部可触及股骨头
治疗要点	手法复位后固定3周	尽早手法复位。手法复位失败者手术切开复位，一般固定2～3周	尽早手法复位或手术复位。复位后固定于外展中立位，皮牵引或穿丁字鞋2～3周，禁止屈曲、内收、内旋动作
功能锻炼	固定时活动腕部与手指。解除固定后行肩关节各方向的主动活动	固定时做伸掌、握拳、手指屈伸及肩、腕关节活动。解除固定后练习肘关节屈伸和前臂旋转活动	固定时患肢股四头肌的等长收缩锻炼，3周后开始活动关节，4周后可扶拐下地，3个月内患肢不能负重

1．临床表现

（1）全身表现：单个较小肢体如手指、脚趾离断一般无明显全身症状。大的肢体离断由于出血量多，疼痛剧烈，往往伴随全身表现。

（2）局部表现：离断面软组织损伤，无血液循环，断面可能有骨折或脱位。

2．治疗要点

（1）现场急救

①止血包扎：对断肢（指）完全离断者首先控制近端出血。一般采用加压包扎止血法，大动脉出血时采用止血带止血法。每隔1小时放松5分钟，以免压迫过久导致肢体坏死。

②断肢（指）保存：完全离断的肢体，原则上不做任何无菌处理，禁忌用任何液体冲洗、浸泡或涂药，在保存上视运送距离而定。对不完全离断的肢体，包扎止血后，用夹板固定，以减轻疼痛及组织的进一步损伤。低温保存断肢（指），到达医院后，立即检查并清洗消毒，肝素盐水冲洗后，用无菌敷料包好，置入4℃冰箱冷藏。切忌将肢体浸泡在任何液体中，包括生理盐水。

③迅速转运：迅速将患者和断肢（指）送往医院，力争在6小时内进行再植手术。转送途中注意监测患者的生命体征。

（2）手术治疗：彻底清创→重建骨的连续性→缝合肌腱→重建血循环→缝合神经→闭合创口→包扎。

3．护理措施

（1）手术前护理：监测生命体征，严密观察离断肢（指）的局部情况和患者的全身状况，做好术前准备。

（2）术后护理

①并发症的护理

a．休克护理：患者因创伤大、出血多、手术时间长，容易出现低血容量性休克，术中和术后应补充血容量，若发生中毒性休克而危及患者生命时，应及时截除再植的肢体。

b. 急性肾衰竭：是断肢再植术后极其严重的并发症，可导致患者死亡。应严密观察患者尿量，测定尿比重，详细记录出入水量。如每天排尿量不足 500ml 或每小时尿量不足 30ml，及时通知医师予以利尿等处理。

c. 血管危象：术后 48 小时内易发生，原因为术后血管痉挛和栓塞，表现为患肢颜色变苍白，皮温下降，毛细血管回流消失，指（趾）腹切开不出血。应抬高患肢，使之处于略高于心脏水平，以利静脉回流。术后平卧 10 ～ 14 天，勿侧卧，以防患侧血管受压影响患肢的血流速度。再植肢体局部用落地灯照射，既利于血液循环，也利于局部保温。严禁主动及被动吸烟。可适当应用抗凝解痉药物如低分子右旋糖酐。术后注意观察皮肤温度及颜色、毛细血管回流试验、指（趾）腹张力和指（趾）端侧方切开出血等。一旦发生血管危象，应立即解除压迫因素，必要时行手术探查。

②功能锻炼：在肢（指）体成活、骨折愈合拆除外固定后，进行主动或被动功能锻炼，并适当辅以物理治疗，促进功能恢复。

a. 术后 3 周左右：可用红外线理疗等方法促进淋巴回流，减轻肿胀，未制动的关节可做轻微的屈伸活动。

b. 术后 4 ～ 6 周：练习患肢（指）伸屈、握拳等动作。

c. 术后 6 ～ 8 周：应加强受累关节的主动活动，患手做提、挂、抓的使用练习。

第四十六节　骨与关节感染

扫码做题

一、化脓性骨髓炎

化脓性骨髓炎是由化脓性细菌感染引起的骨膜、骨密质、骨松质及骨髓组织的炎症，可分为急性和慢性骨髓炎两类。

1. 临床表现

（1）急性血源性骨髓炎

①全身中毒症状：最典型的表现为恶寒、高热、呕吐，呈脓毒症症状。患儿可有烦躁、惊厥，甚至休克或昏迷。

②局部症状：早期患处剧痛，患肢半屈曲状，因疼痛抗拒主动与被动运动。局部皮温增高，有局限性压痛和活动受限。当骨膜下脓肿形成或已破入软组织中，患肢局部出现红、肿、热、痛或波动感。

（2）慢性血源性骨髓炎：在静止期可无症状，仅有局部肿胀，患肢增粗变形。急性发作时患肢出现红肿、疼痛、发热，窦道口排出脓液和死骨，可伴全身中毒症状。

2. 治疗要点　急性血源性骨髓炎处理的关键是早期诊断与治疗，尽快控制感染，防止发展成慢性。慢性血源性骨髓炎以手术治疗为主，治疗原则是消除死骨、炎性肉芽组织和消灭无效腔。

（1）抗生素治疗：早期、联合、大剂量应用广谱抗生素。再根据致病菌，改用敏感的抗生素，并持续应用至少 3 周，直至全身和局部症状消失。

（2）支持疗法：高热患者降温，补液，营养支持，必要时少量多次输新鲜血。

（3）局部制动：患肢制动并用皮牵引或石膏固定于功能位，以缓解疼痛，防止肢体挛缩畸形和病理性骨折。

（4）手术治疗：早期经抗生素治疗 48～72 小时仍不能控制局部症状时即需要手术，目的是引流脓液，防止演变为慢性骨髓炎。常用手术方式有钻孔引流术和开窗减压两种。骨髓腔内放置引流管，应用抗生素液持续冲洗引流。

3. 护理措施

（1）休息活动护理：卧床休息，制动抬高患肢，动作轻稳，搬动肢体时注意支托上、下关节。

（2）病情观察：术后密切观察切口情况和引流液的量、颜色和性质。

（3）用药护理：遵医嘱联合应用足量抗生素，直至体温正常后 3 周左右。

（4）引流管护理：保持冲洗、引流通畅，冲洗管的输液瓶高于伤口 60～70cm，引流袋低于伤口 50cm。引流管留置 3 周或体温下降、引流液连续 3 次培养阴性即可拔除引流管。

（5）指导患者每天进行患肢等长收缩训练及关节被动活动或主动活动，避免患肢功能障碍。

二、化脓性关节炎

1. 临床表现
常有外伤诱发史，起病急骤，寒战、高热，体温可超过 39℃。严重感染发生谵妄、昏迷，小儿可有惊厥。病变关节剧痛、红肿，功能障碍，活动受限，关节保持半屈曲位，拒绝活动和检查。关节腔内积液在膝部最为明显，可出现浮髌试验阳性。

2. 治疗要点
早期诊断、早期治疗是治愈感染及保留关节功能的关键。

（1）非手术治疗：早期、足量、全身性应用有效抗生素，关节腔内注射抗生素。关节腔持续性灌洗。牵引或石膏固定于功能位。

（2）手术治疗：主要有经关节镜手术、关节切开引流术及关节矫形术。较深的大关节，穿刺插管难以成功的部位（如髋关节）及时行关节切开引流术。

3. 护理措施

（1）一般护理：卧床休息，制动并抬高患肢，保持患肢功能位，以减轻疼痛、防止感染扩散和关节畸形。高热患者给予物理降温或药物降温。

（2）控制感染：遵医嘱早期使用广谱有效的抗生素。

（3）关节穿刺或灌洗的护理：关节穿刺注入抗生素每天 1～2 次，直到关节液清亮，体温和实验室指标正常。关节腔灌洗每天滴入含抗生素的溶液 2000～3000ml，直至引流液清澈，细菌培养阴性。再引流数日至无引流液吸出、局部症状和体征消退，即可拔管。

（4）术后患肢制动，伤口护理，保持引流管通畅，观察并记录引流液颜色、量和性状。

（5）急性期患者可做患肢骨骼肌的等长舒缩运动。待炎症消退后，鼓励患者做关节伸屈等主动锻炼。

三、骨与关节结核

（一）概　述

骨与关节结核是由结核分枝杆菌侵入骨或关节而引起的一种继发性结核病。好发于儿童和青少年，脊柱结核多见，其次为膝关节结核和髋关节结核。

1. 临床表现

（1）症状：起病缓慢、隐匿，可无明显全身症状或只有轻微结核中毒症状，表现为午后低热、乏力、盗汗，典型病例还可见消瘦、食欲差、贫血等症状。发病初期局部疼痛不明显，多为偶发关节隐痛，活动时疼痛加重，逐渐转为持续性疼痛。脊柱结核常见胸椎，其次腰椎，颈椎和骶椎少见。膝关节结核可出现"鹤膝"。儿童常有夜啼。

（2）体征：可见关节积液与畸形、寒性脓肿和窦道。

2. 治疗要点

（1）非手术治疗：抗结核药物治疗原则是早期、联合、适量、规律和全程；局部制动可使用夹板、石膏绷带等方法使病变关节制动，预防、矫正患肢畸形；关节穿刺抽液及注入抗结核药物，用药量小，局部药物浓度高，全身反应小。

（2）手术治疗

①脓肿切开引流：全身状况差，不能耐受病灶清除者，可先施行脓肿切开引流。

②病灶清除术：适用于骨与关节结核有明显的死骨和大的脓肿形成。病灶清除时一般要将异物彻底清除。由于手术可能造成结核分枝杆菌的血源性播散，术前应规范应用抗结核药物至少2周，术后至少3～6月。

③其他手术：关节融合用于关节不稳定患者。截骨术、关节成形术、脊柱固定融合术等。

（二）脊柱结核

1. 临床表现　疼痛、肌肉痉挛、神经功能障碍等为主要症状。疼痛最早出现，部位与病变一致。多为轻微钝痛，劳累、咳嗽、打喷嚏等可加重，休息时减轻。受累椎体棘突可有压痛和叩击痛。颈椎结核常见斜颈和双手托下颌；胸椎结核表现为脊柱后突；腰椎结核站立行走时扶腰、弯腰拾物时需挺腰屈膝屈髋下蹲，即拾物试验阳性。

2. 治疗要点

（1）全身支持治疗。

（2）抗结核药物治疗：有效的药物治疗是杀灭结核分枝杆菌、治愈脊柱结核的根本措施。

（3）局部制动：低热和腰腿痛时，严格卧硬板床休息，以预防截瘫。脊柱不稳定者可用石膏等限制脊柱活动，轻疼痛。

（4）手术治疗：包含病灶清除和脊柱重建两部分。病灶清除术是控制感染的关键。植骨融合和内固定术用于脊柱功能重建。术前术后均需完成规范化抗结核治疗。

（三）髋关节结核

1. 临床表现　髋部疼痛为早期症状，休息后缓解。疼痛常放射至膝部。小儿表现为夜啼。全关节结核时，疼痛剧烈不能平卧，不敢移动。疼痛加重时出现跛行。患髋关节呈现屈曲、内收、内旋畸形。晚期常在腹股沟内侧或臀部查到寒性脓肿，可见窦道。患者会出现4字试验阳性（检查屈曲、外展、外旋活动）、髋关节过伸试验阳性（检查儿童早期髋关节结核）和托马斯征阳性（检查有无屈曲畸形）3种特殊体征。

2. 治疗要点　非手术治疗本节"（一）概述"，保守治疗效果不佳应在髋关节破坏前行手术治疗。

（四）膝关节结核

1. 临床表现　单纯滑膜结核早期全关节弥漫性肿胀，局部疼痛不明显。全关节结核肌萎缩严重、肿胀疼痛明显，呈典型梭形畸形，有"鹤膝"之称。活动明显受限，治愈后也遗留有跛行和畸形。关节内积液，浮髌试验阳性。为缓解疼痛膝部半屈状，形成屈曲畸形，肌肉萎缩、韧带松弛，可致膝关节内外翻畸形和半脱位。可有寒性脓肿和窦道，病变静止后可出现关节强直。

2. 治疗要点　非手术治疗本节"（一）概述"，非手术治疗无效、病变严重考虑行手术治疗。

（五）骨与关节结核的护理

1. 缓解疼痛　取舒适体位，减少局部活动。合理使用抗结核药物治疗，必要时行药物止痛。做好心理护理。

2. 饮食护理　给予高热量、高蛋白、高维生素、易消化饮食。

3. 用药护理　观察治疗效果及不良反应，出现眩晕、耳鸣、听力异常、肝功能受损等改变时，及时通知医师调整药物。

第四十七节　腰腿痛及颈肩痛

一、腰椎间盘突出症

腰椎间盘突出症是指腰椎间盘退行性变后，外力作用下纤维环破裂和髓核、软骨终板突出，刺激、压迫神经根或马尾神经而引起的以腰腿痛为主要症状的综合征，是腰腿痛最常见的原因。

1. 临床表现　可发生在任何年龄，以 20 ~ 50 岁男性常见。多有长期弯腰或坐位工作史，首次好发于弯腰持重或突然扭腰过程中。

（1）症状：腰痛和坐骨神经痛最多见。

①腰痛：是最早出现的症状，常表现为下腰部及腰骶部的持久性钝痛。弯腰负重、咳嗽、喷嚏、长时间强迫体位可加重，休息后症状缓解。

②坐骨神经痛：常为单侧放射性疼痛，从腰骶部、臀部向大腿后外侧、小腿外侧、足跟部或足背部放射，可伴感觉迟钝或麻木。行走时取前倾位，卧床时取弯腰侧卧、屈髋屈膝体位，可缓解疼痛。咳嗽、喷嚏或排便时可加重。腿痛重于腰痛是椎间盘突出症的重要症状。严重者可出现间歇性跛行。

③马尾综合征：中央型腰椎间盘突出症可压迫马尾神经，出现鞍区感觉迟钝及大小便功能障碍。

（2）体征

①腰椎侧突：缓解疼痛的姿势性代偿畸形。

②腰部活动受限：腰部各方向活动均受限，以前屈受限最明显。

③压痛和骶棘肌痉挛：棘突间和棘突旁 1cm 处有深压痛和叩击痛，并向下肢放射。

④直腿抬高试验和加强试验阳性（坐骨神经痛在抬腿 60° 以内时即可出现）。

⑤神经系统检查：感觉减退，肌力下降，踝反射和肛门反射减弱或消失。马尾神经受累感觉障碍范围广泛，腰 4 神经根受累时，表现为大腿内侧和膝内侧感觉障碍，腰 5 神经根受累时，足背前内方和蹈趾和第 2 趾间感觉障碍，骶 1 神经根受累时，足背外侧和小趾感觉障碍。

2. 治疗要点

（1）非手术治疗：80% ~ 90% 的腰椎间盘突出症患者可经非手术治疗而治愈。

①绝对卧床休息：初次发作一般严格卧硬板床 3 周，症状缓解后戴腰围逐步下床活动。

②持续骨盆牵引。

③药物治疗：应用非甾体抗炎药，糖皮质激素硬膜外注射和髓核化学溶解法。糖皮质激素的药理机制主要为减轻疼痛，消肿，缓解肌痉挛，减轻神经根周围的炎症和粘连。

④理疗、推拿和按摩：中央型椎间盘突出者禁忌。

（2）手术治疗

①经半年以上非手术治疗无效，病情逐渐加重，影响正常工作和生活。

②中央型椎间盘突出具有明显的马尾综合征。

③有明显的神经受累表现，应行手术治疗。主要手术方法有腰椎间盘突出物摘除术、人工椎间

盘置换术或经皮腰椎间盘切除术。

3. 护理措施

（1）非手术治疗及手术前护理

①休息活动护理：绝对卧硬板床3周，以减轻负重和体重对椎间盘的压力。抬高床头20°，侧卧位时屈髋屈膝，放松背部肌肉；仰卧位时膝关节屈曲，膝、腿下可垫枕。病情缓解后3个月内避免弯腰持物。

②保持有效牵引：牵引重量一般为7～15kg，抬高床脚做反牵引，持续2周。孕妇、高血压和心脏病患者禁用。

（2）术后护理

①休息活动护理：术后平卧2小时，禁止翻身。2小时后协助患者轴性翻身。

②病情观察：注意监测生命体征及下肢皮肤温度，观察切口敷料有无渗血、渗液。

③引流管护理：观察引流液的颜色、性质和量，有无脑脊液漏出及活动性出血。注意防止引流管脱出、折叠。引流管一般于术后24～48小时取出。

④功能锻炼：术后第1天开始股四头肌等长舒缩和直腿抬高活动，防止肌肉萎缩和神经根粘连。术后1周进行腰背肌锻炼。术后平卧2周，戴腰围或支架下床活动。

（3）避免腰部损伤：站位举起重物应高于肘部，避免膝、髋关节过伸。蹲位拾物或搬抬重物应先蹲下，再捡拾或抬起重物，保持背部伸直。搬运重物时，宁推勿拉。避免腰部脊柱屈曲和旋转扭曲。

二、腰椎管狭窄症

腰椎管狭窄症指腰椎管发生骨性或纤维性结构异常，引起1处或多处管腔狭窄，压迫马尾神经或神经根而造成的综合征。

1. 临床表现　多见于40岁以上男性。起病缓慢隐匿，主要表现为腰腿痛和间歇性跛行。

（1）症状

①腰腿痛：常出现慢性加重的腰部、腰骶部和下肢痛，站立、过伸或行走过久时加重，前屈位、蹲位及平卧时疼痛缓解。

②间歇性跛行：为典型表现。行走距离增加即出现下肢疼痛、麻木无力，需蹲位或坐位休息数分钟后症状缓解，继续行走则症状再次出现。中央型椎管狭窄或重症患者多见。

③马尾神经受压症状：鞍区感觉迟钝，大小便功能障碍。

（2）体征：腰椎生理前凸减少或消失，前屈正常，背伸受限，腰椎过伸试验和弯腰试验均为阳性。神经检查可有感觉、运动和反射改变。

2. 治疗要点

（1）非手术治疗：多数轻症患者经非手术治疗即可缓解。

（2）手术治疗：常行椎管减压术，以解除压迫。适用于症状严重、经非手术治疗无效或神经功能明显障碍者。

3. 护理措施　参见本节腰椎间盘突出症患者护理。

（1）保持正确姿势，减少活动，活动时佩戴腰围，避免腰部损伤。疼痛严重时遵医嘱给予镇痛药。

（2）指导患者进行生活能力训练。

三、颈椎病

颈椎病是指因颈椎间盘退变及其继发性改变，刺激或压迫相邻脊髓、神经、血管和食管等组织，并引起相应的症状和体征。

1. **临床表现**　颈椎病根据受压部位和临床表现的不同，可分为 4 种类型。

（1）神经根型颈椎病：最常见，典型表现为颈肩痛，短期内加重，并向上肢，尤其是前臂桡侧、手桡侧三指等处放射。用力咳嗽、喷嚏、颈部活动时疼痛加重。还可出现上肢麻木、感觉过敏、无力等症状。查体常有颈部压痛、活动受限，上肢相应神经根性感觉异常，腱反射减弱或消失，臂丛牵拉试验阳性，压头试验阳性。

（2）脊髓型颈椎病：最严重，早期表现为四肢麻木无力，步态不稳，足尖拖地，踩棉花感，双手握力减弱，精细动作笨拙。病情加重可出现自下而上的上运动神经源性瘫痪。后期常有大小便功能障碍。查体可见四肢反射亢进，肌张力减退，躯体有感觉障碍平面，腹部反射、提睾反射和肛门反射减弱或消失。髌阵挛、踝阵挛及 Babinski 征阳性。

（3）椎动脉型颈椎病：是由椎动脉供血不足所致。眩晕为最常见的症状，转头和姿势改变时眩晕加重。常伴有头痛，视物模糊，耳鸣，听力下降，发音不清，共济失调，甚至猝倒。猝倒为特有的症状，站起来后可继续正常活动。神经系统检查多正常。

（4）交感神经型颈椎病：中年妇女多见，表现为偏头痛、多汗、视物模糊、眼球胀痛、耳鸣、听力下降、心动过速、血压升高等交感神经兴奋症状，也可出现流泪、头晕、眼花、心动过缓、血压下降等交感神经抑制症状。常有明确神经定位体征。

2. **治疗要点**

（1）非手术治疗：适用于多数神经根型、椎动脉型和交感型颈椎病。

①牵引：取端坐位颌枕带牵引，牵引重量 3～5kg，每次持续时间 20～30 分钟，2 次 / 天，2 周为一疗程。

②颈托和围领：限制颈椎过度活动。

③推拿按摩：脊髓型颈椎病禁用。

④其他：理疗；药物治疗；改善不良工作和睡眠姿势。

（2）手术治疗：适用于非手术治疗无效、反复发作或脊髓型颈椎病者。

3. **护理措施**

（1）一般护理：四肢无力的患者注意预防烫伤和跌倒。椎动脉型颈椎病避免头颈过快旋转或屈曲，以防猝倒。

（2）手术前护理：术前 1 周戒烟并行呼吸训练。经颈前路手术者，术前 3～5 天开始推移气管和食管训练，以适应术中反复牵拉气管和食管。经颈后路手术者，术前进行俯卧训练，以适应术中长时间俯卧并预防呼吸受阻。指导患者进行颈部前屈、后伸、侧屈及侧转等运动。

（3）手术后护理：观察伤口出血；观察呼吸情况；颈部制动。取平卧位，颈肩部两侧置沙袋或佩戴颈围以固定头部，搬动患者或翻身时保持头、颈和躯干在同一平面上，避免旋转颈部；功能锻炼。术后第 1 天开始各关节的主动和被动运动。术后 3～5 天引流管拔除后，可戴支架下床活动。

（4）并发症的护理

①呼吸困难是前路手术最严重的并发症，术后床旁常规准备气管切开包。

②严密观察有无术后出血，颈深部血肿多见于术后当天，尤其是 12 小时内。

③植骨滑脱、移位多因颈椎活动不当所致。

④一旦出现呼吸困难、口唇发绀、颈部明显肿胀等异常症状，应立即报告医师，做好气管切开和再次手术的准备。

扫码做题

第四十八节　骨肿瘤

1. 临床表现

（1）**疼痛和压痛：是生长迅速的肿瘤最显著的症状。**良性肿瘤多无疼痛或轻度疼痛。恶性肿瘤局部疼痛，开始较轻，呈间歇性，而后逐渐加剧，呈持续性，夜间加重，可有压痛。

（2）**肿块和肿胀：是最常见、最早、最重要的症状，**良性肿瘤局部肿块，质硬，生长缓慢。恶性肿瘤局部肿胀，皮肤发热和静脉怒张。

（3）功能障碍和压迫症状：长骨干骺端的骨肿瘤多邻近关节，可使关节肿胀和活动受限。

（4）病理性骨折和脱位：骨质破坏后，轻微外力即可出现病理性骨折。

（5）转移表现：远处转移多为血行转移，偶见淋巴转移。肺是骨肉瘤最容易转移的部位。

（6）不同类型骨肿瘤的临床特点，见表2-33。

表2-33　不同类型骨肿瘤的临床特点

	骨软骨瘤	骨巨细胞瘤	骨肉瘤
好发部位	长管状骨的干骺端	股骨远端和胫骨近端	长管状骨的干骺端
好发人群	青少年	20～40岁	青少年
病理特点	良性骨肿瘤	交界性骨肿瘤，潜在恶性肿瘤	恶性肿瘤，血行转移以肺多见
临床表现	长期无症状	局部疼痛、肿胀	剧痛难忍、皮温高、静脉怒张，晚期恶病质
X线表现	干骺端骨性突起	骨端偏心性、溶骨性破坏，无骨膜反应，呈肥皂泡样改变	三角状骨膜反应，即Codman三角，"日光射线"现象

2. 治疗要点

良性肿瘤手术切除。骨巨细胞瘤以手术治疗为主。对手术清除肿瘤困难者，可试行放射治疗，对化学治疗不敏感。**恶性肿瘤采取以手术治疗为主，化疗、放疗和生物治疗为辅的综合治疗，**最大限度保留肢体功能。截肢、关节离断是最常用的手术方法。

3. 护理措施

（1）休息活动护理：术后抬高患肢，保持关节功能位。膝部术后，膝关节屈曲15°。髋部术后，髋关节外展中立或内旋位。必要时进行固定、制动，避免过度活动。卧床患者定时翻身、叩背，预防压疮。

（2）饮食护理：给予高蛋白、高热量、高维生素、高纤维素饮食，必要时静脉补充营养。

（3）疼痛护理：可按疼痛三阶梯疗法镇痛。

（4）功能锻炼：下肢手术患者在术前2周开始股四头肌收缩练习。术后48小时开始肌肉的等长收缩锻炼。行关节置换者，手术2～3周后开始关节的功能锻炼。

（5）预防病理性骨折：搬运患者动作应轻柔，功能锻炼应循序渐进，不要急于下床活动。

第三章　妇产科护理学

第一节　妊娠期

一、妊娠诊断

根据妊娠不同时期的特点，临床上将妊娠分为 3 个时期。妊娠 13 周末以前为早期妊娠，妊娠第 14～27 周末为中期妊娠，妊娠第 28 周及其以后为晚期妊娠。

1. 早期妊娠诊断

（1）停经：孕龄期有性生活史的健康妇女，平时月经周期规则，一旦月经过期，应考虑妊娠。停经是最早、最重要的症状，但不是妊娠的特有症状。

（2）早孕反应：约半数妇女在停经 6 周左右有困倦、择食、恶心等早孕反应，一般于妊娠 12 周左右自行消失。

（3）尿频：前倾增大的子宫在盆腔内压迫膀胱所致，妊娠 12 周后消失。

（4）乳房变化：乳房增大，乳头乳晕着色。

（5）妇科检查：阴道黏膜和宫颈阴道部充血呈紫蓝色。停经 6～8 周时，双合诊检查子宫峡部极软，感觉宫颈与宫体之间似不相连，称为黑加征。子宫逐渐增大变软，呈球形。

2. 中、晚期妊娠诊断

（1）胎动：妊娠 18～20 周时，孕妇可自觉胎动，约 3～5 次/小时，若 12 小时内胎动次数小于 10 次或逐日下降＞50% 不能恢复着，应及时就诊。

（2）胎心：妊娠 18～20 周时，一般胎背上部听诊胎心最清，胎心率为 110～160 次/分。

（3）胎体：妊娠 20 周以后，经腹壁可触及子宫内的胎体。不同妊娠周数的子宫底高度及子宫长度见表 3-1。子宫底位置可见图 3-1。

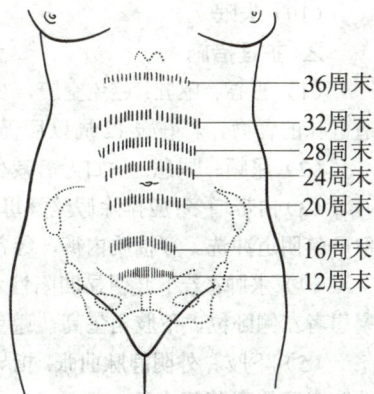

图 3-1　孕周与子宫底高度

二、妊娠期常见症状及其护理

1. 临床表现

（1）恶心、呕吐：约半数妇女在停经 6 周左右有困倦、择食、恶心等早孕反应，一般于妊娠 12 周左右自行消失。

（2）尿频、尿急：常发生于妊娠初 3 个月和妊娠末 3 个月，属于正常生理变化。

（3）白带增多：于妊娠初 3 个月和妊娠末 3 个月明显，是妊娠期正常的生理变化。

（4）下肢、外阴静脉曲张及水肿：孕妇在妊娠后期易发生下肢水肿，经休息后可消退。

表3-1 不同妊娠周数的子宫底高度及子宫长度

妊娠周数	手测子宫底高度	尺测耻上子宫底高度（cm）
满12周	耻骨联合上2～3横指	
满16周	脐耻之间	
满20周	脐下1横指	18（15.3～21.4）
满24周	脐上1横指	24（22.0～25.1）
满28周	脐上3横指	26（22.4～29.0）
满32周	脐与剑突之间	29（25.3～32.0）
满36周	剑突下2横指	32（29.8～34.5）
满40周	脐与剑突之间或略高	33（30.0～35.3）

（5）便秘：妊娠前既有便秘者易出现。

（6）腰背痛：妊娠期间由于关节韧带松弛，增大的子宫前突，重心后移，腰椎处于持续紧张状态，常出现轻微腰背痛。

（7）下肢痉挛：发生于小腿腓肠肌，于妊娠后期多见，是孕妇缺钙的表现。

（8）仰卧位低血压综合征：孕妇较长时间取仰卧姿势，导致增大的子宫压迫下腔静脉使回心血量及心排出量骤减，出现低血压反应。

（9）贫血：妊娠期血容量增加，血浆增加多于红细胞增加，血液相对稀释，出现生理性贫血。

（10）失眠。

2. 护理措施

（1）恶心、呕吐：避免空腹，少量多餐。食用清淡易消化的食物，避免油炸、难以消化或引起不适气味的食物。若妊娠12周以后仍继续呕吐甚至影响孕妇营养时，需住院治疗。

（2）尿频、尿急：孕妇无需减少液体摄入量，有尿意时及时排空，此现象产后可逐渐消失。

（3）白带增多：应排除假丝酵母菌、滴虫、淋菌、衣原体感染。嘱孕妇每天清洗外阴，保持清洁干燥，但严禁阴道冲洗。穿棉质内裤，经常更换、清洗。

（4）水肿：若下肢明显凹陷性水肿且休息后不消退，应及时诊治，并警惕妊娠期高血压的发生。嘱患者左侧卧位，下肢稍垫高，避免长时间保持同一姿势，适当限制盐的摄入，不必限制水分。

（5）下肢、外阴静脉曲张：指导孕妇穿弹力袜、避免穿妨碍血液回流的紧身衣裤，会阴部有静脉曲张者可抬高臀部休息。

（6）便秘：嘱孕妇养成定时排便的习惯，多吃富含纤维素的食物，适当运动，并加大饮水量。

（7）腰背痛：指导孕妇穿低跟鞋，少弯腰，尽量保持上身直立。疼痛严重者应卧床休息（硬板床），局部热敷。

（8）下肢痉挛：增加饮食中钙的摄入，避免腿部疲劳，受凉，走路时脚跟先着地。发生下肢肌肉痉挛时应伸展痉挛的肌肉，或局部热敷，直至痉挛消失。

（9）仰卧位低血压综合征：取左侧卧位症状即可自然消失。左侧卧位时能减少子宫收缩频率，降低子宫内压，改善子宫-胎盘循环，增加胎儿血氧分压，降低胎儿窘迫发生率。

（10）贫血：可增加含铁食物的摄入如动物内脏、瘦肉、蛋黄等。需要补充铁剂时，可用果汁送服或与维生素C同服以促进铁的吸收。宜在餐后20分钟服用。

（11）失眠：睡前温水洗脚或喝热牛奶等有助睡眠。

第二节　分娩期

扫码做题

一、影响分娩的因素

1. **产力**　包括子宫收缩力、腹肌和膈肌收缩力及肛提肌收缩力。产力的作用时间和特点见表3-2。其中子宫收缩力是临产后的主要产力，又称宫缩。宫腔内压力会随产程进展而增强，间歇时仅为6～12mmHg，临产初期升至25～30mmHg，第一产程末增至40～60mmHg，第二产程末高达100～150mmHg。

表3-2　产力的作用时间和特点

产　力	作用时间	特　点
子宫收缩力	贯穿于分娩的全程	临产后节律性、对称性、极性及缩复作用
腹肌和膈肌收缩力	第二产程	为重要辅助力
	第三产程	促使胎盘娩出
肛提肌收缩力	第二产程	协助胎先露在骨盆腔内完成内旋转及仰伸
	第三产程	协助胎盘娩出

（1）节律性：持续30秒以上，间歇5～6分钟，是临产的重要标志之一。
（2）对称性：从两侧宫角发动宫缩的同时向内腔扩散。
（3）极性：宫缩以宫底最强、最持久，子宫下段最弱。
（4）缩复作用：宫缩时肌纤维缩短变宽，舒张时不恢复到原状。

2. **产道**
（1）骨产道：指真骨盆，在分娩过程中几乎无变化，但其大小、形状与分娩是否顺利关系密切。
（2）软产道：是由子宫下段、子宫颈、阴道及骨盆底软组织组成的弯曲通道。子宫下段形成生理缩复环，自腹部不易见到。宫颈管消失，宫口扩张。阴道外口开向前上方，腔道加宽，肛提肌变薄，分娩时如会阴保护不当，容易造成裂伤。

3. **胎儿**
（1）胎儿大小：胎头是胎体最大部分，也是胎儿通过产道最困难的部分。胎头由额骨、顶骨、颞骨各2块及枕骨1块构成。胎头径线包括双顶径（9.3cm，胎头最大横径）、枕下前囟径（9.5cm）、枕额径（11.3cm）、枕颏径（13.3cm）。可通过超声检查双顶径的长短判断胎儿发育大小。
（2）胎位：头先露时矢状缝和囟门是确定胎位的重要标志。胎儿颅骨间膜状缝隙为颅缝，两颅缝交界处的较大空隙称为囟门，胎头前方的菱形囟门称前囟（大囟门），胎头后方的三角形囟门称后囟（小囟门）。
（3）胎儿畸形：胎儿某一部分发育异常，如脑积水、连体儿等。

4. **精神心理状态**　分娩对产妇是一种持久而强烈的应激源。产妇的情绪变化会使机体产生一系列变化，如心率加快、呼吸急促、肺内气体交换不足，致使宫缩乏力、产程延长、胎儿窘迫。在分娩过程中，医护人员应耐心安慰产妇，告知其分娩是生理过程，缓解产妇焦虑和恐惧情绪，顺利进行分娩。

二、正常分娩护理

1. 枕先露的分娩机制　指胎儿先露部随骨盆各平面的不同形态，被动地进行一系列适应性转动，以其最小径线通过产道的过程。临床以枕左前位最常见，故以枕左前位为例阐述分娩机制。

（1）衔接：胎头双顶径进入骨盆入口平面，胎头最低点接近或达到坐骨棘水平，称为衔接。初产妇多在预产期前 1～2 周、经产妇多在分娩开始后胎头衔接。

（2）下降：是胎儿娩出的首要条件，贯穿于分娩的全过程。临床上将胎头下降程度作为判断产程进展的重要标志。

（3）俯屈：胎头遇到肛提肌的阻力，由枕额径变成枕下前囟径。

（4）内旋转：胎头为适应中骨盆，枕部向前旋转 45°，使矢状缝与中骨盆及骨盆出口前后径相一致，于第一产程末完成。

（5）仰伸：胎头枕骨下部到达耻骨联合下缘时，以耻骨弓为支点，胎头逐渐仰伸。

（6）复位：胎头娩出后，枕部顺时针旋转 45° 以恢复与胎肩的正常关系。

（7）外旋转：胎儿双肩径转成与出口前后径相一致的方向，胎头枕部在外随之顺时针旋转 45°，以保持头肩的正常关系。

（8）胎儿娩出。

2. 先兆临产

（1）胎儿下降感：自觉上腹部较前舒适，呼吸轻快，食量增加，系胎先露部进入骨盆入口所致。

（2）假临产：宫缩不规律，强度不增，宫颈管不短缩，宫口不扩张，常于夜间出现，强镇静药可抑制。

（3）见红：正式临产前 24～48 小时，经阴道排出少量血性分泌物，是即将临产最可靠的征象。

3. 临产诊断　临产开始的标志是有规律且逐渐增强的宫缩，持续时间 30 秒以上，间歇 5～6 分钟，伴进行性宫颈管消失、宫口扩张和胎先露下降。用强镇静药不能抑制宫缩。

4. 总产程及产程分期　总产程即分娩全过程，指从开始规律宫缩直到胎儿胎盘娩出的全过程，可分为 3 个产程（表 3-3）。总产程超过 24 小时为滞产。

表3-3　产程分期

产　程	划分标准	初产妇所需时间	经产妇所需时间	临床表现
第一产程 （宫颈扩张期）	从规律宫缩开始到宫口开全	11～12小时	6～8小时	规律宫缩 宫口扩张 胎头下降 胎膜破裂
第二产程 （胎儿娩出期）	从宫口开全到胎儿娩出	1～2小时	数分钟至1小时	宫缩增强 有排便感 胎头拨露 胎头着冠
第三产程 （胎盘娩出期）	从胎儿娩出到胎盘娩出	5～15分钟，不应超过30分钟		子宫收缩 胎盘剥离 胎盘娩出 阴道出血

5. 第一产程

（1）临床表现

①规律宫缩：开始时宫缩持续时间较短（30 秒）且弱，间歇期较长（5 ～ 6 分钟）。随产程进展，持续时间渐长（50 ～ 60 秒）且强度增加，间歇期渐短（1 ～ 2 分钟）。

②宫口扩张：临产后的宫颈管长 2 ～ 3cm，临产后规律宫缩可使宫颈管缩短、消失。临产前初产妇的宫颈外口仅能容一指尖，经产妇能容一指，临产后宫颈口逐渐扩张，当宫口开全，足月胎头方可通过。

a. 潜伏期：宫口扩张 0 ～ 3cm，此期宫颈口扩张较慢，平均每 2 ～ 3 小时扩张 1cm，约需 8 小时，超过 16 小时为潜伏期延长。

b. 活跃期：宫口扩张 3 ～ 10cm，此期宫颈口扩张速度明显加快，约需 4 小时，超过 8 小时为活跃期延长。

③胎头下降：是决定能否经阴道分娩的重要观察项目。胎头颅骨最低点平坐骨棘平面记为"0"，在坐骨棘平面上 1cm 记为"－1"，在坐骨棘平面下 1cm 记为"＋1"，依此类推。

④胎膜破裂：简称破膜，胎头衔接后将羊水阻断为前、后两部分，前羊水约 100ml，当羊膜腔内压力增加到一定程度时，胎膜自然破裂。正常破膜多发生在宫口近开全时，即第一产程的活跃期。

（2）护理措施

①一般护理

a. 环境：保持待产室安静，减少刺激。

b. 休息活动护理：宫缩不强且未破膜时，产妇可在病室内走动，有助于加速产程进展。若宫缩强或胎膜破裂，应卧床休息，取左侧卧位。

c. 饮食护理：鼓励产妇少食多餐，给予高热量、易消化的清淡食物，注意补充足够水分，必要时可静脉补液支持。

d. 排尿与排便：鼓励产妇每 2 ～ 4 小时排尿一次，以免膀胱充盈影响胎先露下降和宫缩。过去认为在临产初期为孕妇行温肥皂水灌肠可促进产程进展，现已被证实为无效操作。阴道出血、胎膜早破、胎头未衔接、胎位异常、有剖宫产史、胎儿窘迫、宫缩强估计 1 小时内分娩及患严重心脏病者禁止灌肠。

e. 预防感染：大小便后及时冲洗会阴，破膜产妇每天冲洗会阴 3 次，预防感染。

②观察产程

a. 观察宫缩：潜伏期应每隔 2 ～ 4 小时观察一次，活跃期应每 1 ～ 2 小时观察一次，连续观察至少 3 次。产程进展较差的孕妇，若未破膜，可行人工破膜，使胎先露充分压迫宫口，促进宫缩；已破膜且宫缩欠佳者，可静滴缩宫素，浓度为 5% 葡萄糖 500ml 加催产素 2.5U。

b. 听胎心：潜伏期每小时听胎心音一次，活跃期宫缩频繁时应每 15 ～ 30 分钟听一次，每次听诊 1 分钟。听胎心和测血压均应在宫缩间歇期进行。若宫缩后胎心不能恢复、胎心＞ 160 次 / 分或＜ 110 次 / 分提示胎儿窘迫，应立即给产妇吸氧，左侧卧位，并报告医生。

c. 宫口扩张和胎先露下降：肛查或阴道检查。记录胎头下降程度。

d. 胎膜破裂：破膜后立即听胎心，观察羊水颜色、性状及流出量，同时记录破膜时间。羊水黄绿色应立即行阴道检查。破膜超过 12 小时给予抗生素预防感染。

e. 绘制产程图：产程图是动态监测产妇产程进展和识别难产的重要手段。

f. 肛门检查：宫缩时每 4 小时肛查 1 次。但有异常阴道出血或怀疑有前置胎盘时，应禁止肛查，以免诱发出血。

g. 阴道检查：应在严密消毒外阴后进行，戴无菌手套。

6. 第二产程

（1）临床表现

①宫缩增强：持续时间长，间歇时间短，产力最强。宫口开全后，若仍未破膜，常影响胎头下降，应立即人工破膜。

②有排便感：胎头降至骨盆出口并压迫骨盆底组织，产妇宫缩时有排便感，不自主向下屏气用力。

③胎头拨露：宫缩时胎头显露于阴道口，间歇时又缩回阴道内。

④胎头着冠：胎头双顶径通过骨盆出口，宫缩间歇时胎头不再回缩。

（2）护理措施

①补充体力：及时给产妇准备供能食物如巧克力。

②指导产妇屏气：娩出胎儿是第二产程的首要护理目标，正确使用腹压是缩短第二产程的关键。指导产妇宫缩时深吸气屏气，如排便样向下用力增加腹压；宫缩间歇时，嘱产妇呼气并尽量放松，以保存体力。

③胎心监测：每5～10分钟听一次胎心，有条件时应用胎心监护仪。

④接产准备：初产妇宫口开全、经产妇宫口扩张4cm，应护送产妇上产床。以大阴唇、小阴唇、阴阜、大腿内上1/3、会阴及肛门周围的顺序消毒外阴。胎头拨露使阴唇后连合膨胀时，应注意保护会阴。

⑤胎头娩出：会阴过紧、会阴水肿、耻骨弓过低、胎儿娩出过快及胎头过大者易引起会阴撕裂，或母儿有病理情况急需结束分娩者，应行会阴切开术。胎头娩出后，不要急于娩出胎肩，应首先挤出胎儿口鼻内的黏液和羊水，再协助胎儿复位及外旋转。有产后出血史或易出现宫缩乏力者，在胎肩娩出时静滴缩宫素10～20U，或胎肩娩出后肌注缩宫素10U。

7. 第三产程

（1）临床表现

①子宫收缩：胎儿娩出后，宫底降至脐平，宫缩暂停数分钟后再现。

②胎盘剥离：宫底上升至脐上，子宫变硬呈球形；阴道有少量流血；阴道口外露的脐带自行延长；在耻骨联合上方轻压子宫下段时，宫体上升而外露的脐带不回缩。

③胎盘娩出及阴道出血。

（2）产妇护理措施

①协助胎盘娩出：确定胎盘完全剥离后，左手按压宫底，右手轻拉脐带，协助胎盘娩出。胎盘未完全剥离前，勿用力按揉、下压宫底或牵拉脐带，以免造成胎盘部分剥离而出血或拉断脐带，甚至导致子宫内翻。

②检查胎盘胎膜、软产道：如有副胎盘、胎盘残留（胎儿娩出后30分钟仍未剥离）或大部分胎膜残留，应在无菌操作下徒手入宫腔取出。

③预防产后出血：第三产程中及分娩后孕妇在产房的观察中，最重要的产妇评估项目是宫缩情况、阴道出血的量和颜色。产后应在产房留观2小时，每15～30分钟测量一次血压、脉搏。正常分娩出血量一般不超过300ml。对有产后出血高危因素的产妇，可在胎儿前肩娩出时使用缩宫素。胎盘娩出后出血多时，可经下腹部直接在宫体肌壁内或肌内注射麦角新碱，使用麦角新碱时应注意观察血压变化。

（3）新生儿护理措施

①清理呼吸道：是处理新生儿的首要任务。应迅速擦拭新生儿面部，吸出口、鼻中的黏液和羊水。新生儿大声啼哭表示呼吸道已通畅，呼吸建立。

②阿普加（Apgar）评分：用于判断有无新生儿窒息及窒息的严重程度，以出生后1分钟内的心率、呼吸、肌张力、弹足底或插鼻管反应、皮肤颜色5项体征为依据进行评分。其中，以呼吸评估为基础指标，

以皮肤颜色为最灵敏指标,以心率为最终消失的指标。每项0～2分,满分10分。8～10分正常;4～7分为轻度窒息,经处理后常可恢复;0～3分为重度窒息,须紧急抢救,行气管插管。出生后5分钟、10分钟再次评分,反映复苏效果,与预后密切相关。

③脐带处理:用75%乙醇消毒脐带根部及其周围,结扎。75%乙醇或5%聚维酮碘消毒脐带断端。注意消毒药液不可触及新生儿皮肤,以免灼伤。

④一般护理:注意保暖,检查新生儿有无畸形。出生30分钟内吸吮乳房,促进泌乳,预防产后出血。

三、分娩镇痛

1. 临床表现 分娩疼痛源于宫缩,有独特性,多为痉挛性、压榨性、撕裂样疼痛;疼痛从轻开始,随宫缩的增强而加剧;疼痛会放射到腰骶、盆腔及大腿根部。

2. 护理措施

(1)一般护理:提供温馨舒适、安全的产房环境,采取舒适体位,减少不必要的检查和刺激。

(2)非药物镇痛

①呼吸技术:使用呼吸技术,可在第一产程增加腹腔容量、减少子宫和腹壁的摩擦,在第二产程增加腹压,利于分娩。

②集中和想象:诱导产妇将注意力集中至其他事物上,或诱导联想其它愉悦的事情。

③音乐疗法:聆听熟悉、愉悦的音乐,引导产妇全身放松。

④导乐陪伴分娩:提供家属、受过培训的专职人员的陪伴,传授其分娩经验、给予帮助支持。

⑤水中分娩:适宜的水温能减少疼痛信号的传导,水的浮力支撑作用能使肌肉放松、减轻会阴部的压迫,在水中便于产妇变换体位。

⑥经皮神经电刺激疗法:持续刺激胸椎和骶椎的两侧,使痛阈提高,达到镇痛的目的。

(3)药物镇痛

①镇痛原则:不良作用小、起效快且给药方便、对产程无影响或加快产程、产妇应处于清醒状态。

②常用方法:吸入法、硬膜外镇痛、腰麻-硬膜外联合阻滞、连续腰麻镇痛。

③注意事项:注意观察有无麻醉后呼吸抑制、硬膜外感染、神经根损伤等发生,一旦发生,应立即终止镇痛并对症治疗。

第三节 产褥期

扫码做题

一、产褥期母体变化

从胎盘娩出至产妇全身各器官(除乳腺外)恢复或接近正常未孕状态所需的一段时间,称产褥期,一般为6周(42天)。

1. 生殖系统变化 产褥期生殖系统的改变最显著,其中又以子宫变化最大(表3-4)。子宫在分娩结束时约1000g重,产后1周约500g,产后2周约300g,产后6周恢复正常约50～70g。

2. 乳房变化 主要变化是泌乳。产后7天内分泌的乳汁称初乳,富含蛋白质。产后7～14天分泌的乳汁称过渡乳。产后14天以后分泌的乳汁称成熟乳,蛋白质含量减少,脂肪和乳糖增多。母乳中含有大量免疫蛋白,其中,IgA可保护新生儿的胃肠系统。

表3-4　产褥期生殖系统变化

部　位		生理变化
子　宫	子宫体肌纤维缩复	肌纤维不断缩复，子宫体逐渐缩小，产后10天子宫降至骨盆腔内，产后6周恢复正常
	子宫内膜再生	胎盘附着部位完全修复需6周，未附着部位需3周
	子宫颈复原及子宫下段	产后2～3天宫颈口可通过2指，产后1周宫口关闭、宫颈管复原，产后4周宫颈恢复至未孕形态
阴　道		产后3周阴道黏膜皱襞复现，但6周不能恢复到未孕状态
外　阴		产后外阴轻度水肿，2～3天可自行消退
盆底组织		坚持产后健身操，盆底组织有可能恢复或接近未孕状态

3. **循环系统**　产后72小时内，尤其是产后24小时，循环血量增加15%～25%，心脏负担加重，心脏病产妇易诱发心力衰竭。产后2～3周血容量恢复至未孕状态。产褥早期血液仍处于高凝状态，以减少产后出血。

4. **消化系统**　产后1～2天常口渴，食欲缺乏。因缺少运动，肠蠕动减慢，易发生便秘和肠胀气。

5. **泌尿系统**　分娩中膀胱受压，肌张力下降，会阴疼痛，不习惯床上排尿等，易致尿潴留。

6. **内分泌系统**　不哺乳者产后6～10周月经复潮，产后10周恢复排卵。哺乳者月经复潮延迟，产后4～6个月恢复排卵。但哺乳者首次月经来潮前多有排卵，故未见月经来潮，却有受孕的可能。

（1）**雌孕激素**：在产后1周可降至未孕水平。

（2）**胎盘生乳素**：在产后6小时已测不出。

（3）**人绒毛膜促性腺激素**：在产后2周下降至消失。

（4）**催乳素**：若产妇不哺乳，催乳素在产后2周降至非孕水平；若需哺乳，催乳素虽降低，但仍高于非孕水平。

7. **腹壁**　妊娠期下腹正中线色素沉着消退，紫红色妊娠纹变为银白色。腹壁紧张度需6～8周恢复。

二、产褥期护理

1. **临床表现**

（1）**生命体征**：产后24小时内体温稍高，但不超过38℃。产后3～4天可出现泌乳热，体温多为37.8～39℃，一般持续4～16小时即可下降，不属病态。产后脉搏略慢、约60～70次/分，呼吸深慢、约14～16次/分，血压正常平稳。

（2）**子宫复旧**：由于肌浆中蛋白质分解排出，使细胞质减少，从而导致肌细胞缩小、子宫减小复旧。胎盘娩出后，子宫圆且硬，宫底脐下1指，产后第1天稍上升平脐，以后每天下降1～2cm，产后10天降入骨盆腔内，于耻骨联合上方不能扪及。

（3）**产后宫缩痛**：产后1～2天出现宫缩导致的阵发性剧烈腹痛，持续2～3天自然消失，多见于经产妇及哺乳者，不需要特殊用药治疗。

（4）**恶露**：产后子宫蜕膜脱落，血液、坏死的蜕膜组织排出形成恶露，可分为3类（表3-5）。正常恶露有腥味，无臭味，持续4～6周，总量250～500ml。

表3-5　恶露分类及表现

	持续时间	颜　色	成　分
血性恶露	3天	鲜红色	大量红细胞、坏死蜕膜组织和少量胎膜
浆液恶露	10天左右	淡红色	较多的坏死蜕膜组织、宫颈黏液及细菌
白色恶露	3周左右	白色	大量白细胞、坏死蜕膜组织、表皮细胞及细菌

（5）褥汗：产后1周内排出大量汗液，睡眠和初醒时明显，不属病态。

（6）会阴伤口水肿或疼痛：产后3天内出现局部水肿、疼痛，拆线后自然缓解。

（7）尿潴留及便秘：分娩时膀胱受压不易恢复，易发生尿潴留。产后卧床多活动少，易发生便秘。

（8）乳房胀痛或乳头皲裂：未及时哺乳或排空乳房可造成乳房胀痛。哺乳姿势不正确或于胀痛时哺乳可引起乳头皲裂。

（9）产后压抑：产后2～3天表现为易哭、易激惹、焦虑不安、睡眠不佳和食欲减退。

2. 护理措施

（1）休息活动护理：保持室温22～24℃，湿度55%～65%，通风良好。产后24小时内充分休息，自然分娩者在产后6～12小时即可下床轻微活动，产后第2天可在室内随意走动；会阴切开或剖宫产者适当延后活动时间；剖宫产分娩的产妇应推迟至48小时后下床活动。避免长时间站立及蹲位，2周后方可从事少量家务劳动。产后第2天即可开始做产后健身操，直至产后6周。注意休息，至少3周以后才能进行全部家务劳动。由于产妇产后腹壁、盆底肌肉松弛，过早劳动会引起尿失禁、阴道壁膨出和子宫脱垂。

（2）饮食护理：产后1小时进流食或清淡半流食，以后提供高蛋白、高维生素、含铁丰富的汤汁食物。遵医嘱补充铁剂3个月。

（3）病情观察：产后2小时极易发生产后出血、心力衰竭、子痫及羊水栓塞，应严密观察生命体征、阴道出血量、子宫收缩情况、宫底高度、膀胱充盈度及是否有肛门坠胀感，分别于15、30、60、90、120分钟各检查一次。每天在同一时间、产妇排尿后评估宫底高度和恶露的颜色、气味及量。子宫复旧不全者给予宫缩药。恶露有臭味常合并感染，应及时应用抗生素。产后当天禁用热水袋减轻宫缩痛，以免出血增多。

（4）会阴护理：每天用0.05%聚维酮碘液擦洗会阴2～3次，及时更换会阴垫，保持会阴干燥、清洁。有侧切伤口者健侧卧位，避免伤口污染。

①会阴水肿：有会阴水肿者局部用50%硫酸镁湿热敷，产后24小时后可用红外线照射，每次照射20～30分钟，有会阴伤口时需特别注意严格执行无菌操作。

②会阴伤口：会阴伤口缝线一般在产后3～5天拆线，若产后切口愈合不良或有感染脓肿发生，可提前拆线并换药，产后7～10天用1：5000高锰酸钾坐浴。

③伤口硬结：有会阴伤口硬结时可用大黄、芒硝外敷或用95%乙醇湿热敷。

④会阴血肿：若有肛门坠胀感，可能有出血发生。有会阴小血肿时，可在产后24小时后湿热敷或用远红外线照射；若有大血肿应行切开处理。

（5）排尿护理：产后4小时未排尿或第一次排尿量少，应注意有无尿潴留的发生。因充盈的膀胱可影响子宫收缩复旧，易引起产后出血，故分娩后4～6小时内应鼓励产妇排尿。如发生尿潴留，可采取蹲位、温开水冲洗外阴、听流水声音及按摩下腹部等方式诱导排尿，必要时肌内注射新斯的明。以上方法均无效者可留置导尿1～2天。

（6）排便护理：鼓励产妇尽早下床活动，多饮水，多吃水果蔬菜。必要时给予缓泻药或开塞露。

（7）产褥感染：产后应注意观察，若出现发热、疼痛和异常恶露，可能有产褥感染的发生。

（8）计划生育指导：产褥期内禁止性生活。一般哺乳者宜选择工具避孕，不哺乳者可药物避孕。要求绝育且无禁忌证者产后 24 小时内行输卵管结扎术。

（9）产后复查：指导产妇产后 6 周（42 天）携婴儿来院进行产后健康检查。

三、母乳喂养

1. 纯母乳喂养　6 个月内除母乳之外不给任何食物及饮料，包括水，称纯母乳喂养。但允许婴儿服用药物、维生素、矿物质滴剂和糖浆。应按需哺乳，以便能及时排空乳房，排空乳房是维持泌乳的重要条件。婴儿吸吮时，感觉信号能抑制下丘脑分泌多巴胺及其他催乳素抑制因子，使腺垂体释放催乳素，神经垂体释放缩宫素，能够促进乳汁分泌和宫缩。所以婴儿吸吮是促进乳汁分泌的最有效措施。

2. 常见哺乳异常情况处理

（1）乳房胀痛：多因乳房过度充盈及乳腺管阻塞造成。应尽早哺乳，让新生儿多吸吮，于产后半小时内开始哺乳。哺乳完毕后将多余乳汁挤出。在哺乳前热敷乳房或按摩乳房（从乳房边缘向乳头中心按摩），促进乳腺管畅通，必要时可用吸奶器将乳汁一次全部吸出，以减轻胀痛症状。可口服维生素 B_6 或散结通乳的中药，常用方剂为柴胡（炒）、当归、王不留行、木通等。

（2）乳腺炎：多见于乳汁淤积及乳头损伤者。患侧乳房应暂停哺乳，热敷，抗生素治疗。初产哺乳妇女经验少，易发生急性乳腺炎。

（3）催乳：调整饮食，指导正确哺乳，按需哺乳，夜间哺乳。

（4）退乳：停止哺乳，不排空乳房，限进汤汁。遵医嘱给予生麦芽水煎服，芒硝敷于两乳房并包扎，维生素 B_6 口服。不再推荐使用雌激素或溴隐亭退乳。

（5）乳头皲裂：最常见原因为哺乳姿势不当。哺乳时乳母一手呈"C"字型托起乳房，使婴儿口含住乳头及大部分乳晕。轻者可继续哺乳，哺乳前湿敷乳房 3 ~ 5 分钟，增加哺乳次数，缩短哺乳时间，先喂健侧乳房，再喂患侧。哺乳后挤出乳汁涂在乳头、乳晕上，起抑菌和修复表皮作用。也可涂抗生素软膏或复方苯甲酸酊。喂奶结束时，母亲轻轻向下按压婴儿下颌，避免在口腔负压情况下拉出乳头而引起损伤。重者停止哺乳，用吸乳器吸出或用乳头罩喂婴儿。

第四节　新生儿保健

扫码做题

1. 娩出后的护理

（1）新生儿娩出后，开始呼吸前应迅速清除口、鼻部的黏液及羊水，保持呼吸道通畅，防止吸入性肺炎。

（2）娩出后 1 ~ 2 分钟结扎脐带，消毒处理好残端。出生后轻轻擦拭血迹和胎脂，擦干身体后，用温暖的包被包裹婴儿。

（3）新生儿室应阳光充足、空气流通，室温保持在 22 ~ 24℃，湿度以 55% ~ 65% 为宜。

2. 保持呼吸道通畅

（1）保持舒适体位，仰卧时避免颈部前屈或过度后仰，俯卧时头偏向一侧。

（2）专人看护，经常检查新生儿鼻孔是否通畅，清除鼻孔内分泌物。

（3）喂乳后应竖抱婴儿，轻拍背部，排出空气，并以右侧卧位为宜，防止溢乳。

3. **喂养**　出生后半小时内抱至母亲处给予吸吮，鼓励按需哺乳。若产妇有妊娠期糖尿病，胎儿在脱离母体高血糖环境后，血中高胰岛素却仍存在，不及时补充糖分易引起低血糖；产后母亲无法哺乳，新生儿未及时摄入糖分，也易发生低血糖。所以可先试喂 10% 葡萄糖水，预防低血糖，避免发生新生儿抽搐。无法母乳喂养，且新生儿无消化道畸形、吸吮吞咽功能良好，可提供配方奶。

4. **保暖**　生后应注意保暖，每 4～6 小时监测体温一次。包被不可过厚、过紧，以免影响散热。

5. **预防感染**　接触新生儿前后均应洗手，护理时严格执行无菌操作。每天行紫外线空气消毒。

6. **皮肤护理**　体温稳定后，每天沐浴一次，在喂奶前进行。室温 26～28℃，水温 39～41℃，注意保暖。勤换尿布，每次大便后用温水清洗会阴及臀部。

7. **脐部护理**　保持脐部清洁、干燥，脐带脱落前应密切观察有无渗血，保证脐部不被污染。脐带残端一般于生后 1 周脱落。脐窝有分泌物者可先用 3% 过氧化氢消毒，再用 0.2%～0.5% 的碘伏消毒。有肉芽组织者可用硝酸银局部烧灼。

8. **预防接种**　出生后 24 小时内接种乙肝疫苗，以后 1 个月、6 个月各接种一次。出生时接种卡介苗。

第五节　高危妊娠

一、高危妊娠及监护

高危妊娠是指妊娠期具有的各种危险因素，可能危害孕妇、胎儿及新生儿健康或导致难产。

1. **高危因素**

（1）环境及个人因素：孕妇年龄＜16 岁或≥35 岁、妊娠前体重过轻或过重、身高＜145cm、收入低、生活条件差，营养不良等。

（2）疾病因素

①有异常妊娠史：如复发性自然流产、异位妊娠、早产、死胎、难产、新生儿死亡、新生儿溶血性黄疸、新生儿畸形、新生儿先天性或遗传性疾病等。

②有妊娠合并症：如心脏病、糖尿病、高血压、肾脏病、肝炎、血液病、精神异常等。

③有妊娠并发症：如妊娠期高血压疾病、前置胎盘、胎盘早期剥离、羊水过多或过少、胎儿发育迟缓、母儿血型不合等。

④可能发生难产者：如胎位异常、巨大儿、多胎妊娠、骨盆异常等。

⑤其他因素：如胎盘功能异常、妊娠早期接触大量放射线或化学性毒物、曾有子宫或盆腔手术史者。

（3）心理因素：过度焦虑、抑郁、恐惧等。

2. **诊断鉴别**　询问孕妇病史，根据 Nesbitt 评分指标对孕妇进行高危妊娠评分，低于 70 分则属于高危妊娠。

3. **监护措施**

（1）人工监护：根据末次月经、早孕反应及胎动出现的时间、B 型超声推算胎龄；监测宫高及腹围，估计胎儿发育情况；进行胎动计数，判断胎儿宫内情况。

（2）绘制妊娠图：包括血压、体重、宫高、腹围、胎位、胎心率等值，以宫高为最重要曲线。

（3）仪器监护

①B 型超声：能显示出胎儿数目、胎位、有无胎心搏动、胎盘位置及功能，能测量出胎儿大小，

包括胎头双顶径、腹围及股骨长。能观察羊水性状、评估羊水量，观察脐带是否有打结、绕颈等异常。

②胎心听诊：通过听诊胎心率的变化，可以判断胎儿宫内状况。

③电子胎儿监护：能连续记录胎心率（FHR）的动态变化，还能了解胎动、宫缩与胎心的关系，是判断胎儿安危的重要指标。胎心率基线是指在无宫缩、无胎动时，持续观察 10 分钟以上的胎心率平均值，一般为 110 ～ 160 次 / 分。在受到胎动、宫缩等刺激时，胎心率会出现一过性变化，包括加速和减速两种情况。

加速：指受到刺激时，胎心率会加速≥ 15 次 / 分，持续时间≥ 15 秒，可能为胎儿躯干局部和脐静脉暂时受压。短暂的加速是胎儿情况良好的表现，若持续受压，胎心率会发展为减速。

减速：可分为 3 种情况。

a. 早期减速：一般发生在第一产程后期，不随孕妇体位变化和吸氧改变，可能为胎头受压引起。表现为胎心率下降< 50 次 / 分，持续时间< 15 秒，与子宫收缩几乎同时发生，在子宫收缩后迅速恢复正常。

b. 变异减速：指胎心率减速与宫缩无固定关系，可能为脐带受压引起。表现为胎心率下降> 70 次 / 分，下降迅速，恢复易迅速，持续时间长短不一。

c. 晚期减速：指胎心率减速在宫缩高峰后开始，时间差多为 30 ～ 60 秒，可能为胎盘功能不良。表现为胎心率下降小于 50 次 / 分，但恢复所需时间长。

（4）预测胎儿宫内储备能力：胎心率基线在振幅和频率上出现波动被称为胎心率基线变异或基线摆动，有变异则说明胎儿有一定宫内储备能力。正常的振幅变动范围为 6 ～ 25 次 / 分，摆动频率即波动次数，应≥ 6 次 / 分。预测胎儿储备能力的试验有以下两种。

①无应激试验（NST）：指在无任何刺激下进行胎心率和宫缩的监测、记录，一般用于产前监护。一般监护 20 分钟，在监护时间内若出现 2 次或以上的胎心加速，称为 NST 有反应型，若超过 40 分钟没有足够的胎心加速称为 NST 无反应型。

②宫缩应激试验（CST）：包括用于产时监护的 CST 试验，和用于产前监护及引产时胎盘功能评价的缩宫素激惹试验（OCT）。

OCT 试验：指通过给予缩宫素诱导宫缩，同时使用电子胎心监护，诱导的宫缩应达到≥ 3 次 /10 分钟，每次持续≥ 40 秒。若多次宫缩后连续重复出现晚期减速，胎心率基线变异减少，胎动后无胎心率增快，为 OCT 阳性，提示胎儿有缺氧；相反则为 OCT 阴性，提示胎盘功能良好。

（5）胎盘功能检查

①进行雌三醇（E_3）测定：24 小时尿雌三醇含量> 15mg 为正常，若多次测得< 10mg，表示胎盘功能低下。足月妊娠时孕妇血清游离雌三醇为 40nmol/L，若测得其持续缓慢下降应有过期妊娠发生，较快下降可能有胎儿发育迟缓，急骤下降或下降> 50% 时胎儿有宫内死亡危险。

②进行孕妇血清人胎盘生乳素（HPL）测定：足月妊娠时应为 4 ～ 11mg/L，若< 4mg/L 或突然降低 50%，则有胎盘功能低下。

③进行血清妊娠特异性 β_1 糖蛋白测定：足月妊娠时若< 100mg/L，提示有胎盘功能障碍。

④进行脐动脉血流 S/D 值测定：即妊娠晚期脐动脉收缩末期峰值（S）和舒张末期峰值（D）的比值，正常 S/D 值为< 3，若 S/D 值≥ 3 为异常，需及时处理。

（6）胎儿成熟度检查：除测量宫高和腹围、B 超测量胎头双顶径外，还可进行羊水穿刺检测。

①卵磷脂 / 鞘磷脂（L/S）值> 2 时提示肺成熟。磷脂酰甘油（PG）测定值> 3% 时提示肺成熟。进行泡沫试验或震荡试验，若两管羊水液面均有完整泡沫环，则提示胎儿肺成熟。

②羊水中肌酐值的测定能检查胎儿肾的成熟度。

③胆红素类物质含量的测定能检查出胎儿肝的成熟度。

④淀粉酶值的测定能检查胎儿唾液腺的成熟度。

⑤脂肪细胞出现率可用于胎儿皮肤成熟度的检查。

（7）胎儿畸形检查：有高风险遗传缺陷患儿应进行产前诊断，了解胎儿的发育情况，诊断有无先天性或遗传性疾病。有非侵袭性和侵袭性检查，前者包括孕妇血尿成分检测、B 超、X 线、CT、磁共振等，后者包括羊膜腔穿刺术、绒毛穿刺取样、经皮脐血穿刺术、胎儿组织活检。

（8）胎儿缺氧程度检查：可进行胎儿头皮血 pH 测定，正常值为 7.25 ～ 7.35，当 pH ≤ 7.20 提示有酸中毒。也可进行血氧饱和度测定，其 ＜ 30% 时，可能有胎儿窘迫或新生儿酸中毒的发生，应立即进行干预。

（9）羊膜腔穿刺术：羊水穿刺一般在妊娠 16 ～ 22 周进行，判断出胎儿异常后引产也宜在妊娠 16 ～ 26 周进行。该检查可用于：

①有染色体、基因遗传病及先天性代谢异常的产前诊断，有无母儿血型不合。

②孕早期应用致畸药物或接触大量放射线、怀疑胎儿有异常时。

③了解宫内胎儿成熟度、胎盘功能、胎儿血型及胎儿神经管缺陷。

④通过染色体或细胞学检查确定胎儿性别。

二、高危妊娠的治疗原则及护理

1. **处理原则**　高危妊娠的处理原则以预防为主，积极治疗病因因素。

（1）一般处理

①增加营养：孕妇贫血或营养不良会影响胎儿发育，应及时给予高蛋白、高能量饮食，补充维生素及微量元素，预防孕妇出现营养不良。

②卧位休息：一般采取左侧卧位休息，能够改善子宫 - 胎盘血液循环、增加胎儿血含氧量。当孕妇合并有心脏病、胎膜早破等，必要时应绝对卧床休息。

（2）病因处理：以预防为主，积极治疗并控制病因。有遗传病史者，应密切观察，及时处理。有妊娠并发症及合并症者应增加产检次数，加强孕期保健，指导休息与营养饮食，必要时终止妊娠。

（3）预防处理：提高胎儿的缺氧耐受力：可静滴 10% 的葡萄糖 500ml 加维生素 C 2g。间歇吸氧，每天 2 次，每次 30 分钟。避免剧烈运动、精神紧张，预防胎膜早破和感染。

2. **护理措施**

（1）病情观察：评估孕妇一般情况，监测心率、血压、宫高、胎心率、胎动变化等。观察有无阴道流血、高血压、水肿等。一般妊娠期高血压疾病、胎盘早剥、妊娠合并心脏病、妊娠合并贫血等均在孕 20 周以后发生或处于负担最重时期，所以从孕中期开始，要进行妊娠并发症的筛查。

（2）一般护理：加强孕妇营养以满足胎儿发育需求，补充维生素、微量元素，若胎儿生长发育过快则应限制饮食。休息时采取左侧卧位，可提高胎儿血氧含量。保持会阴清洁干净，避免感染。

（3）健康教育：指导孕妇自我监测，学习胎动计数，每天早、中、晚各数 1 小时胎动，每小时胎动计数应 ≥ 3 次，12 小时内胎动累计数 ≥ 10 次，否则应及时就诊。

（4）分娩期护理：严密观察产程、胎心率及羊水情况，必要时进行电子胎心监护，做好新生儿抢救准备，备好暖箱。

三、胎儿宫内窘迫及新生儿窒息

（一）胎儿宫内窘迫

胎儿宫内窘迫是指胎儿在子宫内有缺氧征象，危及胎儿健康和生命的综合症状。可分为急性和慢性两种。急性的主要发生在分娩期，慢性的多发生在妊娠后期。

1. 临床表现　主要表现为胎心音改变、胎动异常及羊水胎粪污染或羊水过少。

（1）急性胎儿窘迫

①胎心率异常：产时胎心率改变是急性胎儿窘迫最明显的临床征象。缺氧早期胎心率加快，＞160次/分；缺氧严重时，胎心率＜110次/分，提示胎儿严重缺氧，可随时胎死宫内。

②羊水胎粪污染：胎儿缺氧时，迷走神经兴奋使肛门括约肌松弛，胎粪排入羊水中，导致羊水粪染。胎粪污染并不是胎儿窘迫特有的征象，如果胎心监护正常，不需要特殊处理；但如果胎心监护异常，可引起胎粪吸入综合征，结局不良。污染分度：Ⅰ度呈浅绿色，Ⅱ度呈黄绿色且浑浊，Ⅲ度呈棕黄色、稠厚。

③胎动异常：缺氧早期胎动频繁，若缺氧未纠正或加重，则胎动减弱，次数减少甚至消失。

（2）慢性胎儿窘迫：多因妊娠期高血压疾病、胎盘功能不全或过期妊娠等导致，胎动减少是胎儿窘迫的重要表现，胎动消失后24小时胎心随之消失。

2. 治疗与护理措施

（1）急性胎儿窘迫：应采取果断措施，改善胎儿缺氧。严密监测胎心、胎动，每15分钟听一次胎心，必要时行胎盘功能检查。寻找病因并及时纠正，停用催产素，给予高流量吸氧，取左侧卧位。经一般干预无法纠正者，应尽快终止妊娠。宫口开全，胎头双顶径已达坐骨棘平面以下，应尽快经阴道助产；否则应立即行剖宫产。发生急性胎儿窘迫时可静脉为产妇注射新三联（50%葡萄糖、维生素C、维生素K_1），加强胎儿对缺氧的耐受性，预防新生儿颅内出血，改善胎儿窘迫后的新生儿情况。

（2）慢性胎儿窘迫：根据病因、孕周、胎儿成熟度及窘迫程度等因素决定治疗方案。

①一般处理：主诉胎动减少者，应全面检查评估母儿情况，嘱产妇左侧卧位，定时吸氧，积极治疗妊娠合并症和并发症。

②期待疗法：若孕周小，尽量保守治疗延长胎龄，促胎肺成熟后，及时终止妊娠。

③终止妊娠：在妊娠接近足月或胎儿已成熟的情况下，出现胎动减少、胎盘功能减退者，应及时行剖宫产术终止妊娠。

3. 健康教育　教会孕妇从妊娠28周起自数胎动。如自觉胎动过频或胎动过分剧烈，提示胎儿在宫内严重缺氧，有胎死宫内的危险。

（二）新生儿窒息

详见儿科第五节新生儿窒息。

第六节　妊娠期并发症

扫码做题

一、流　产

妊娠不足28周，胎儿体重不足1000g而终止妊娠者，称为流产。发生在妊娠12周前者为早期流产；发生在12周至不足28周者为晚期流产。

1. 临床表现与处理原则　停经后腹痛及阴道出血是流产的主要临床症状。早期流产先阴道流血，后腹痛。晚期流产先腹痛，后阴道流血。各型流产的临床表现及处理原则见表3-6。

表3-6 各型流产的临床表现及处理原则

类 型	病 史				妇科检查		处理原则
	出血量	下腹痛	胎膜	组织排出	宫颈口	子宫大小与孕周	
先兆流产	少量	无或轻	未破	无	未开	相符	卧床休息，减少刺激，保胎治疗
难免流产	较多	剧烈	破裂	无	扩张，有时组织物堵塞	相符或略小	流产不可避免，确诊后尽早使妊娠物完全排出
不全流产	流血不止	减轻	破裂	部分排出	扩张，组织物堵塞	小于	确诊后立即行刮宫术，清除宫腔内残留组织
完全流产	逐渐停止	消失	破裂	全部排出	关闭	接近非孕期	不需要特殊处理
稽留流产	无或少量	无或轻	未破	无	未开	小于	促使妊娠物尽早排出。易导致DIC，查凝血功能，做输血准备

（1）先兆流产：停经后有少量阴道出血，常为暗红色或血性白带，伴轻微下腹痛。查体子宫大小与孕周相符，其宫颈口未开，胎膜未破，无妊娠物排出，经休息和治疗后，有希望继续妊娠。治疗原则是卧床休息、避免刺激、禁止性生活，必要时给予危害小的镇静药。行对症治疗，若孕妇黄体功能不足，则每天肌注黄体酮。

（2）难免流产：阴道流血增多，阵发性下腹痛加剧，或出现胎膜破裂。查体子宫大小与孕周相符或略小，宫颈口已扩张，有时可见胎囊或胚胎组织堵塞于宫颈口内。超声检查仅见胚囊而无胚胎，或有胚胎而无心管搏动，流产已不可避免。治疗原则为一旦确诊，应尽早协助妊娠物排出或清宫，以防止出血和感染。

（3）不全流产：部分妊娠物已排出宫腔，或胎儿排出后胎盘仍残留在宫腔或嵌顿在宫颈口，影响宫缩者可致流血不止。查体子宫小于孕周，宫颈口扩张。治疗原则为确诊后及时行吸宫术、钳刮术等刮宫术。

（4）完全流产：妊娠物已全部排出，阴道出血逐渐停止，腹痛消失。查体子宫大小接近正常大小，宫颈口关闭。处理原则是若无感染发生，一般无需特殊处理。

（5）稽留流产：胚胎或胎儿死亡后未及时排出。有早孕的表现，先兆流产的症状可有可无，随着停经时间的延长，子宫不再增大或反而缩小。胎盘组织稽留时间过长，易发生凝血机制障碍，导致DIC。查体宫口未开，子宫＜孕周。处理原则为及时促进胎儿排出，处理前应进行凝血功能检查。

（6）复发性流产：指同一性伴侣连续自然流产3次或以上者。处理原则为明确病因、针对病因行个性化治疗，保胎成功的胎儿应注意发育监测和缺陷筛查。早期流产原因为染色体异常或免疫因素异常；晚期流产原因为子宫解剖异常，如宫颈口松弛等。

2. 护理措施

（1）先兆流产的护理：提供心理支持，说明病情，稳定孕妇情绪。卧床休息，补充营养，禁止性生活及灌肠，减少刺激。遵医嘱给予镇静药、孕激素等。

（2）不能继续妊娠者的护理：做好终止妊娠的准备工作，协助医生完成手术，及时抢救休克。严密监测孕妇的生命体征、腹痛和阴道出血情况。

（3）预防感染：每天消毒会阴 2 次，保持会阴部清洁。监测体温、血象及阴道分泌物的颜色、性状和气味。严格无菌操作，遵医嘱给予抗生素治疗。流产术后 1 个月内禁止性生活和盆浴。

（4）流产合并感染的护理：治疗原则为迅速控制感染，尽快清除宫内残留物。如为轻度感染或出血较多，可在静脉滴注抗生素同时进行刮宫，以达到止血目的；感染较严重而出血不多时，可用高效广谱抗生素控制感染后再行刮宫。刮宫时可用卵圆钳夹出残留组织，忌用刮匙全面搔刮，以免感染扩散。严重感染性流产必要时切除子宫以去除感染源。

二、异位妊娠

受精卵在子宫体腔以外着床发育称异位妊娠，习称宫外孕。根据受精卵种植部位的不同，可分为输卵管妊娠、卵巢妊娠、腹腔妊娠、阔韧带妊娠及宫颈妊娠，以输卵管妊娠最常见，约占 95%。

1. **临床表现**　与受精卵着床部位、有无流产或破裂、出血量多少和持续时间长短有关。在发生输卵管妊娠流产或破裂前，孕妇常无明显异常。其典型表现见表 3-7。

表3-7　异位妊娠的典型表现

症状或体征	特　点
停　经	6～8周停经史
腹　痛	腹痛是就诊的最主要症状。未破裂前表现为一侧下腹隐痛或酸胀感。流产或破裂时，突感下腹撕裂样疼痛
阴道流血	不规则阴道流血，暗红色，量少呈点滴状，淋漓不净
晕厥及休克	因于大量腹腔内出血及剧烈腹痛。休克程度与腹腔内出血的量和速度有关，与阴道流血量不成正比
腹部包块	流产或破裂后形成的血肿时间过长，与周围器官粘连而形成包块

2. **治疗要点**　以手术治疗为主，其次为药物治疗。

（1）手术治疗：在积极纠正休克的同时行手术治疗。腹腔镜手术是治疗异位妊娠的主要方法。

（2）药物治疗：适用于早期输卵管妊娠、要求保存生育能力的年轻孕妇。

（3）预防处理：保持良好卫生习惯，预防并积极处理盆腔感染。输卵管妊娠有 10% 的复发可能，有该病史者再次妊娠时应及时就医检查。

3. **护理措施**

（1）手术治疗的护理：立即去枕平卧，吸氧，开放静脉。配血、输血或输液，维持血容量。监测并记录生命体征、液体出入量及出血量。其他同妇科腹部手术护理。

（2）非手术治疗的护理：卧床休息，避免增加腹压的动作，保持大便通畅。摄入含铁丰富的食物。严密监测生命体征、腹痛及阴道流血情况。注意观察药物疗效及不良反应。

三、妊娠期高血压疾病

妊娠期高血压疾病是妊娠 20 周以后出现以高血压、水肿、蛋白尿为特征性临床表现的综合征，分娩后随即消失。

1. **临床表现** 高血压、水肿、蛋白尿是妊娠期高血压疾病的三大临床表现。血压升高较蛋白尿出现早。若没有蛋白尿，但出现高血压，合并血小板减少、肝功能损害、肾功能损害、肺水肿、脑功能或视觉障碍中任一个病变时，也可诊断为子痫前期。其临床分类及表现见表3-8。

表3-8 妊娠期高血压疾病的临床分类及表现

分 类	血 压	其他表现
妊娠期高血压	≥140和（或）90mmHg（两次测定间隔>4小时）	尿蛋白（一），可伴有上腹部不适或血小板减少
轻度子痫前期	≥140和（或）90mmHg	尿蛋白≥0.3g/24h或（+），尿蛋白/肌酐≥0.3，伴头痛及上腹不适等症状，无子痫前期的严重表现
重度子痫前期	≥160和（或）110mmHg（卧床休息，两次测定间隔>4小时）	持续性头痛或视觉障碍；持续性上腹部疼痛；血ALT或AST升高；尿蛋白>2.0g/24h，血肌酐≥106μmol/L，少尿；低蛋白血症伴胸水、腹水或心包积液；血小板持续下降，<100×10⁹/L，出现微血管溶血；心功能衰竭，肺水肿；胎儿生长受限、胎盘早剥等
子 痫	≥160和（或）110mmHg	在子痫前期的基础上出现抽搐发作，或伴昏迷。典型表现为眼球固定，瞳孔放大，头歪向一侧，牙关紧闭，继而口角及面部肌肉颤动，数秒后全身及四肢肌肉强直，双手紧握，双臂伸直。抽搐时呼吸暂停，面色青紫。持续1分钟左右，抽搐强度减弱，全身肌肉松弛，随即深长吸气，发出鼾声并恢复呼吸
慢性高血压并发子痫前期	血压进一步升高，20周以后尿蛋白≥0.3g/24h（妊娠20周以前有高血压但无蛋白尿）	
妊娠合并慢性高血压	妊娠前血压≥140/90mmHg，但妊娠期无明显加重；或妊娠20周后首次诊断高血压并持续到产后12周后	

2. **治疗要点**

（1）子痫前期：住院治疗，遵医嘱解痉、降压、镇静、合理扩容，并适时终止妊娠，减少子痫及并发症的发生。妊娠28～34周重症者，经积极治疗24～48小时病情仍加重，促胎肺成熟后终止妊娠。妊娠34周者胎肺成熟后终止妊娠。妊娠37周后的重度子痫前期者终止妊娠。

（2）子痫：以控制抽搐、纠正缺氧和酸中毒、控制血压、抽搐控制后终止妊娠为原则。

①控制抽搐：是首要任务，首选硫酸镁。

②控制血压：脑血管意外是主要致死原因。

③适时终止妊娠：病情控制后仍未临产者，可在孕妇清醒后24～48小时内引产，或在药物控制后6～12小时终止妊娠。分娩方式应根据母儿情形而定。

（3）常用药物：见表3-9。

①解痉药：25%硫酸镁为预防和控制子痫发作的首选药物。

②镇静药：适用于用硫酸镁有禁忌或疗效不明显时，分娩时应慎用。主要用药有地西泮和冬眠合剂。

③降压药：舒张压≥110mmHg或平均动脉压≥140mmHg者，可应用降压药。常用药物有拉贝洛尔、硝苯地平等钙通道阻滞剂，还可使用肼屈嗪、酚妥拉明等。

④扩容药：扩容应在解痉的基础上进行。扩容治疗时，应严密观察脉搏、呼吸、血压及尿量，防止肺水肿和心力衰竭的发生。常用的扩容药有人血白蛋白、全血、平衡盐溶液和低分子右旋糖酐。

⑤利尿药：仅用于全身性水肿、急性心力衰竭、肺水肿、脑水肿、血容量过高且伴有潜在水肿者。常用药物有呋塞米、甘露醇。

表3-9 妊娠期高血压疾病的常用药物

种　类	常用药物	药理作用	适用情况	注意事项
解痉药	25%硫酸镁	松弛骨骼肌，缓解血管痉挛，抑制宫缩，改善氧代谢	预防和控制子痫发作的首选药	血镁过高时可出现呼吸、循环抑制等中毒表现；血镁过低时，出现类似于低钙血症表现
镇静药	地西泮、冬眠合剂	镇静催眠，松弛骨骼肌	对硫酸镁有禁忌或疗效不明显时	分娩时慎用，以免药物通过胎盘导致对胎儿的抑制作用
降压药	拉贝洛尔、硝苯地平	阻断β受体降压抑制Ca^{2+}内流降压	预防子痫、心脑血管意外和胎盘早剥等严重母胎并发症	血压≥160/110mmHg必须降压，血压≥140/90mmHg者可以降压

3. 并发症　产前的严重并发症有脑水肿、抽搐、心肾衰竭、肺水肿等。最常见并发症为胎盘早剥。有严重肝损害时会出现HEELP综合征，表现为血管内溶血、肝酶升高和血小板减少，即胆红素≥20.5μmmol/L，ALT≥40U/L或AST≥70U/L，血小板减少为PLT＜$100×10^9$/L。

4. 护理措施

（1）一般护理

①休息活动护理：保证充分睡眠，每天不少于10小时，间断吸氧，改善子宫胎盘血供。

②饮食护理：给予高蛋白、高纤维素、高维生素饮食，从妊娠20周开始补充钙剂。食盐不必严格限制，但全身水肿者应给予低盐饮食。

③产前检查：患有妊娠期高血压疾病孕妇属于高危妊娠，应增加产检次数。

（2）降压药护理：为防止血液浓缩和高凝倾向，妊娠期一般不使用利尿药降压。禁止使用血管紧张素转换酶抑制剂（ACEI）和血管紧张素Ⅱ受体拮抗剂（ARB）降压。可选择的降压药除β受体阻滞剂和钙通道阻滞剂外，还可选择甲基多巴、酚妥拉明、硝酸甘油等。

（3）硫酸镁用药护理

①用药方法：静脉缓慢注射或滴注。

②毒性作用：硫酸镁的治疗剂量和中毒剂量接近，因此在治疗期间应严密观察其毒性作用。硫酸镁过量会降低神经、肌肉的兴奋性，抑制呼吸和心肌收缩，中毒最早表现膝反射消失。

③注意事项

a. 使用硫酸镁有3个必备条件：膝腱反射存在，呼吸≥16次/分，尿量≥400ml/24h或17ml/h。

b. 控制子痫时首次剂量2.5～5g，用10%葡萄糖注射液20ml稀释后缓慢静脉推注（15～20分钟）。静脉滴注维持治疗以1～2g/h为宜，24小时用量为15～20g。疗程24～48小时。

c. 如出现硫酸镁中毒，可遵医嘱给予 10% 的葡萄糖酸钙 10ml 解救，在 5 ～ 10 分钟内静脉缓慢推注完毕。

（4）轻度子痫前期的护理

①卧床休息，以左侧卧位为宜，避免平卧位。

②病情观察，有无头晕、头痛等症状，警惕子痫的发生。

（5）重度子痫前期与子痫护理

①将孕妇安排于单间暗室，保持绝对安静，治疗、护理活动尽量集中，避免噪声、强光等一切不必要的刺激。

②保持呼吸道通畅：子痫发生后，立即吸氧，用开口器或将缠好纱布的压舌板置于上下白齿间，用舌钳固定，取头低侧卧位，以防窒息或吸入性肺炎。

③病情观察：监测生命体征、瞳孔变化、肺部啰音、四肢运动、膝腱反射及有无宫缩，及早发现脑出血、肺水肿、肾功能不全等并发症，判断是否临产。

④安全护理：取出义齿。加用床栏防止坠床，必要时用约束带。

（6）产时护理

①经阴道分娩，应加强各产程护理。密切监测生命体征、胎心及子宫收缩情况，避免产妇用力，尽量缩短第二产程，行会阴侧切并阴道助产。在胎儿前肩娩出后立即静脉推注缩宫素预防产后出血，但禁用麦角新碱。及时娩出胎盘并按摩宫底，做好抢救准备。

②监测血压，迅速建立静脉通道。病情较重者，应于分娩开始即开放静脉，胎儿娩出后按时监测血压。

（7）产后护理：产后 48 小时内应至少每 4 小时观察 1 次血压。

四、前置胎盘

孕 28 周后若胎盘附着于子宫下段，下缘达到或覆盖宫颈内口，其位置低于胎先露部，称前置胎盘。前置胎盘是妊娠晚期阴道出血最常见的原因，多见于经产妇及多产妇。

1. 临床表现

（1）症状：典型症状为妊娠晚期或临产时发生无诱因、无痛性反复阴道出血。不同类型前置胎盘的表现见表 3-10。

表3-10　前置胎盘的临床表现

	完全性前置胎盘	部分性前置胎盘	边缘性前置胎盘
胎盘与宫颈内口的关系	宫颈内口完全被胎盘组织覆盖	宫颈内口部分被胎盘组织覆盖	边缘达到但未覆盖宫颈内口
出血时间	出血时间早，妊娠28周左右	介于两者之间	出血时间晚，妊娠37～40周或临产后
出血量	量多，可导致休克	介于两者之间	量少
出血次数	次数频繁	介于两者之间	次数少

（2）体征：反复或大量出血，孕妇可出现血压下降、脉搏细速等休克征象。腹部检查显示子宫软，无压痛，大小与孕周相符，胎方位清楚，先露高浮，易并发胎位异常，胎心可正常，也可因为孕妇失血过多导致胎心异常或消失。

2. 治疗要点 以抑制宫缩、止血、纠正贫血及防治感染为原则。

（1）期待疗法：适用于妊娠＜34周、胎儿体重＜2000g、胎儿存活、阴道流血量不多及一般情况良好的孕妇。

（2）终止妊娠：适用于反复发生大量出血甚至休克者；妊娠36周以上者；妊娠34～36周者，发生胎儿窘迫，促胎肺成熟后；胎儿死亡或难以存活。剖宫产是目前处理前置胎盘的主要手段。

3. 护理措施

（1）终止妊娠孕妇的护理：开放静脉通路，配血，做好输血准备。抗休克的同时行术前准备。

（2）期待疗法孕妇的护理

①休息活动护理：绝对卧床休息，左侧卧位，阴道出血停止后可轻微活动。间断吸氧，每天3次，每次30分钟。禁止性生活，禁做阴道检查及肛查，减少刺激以免诱发出血。

②饮食护理：提供高蛋白、含铁丰富的食物。

③病情观察：严密监测并记录孕妇生命体征变化，观察阴道出血的量、颜色及出血时间。注意胎心变化，指导孕妇自测胎动。

④用药护理：遵医嘱给予铁剂、镇静药、止血药及抑制宫缩药物，必要时输血。

（3）预防产后出血和感染：胎儿娩出后应及时使用宫缩药，以防产后大出血。及时更换会阴垫，保持会阴部清洁、干燥。

五、胎盘早期剥离

妊娠20周后或分娩期，正常位置的胎盘在胎儿娩出前，部分或全部从子宫壁剥离，称为胎盘早期剥离，简称胎盘早剥。

1. 临床表现 突发性持续性腹部疼痛，伴或不伴阴道出血。其严重程度与剥离面大小及剥离的位置有关，可分为轻型和重型（表3-11）。

表3-11　胎盘早剥的分型

	轻　型	重　型
发病时间	分娩期	妊娠中、晚期
剥离面积	＜1/3	≥1/3
腹　痛	无或轻微	突发持续性腹痛、腰酸及腰痛
出血类型	外出血	内出血
阴道出血	量多，色暗红，贫血不显著	量少或无，贫血程度与外出血量不符
腹部检查	子宫软，压痛不明显	子宫硬如板状，压痛明显，子宫大于孕周，胎位触不清

2. 并发症 最常见并发症为孕妇凝血功能障碍，还可出现羊水栓塞、急性肾功能衰竭、产后出血、胎儿及新生儿死亡。

3. 治疗要点 以早期识别、纠正休克、及时终止妊娠、防治并发症为原则。

（1）纠正休克：迅速建立静脉通道，补充血容量，改善血液循环。

（2）及时终止妊娠：胎盘早剥患者一旦确诊，应及时终止妊娠。胎儿分娩后，立即注射宫缩药物，按摩子宫促进子宫收缩，预防产后出血。发现子宫胎盘卒中，经按摩子宫和注射宫缩药物无效，应做好切除子宫的准备。

①阴道分娩：轻型胎盘早剥且无胎儿宫内窘迫，短时间可结束分娩者，可经阴道分娩。

②剖宫产：重型胎盘早剥且短期内不能分娩者；轻型胎盘早剥合并宫内窘迫者，有剖宫产指征者，病情危及生命时可采用剖宫产。

4. 护理措施

（1）纠正休克和凝血功能障碍。

（2）病情观察：严密观察病情变化，预防并发症。皮下、黏膜或注射部位出血、子宫出血不凝，提示凝血功能障碍。尿少或无尿提示急性肾衰竭。

（3）避免长时间仰卧位、腹部外伤或行外倒转术纠正胎位等诱因。

六、早　产

早产指妊娠满 28 周至不足 37 周之间分娩者或新生儿出生体重 1000～2499 克。

1. 临床表现

（1）先兆早产：妊娠 28～37 周时出现明显的规律宫缩（至少 1 次 /10 分钟），伴宫颈管缩短。

（2）早产临产：妊娠 28～37 周时出现规律宫缩（20 分钟≥ 4 次且每次持续≥ 30 秒），伴随宫颈管缩短≥ 75%，宫颈扩张＞ 2cm。

2. 治疗要点

（1）继续妊娠：先兆早产，胎儿存活，无明显畸形，若无胎儿窘迫及胎膜早破，通过休息和药物治疗控制宫缩，可明显延长孕周。常用的抑制宫缩药物有 $β_2$ 肾上腺素受体激动剂（利托君）、硫酸镁、钙通道阻滞剂（硝苯地平）及前列腺素合成酶抑制剂（吲哚美辛）。

（2）终止妊娠：早产临产，胎膜已破，早产不可避免，应尽量预防新生儿合并症，提高早产儿存活率。

（3）促进胎肺成熟：孕 35 周以内，应用糖皮质激素促进胎儿肺成熟。

3. 护理措施

（1）预防早产：做好孕期保健，避免诱发宫缩的活动，禁止抬重物及性生活。保持情绪平静，加强营养，应多采取左侧卧位休息，慎做肛查及阴道检查。

（2）休息活动护理：宫缩较频繁，但无宫颈改变，不必卧床和住院，只需要减少活动、避免长时间站立；宫颈已有改变的先兆早产者，应住院并卧床休息；早产临产者，应绝对卧床休息。

（3）用药护理：β 肾上腺素受体激动剂的主要不良反应是心率增快、血糖升高、水钠潴留、血钾降低等，严重者可出现肺水肿，孕妇心率＞ 120 次 / 分应减慢输液速度；＞ 140 次 / 分应停药。吲哚美辛可促进动脉导管关闭，还可抑制胎尿形成，仅可在 32 周前短时间（1 周内）选用。未足月胎膜早破者，必须预防性使用抗生素。

（4）预防新生儿合并症：每天进行胎心监护，教会孕妇自数胎动。

（5）分娩护理：尽早决定合理的分娩方式。产程中给产妇吸氧，慎用镇静药，避免新生儿呼吸抑制。经阴道分娩者，缩短第二产程。做好早产儿保暖和复苏准备。

七、过期妊娠

平时月经规律，妊娠达到或超过 42 周（≥ 294 天）尚未分娩者为过期妊娠，是胎儿宫内窘迫、胎粪吸入综合征、新生儿窒息、成熟障碍综合征、巨大儿及难产等的重要原因。

1. 加强产前检查　准确核实预产期，妊娠 41 周后应考虑终止妊娠，避免过期妊娠。确诊过期妊娠者应根据胎儿安危状况、胎儿大小及宫颈成熟度选择恰当的分娩方式。

2. 预防并发症

（1）协助孕妇左侧卧位，吸氧，监测胎心。

（2）协助医生终止妊娠，发现胎心异常或羊水浑浊及时报告，做好剖宫产及抢救新生儿窒息的准备。

3. 分娩方式 促宫颈成熟、引产术、剖宫产术。进入产程后，孕妇取左侧卧位、吸氧，行胎心监测和胎儿头皮血 pH 测量。

八、羊水量异常

（一）羊水过多

妊娠期间羊水量超过 2000ml，称为羊水过多。

1. 临床表现 一般羊水量超过 3000ml 才出现症状。

（1）急性羊水过多：多发生在妊娠 20 ～ 24 周。因羊水量急剧增多，子宫迅速增大，孕妇出现呼吸困难、不能平卧只能侧卧、下肢水肿等压迫症状。查体可见子宫明显大于妊娠周数，胎位不清，胎心遥远或听不清。

（2）慢性羊水过多：常见于妊娠晚期，羊水在数周内缓慢增多，压迫症状较轻。

2. 并发症 孕妇易并发妊娠期高血压疾病、胎膜早破、早产、胎盘早剥、子宫收缩乏力、产后出血、产褥感染等。胎儿可出现胎位异常、胎儿窘迫、脐带脱垂。

3. 治疗要点

（1）羊水过多合并胎儿畸形：及时终止妊娠。

（2）羊水过多合并正常胎儿：应寻找病因，积极治疗母体疾病。

①症状严重者（胎龄不足 37 周）穿刺放羊水，严格执行无菌操作。放羊水时避免速度过快，每小时约 500ml，一次不超过 1500ml。放羊水后腹部放置沙袋或腹带包扎，以防腹压骤降而发生休克。

②羊水反复增多、症状严重者，若妊娠≥ 34 周且胎肺成熟，可终止妊娠。如胎肺未成熟，可用地塞米松促肺成熟，24 ～ 48 小时后再考虑引产。

4. 护理措施

（1）一般护理：取左侧卧位，抬高下肢，减少增加腹压的动作，以免胎膜早破。给予吸氧。

（2）防治并发症：密切观察生命体征，胎心、胎动及宫缩情况。羊水过多者在破膜后极易发生脐带脱垂。一旦破膜抬高臀部，取头低足高位，防止羊水流出过多或脐带脱垂。

（二）羊水过少

妊娠晚期至足月时羊水量少于 300ml，称为羊水过少。

1. 临床表现 临床症状多不典型。妊娠早期易发生胎膜、胎体粘连。妊娠中、晚期易发生肌肉骨骼畸形。

2. 治疗要点

（1）羊水过少合并胎儿畸形：应尽早终止妊娠。

（2）羊水过少合并正常胎儿：寻找病因，增加补液量，改善胎盘功能，抗感染。妊娠足月，胎儿可存活者，应尽快终止妊娠。

3. 护理措施

（1）一般护理：取左侧卧位，指导孕妇自我检测的方法。

（2）病情观察：密切观察孕妇和胎儿情况，B超动态监测羊水量。出生后胎儿应全面评估、识别畸形。

（3）治疗护理：终止妊娠者做好阴道助产或剖宫产准备。羊膜腔灌注者严格执行无菌操作，遵医嘱抗感染。

九、多胎妊娠

一次妊娠宫腔内同时有两个或两个以上胎儿时称为多胎妊娠。

1. 双胎分类及特点

（1）双卵双胎：约占双胎妊娠的 2/3。是由两个卵子分别受精形成，双胎有各自的胎盘和胎囊，血液不通。两个胎儿基因不同，性别、血型可相同或不同。其发生率受年龄、孕产次、种族、促排卵药物和辅助生育技术等因素影响，有家族遗传倾向。

（2）单卵双胎：由一个受精卵分裂形成，两个胎儿性别、血型、基因均一致。有双羊膜囊双绒毛膜单卵双胎、双羊膜囊单绒毛膜单卵双胎、单羊膜囊单绒毛膜单卵双胎、联体双胎四种类型。双羊膜囊双绒毛膜的单卵双胎在受精后 72 小时内的桑椹期前分裂成两个胚胎。双羊膜囊、单绒毛膜的单卵双胎于受精后 72 小时至 6～8 天分裂。单羊膜囊单绒毛膜单卵双胎于受精后 8～12 天分裂。联体双胎于受精 13 天以后分裂，导致联体。

2. 临床表现　早孕反应重，子宫大于孕周，妊娠中、晚期体重增加迅速。妊娠晚期受子宫压迫，会出现呼吸困难、胃部胀满、食欲下降、下肢水肿、静脉曲张、极度疲劳和腰背痛等。

3. 并发症

（1）孕妇：常出现贫血、妊娠期高血压疾病、羊水过多及胎膜早破、胎盘早剥、宫缩乏力、产后出血。

（2）胎儿：易出现早产、脐带异常、胎儿畸形、胎儿生长发育不一致、双胎输血综合症，分娩时易出现胎头交锁及胎头碰撞。

4. 处理原则　增加孕妇产前检查次数，积极预防并发症，提前住院待产，监测胎儿发育情况及胎位变化。若有双胎胎位异常，一般不给予纠正。多数双胎能经阴道分娩，分娩时应密切观察并做好产后出血准备。

5. 护理措施

（1）营养指导：进食高蛋白、高维生素、含必需脂肪酸食物，注意补充铁、钙、叶酸等。

（2）病情观察：动态监测胎儿生长发育、胎心和胎位。加强病情观察。

（3）分娩护理：保证孕妇睡眠及摄入量，做好产后出血和新生儿抢救准备。第一个胎儿娩出后，应夹紧胎盘侧脐带避免第二个胎儿失血。一般在间隔 20 分钟左右，第二个胎儿会娩出，若超过 15 分钟无宫缩，可人工破膜或静滴缩宫素等。

第七节　妊娠期合并症

扫码做题

一、心脏病

妊娠期、分娩期及产褥期均可使心脏病患者的心脏负担加重而诱发心力衰竭。妊娠合并心脏病孕妇的主要死亡原因是发生心功能衰竭与感染。妊娠32～34周、分娩期及产后3天是心脏负担最重的时间，极易诱发心力衰竭和心律失常。

1. 心脏病与妊娠的相互影响

（1）妊娠期对心脏病的影响：妊娠6周后血容量逐渐增加，至32～34周达高峰，心排血量增加，心率增快，易导致心力衰竭。

（2）分娩期对心脏病的影响：产妇血流动力学变化最显著，热量及氧消耗增加，是心脏负担最重的时期（表3-12）。

（3）产褥期对心脏病的影响：产后3天内，子宫收缩使大量血液进入体循环，妊娠期组织间隙内潴留的大量液体也回到体循环，仍应警惕心力衰竭的发生。

（4）心脏病对妊娠的影响：心脏病不影响受孕。但心功能不全者早产、流产、宫内发育迟缓、胎儿宫内窘迫、胎死宫内及新生儿窒息的发生率明显增高。

表3-12　分娩期对心脏病的影响

产　程	血流动力学变化	对心脏病的影响
第一产程	宫缩使血液挤入周围循环，增加外周阻力和回心血量，增加心排血量	加重心脏负担
第二产程	宫缩加强，产妇屏气，腹压升高，能使内脏血液涌入心脏，肺循环压力增加	心脏负担最重，最易发生心力衰竭
第三产程	胎儿娩出后，腹压骤减，大量血液流向内脏，回心血量急剧减少； 胎盘娩出后，胎盘循环停止，子宫进一步收缩使大量血液进入体循环，回心血量急剧增加	易发生心力衰竭

2. 临床表现

（1）症状：多于妊娠前已诊断器质性心脏病。常表现为胸闷、气短、心悸、头晕等。左心衰竭最早出现劳累后心悸，以呼吸困难为主要症状。右心衰竭以体循环淤血引起的消化道症状最常见。

（2）体征：发绀，水肿，颈静脉怒张，心脏听诊有舒张期Ⅱ级以上或粗糙全收缩期Ⅲ级以上杂音。夜间不能平卧，端坐呼吸，休息时心率＞110次/分，呼吸＞20次/分，肺底有少量持续性湿啰音。

（3）心功能分级：心功能Ⅰ级为体力活动不受限，日常活动不会引起明显气促等；Ⅱ级为体力活动轻度受限，休息时无症状，日常活动会出现气促等；Ⅲ级为体力活动明显受限，稍微活动便出现显著气促、心悸等；Ⅳ级为体力活动重度受限，休息时也有气促等。

3. 治疗与护理措施

（1）孕前咨询：主要根据心功能级别、心脏病种类、病变程度等决定能否妊娠。心功能Ⅰ～Ⅱ级、既往无心力衰竭史者可以妊娠；心功能Ⅲ～Ⅳ级、既往有心衰史、肺动脉高压、先心病、严重心律失常、年龄35岁以上等，妊娠期极易发生心力衰竭，不宜妊娠。

（2）妊娠期

①加强孕期保健：不宜妊娠者，应于妊娠12周前行人工流产，12周后终止妊娠的危险性大。继续妊娠者，定期产检，妊娠20周前每2周一次；妊娠20周后每周一次，重点评估心功能和胎儿情况，发现早期心力衰竭表现应立即住院。妊娠36～38周提前住院待产。

②休息活动护理：保证充分休息，每天至少10小时睡眠且中午休息2小时，取左侧卧位或半卧位，

避免劳累和情绪激动。

③饮食护理：限制过度营养，以每月体重增加不超过 0.5kg，整个妊娠期不超过 12kg 为宜。摄取高蛋白、高维生素、低盐、低脂、富含矿物质的饮食。妊娠 16 周后限盐，< 5g/d，20 周后预防性应用铁剂。少食多餐，多食水果蔬菜，防止便秘。

④消除诱发因素：注意保暖，预防感染，纠正贫血，治疗心律失常和妊娠期高血压疾病。

⑤急性心力衰竭紧急处理：应立即取坐位、使双腿下垂；给予高流量吸氧，氧流量为 6 ～ 8L/min，且用 20% ～ 30% 的乙醇湿化；使用阿片类药物镇静，使用强心药、利尿药、血管扩张药、非洋地黄类正性肌力药和血管收缩药。

（3）分娩期：心功能Ⅰ～Ⅱ级、胎儿不大、胎位正常、宫颈条件良好者，可在严密监护下，给予阴道助产。心功能Ⅲ～Ⅳ级的初产妇或有产科指征者，均应择期行剖宫产，连续硬膜外阻滞麻醉。分娩中应采取半卧位，臀部抬高、下肢放低。

①第一产程：专人护理，每 15 分钟监测生命体征，每 30 分钟听胎心。取左侧半卧位休息，吸氧。尽量减少肛查次数，以免诱发心力衰竭。保持外阴清洁，预防性应用抗生素。

②第二产程：尽量缩短第二产程，避免用力屏气，每 10 分钟监测生命体征及胎心。

③第三产程：胎儿娩出后，立即腹部放置沙袋 24 小时，以防腹压骤减诱发心力衰竭。按摩子宫同时注射缩宫素以减少出血，但禁用麦角新碱，以免静脉压升高。产房观察 4 小时。

（4）产褥期

①休息活动护理：产后 24 小时绝对卧床，半卧位或左侧卧位。在心脏功能允许的情况下，鼓励早期下床活动。

②病情观察：产后 72 小时严密观察生命体征，心功能Ⅰ～Ⅱ级者每 4 小时一次，心功能Ⅲ～Ⅳ级者每 2 小时一次。

③哺乳护理：心功能Ⅰ～Ⅱ级者，鼓励母乳喂养；心功能Ⅲ～Ⅳ者不宜哺乳，指导退乳及人工喂养的方法。

④预防感染：抗生素预防感染直至产后 1 周。保持外阴清洁，及时更换会阴垫，观察体温、伤口、子宫复旧和恶露变化。

⑤计划生育指导：心功能Ⅲ～Ⅳ级不宜妊娠者，剖宫产的同时行输卵管结扎术，或在产后 1 周行绝育手术。

⑥心功能Ⅰ～Ⅱ级者可在产后 10 天出院，心功能Ⅲ～Ⅳ者应该延迟出院时间。

二、病毒性肝炎

病毒性肝炎是由多种病毒引起的以肝脏病变为主的传染性疾病。乙型病毒性肝炎在妊娠期更容易进展为重型肝炎，是我国孕产妇死亡的主要原因之一。

1. 病毒性肝炎与妊娠的相互影响

（1）妊娠对肝炎的影响

①妊娠本身不增加对肝炎病毒的易感性，但因妊娠期基础代谢率高，营养物质消耗增多，肝内糖原储备降低，体内营养物质相对不足，蛋白质缺乏，使肝脏抗病能力降低。

②妊娠期有大量雌激素需在肝内灭活，胎儿代谢产物需经母体肝内解毒；分娩时体力消耗、缺氧、酸性代谢物质产生增多以及产后失血等因素可使肝脏的负担增加，导致病毒性肝炎病情加重、复杂。

（2）肝炎对妊娠的影响：孕妇常出现凝血功能障碍、并发 DIC，妊娠期高血压疾病、产后出血率增高，合并重症肝炎后死亡率高达 60%。急性病毒性肝炎患者最好在痊愈 2 年后计划妊娠。

（3）母婴传播：该病毒可通过垂直传播、产时传播、产后传播使胎儿感染，使早产率增高，胎儿畸形率增加。

2. 临床表现 孕妇常出现不明原因的食欲减退、恶心、呕吐、腹胀、乏力、肝区叩击痛等消化系统症状；合并重症肝炎时表现为起病急、病情重，多发生于妊娠末期，畏寒发热，皮肤巩膜黄染、尿色深黄，频繁呕吐、腹水、肝臭味、肝脏进行性缩小，还可合并急性肾衰及肝性脑病。

3. 治疗与护理措施

（1）妊娠期

①一般护理：保证休息，避免体力劳动。给予优质蛋白、高维生素、富含糖类、低脂肪食物，保持大便通畅。注意传染控制，患者接触物应严格消毒。

②定期检查：定期进行肝功能、肝炎病毒血清病原学标志物检查。

③用药护理：积极进行保肝治疗，避免应用可能损害肝的药物，注意预防感染，并遵医嘱应用广谱抗生素，以防感染诱发肝性脑病。有黄疸应立即住院，按重症肝炎处理。合并重型肝炎时积极防治肝性脑病，给予各种保肝药物，严格限制蛋白质摄入量，每天应＜0.5g/kg。严禁肥皂水灌肠。应用肝素治疗时，观察有无出血倾向。

（2）分娩期

①一般护理：密切观察产程，避免不良刺激。

②预防 DIC：于分娩前 1 周应用维生素 K_1，观察产妇有无出血倾向。分娩时应严密监测凝血功能。

③预防产后出血：缩短第二产程，可使用阴道助产。

④预防感染：应用广谱抗生素预防其它感染。

（3）产褥期

①病情观察：观察子宫收缩情况，可使用缩宫素预防产后出血。

②母乳喂养：新生儿于出生 12 小时内注射乙型肝炎免疫球蛋白和乙肝疫苗后，可接受 HBsAg 阳性母亲哺乳。不宜哺乳者，指导产妇退乳方法和人工喂养的知识与技能，可口服生麦芽冲剂或乳房外敷芒硝退乳，因雌激素对肝脏有损害，所以不宜用于退乳。

三、糖尿病

妊娠合并糖尿病可分为两种类型：糖尿病合并妊娠，即已确诊糖尿病的基础上合并妊娠。妊娠期糖尿病，即妊娠前糖代谢正常，妊娠期首次出现糖尿病。

1. 糖尿病与妊娠的相互影响 见表 3-13。

表3-13　糖尿病与妊娠的相互影响

妊娠、分娩对糖尿病的影响	妊娠期	受孕率基本不受影响、易发生酮症酸中毒
	分娩期	易发生低血糖和诱发酮症酸中毒
	产褥期	易发生低血糖症
糖尿病对妊娠、分娩的影响	母　体	易引起自然流产、妊娠期高血压疾病、感染、羊水过多、子宫收缩乏力、产程延长及产后出血
	胎　儿	极易发生巨大儿，易发生畸形儿、早产及胎儿生长受限，围生儿死亡率增高，处于高血糖状态
	新生儿	新生儿呼吸窘迫综合征、新生儿低血糖、低钙血症及低镁血症

2. 治疗要点

（1）饮食控制：是糖尿病治疗的基础。

（2）药物治疗：多数孕妇经合理饮食控制和适当运动治疗，能控制血糖在满意范围。若血糖控制不理想，应用胰岛素调节血糖水平。不宜使用口服降糖药治疗，防止对胎儿产生毒性反应。

（3）孕期母儿监护：加强产前检查，妊娠早期每周检查一次至 10 周，妊娠中期每两周检查一次，妊娠 32 周后每周检查一次，注意血糖变化、胎儿发育等。

（4）妊娠前糖尿病和需胰岛素治疗的妊娠期糖尿病孕妇，若血糖控制良好，可选择妊娠 38 ～ 39 周终止妊娠。有母儿并发症，血糖控制不满意者，应促进胎肺成熟，适时终止妊娠。

3. 护理措施

（1）妊娠期

①加强孕妇监护，预防感染。

②控制饮食，合理分配，少量多餐。不宜食用各种糖、蜜饯等，宜选择血糖生成指数低的食物。睡前适当加餐可避免夜间酮症发生。

③适量运动。

④遵医嘱准确使用胰岛素，防止低血糖反应。指导孕妇掌握胰岛素的用法。

（2）分娩期

①陪伴分娩，加强心理支持，鼓励进食，保证充足热量。

②严密监测产程进展和胎儿情况，促进产程进展，控制产程时间不超过 12 小时。及时调整胰岛素用量，预防低血糖。

③遵医嘱在胎肩娩出时注射宫缩药，如缩宫素或麦角新碱，预防产后出血。做好术前准备，助产器械准备和新生儿抢救准备。

（3）产褥期

①产后遵医嘱调整胰岛素用量并监测血糖变化。分娩后 24 小时内胰岛素减至原用量的 1/2，48 小时减少到原用量的 1/3。

②注意观察产妇有无疲乏、心慌、出冷汗、脉速、恶心、呕吐等低血糖表现。一旦发生，及时通知医生，并给予口服糖水或静脉注射 5% 葡萄糖。

③注意子宫收缩和恶露情况，遵医嘱适当应用抗生素，预防感染。

④接受胰岛素治疗的产妇鼓励母乳喂养，按需哺乳。

⑤无论体重大小，都应按早产儿护理，注意保暖、吸氧。

⑥出生后取脐血测血糖，30 分钟后定时喂 25% 葡萄糖溶液，预防新生儿低血糖的发生。

⑦糖尿病产妇产后应使用避孕套或输卵管结扎术长期避孕，不宜使用避孕药和宫内节育器。

⑧胎儿娩出后无论体重大小，都应按早产儿护理，注意保暖、吸氧。轻症糖尿病产妇尽早母乳喂养，按需哺乳；重症妊娠合并糖尿病的产妇不宜哺乳，给予退乳。

四、急性肾盂肾炎

急性肾盂肾炎是妊娠期最常见的泌尿系统合并症。

1. **临床表现**　起病急，会突发寒战、高热，可高达 40℃ 以上，也可为低热，伴头痛、全身酸痛、恶心、呕吐、腰痛、尿频、尿急、尿痛等膀胱刺激征。排尿时会有下腹痛，肋腰点压痛。

2. **治疗原则**　一旦确诊应住院治疗，行支持疗法，抗感染和防止中毒性休克。需保持泌尿道通畅。

3. **护理措施**　嘱孕妇取侧卧位，减轻对输尿管的压迫。保证营养的摄入，多饮水以冲刷尿管。每天监测尿量，保证在 2000ml 以上。遵医嘱使用抗生素。

五、贫　血

贫血是妊娠期常见的合并症，以缺铁性贫血最常见。巨幼红细胞贫血主要是由叶酸和维生素 B_{12} 缺乏引起。

1. 贫血与妊娠的相互影响

（1）对母体的影响：妊娠可使原有贫血加重，而贫血易导致孕妇发生贫血性心脏病、产后出血、产褥感染等并发症。

（2）对胎儿的影响：母体过度缺铁时，造成胎盘供氧和营养不足而致胎儿发育受限、胎儿宫内窘迫、早产，甚至死胎。

2. 临床表现

（1）轻度贫血：多无明显症状，或有皮肤、口唇黏膜和睑结膜苍白。

（2）重度贫血：可出现头晕、耳鸣、心悸、面色苍白、食欲缺乏、腹胀等，还可出现贫血性心脏病、妊娠期高血压疾病性心脏病、胎儿生长受限、胎儿窘迫、早产死胎等。血红蛋白 $\leqslant 60g/L$。

（3）体征：黏膜苍白、毛发干燥易脱落、指（趾）甲扁干易脆、易出现反甲，可伴发口腔炎、舌炎等，部分孕妇会出现轻度脾脏肿大。

3. 治疗要点 轻度贫血应调整饮食，或给予硫酸亚铁或琥珀酸亚铁口服，同服维生素以促进铁的吸收。重度贫血且接近预产期或短期内需行剖宫产者，应多次少量输红细胞悬液或全血，警惕发生急性左心衰竭。

4. 护理措施

（1）妊娠期：增加营养，多摄入高蛋白、富含铁和维生素 C 的食物，如瘦肉、动物肝、蛋类及绿叶蔬菜。妊娠 4 个月后，遵医嘱正确服用铁剂，应从小剂量开始，于两餐之间服用。可与维生素 C 或各种果汁同服，避免与茶、咖啡、牛奶等同服，以免影响铁吸收。其最常见的不良反应是恶心、呕吐、胃部不适和黑便等胃肠道反应。

（2）分娩及产褥期

①中、重度贫血孕妇临产前遵医嘱应用止血药，如维生素 K_1、卡巴克络等，备好新鲜血和新生儿急救的物品。

②严密观察产程进展，监测母儿状态，必要时第二产程行阴道助产。胎肩娩出后，及时使用宫缩药，防止产后出血。给予广谱抗生素预防感染。

③极度贫血或有严重并发症者不宜哺乳，应指导退奶。

第八节　异常分娩

一、产力异常

1. 临床表现

（1）协调性宫缩乏力（低张性子宫收缩乏力）：是最常见的产力异常类型。子宫收缩具有正常的节律性、对称性和极性，但子宫收缩力弱，持续时间短，间歇期长且不规律，宫缩 < 2 次/10 分钟。有原发性和继发性两种。以继发性宫缩乏力多见，常见于第一产程活跃期后期或第二产程时宫缩减弱，可出现产程进展慢、甚至停滞。

（2）不协调性宫缩乏力：子宫收缩的极性倒置，宫缩来自子宫下段某处或宫体多处，频率高，节律不协调，属无效宫缩。宫缩时子宫下段强，间歇时子宫壁也不能完全松弛，孕妇自觉宫缩强、持续腹痛、拒按、精神紧张、烦躁不安等，产程延长或停滞，严重时会出现脱水、电解质紊乱、尿潴留、胎儿窘迫等。

（3）协调性子宫收缩过强：子宫收缩的节律性、对称性和极性均正常，但子宫收缩力过强、过频，宫腔压力≥60mmHg，宫口扩张速度初产妇≥5cm/h、经产妇≥10cm/h。易发生急产，即总产程＜3小时，常见于经产妇。可出现子宫破裂，产妇有痛苦面容，易出现产道损伤、胎儿窘迫、新生儿出血及外伤等。

（4）不协调性子宫收缩过强

①强直性子宫收缩：子宫强烈收缩，宫缩间歇期短或无间歇。产妇烦躁不安，持续性腹痛，拒按。胎位触不清，胎心听不清，可有先兆子宫破裂征象，即脐下或平脐处见一环状凹陷，称为病理性缩复环。

②子宫痉挛性狭窄环：子宫局部平滑肌呈痉挛性不协调性收缩形成环状狭窄，持续不放松。可发生在宫颈、宫体的任何部分（胎儿较细的部位，以胎颈、胎腰多见），多在子宫上下段交界处，阴道检查可触及不随宫缩上升的狭窄环。

（5）产程曲线异常：宫缩乏力导致的产程曲线异常包括8种类型（表3-14）。

表3-14 产程曲线异常的常见类型

类 型	特 点
潜伏期延长	潜伏期（规律宫缩开始至宫口开大3cm）超过16小时
活跃期延长	活跃期（宫口开大3cm开始至宫口开全）超过8小时
活跃期停滞	进入活跃期后，宫口不再扩张超过2小时
第二产程延长	第二产程初产妇超过2小时、经产妇超过1小时尚未分娩
第二产程停滞	第二产程达1小时胎头下降无进展
胎头下降延缓	活跃期晚期至宫口扩张9～10cm的，胎头下降速度，初产妇<1cm/h，经产妇<2cm/h
胎头下降停滞	活跃期晚期胎头停留在原处不下降超过1小时
滞 产	总产程超过24小时

2. 对母儿的影响

（1）子宫收缩乏力：产程延长，易引起产后出血、生殖道瘘、产褥感染、胎儿窘迫，甚至胎死宫内、新生儿窒息等。

（2）子宫收缩过强：可导致急产，造成初产妇软产道撕裂伤、子宫破裂、产褥感染、胎儿窘迫、新生儿窒息及新生儿颅内出血等。

3. 治疗与护理措施

（1）协调性宫缩乏力

①有明显头盆不称和胎位异常者，应及时行剖宫产术。

②估计能经阴道分娩者，应加强宫缩，人工破膜，静脉滴注缩宫素。缩宫素适用于协调性宫缩乏力、宫口扩张≥3cm、胎心良好、胎位正常、头盆相称者。用药的原则是以最小浓度获得最佳宫缩。缩宫素2.5U加入0.9%氯化钠溶液500ml内，每滴含缩宫素0.33mU，从4～5滴/分（1～2mU/min）

开始，根据宫缩强弱进行调整，调整间隔 15 ～ 30 分钟，每次增加 4 ～ 5 滴 / 分，最快给药速度不超过 60 滴 / 分，使宫腔内压力达到 60mmHg，宫缩间隔 2 ～ 3 分钟，持续 40 ～ 60 秒。若 10 分钟内宫缩≥ 5 次、每次宫缩＞ 1 分钟或胎心率异常，应立即停用缩宫素。

③密切监测胎心、宫缩情况及产程进展，做好阴道助产和剖宫产准备。宫口扩张缓慢、宫颈水肿者，可加用地西泮，地西泮能使子宫颈平滑肌松弛、软化宫颈、促进宫口扩张。

④第二产程双顶径通过坐骨棘平面后，可给予阴道助产。

⑤第三产程应预防产后出血。

（2）不协调性宫缩乏力：处理原则是调节子宫收缩，恢复正常宫缩的节律性和极性。给予镇静药哌替啶、吗啡肌内注射或地西泮静脉注射，使宫缩恢复为协调性宫缩，严禁使用缩宫素。不协调性宫缩未能纠正，出现胎儿宫内窘迫或病理性缩复环者，应行剖宫产。

（3）协调性宫缩过强：以预防为主，慎用宫缩药及其他促进宫缩的方法，提前做好急产后的抢救准备。

（4）不协调性宫缩过强：立即停用缩宫素，停止阴道内操作。给予镇静药和宫缩抑制药，常用 25% 硫酸镁缓慢静脉注射。若仍不缓解或出现胎儿宫内窘迫，应立即行剖宫产术。

（5）预防急产：有急产史的产妇应提前 2 周住院待产，住院后不宜远离病房或独自行动。以左侧卧位休息为主。

（6）产后处理：产后及时检查软产道和新生儿。急产者应严格消毒后结扎脐带、缝合裂伤。新生儿遵医嘱给予维生素 K_1，预防颅内出血。

二、产道异常

产道异常包括骨产道异常及软产道异常，临床上以骨产道异常多见。产道异常可使胎儿娩出受阻。

1. 临床表现

（1）骨盆入口平面狭窄：常见于扁平骨盆，以骨盆入口平面前后径狭窄为主，导致妊娠末期或临产后胎头衔接受阻，不能衔接。骨盆绝对性狭窄，常发生梗阻性难产，可出现病理缩复环，甚至子宫破裂。产妇还可出现腹痛拒按、尿潴留、宫颈水肿、泌尿生殖道瘘、胎头颅骨骨折等。

（2）中骨盆平面狭窄：若中骨盆平面狭窄合并出口平面狭窄，称为漏斗骨盆。内旋转会受阻，可出现持续性枕横（后）位。

（3）三个平面均狭窄（均小骨盆）：骨盆各平面径线均＜平均值 2cm 或以上。

（4）畸形骨盆：骨盆形态异常，失去对称性，如骨软化症骨盆和偏斜骨盆，较少见。

（5）软产道异常：软产道包括子宫下段、宫颈、阴道及外阴。

2. 护理措施

（1）观察产程情况：产程开始即进展缓慢，且伴有胎先露衔接障碍，多为骨盆入口狭窄所致。产程开始正常，进入中期停滞，多为中骨盆狭窄所致。同时应密切注意胎儿宫内状况。

（2）有明显头盆不称，不能阴道分娩者，做好剖宫产的准备。有轻度头盆不称，在严密监护下可以试产。试产中的护理要点为：专人守护，密切观察胎儿情况及产程进展。若胎儿窘迫、子宫先兆破裂或试产 2 ～ 4 小时胎头仍未入盆者停止试产，并做好剖宫产的术前准备。若出口横径与后矢状径之和≤ 15cm，则足月胎儿不易阴道分娩，应行剖宫产。

（3）漏斗骨盆者遵医嘱做好阴道手术助产和剖宫产的术前准备。

（4）防治并发症：严密观察宫缩、胎心、羊水及产程进展，一旦出现胎儿窘迫征象，及时吸氧，取左侧卧位，通知医生并配合处理。产程中减少肛查及阴道检查。助产手术时严格执行无菌操作，保持外阴清洁、干燥。检查子宫复旧及恶露有无异常，遵医嘱应用抗生素。

（5）新生儿护理：胎头在产道压迫时间过长或经手术助产的新生儿，应按产伤处理，严密观察有无颅内出血或其他损伤的表现。

三、胎位、胎儿发育异常

（一）胎位异常

分娩时除枕前位为正常胎位外，其余均为异常胎位。胎位异常是造成难产的原因之一。胎位异常时，若骨盆无异常、胎儿不大，可试产；若合并骨盆异常等，应剖宫产结束妊娠。

1. **持续性枕后位、枕横位的临床表现**　在分娩过程中，胎头枕骨持续不能转向前方，直至临产后仍位于母体骨盆后方或侧方，致分娩发生困难者，称为持续性枕后位或持续性枕横位。一般枕后位在宫缩作用下可转为枕前位，应严密观察，不可过早干预。枕后位的产妇自觉肛门坠胀及排便感，致使宫口尚未开全时过早使用腹压，发生宫颈前唇水肿和产妇疲劳，影响产程进展使第二产程延长；常需手术助产，易发生软产道损伤，增加产后出血及感染的机会；由于第二产程延长，常出现胎儿窘迫和新生儿窒息，围生儿死亡率高。

2. **臀先露的临床表现**　臀先露是最常见的异常胎位，约占3%～4%，以单臀先露最常见。表现为孕妇常感肋下或上腹部有圆而硬的胎头，脐左（右）上方可听到响亮胎心。由于胎臀不能紧贴子宫下段及宫颈，常导致子宫收缩乏力，产程延长。腹部检查可见子宫为纵椭圆形，在宫底部可触及硬而圆、有浮球感的胎头。易出现胎膜早破、脐带脱垂、胎儿窘迫、新生儿产伤。

3. **其它胎位**　包括胎头高直位、前不均倾位、面先露、肩先露、复合先露等。

4. **治疗要点**　定期产前检查，妊娠30周前顺其自然。胎位异常者于妊娠30周前多能自行转为头先露；30周后仍不正者，可根据情况采取膝胸卧位进行胎位矫治。膝胸卧位时排空膀胱，松解裤带。腹壁松弛孕妇，可在妊娠32～34周后进行外转胎位术。若矫治失败，临产前提前1周住院，根据产妇及胎儿具体情况分析，以对产妇和胎儿造成最小的损伤为原则决定分娩方式。在脐部娩出后8分钟内结束分娩，避免脐带受压缺血致死。

（二）胎儿发育异常

1. **巨大胎儿**　指出生体重≥4000g者，多见于父母身材高大、孕妇患轻型糖尿病、过期妊娠等。临床表现为子宫增大过快，妊娠后期孕妇可出现呼吸困难、自觉腹痛等。

2. **胎儿畸形**　主要为脑积水和连体儿。脑积水指胎头颅腔内、脑室内外有大量脑脊液潴留，临床表现为明显头盆不称，若处理不及时可致子宫破裂。

第九节　分娩期并发症

一、胎膜早破

胎膜早破指在临产前胎膜自然破裂，是常见的分娩期并发症。

1. **临床表现**　孕妇突感有较多液体自阴道流出，继而有少量间断性排出，咳嗽、打喷嚏、负重时流液增多，可无腹痛。肛诊将胎先露部上推，见阴道流液量增加。可并发早产、脐带脱垂、胎盘早剥、胎儿窘迫等。

2. 治疗要点

（1）期待疗法：适用于妊娠28～35周胎膜早破且不伴感染者，密切观察产妇生命体征，经一般处理后，预防性使用抗生素和子宫收缩抑制药，给予糖皮质激素促进胎肺成熟，如地塞米松。绝对卧床，防止感染，适时终止妊娠。注意胎儿宫内情况，避免不必要的肛查和阴道检查。

（2）终止妊娠：妊娠＜24周发生胎膜早破者应终止妊娠。妊娠35周以上分娩发动且胎肺成熟，可自然分娩。若孕龄＜37周但已临产，或孕龄达37周，在破膜12小时后尚未临产者，应采取措施尽快终止妊娠。

3. 护理措施

（1）严密观察胎儿情况：监测胎心率的变化，嘱孕妇自数胎动。定时观察羊水性状、颜色、气味及量等。若羊水混有胎粪，提示胎儿宫内缺氧，应立即给氧。

（2）积极预防感染：保持外阴清洁，每天用0.1%苯扎溴铵冲洗会阴2次，勤换会阴垫和内衣裤。严密观察产妇的生命体征，及时发现感染征象。破膜超过24小时，感染率会增加5～10倍。胎膜破裂超过12小时遵医嘱应用抗生素。

（3）脐带脱垂的预防及护理：胎膜早破、胎先露未衔接者，绝对卧床休息，取左侧卧位并抬高臀部或取头低足高位，防止脐带脱垂引起胎儿缺氧或宫内窘迫。严密监测胎心变化，如有脐带先露或脐带脱垂，应在数分钟内终止妊娠。避免一切不必要的刺激，保持大便通畅，禁忌灌肠。

（4）妊娠32周后禁止性生活，避免负重及腹部受压，保持大便通畅。

（5）宫颈内口松弛者，应卧床休息，并于妊娠14～16周行宫颈环扎术，环扎部位应尽量靠近宫颈内口水平。

二、产后出血

产后出血指胎儿娩出后24小时内失血量超过500ml，是分娩期严重并发症，在我国居产妇死亡原因的首位。

1. 临床表现　主要表现为胎儿娩出后阴道出血及失血引起的休克、严重贫血等相应症状。产妇出现面色苍白、心慌、头晕、皮肤湿冷、脉搏细速及血压下降等。若有长时间的失血性休克，会使垂体前叶组织缺氧、变性坏死，继而纤维化，最终导致垂体前叶功能减退，称为席汉综合征。不同原因所致产后出血的临床表现和处理原则见表3-15。

表3-15　产后出血的临床表现及处理原则

出血原因	阴道出血特点	身体检查	处理原则
子宫收缩乏力	胎盘娩出后间歇性阴道流血，量较多	宫底升高，子宫质软、轮廓不清	按摩子宫，应用宫缩药
胎盘因素	胎儿娩出数分钟后，色暗红	胎盘、胎膜是否完整	及时取出胎盘，做好刮宫准备
软产道损伤	胎儿娩出后立即出现，色鲜红	宫颈、阴道及会阴处是否有裂伤	及时准确地修复缝合
凝血功能障碍	胎儿娩出后持续流血，血液不凝	全身多部位出血或有瘀斑	尽快输新鲜全血，补充血小板等

2. 治疗要点　针对出血原因，迅速止血。补充血容量，纠正失血性休克，防治感染。

（1）子宫收缩乏力：常用腹壁单手按摩宫底，还可用腹壁双手按摩、腹壁-阴道双手按摩。根据孕妇情况可使用缩宫素、前列腺素类药物缩宫。按摩和缩宫素等无效时，可行宫腔纱条填塞法。必要时可结扎盆腔血管，行髂内动脉或子宫动脉栓塞术，危及孕妇生命时可切除子宫。

（2）胎盘因素：首先检查胎盘、胎膜是否完整，有残留或粘连者可在麻醉后徒手协助娩出，或行刮宫术。若为胎盘植入，则行子宫切除术。

（3）软产道损伤：首先检查宫颈、阴道等确认损伤，按解剖层次逐层缝合，彻底止血。宫颈裂伤＜1cm且无活动性出血时无需缝合，裂伤＞1cm且有活动性出血时需缝合，缝合时第一针需超过裂口顶端0.5cm，避免止血不彻底。

（4）凝血功能障碍：首先确定出血原因，尽快输入新鲜血，补充血小板。

3. 护理措施

（1）预防产后出血

①妊娠期：加强孕期保健，定期产前检查，高危孕妇提前入院。

②分娩期：第一产程密切观察产程进展，防止产程延长。第二产程正确使用腹压，适时、适度做会阴侧切，胎肩娩出后立即给予缩宫素，减少出血。第三产程胎盘未剥离前不可过早牵拉脐带或按压子宫。

③产褥期：80%以上的产后出血发生在产后2小时内，所以产后2小时内应在产房严密监护，观察血压、脉搏、宫缩及阴道出血，预防休克。

（2）出血量评估：产后应保留使用后的会阴垫，可通过称重法估算产妇出血量。阴道分娩时可通过收集便器中血液评估出血量。

（3）止血的护理：针对不同原因，迅速止血。宫腔纱布填塞适用于子宫松弛无力、虽经按摩及宫缩药等处理仍无效者。24小时后取出纱布条，取出前应先使用宫缩药，并给予抗生素预防感染。由于宫腔内填塞纱布条可增加感染的机会，只有在缺乏输血条件，病情危急时考虑使用。

（4）失血性休克的护理：积极纠正休克，补充血容量。若大量失血，及时输新鲜血或行扩容治疗。取平卧位，给予吸氧、保暖。严密观察产妇的意识状态、生命体征、尿量及皮肤情况。观察子宫收缩及会阴伤口情况，遵医嘱给予抗生素控制感染。

（5）预防感染：应保持床单位和环境清洁卫生，每天行会阴冲洗，保持外阴清洁。若有外阴切开伤口者，应注意无菌操作。遵医嘱给予抗生素防治感染。

三、子宫破裂

子宫破裂是指子宫体部或子宫下段于妊娠晚期或分娩期发生的破裂，是直接危及产妇和胎儿的严重并发症。

1. 分类　根据发生的时间分为妊娠期破裂和分娩期破裂。根据部位分为子宫体部破裂和子宫下段破裂。根据程度分为完全性破裂和不完全性破裂。根据破裂原因分为自然破裂和损伤性破裂。

2. 临床表现

（1）先兆子宫破裂

①下腹部压痛：产妇烦躁不安，呼吸、心率加快，下腹剧痛难忍，出现少量阴道流血。

②子宫病理缩复环形成：因胎先露部下降受阻，子宫强制性或痉挛性过强收缩，子宫体及下段之间出现病理缩复环。

③血尿：膀胱受压充血，出现排尿困难及血尿。

④胎心率改变：因宫缩过强、过频，胎儿触不清，胎心率加快或减慢或听不清。

（2）子宫破裂：产妇突然感到下腹部撕裂样疼痛。

①不完全性子宫破裂：多见于子宫下段的瘢痕破裂，仅破裂处有压痛，无先兆破裂症状，体征不明显。累及子宫动脉会出现急性大出血或阔韧带内血肿，此时可出现胎心率异常、腹部包块。

②完全性子宫破裂：继先兆破裂症状后，孕妇突发下腹部撕裂样剧痛，宫缩骤停，随后腹痛可稍缓解。待羊水、血液进入腹腔，会出现面色苍白、出冷汗、脉搏细速、呼吸加快、血压下降等休克现象。全腹有压痛、反跳痛，可触及胎体，胎心、胎动消失，胎儿进入腹腔。

妊娠晚期的常见阴道流血/流液疾病鉴别见表 3-16。

表3-16　妊娠晚期的常见阴道流血/流液疾病

疾病	胎盘早剥	前置胎盘	胎膜早破	子宫破裂
发生时间	妊娠20周后或分娩期	妊娠28周后	临产前	分娩期或妊娠晚期
腹痛	突发性持续性	无	无	撕裂样剧痛
阴道流血/流液	伴或不伴；贫血程度与外出血量不符	反复；贫血程度与出血量成正比	咳嗽、打喷嚏、负重、肛查时流液量增加	可多可少
子宫收缩	子宫硬如板状	子宫软，大小与停经月份一致	正常	强直性或痉挛性收缩，病理缩复环
胎儿情况	胎位触摸不清，胎心音消失	胎方位清楚，先露高浮，胎心可正常或异常	正常或心率增快	胎心、胎动消失，在腹壁可扪及胎体

3. 治疗要点

（1）先兆子宫破裂：应立即抑制宫缩，肌内注射哌替啶，立即行剖宫产术。

（2）子宫破裂：在积极抢救休克的同时，无论胎儿存活与否，迅速行剖宫产术，手术方式视情况而定。术中、术后遵医嘱给予抗生素控制感染。

4. 护理措施

（1）预防子宫破裂：严格掌握子宫收缩药使用指征和方法。

（2）缓解疼痛：密切观察病情，及时发现病情变化，做好术前准备。密切观察产程进展，注意胎心率的变化，为产妇提供舒适的环境，给予生活上的照顾。

（3）宣传孕妇保健知识，加强产前检查。对有剖宫产史或有子宫手术史的孕妇，应在预产期前2周住院待产。

（4）指导产妇及家属制订产后康复计划，减少流产次数。对行剖宫产或子宫修补术的产妇，如需再孕，应指导其避孕2年。

四、羊水栓塞

羊水栓塞指在分娩过程中羊水突然进入母体血液循环引起急性肺栓塞、过敏性休克、DIC、肾衰竭等一系列病理改变的严重分娩并发症。

1. 临床表现　起病急骤、临床表现复杂是其特点。多发生于分娩过程中，尤其是胎儿娩出前后的短时间内。

（1）典型症状：常有烦躁不安、恶心、呕吐、气急等先兆症状，随之出现呛咳、呼吸困难、发绀，迅速出现休克或昏迷，严重者可在数分钟内迅速死亡。未死亡者可表现为出血不止，凝血障碍，常有皮肤、黏膜、胃肠道或肾脏出血，并伴有少尿、无尿、尿毒症等肾衰竭的表现。其临床阶段可分为休克期→出血期→肾功能衰竭期。

（2）不典型症状：部分产妇病情发展慢，症状隐匿，缺乏急性呼吸系统和循环系统症状或症状较轻。

（3）并发症：急性肺栓塞、休克、DIC、急性肾衰竭。

2. 治疗要点

（1）紧急处理：一旦怀疑羊水栓塞，立刻抢救。注射肾上腺糖皮质激素抗过敏，抗休克，早期抗凝，及时纠正电解质紊乱，行利尿，使用氨茶碱纠正呼吸，改善低氧血症，防止 DIC 和肾衰竭的发生，预防感染。

（2）产科处理

①若发生于胎儿娩出前，应积极改善呼吸、循环功能，防止 DIC，抢救休克，待病情好转后迅速结束分娩。

②第一产程发病者，应立即考虑行剖宫产术结束分娩，以去除病因。

③第二产程发病者可根据情况经阴道助产结束分娩。

④若无法控制子宫出血可考虑同时行子宫切除术，以减少胎盘剥离面开放的血窦出血。

⑤临产后出现羊水栓塞先兆，立即停用缩宫素。

3. 护理措施

（1）预防护理：加强产前检查，严密观察产程，严格掌握破膜时间，不在宫缩时破膜。中期引产者行羊膜穿刺术，不应超过 3 次。

（2）对症护理：取半卧位，加压给氧，必要时行气管插管或气管切开，遵医嘱给予静脉补液和药物治疗。

（3）病情观察：监测产妇生命体征、产程进展、宫缩强度及胎儿情况。观察出血量、血凝情况，必要时做好子宫切除术的术前准备。

（4）指导产后康复，注意休息，增加营养，产后 6 周复查。

第十节　产后并发症

一、产褥感染

产褥感染是指产褥期生殖道受病原体侵袭，引起局部或全身的炎症变化。产褥病率是指分娩 24 小时以后的 10 天之内，用口表每天测量体温 4 次，间隔 4 小时，有 2 次 ≥ 38℃。产褥病率常由产褥感染引起，但也可由生殖道以外感染引起。产褥感染与产后出血、妊娠合并心脏病、严重的妊娠期高血压疾病是导致孕产妇死亡的四大原因。

1. 临床表现　发热、疼痛、异常恶露是产褥感染的三大主要症状。轻者体温逐渐上升，达 38℃ 左右。重者体温可达 39℃ 以上，伴有脉速、头痛、虚弱等全身中毒症状，甚至引起菌血症、脓毒症及中毒性休克。

（1）急性外阴、阴道、宫颈炎：分娩时会阴部损伤或手术导致感染。主要表现为会阴局部灼热、疼痛及坐位困难。检查可见局部创口红肿、硬结，脓性分泌物流出，压痛明显，甚至创口裂开，伴有低热。阴道、宫颈感染表现为黏膜充血、溃疡及脓性分泌物增多。

（2）子宫感染：包括急性子宫内膜炎、子宫肌炎。轻型者表现为恶露量多，浑浊有臭味，下腹疼痛，宫底压痛，子宫质软伴低热。重型者表现寒战、高热、头痛，心率增快，白细胞增多，下腹压痛，恶露增多有臭味。

（3）急性盆腔结缔组织炎、急性输卵管炎：病原体蔓延至宫旁组织，出现急性炎性反应而引起急性盆腔结缔组织炎，累及输卵管时可引起输卵管炎。产妇表现为高热、寒战、脉速、头痛等全身症状，子宫复旧差，出现单侧或双侧下腹部疼痛和压痛。结缔组织增厚严重时可形成冰冻骨盆。

（4）急性盆腔腹膜炎及弥漫性腹膜炎：炎症进一步扩散至腹膜引起。全身中毒症状明显，出现高热、恶心、呕吐、腹胀，查体可见下腹部压痛、反跳痛。脓肿累及肠管与膀胱可有里急后重、腹泻和排尿困难。

（5）血栓性静脉炎：来自胎盘剥离处的感染性栓子，经血行播散引起盆腔血栓性静脉炎，病变常呈单侧性。产后1～2周多见，表现为寒战、高热并反复发作，持续数周。会出现下肢水肿、皮肤发白和疼痛，称为股白肿。

（6）脓毒症及菌血症：感染血栓脱落进入血液循环所致，可并发感染性休克和严重全身症状，危及生命。

2. **治疗要点**　支持疗法，加强营养，纠正水、电解质紊乱。清除感染灶，会阴伤口出现感染及时切开引流，清除宫腔残留物，及时应用抗生素。发生血栓静脉炎者，可加用肝素，并口服双香豆素、阿司匹林，也可用活血化瘀中药治疗。严重感染者应及时行子宫切除术。

3. **护理措施**

（1）采取半卧位，促进恶露引流，炎症局限，防止感染扩散。禁止阴道冲洗、盆浴和性交。

（2）遵医嘱正确应用抗生素。

（3）严密监测生命体征，做好病情观察与记录。

（4）进食高热量、高蛋白、高维生素、易消化的食物，提高机体抵抗力。

（5）保持会阴清洁，及时更换会阴垫。

二、晚期产后出血

晚期产后出血是指分娩24小时后，在产褥期内发生的子宫大量出血。

1. **临床表现**　以产后1～2周最常见。

（1）胎盘、胎膜残留者：表现为恶露持续时间延长，反复阴道出血或突然大量流血，妇科检查子宫大而软，宫口松弛，有时可触及残留组织，多发生于产后10天左右。

（2）子宫复旧不全者：表现为突然大量阴道流血，阴道及宫口有血块堵塞。多发生在产后5～6周。

（3）术后切口裂开者：多见于子宫下段剖宫产横切口两端，会出现大量阴道流血，甚至休克，多发生在术后2～3周。切口离阴道口过近、阴道检查频繁或无菌操作不规范会引起切口感染。切口过低，血液供应差，愈合能力差；切口过高时，切口上下子宫组织厚薄相差大，不易对齐，愈合差。

（4）感染：产妇可继发贫血，伴腹痛和发热；常合并感染，出现恶露增加并有臭味。产后出血与晚期产后出血鉴别见表3-17。

2. **治疗要点**　针对晚期产后出血的原因进行治疗，以止血、抢救休克、预防感染为治疗原则。疑有宫内残留或胎盘附着部位复旧不全者，静脉输液、备血并给予刮宫，操作应轻柔，以防子宫穿孔。刮出物应送病理检查。疑有剖宫产术子宫切口裂开，密切观察病情变化，若大量阴道出血，可做开腹探查。

表3-17　产后出血与晚期产后出血鉴别

	产后出血	晚期产后出血
出血时间	胎儿娩出24小时内	分娩24小时后，产后1～2周最常见
主要病因	子宫收缩乏力	胎盘、胎膜残留
发　热	少	多
体　征	不同原因，不同体征	子宫增大、变软，宫口松弛

3. 护理措施

（1）预防休克:仔细评估出血量及失血性休克表现，备好急救物品和药品，协助产妇平卧、保暖、给氧，给予补液、补血治疗，并协助医生止血。

（2）预防感染:各项操作严格无菌，做好外阴护理，定时监测体温，观察恶露，如有异常及时通知医生，遵医嘱应用抗生素。

三、泌尿系统感染

约有 2%～4% 的产妇在产后会发生泌尿系统感染，以大肠埃希菌感染多见。一般细菌从尿道外口侵入，上行感染膀胱，继而沿输尿管感染肾盂、肾盏。

1. 临床表现

（1）膀胱炎:一般在产后第 2～3 天出现。产妇有尿频、尿急、尿痛等膀胱刺激征，排尿时有烧灼感或排尿困难，也可有尿潴留发生，可有下腹部胀痛或膀胱部压痛，可伴低热，一般无全身症状。

（2）肾盂肾炎:一般在产后第 2～3 天出现，也可发生在产后 3 周。感染较常发生在右侧，表现为单侧或双侧腰部疼痛、高热、寒战、恶心、呕吐、全身酸痛等，还可有尿频、尿急、尿痛、排尿不尽感等膀胱刺激征。

2. 治疗要点　卧床休息，多饮水，保持尿液通畅，每天尿量应达 2000ml 以上。常规使用抗生素抗感染。可给予泻火、利水等中药。

3. 护理措施

（1）产后 4～6 小时后应及时帮助产妇自主排尿，让产妇听流水声，用温水冲洗会阴，行针灸疗法刺激排尿。每天擦洗会阴、更换会阴垫，保持会阴部清洁干燥，观察恶露情况。

（2）发生急性感染时，鼓励多饮水，每天可饮水 3000～4000ml，以冲洗膀胱。保证能量摄入，提高产妇抵抗力。

（3）遵医嘱使用敏感有效的抗生素抗感染，至复查尿常规或行尿培养确定无菌后方可停药。

（4）对症处理，发热患者行降温处理，必要时可使用抗痉挛药和止痛药，减轻不适。

四、产后心理障碍

产褥期妇女精神疾病的发病率明显高于其他时期，尤其以产后抑郁症较常见，是一组非精神病性的抑郁综合征。还包括产后沮丧、产后精神病。

1. 临床表现

（1）产后抑郁:主要表现是抑郁，多在产后 2 周内发病，产后 4～6 周症状明显。主要表现为心情压抑、情绪淡漠，有时表现为孤独或伤心、流泪。或与丈夫及其他家庭成员关系不协调，对身边的人充满敌意。对生活缺乏信心，出现厌食、睡眠障碍，严重者出现绝望、自杀或杀婴倾向，可出现社会退缩行为。

（2）产后沮丧：主要表现为情绪不稳定、易哭、情绪低落、感觉孤独、焦虑、疲劳、易忘、失眠等。发病率约为 50% ～ 70%，通常在产后 3 ～ 4 天出现，产后 5 ～ 14 天为高峰期，可持续数小时、数天至 2 ～ 3 周。

（3）产后精神病：有变化快、短期预后好、多见于产后 6 周内等特点，常表现为心境紊乱，可出现行为紊乱、乱语、幻觉、自杀行为、思维散漫等。

2. 治疗要点　心理治疗为产后抑郁的主要治疗方法。中度抑郁症辅以药物治疗，首选 5-羟色胺再吸收抑制剂，如盐酸帕罗西汀、盐酸舍曲林。

3. 护理措施

（1）充分休息，保证足够的睡眠，入睡前喝热牛奶、洗热水澡。安排合理饮食，保证营养摄入。必要时陪伴。

（2）心理护理：使产妇感到被支持、尊重、理解，建立与他人良好的交流能力。护理人员应当具备温和、接受的态度，鼓励产妇宣泄、抒发自身感受，耐心倾听，做好疏通工作。让家人给予更多地关心与爱护，避免不良刺激。

（3）指导产妇与婴儿进行交流，参与照顾，培养产妇自信心。

（4）注意安全保护，防止产妇自杀、自伤等行为。

（5）药物治疗：是产后抑郁症的重要治疗手段，应在专科医生指导下正确应用，并注意观察药物疗效及不良反应。

第十一节　遗传咨询与产前诊断

扫码做题

一、遗传咨询

1. 遗传异常

（1）染色体：染色体是遗传信息的载体，人类细胞中有 23 对染色体，其中有 22 对常染色体，1 对性染色体。能互相配对的两条染色体叫做同源染色体，分别来自父亲和母亲。常见的染色体异常包括数目异常及结构异常。人类最早认识、最为常见的染色体畸变是 21 三体综合征。染色体异常可引起死胎、流产、死产、畸形儿等。

（2）基因：基因是带有遗传信息的 DNA 片段，成对排列，是生物遗传信息的基本单位。能控制蛋白质和酶的合成，控制个体发育。基因异常多由基因突变引起，包括单基因和多基因病。

2. 遗传咨询的对象

（1）35 岁以上的高龄孕妇。

（2）家庭成员或夫妇中有人具有遗传病或先天出生缺陷。

（3）已生育有先天出生缺陷儿或遗传病儿的夫妇。

（4）已确定或可能为遗传病致病基因携带者。

（5）具有染色体平衡易位或倒位等的携带者。

（6）具有不明原因的不孕、习惯性流产、早产、死产、死胎史等的夫妇或家庭。

（7）夫妇或其血缘亲属有先天性智能低下。

（8）具有致畸物质或放射性物质接触史或病毒感染史的夫妇。

（9）具有三代内近亲婚配史的夫妇。

（10）生育过母儿血型不合而引起胆红素脑病患儿的夫妇。

3. 遗传咨询的方法　包括回顾性遗传咨询、前瞻性遗传咨询、负遗传咨询。

4. 再发病估计

（1）X连锁显性疾病：致病基因在性X染色体上，若为男性患者，其女性后代全部发病，男性正常；若为女性患者，其后代男女发病率均为50%。

（2）X连锁隐性疾病：若为男性患者，其后代女性均为携带者，男性正常；若为女性携带者和正常配偶，其后代男性再发率为50%，女性不发病，但女性有50%几率为携带者。

二、环境因素与出生缺陷

出生缺陷是指胎儿在宫内就存在的发育异常，包括先天畸形和生理功能障碍。多受自然环境（原生环境）和人为环境影响，胎儿缺陷可导致胚胎死亡、胎儿畸形、胎儿生长发育迟缓、新生儿生理功能缺陷和行为异常。

1. 自然环境与出生缺陷

（1）碘缺乏：成人每天需碘量为100～150μg，孕妇每天应添加50μg，碘缺乏最严重损伤为脑发育落后。

①胚胎期缺碘：可导致早产、死产及先天畸形。可出现地方性克汀病，在确诊后即使补充碘，脑损伤也不可逆转。发育迟缓、神经运动功能落后。

②新生儿期缺碘：可出现甲状腺功能减退、甲状腺肿。

（2）高氟：饮水中氟含量超过1mg/L为高氟区，氟过量会使全身组织、器官受累。

①氟中毒：表现为氟斑牙和氟骨病。

②先天性氟中毒：表现为乳齿氟斑牙和幼儿氟骨病。

（3）水质软硬度：水质较软时，可能有钙摄入不足，易出现新生儿死亡及中枢神经系统畸形。

（4）高放射性：在高放射地区畸形率会增加。

（5）气候：气压骤变、季节变化大、高原地区都可导致畸形。

2. 人为环境与出生缺陷

（1）化学因素

①铅：铅可在人体内蓄积，可通过胎盘屏障，能引起胎儿死亡、畸形，还可影响胎儿生长发育，尤其是神经系统。

②甲基汞：可导致先天性水俣，表现为严重精神迟钝、共济失调、生长发育不良、肌肉萎缩、发作性癫痫、斜视等。

③有机溶剂：可致胎儿畸形。

（2）物理因素：包括核辐射、极低频电磁场、医源性放射线、噪声、高热等。

三、产前诊断

产前诊断是指在胎儿期用各种检测方法，诊断胎儿有无明显畸形、染色体或基因疾病。近年一些国家已不再对这类孕妇常规侵入性产前诊断，而是先筛查，计算风险后决定是否侵入性产前诊断。

1. 产前诊断对象

（1）有异常生育者：生育过染色体异常胎儿的孕妇。生育过开放性神经管缺陷、唇裂、腭裂、先天性心脏病儿者。有反复原因不明的流产、死产、畸形胎和有新生儿死亡史的孕妇。本次妊娠羊水过多、疑有畸胎的孕妇。

（2）夫妇有异常因素：夫妇一方为染色体平衡易位者。产前筛查确定的高风险人群。X连锁隐性遗传病基因携带者。夫妇一方有先天性代谢疾病，或已生育过病儿的孕妇。有遗传病家族史的孕妇。≥35岁的高龄孕妇。

（3）有环境影响因素：在妊娠早期接受较大剂量化学毒物、辐射或严重病毒感染的孕妇。

2. **染色体病** 包括数目和结构异常，常出现多倍体、非整倍体、缺失、重复、倒位、易位。可表现为流产、体格与智力发育异常。常通过细胞遗传学方法检测。

（1）羊水细胞制备：最佳穿刺时间为妊娠17～21周，此时羊水量多、活细胞占比大，易成功培养。

（2）绒毛制备：采样最佳时间为妊娠9～12周，培养时间较短。

（3）胎儿血细胞培养制备：常在妊娠晚期进行，可检测胎儿血红蛋白病。

3. **性连锁遗传病** 以X连锁隐性遗传病居多。以前需通过确定胎儿性别决定是否妊娠，现可通过高通量测序计数分析疾病基因，产前诊断水平提高。

4. **基因病** 可导致先天性代谢缺陷等，多数无有效治疗法，少数疾病如苯丙酮尿症、先天性甲状腺功能减退，可通过饮食控制或药物治疗使其不发病。可利用胎儿细胞扩增目的基因行DNA序列分析。

5. **胎儿结构畸形** 包括全身各器官结构异常，如先天性心脏病、唇腭裂、开放性神经管缺陷及骨骼异常等。主要通过超声、彩色多普勒、磁共振、胎儿镜进行检查。

第十二节　妇科护理病历

扫码做题

1. **病史采集方法** 护理评估是护理程序的基础，是指全面收集有关护理对象的资料，并加以整理、综合、判断的过程。妇产科护理评估可以通过观察、会谈、对护理对象进行身体检查、心理测试等方法获得护理对象生理、心理、社会、精神和文化等各方面的资料。

2. **病史内容**

（1）一般项目：询问护理对象的姓名、年龄、婚姻、籍贯、职业、民族、教育程度、宗教信仰、家庭住址等，观察患者的入院方式。

（2）主诉：了解患者就医的主要问题、主要症状（或体征）、出现的时间、持续时间和患者的应对方式。妇科患者常有下腹部不适，子宫、卵巢肿瘤，阴道分泌物异常，不规则阴道流血等。

（3）现病史：围绕主诉了解发病的时间、发病的原因及可能的诱因、病情发展经过、就医经过、采取的护理措施及效果。

（4）月经史：询问初潮年龄、月经周期、经期持续时间。了解经量多少、有无血块、经前期有无不适、有无痛经和疼痛部位、性质、程度、起始时间和消失时间，月经异常时，还应询问再前次月经起始日期。绝经后患者应询问绝经年龄、绝经后有无阴道出血、分泌物情况或其他不适。

（5）婚育史：包括结婚年龄、婚次、男方健康情况、是否近亲结婚（直系血亲及3代旁系）、同居情况、双方性功能、性病史。生育情况包括足月产、早产、流产次数以及现存子女数，以4个阿拉伯数字顺序表示，可简写为：足—早—流—存，如足月产1次，无早产，流产1次，现存子女1人，可记录为1-0-1-1。也可以用孕×产×方式表示，可记录为孕2产1（G_2P_1）。

（6）既往史：询问既往健康状况，曾患过何种疾病，特别是妇科疾病。同时应询问食物过敏史、药物过敏史。

（7）个人史：询问患者的生活和居住情况、出生地和曾居住地区、个人特殊嗜好等。

（8）家族史：了解患者的家庭成员身体状况，有无遗传性疾病以及可能与遗传有关的疾病。

3. **身体评估**　主要包括全身检查、腹部检查和盆腔检查。若为男医生检查必须有女医务人员在场，检查者态度应严肃认真，语言亲切，做好解释工作，做到一人一巾，避免交叉感染。

（1）全身体格检查：测量体温、脉搏、呼吸、血压、身高、体重；观察精神状态、全身发育、毛发分布、皮肤、淋巴结、头部器官、颈、乳房、心、肺、脊柱及四肢。

（2）腹部检查：是妇产科体格检查的重要组成部分，应在盆腔检查前进行。

（3）盆腔检查：盆腔检查为妇科特有的检查，又称为妇科检查，检查内容和记录顺序为外阴、阴道、宫颈、宫体及双侧附件。检查方法包括外阴部检查、阴道窥器、双合诊、三合诊、直肠-腹部诊等。

①双合诊：检查者一手手指放入阴道，一手在腹部配合检查，可检查子宫大小、形状等，了解有无盆腔肿块、癌肿浸润范围等，检查附件：正常输卵管不能触及，卵巢偶可触及。检查方法见图3-2。

②直肠-腹部诊：适用于无性生活史、阴道闭锁或其它原因不宜行双合诊者。

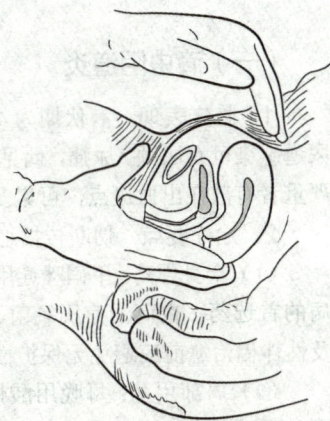

图3-2　双合诊检查方法

扫码做题

第十三节　女性生殖系统炎症

一、外阴部炎症

（一）外阴炎

1. **临床表现**　外阴皮肤瘙痒、疼痛、红肿、烧灼感，于活动、性交、排尿及排便时加重。慢性炎症可使皮肤增厚、粗糙、苔藓样变。

2. **治疗要点**　消除病因，保持局部清洁、干燥，应用抗生素。可用 0.1% 聚维酮碘或 1∶5000 高锰酸钾坐浴。高锰酸钾具有防腐、消毒、除臭及解毒作用，其治疗外阴炎的原理是通过氧化菌体的活性基团，发挥杀菌作用。坐浴后涂抗生素软膏或紫草油。

3. **护理措施**　可用 1∶5000 的高锰酸钾溶液坐浴，水温 40℃，每天 2 次，每次 15～30 分钟。会阴部浸没于溶液中，月经期停止坐浴。保持外阴清洁干燥，避免搔抓皮肤，禁止使用刺激性药物或肥皂擦洗。

（二）前庭大腺炎

1. **临床表现**　炎症多发于一侧，局部皮肤红肿、灼热、压痛明显。脓肿形成时，疼痛加剧，可触及波动感。严重时可有行走不便、大小便困难。囊肿多为单侧，也可为双侧，囊肿小时无明显自觉症状，囊肿大时可有外阴坠胀感或性交不适。

2. 治疗要点 根据病原体选择敏感抗生素控制感染。也可应用中药热敷或坐浴。脓肿形成时行切开引流并造口术是治疗前庭大腺囊肿最简单有效的方法。

3. 护理措施

（1）急性期卧床休息，局部保持清洁干燥，按医嘱应用镇痛药或抗生素。

（2）造口术后每天更换引流条。常规擦洗外阴，每天 2 次，伤口愈合后改坐浴，每天 2 次。

（3）注意外阴清洁卫生，月经期、产褥期禁止性交。纠正不良生活习惯，避免辛辣刺激性食物。

二、阴道炎症

（一）滴虫阴道炎

1. 临床表现 潜伏期为 4～28 天，多表现为大量稀薄泡沫状的阴道分泌物及外阴瘙痒。合并尿道感染可有尿频、尿痛，偶见血尿。阴道毛滴虫吞噬精子，可造成不孕。妇科检查见阴道黏膜充血，严重者有散在出血斑点，可累及宫颈而形成"草莓样"宫颈。

2. 治疗要点 切断传播途径，杀灭阴道毛滴虫，恢复阴道正常 pH 值。

（1）全身用药：甲硝唑连用 7 天。甲硝唑具有强大的抗厌氧菌和抗原虫的作用，是治疗阴道滴虫病的首选药，也可治疗厌氧菌、阿米巴原虫感染等。该病可经性交传播，性伴侣应同时治疗，患者及性伴侣治愈前应避免无保护性生活。无症状带虫者也应进行治疗。

（2）局部用药：每晚用酸性药液，如 1% 乳酸或 0.1%～0.5% 醋酸溶液冲洗阴道，再用甲硝唑塞入阴道，连用 7 天。

3. 护理措施

（1）注意个人卫生，保持外阴清洁干燥，避免搔抓外阴部。内裤和洗涤用物煮沸消毒 5～10 分钟。治疗期间禁止性生活。

（2）取送检分泌物前不做双合诊，窥器不涂润滑剂，检查前 24～48 小时禁止性交、阴道灌洗或局部用药。

（3）指导患者遵医嘱正确用药，注意观察疗效和不良反应。甲硝唑应餐后服用，主要不良反应有消化道反应，如食欲缺乏、恶心、呕吐等。此外，偶见头痛、皮疹、白细胞减少等，一旦发现应停药。甲硝唑用药期间及停药 24 小时内禁酒。因甲硝唑可通过胎盘，妊娠 20 周前及哺乳期妇女禁用。

（4）滴虫阴道炎常于月经后复发，因此治疗后检查滴虫阴性者，于月经干净后复查 1 次阴道分泌物，连续复查 3 个月均阴性者方为治愈。

（二）外阴阴道假丝酵母菌病

1. 临床表现 主要表现为外阴瘙痒（奇痒）、灼痛、性交痛，伴尿频、尿痛。典型阴道分泌物呈白色稠厚凝乳状或豆渣样，妇科检查见外阴红斑、水肿，常伴抓痕，阴道黏膜、小阴唇内侧附有白色块状物，擦除后露出红肿黏膜面。阴道分娩时新生儿易传染为鹅口疮。

2. 治疗要点 消除诱因，2%～4% 碳酸氢钠液冲洗阴道或坐浴。以局部药物治疗为主，可选用咪康唑栓剂、制霉菌素栓剂等阴道给药。

3. 护理措施 基本同滴虫阴道炎。

（1）妊娠合并感染者禁口服，坚持局部用药，以 7 日疗法效果为佳。性伴侣无须常规治疗，但有症状男性应进行假丝酵母菌检查及治疗。

（2）养成良好的卫生习惯。保持外阴清洁，避免搔抓外阴局部皮肤。内裤应煮沸消毒，勤更换。

（3）阴道用药者应在晚上睡前，洗手后戴手套放置。

（4）假丝酵母菌阴道炎常在月经前复发，治疗后应在月经前复查阴道分泌物。

（三）萎缩性阴道炎

1. **临床表现**　多表现为外阴灼热、瘙痒及阴道分泌物增多。阴道分泌物稀薄，淡黄色，严重者呈脓血性白带。妇科检查可见阴道黏膜充血伴散在出血点，有时可见浅表溃疡。常见阴道炎症鉴别见表3-18。

表3-18　常见阴道炎鉴别

	滴虫阴道炎	阴道假丝酵母菌病	萎缩性阴道炎
病　因	阴道毛滴虫	假丝酵母菌	雌激素水平低
阴道分泌物	稀薄泡沫状	白色稠厚呈凝乳或豆腐渣样	稀薄，淡黄色
阴道黏膜	充血或散在出血斑点	白色膜状物	上皮皱襞消失、萎缩、菲薄
治疗方法	甲硝唑，1%乳酸或0.1%～0.5%醋酸	咪康唑、制霉菌素栓剂、2%～4%碳酸氢钠	雌激素，1%乳酸或0.1%～0.5%醋酸

2. **治疗要点**　治疗原则为补充雌激素，增加阴道抵抗力，应用抗生素抑制细菌生长。补充雌激素为主要的治疗方法，全身或局部用药。阴道局部应用抗生素甲硝唑或诺氟沙星。

3. **护理措施**

（1）注意保持外阴清洁，勤换内裤，穿纯棉内裤，减少刺激。

（2）可用1%乳酸液或0.1%～0.5%醋酸液冲洗阴道，抑制细菌生长。冲洗后阴道局部使用抗生素。

（3）对卵巢切除、放疗患者给予雌激素替代治疗指导。

三、子宫颈炎症

1. **临床表现**　多数患者无症状。有症状者可表现为阴道分泌物增多，呈乳白色黏液状、淡黄色脓性或血性。妇科检查可见子宫颈充血、水肿、黏膜外翻，子宫颈管黏膜质脆，易出血。

2. **治疗要点**　急性子宫颈炎主要采取抗生素治疗。慢性子宫颈炎以局部治疗为主，物理治疗是最常用的有效治疗方法。糜烂样改变无症状者无须治疗，常规做细胞学检查即可。糜烂样改变伴有分泌物增多、乳头状增生或接触性出血者，可给予激光、冷冻、微波等物理治疗。将宫颈糜烂面的单层柱状上皮破坏，形成新的鳞状上皮覆盖。糜烂面小、炎症浸润较浅者，可采用药物治疗，给予康妇特栓剂连续7～10天。

3. **护理措施**

（1）物理治疗护理

①治疗前做常规宫颈刮片检查，排除子宫颈癌。

②急性生殖器炎症者禁忌，避免炎症扩散。

③治疗时间以月经干净后3～7天为宜。

④物理治疗后创面恢复需要3～4周，病变较深者需要6～8周。

⑤每天清洗外阴2次，禁性交、盆浴和阴道冲洗4～8周。

⑥治疗后阴道分泌物增多，有大量黄水流出，1～2周脱痂时可有少许出血。

⑦一般于两次月经干净后3～7天复查，注意有无子宫颈管狭窄。

（2）加强会阴部护理，保持外阴清洁干燥，给予高热量、高蛋白、高维生素饮食，适当休息。

四、盆腔炎症

盆腔炎症是指女性上生殖道的一组感染性疾病，包括子宫内膜炎、输卵管炎、输卵管卵巢脓肿、盆腔腹膜炎。

（一）急性盆腔炎

1. 临床表现

（1）轻者无症状或症状轻微，多表现为持续性下腹痛、阴道分泌物增多，伴发热，活动或性交后加重。严重者出现寒战、高热、头痛、食欲缺乏，可有腹胀及腹膜刺激症状。

（2）盆腔检查可见阴道充血，大量脓性臭味分泌物，穹隆触痛明显，宫颈充血、水肿、举痛明显，宫体活动受限，附件区增厚，明显压痛。有脓肿形成时可触及包块且有波动感。

（3）血常规可见白细胞增多，血沉加快。后穹窿穿刺可抽出脓液。

2. 治疗要点
主要为经验性、广谱、及时及个体化的抗生素治疗，必要时手术治疗。

（1）以抗生素治疗为主，临床症状改善后继续静脉给药24小时，之后改为口服药，持续用药14天。

（2）如为厌氧菌感染，治疗首选甲硝唑，甲硝唑具有强大的抗厌氧菌和抗原虫的作用，是治疗滴虫阴道炎的首选药，对阿米巴原虫也有杀灭作用；还可以预防和治疗厌氧菌引起的感染，如产后盆腔炎，呼吸道、消化道、皮肤软组织、口腔的厌氧菌感染。

（3）在盆腔炎性疾病诊断48小时内及时用药，可明显减少后遗症的发生。

3. 护理措施
急性期卧床休息，取半卧位，促进炎症局限。加强营养，给予高热量、高蛋白、高维生素的流食或半流食。高热时给予物理降温，腹胀者行胃肠减压，避免不必要的盆腔检查。遵医嘱给予抗生素，必要时应用镇静、镇痛药。严格执行无菌操作，为手术患者做好术前准备、术中配合、术后护理。

（二）慢性盆腔炎

1. 临床表现

（1）全身症状不明显，可有低热、乏力等。

（2）慢性盆腔痛，下腹部坠胀、隐痛及腰骶部酸痛，常在月经前后、劳累后、性交后加重。

（3）输卵管粘连闭塞导致不孕或异位妊娠。子宫常呈后位、活动受限、有触痛。

（4）盆腔炎性疾病反复发作。

2. 治疗要点

（1）物理治疗：常用短波、超短波、微波、离子透入等，可促进局部血液循环，改善组织营养状态，利于炎症吸收。

（2）中药治疗：以清热利湿、活血化瘀或温经散寒、行气活血治疗为主，可行中药灌肠。

（3）西药治疗：应用抗生素，同时加用 α- 糜蛋白酶或透明质酸酶，预防粘连、利于炎症吸收。

（4）手术：出现输卵管积水、卵巢囊肿，药物治疗48～72小时后体温持续不降，患者中毒症状加重或肿块增大者，肿块久治无效或脓肿破裂者需行手术治疗。

（5）不孕妇女根据个人情况选择生育技术。

3. 护理措施

（1）加强经期、孕期、产褥期个人卫生，避免经期性交，教会患者会阴清洁方法。

（2）指导患者加强锻炼、增加营养、提高机体免疫力。

（3）遵医嘱使用药物，抗生素不宜长期使用，治疗后及时复查。

（4）腹痛时注意增加休息，必要时可使用镇痛药。

（5）需手术者常规做好术前术后护理。

五、尖锐湿疣

1. 临床表现 潜伏期为 3 周～8 个月，平均 3 个月，以 20～29 岁年轻妇女多见。临床症状不明显，多以外阴赘生物就诊。病变多发生在外阴处、性交易受损部位，如舟状窝、阴道前庭、尿道口等。初期为散在簇状增生的粉色或白色顶端尖锐的小乳头状疣，质软，随着病情发展，可呈菜花状或鸡冠状。

2. 治疗要点 尚无根除方法，主要采取局部药物治疗和物理治疗，改善症状和体征。局部药物治疗可外用 0.5% 足叶草毒素酊、三氯醋酸等。物理治疗包括微波、激光、冷冻、光动力等。干扰素可作为辅助用药，具有抗病毒及调节免疫作用。病灶较大可行手术切除。

3. 护理措施

（1）保持外阴清洁卫生，杜绝混乱的性关系。及时消毒生活用物，预防交叉感染。

（2）尊重患者的人格、隐私，了解患者的思想顾虑，鼓励患者积极接受治疗。

（3）一般治疗率高但有复发可能，患者应遵医嘱随访接受指导，合理护理用药等。

六、淋　病

1. 临床表现

（1）急性淋病：在感染后 1～14 天出现尿频、尿急、尿痛，白带增多呈黄色、脓性，外阴红肿、有烧灼感，继而出现前庭大腺炎等。若上行至盆腔感染，可出现发热、寒战、恶心、呕吐等。

（2）慢性淋病：由未治疗或治疗不全的急性淋病发展而来，表现为慢性尿道炎、尿道旁腺炎、前庭大腺炎等。可长期潜伏在深处，引起反复急性发作。

2. 对妊娠、胎儿、及新生儿的影响

（1）对母体的影响：妊娠期任何阶段感染淋菌对妊娠预后均有不良影响。妊娠早期可致感染性流产和人工流产后感染；妊娠中晚期易发生绒毛膜羊膜炎、胎膜早破。分娩后产妇抵抗力低下，易发生产褥感染。

（2）对胎儿及新生儿的影响：易出现早产和胎儿宫内感染。新生儿在通过软产道时易感染淋菌，发生新生儿结膜炎、肺炎等，使围生儿死亡率增加。

3. 治疗要点 及时、足量、规范用药。首选第三代头孢菌素（如头孢曲松等），无并发症时给予头孢曲松钠 250mg，单次肌内注射；有并发症时给予 500mg 肌内注射，每天 1 次，连用 10 天。部分淋病患者同时合并沙眼衣原体感染，可同时使用抗衣原体药物。妊娠期禁用喹诺酮类及四环类药物。对阴道分泌物进行革兰染色，可见中性粒细胞内有革兰阴性双球菌，或进行核酸扩增试验、淋病奈瑟菌培养也可确诊该病。

4. 护理措施

（1）急性期卧床休息，做好床边隔离，用过的物品要严格消毒，防止交叉感染。

（2）所有淋病娩出的新生儿应尽快使用红霉素眼膏，预防淋菌性眼炎。

（3）治疗期间严格禁止性交，性伴侣应同时治疗。

（4）尊重患者，给予其关心、安慰，解除顾虑，积极接受治疗。

（5）在无性接触下，患者临床症状和体征全部消失，且在治疗后 4～7 天时做宫颈分泌物检查，每月 1 次、连续 3 次均为阴性可确定为痊愈。

七、梅 毒

1. **临床表现** 潜伏期约 2～4 周。临床上获得性梅毒可分早期梅毒和晚期梅毒。早期梅毒病程在 2 年以内，包括一期梅毒、二期梅毒和早期潜伏梅毒，主要为皮肤黏膜损害；晚期梅毒病程在 2 年以上，包括三期梅毒和晚期潜伏梅毒，病程长，可侵犯心血管、中枢神经系统。

（1）一期梅毒：表现为硬下疳及硬化性淋巴结炎，一般无明显全身症状。若未治疗可在 3～8 周内自然消失，不留痕迹或仅留轻度萎缩。

（2）二期梅毒：表现为皮肤黏膜损害。皮肤梅毒疹为典型表现。常于一期梅毒后 6～8 周出现。

（3）三期梅毒：表现为永久性皮肤黏膜损害，可侵犯多种组织器官，严重可危及生命。

2. **对胎儿及婴幼儿的影响** 患梅毒孕妇能通过胎盘将螺旋体传给胎儿，引起晚期流产、早产、死产。先天梅毒儿早期表现有皮疹、鼻炎、肝脾肿大等；晚期表现为楔状齿、鞍鼻、骨膜炎、神经性耳聋等，病死率及致残率高。

3. **治疗要点** 以青霉素治疗为主，尽早、足量、规范用药。

4. **护理措施**

（1）建议所有孕妇在初次产科检查时做梅毒血清学筛查，确诊患者应积极配合治疗。血清检查可用于筛查疾病、疗效观察、判断有无复发和再感染。

（2）治疗期间严格禁止性交，性伴侣应同时治疗。

（3）经充分治疗后，应随访 2～3 年，第一年每 3 个月复查一次，以后每半年复查一次。治疗失败或再感染，应加倍治疗剂量，并同时行脑脊液检查，观察有无神经性梅毒。

（4）尊重患者，帮助其建立治愈的信心和生活的勇气。

八、获得性免疫缺陷综合征

获得性免疫缺陷综合征（艾滋病）是由人免疫缺陷病毒（HIV）所引起的以免疫功能严重损害为特征的慢性传染病。

1. **临床表现** 详见内科第九节艾滋病。

2. **辅助检查** 详见内科第九节艾滋病。

3. **治疗要点** 早期高效抗反转录病毒是治疗的关键，至今无特效药。目的是最大限度地抑制病毒复制，重建或维持免疫功能。齐多夫定为治疗艾滋病的首选药，药物可通过血-脑脊液屏障，逆转 HIV 所致痴呆，尤其针对儿童的治疗。还需行免疫重建，治疗机会性感染和肿瘤，对症治疗，行预防性治疗。

4. **预防** 宣传教育和综合治理是预防的重点措施。加强对群众自我防护的宣传，尤其应加强性道德的教育。严格管理血液及血制品。严格无菌操作，推广使用一次性注射用品。加强对高危人群的疫情监测。

5. **护理措施** 在妊娠 3 个月后每个月注射一剂 HIV 特异免疫球蛋白，婴儿出生后 12 个小时内注射一剂 HIV 特异免疫球蛋白预防母婴传播。其他护理措施详见内科第九节艾滋病。

第十四节　月经失调

一、排卵障碍性异常子宫出血

排卵障碍性异常子宫出血是由于生殖内分泌轴功能紊乱引起的异常子宫出血，但全身及内外生殖器官无明显器质性病变，可发生在月经初潮至绝经的任何年龄。

1. 临床表现

（1）无排卵性异常子宫出血：最常见的症状是子宫不规则出血，表现为月经周期紊乱、经期长短不一、流血量时多时少，甚至大量出血。出血期一般无腹痛或不适。出血量多或时间长者常伴有贫血，甚至休克。

（2）黄体功能异常：月经周期规律，经期正常，但经量增多。月经间期出血可分为黄体功能异常和围排卵期出血。

①黄体功能不足：使孕激素减少、子宫内膜分泌不良。可表现为月经周期缩短，月经频发，即月经周期＜21天。易并发不孕或妊娠早期流产史。

②子宫内膜不规则脱落（黄体萎缩不全）：多为月经周期正常，经期延长达9～10天，经量可多可少，好发于产后或流产后。

2. 治疗要点

（1）无排卵性异常子宫出血：青春期及育龄期以止血、调整周期、促进排卵为原则。围绝经期以止血、调整周期、减少经量、预防子宫内膜病变为原则。

①止血：大量出血者，性激素治疗要求8小时见效，24～48小时出血基本停止。

a. 性激素：是首选的止血方法。性激素联合用药效果较单一用药效果好，一般采用含孕激素和少量雌激素的口服避孕药。单纯雌激素也称子宫内膜修复法，适用于急性大量出血患者。单纯孕激素称为子宫内膜脱落法或药物刮宫，适用于体内有一定雌激素、血红蛋白＞80g/L、生命体征稳定患者。

b. 刮宫术：可立即有效止血，并了解子宫内膜病理。适用于急性大出血、有子宫内膜癌高危因素者、病程较长、绝经过渡期患者。

c. 辅助治疗：一般止血药、雄激素等。

②调整月经周期：应用雌孕激素序贯疗法、雌孕激素联合疗法或后半周期疗法。

③手术治疗：子宫内膜切除术，子宫切除术等。

（2）黄体功能异常

①月经过多：应用止血药或宫腔放置左炔诺孕酮缓释系统等。

②黄体功能不足：出血前补充孕激素或hCG，卵泡期应用低剂量雌激素或氯米芬。

③子宫内膜不规则脱落：排卵后第1～2天或下次月经前10～14天开始补充孕激素。也可应用hCG，促进黄体功能。

3. 护理措施

（1）一般护理：保证充足的睡眠和休息，加强营养，给予高蛋白、高维生素及含铁丰富的食物。

（2）维持正常血容量：出血多者卧床休息，减少出血量，避免劳累和剧烈活动。密切观察并记录生命体征、出入量，准确评估出血量。配合医生做好配血、输血及止血处理。

（3）预防感染：注意观察患者体温、脉搏及子宫体压痛。保持外阴清洁干燥，出血期间禁止盆浴和性生活，遵医嘱应用抗生素。

（4）用药护理：遵医嘱正确使用性激素。

①按时按量服用，不得随意漏服或停服。**大量雌激素可能引起恶心、呕吐、头晕、乏力等，宜在睡前服用，可服用维生素 B_6 缓解症状。**

②**药物减量在止血后 3 天开始**，3 天减量 1 次，每次减量不超过原剂量的 1/3，直到维持量。

③雌激素仅适用于青春期功血，育龄期和围绝经期不宜使用。

④按停药后发生撤退性出血的时间确定维持量服用时间。

⑤治疗期间出现不规则阴道出血，应及时就诊。

二、闭 经

病理性闭经分为两类：原发性闭经和继发性闭经。原发性闭经是指女性年逾 16 岁，虽有第二性征发育但无月经来潮，或年逾 14 岁，尚无第二性征发育及月经。**继发性闭经为月经来潮后停止 3 个周期或 6 个月以上。**

1. 治疗要点 确定病因后，根据病因治疗。

2. 护理措施

（1）指导合理用药，说明性激素的作用，并严格遵医嘱用药，不可擅自停服、漏服、更改剂量。

（2）缓解心理压力，鼓励患者表达自己的感受，消除闭经的诱发因素。

三、痛 经

痛经指经期或月经前后，出现下腹疼痛、坠胀、腰酸及其他不适，影响工作或生活质量者，可分为原发性和继发性两类。

1. 临床表现 **主要症状是月经期下腹痛，以坠胀痛为主，严重者呈痉挛痛，最早出现于经前 12 小时**，行经第 1 天最剧烈，持续 2～3 天后可缓解。疼痛多位于下腹正中，可放射到外阴、腰骶部，伴恶心、呕吐、头晕、出冷汗、面色苍白等。

2. 治疗要点 避免精神刺激和过度疲劳，**以对症治疗为主。有避孕需求者可口服避孕药，抑制排卵、子宫内膜生长**，降低前列腺素水平，缓解疼痛。不要求避孕或避孕药效果不佳者，使用前列腺素合成酶抑制剂，可防止子宫过强收缩和痉挛，减轻疼痛，常用药物有布洛芬、酮洛芬、双氯酚酸等。未婚少女可用雌孕激素序贯疗法减轻症状。

3. 护理措施

（1）护理评估：了解患者的年龄、月经史与婚育史，询问诱发痛经的相关因素，疼痛与月经的关系，疼痛发生的时间、部位、性质及程度，是否服用止痛药、用药量及持续时间，疼痛时伴随的症状以及自觉最能缓解疼痛的方法。

（2）**心理护理：是痛经护理的重要环节。**告知患者痛经是生理反应，减轻经期恐惧，教会患者有效分散注意力的方法。

（3）一般护理：保证充足的休息与睡眠，避免经期劳累和剧烈活动，加强营养。

（4）疼痛护理：疼痛时可热敷、按摩下腹部或进食热饮料，必要时给予镇痛、镇静、解痉药，但要注意防止成瘾。指导患者放松身体。使用避孕药或前列腺素合成酶抑制剂。

四、绝经综合征

绝经指卵巢功能停止所致永久性无月经的状态。停经后 12 个月随访可判定绝经。绝经综合征指妇女绝经前后因性激素波动或减少所引起的一系列躯体和精神心理症状。

1. 临床表现　绝经综合征多发于 45～55 岁，可持续 2～3 年或 5～10 年。围绝经期最早的变化是卵巢功能的衰退，随后为下丘脑 - 垂体功能退化。

（1）近期症状：易发生无排卵型功血。月经紊乱为常见症状，多表现为月经周期不规则、月经频发、月经稀发及经量增多或减少。潮热为雌激素减少的特征性症状。常出现自主神经失调症状，如心悸、头痛、失眠等。也可见激动、易怒、抑郁、焦虑、记忆力减退等精神神经症状。

（2）远期症状：可出现泌尿生殖道萎缩症状、骨质疏松、阿尔茨海默病、心血管疾病及皮肤和毛发改变。

2. 治疗要点　心理治疗配合对症治疗或激素治疗。激素治疗以补充雌激素为关键，以生理性补充、个体化治疗为原则。雌激素治疗还可阻止骨流失，预防骨质疏松。出现无排卵型功血时，优先选择刮宫术。

3. 护理措施

（1）一般护理：加强营养，增加钙和维生素 D 的摄入，适当体育锻炼，延缓骨质疏松的发生。多食豆制品，其内含有类雌激素物质。保证休息和睡眠时间，必要时给予镇静药。大出血时应取平卧位或仰卧位。大部分围绝经期妇女可通过自我调节缓解绝经综合症状，达到平衡。

（2）用药护理：遵医嘱给予性激素治疗，用药期间注意观察有无异常阴道出血、乳房胀痛、白带增多、头痛、水肿或色素沉着等。

①适应证

a. 有绝经相关症状：月经紊乱、潮热出汗、睡眠障碍、易激动、情绪低落等。

b. 有泌尿生殖道萎缩相关问题：阴道干涩、疼痛、排尿困难、性交痛、反复阴道炎或泌尿系感染、夜尿多等。

c. 低骨量及骨质疏松症：由于雌激素水平降低引起的绝经后骨质疏松症，或有骨质疏松的危险因素。

②禁忌证：已知或可疑有妊娠、乳腺癌、性激素依赖性恶性肿瘤者，有不明原因的阴道流血，近 6 月来有活动性血栓栓塞性疾病，严重肝肾功能障碍，脑膜瘤等禁用。有子宫肌瘤、内膜异位症、内膜增生史、未控制的高血压和糖尿病、有血栓形成倾向、胆囊疾病、癫痫、哮喘、系统性红斑狼疮、乳腺疾病等慎用。

③不良反应：雌激素易引起乳房胀、白带多、水肿、色素沉着等，孕激素可引起抑郁、易怒、乳房痛和水肿。可增加患者子宫内膜癌、卵巢癌、乳腺癌、血栓疾病等的发生率。应按时复诊。

第十五节　妊娠滋养细胞疾病

一、葡萄胎

妊娠后胎盘绒毛滋养细胞增生，间质水肿，形成大小不等的水泡，水泡间借蒂相连成串，形如葡萄，称为葡萄胎。葡萄胎是滋养细胞的良性病变，可发生在任何年龄的生育期妇女，分为完全性葡萄胎和部分性葡萄胎两类，以前者多见。

1. 临床表现

（1）停经后阴道流血：停经 8～12 周左右不规则阴道流血是最常见的症状。

（2）子宫异常增大：多数患者子宫大于停经月份，质地变软。滋养细胞能够分泌绒毛膜促性腺激素，血清 hCG 水平异常升高，血 β-hCG 超过 100kU/L 甚至达 1500 ～ 2000kU/L。无胎体、胎心、胎动。

（3）妊娠呕吐：出现早，症状重，持续时间长。

（4）妊娠期高血压疾病征象：妊娠 24 周前甚至妊娠早期，出现高血压、蛋白尿和水肿，易发展为子痫前期，但子痫罕见。

（5）腹痛：阵发性下腹痛，可忍受，常发生于阴道流血之前。卵巢黄素化囊肿扭转或破裂时可有急性腹痛。

2. 治疗要点

（1）清除宫腔内容物：葡萄胎一旦确诊，及时清宫。一般选择吸刮术，即先用大号吸管吸出大部分葡萄胎组织，子宫明显缩小后改用刮匙轻柔刮宫。一次未刮净时可于 1 周后行第 2 次刮宫。在充分扩张宫颈管和开始吸宫后，使用缩宫素减少出血和子宫穿孔。但出现严重并发症时，应先对症处理，稳定病情。清宫在手术室进行，开放静脉通路。

（2）卵巢黄素化囊肿的处理：发生坏死应切除患侧附件。

（3）预防性化疗：适用于＞ 40 岁、刮宫后 hCG 无进行性下降、子宫明显大于相应孕周、黄素化囊肿直径＞ 6cm、滋养细胞有高度或不典型增生、有可疑转移灶或无条件随访等患者。应在葡萄胎排空前或排空时实施。

3. 护理措施

（1）一般护理：给予高蛋白、高维生素、易消化饮食，注意补充维生素 A、胡萝卜素及动物脂肪。

（2）病情观察：密切观察生命体征和阴道流血的量、颜色和性质。注意有无咳嗽、咯血及转移灶症状，早期发现肺转移。葡萄胎排空后，血清 hCG 稳定下降，首次降至正常的时间约为 9 周，一般不超过 14 周。若持续异常可考虑有滋养细胞肿瘤。

（3）预防感染：每次清宫术后 1 个月禁止盆浴和性生活。保持外阴清洁干燥，每天清洗外阴，勤换会阴垫。

（4）用药护理：按照体重计算和调整化疗药物剂量，在每个疗程的用药前及用药中各测量 1 次。

（5）避孕指导：随访期间严格避孕 1 年，hCG 下降缓慢者，延长避孕时间。首选安全套避孕，也可口服避孕药，但不选用宫内节育器，以免混淆子宫出血的原因或穿孔。

（6）随访指导：坚持正规治疗和随访是根治葡萄胎的基础。hCG 定量测定是随访最重要的项目。葡萄胎清宫后每周 1 次，直到连续 3 次阴性，随后每个月 1 次共 6 个月，再每 2 个月 1 次共 6 个月，自第 1 次阴性后共计 1 年。

二、侵蚀性葡萄胎

侵蚀性葡萄胎是滋养细胞的恶性病变，全部继发于葡萄胎。葡萄胎排空后半年内恶变者多为侵蚀性葡萄胎，恶性程度低，预后好。

1. 临床表现

（1）不规则阴道流血：多见于葡萄胎排空后，为最常见症状。

（2）子宫复旧不全：葡萄胎排空后 4 ～ 6 周子宫仍未恢复正常大小，质软。

（3）假孕症状：与 hCG 及雌、孕激素的作用有关。

（4）病灶转移：最常见的转移部位依次是肺（80%），其次是阴道（30%）、盆腔（20%）、脑（10%）、肝（10%）等。

2. 治疗原则 以化疗为主，手术和放疗为辅的综合治疗。详见本节绒毛膜癌的治疗。

3. 护理措施

（1）一般护理：给予高蛋白、高维生素、营养丰富的易消化饮食。发生转移患者尽量卧床休息，保持外阴清洁。

（2）病情观察：密切观察患者生命体征、腹痛及阴道出血情况，记录出血量。

（3）其他护理：详见本节绒毛膜癌护理。

三、绒毛膜癌

绒毛膜癌属于滋养细胞的恶性病变，可继发于葡萄胎妊娠，也可继发于流产、足月妊娠、异位妊娠。葡萄胎排空后1年以上恶变者多为绒毛膜癌，半年至1年者可为绒毛膜癌也可为侵蚀性葡萄胎，时间间隔越长，绒毛膜癌的可能性越大。绒毛膜癌的恶性程度极高，发生转移早而广泛，在有效化学治疗问世前，病死率高达90%以上。

1. 临床表现

（1）不规则阴道流血：多见于葡萄胎排空、流产或足月产后，为主要症状。

（2）子宫复旧不全：葡萄胎排空后4～6周子宫仍未恢复正常大小。

（3）卵巢黄素化囊肿：大量hCG刺激生成，多为双侧性，也可单侧增生，并持续存在。

（4）腹痛：一般无腹痛，肿瘤穿破浆膜层或黄素化囊肿扭转时出现急性腹痛。

（5）假孕症状：与hCG及雌、孕激素的作用有关。

（6）转移灶表现：绒毛膜癌易早期血行转移，其转移部位的共同特点是局部出血。最常见的转移部位依次是肺（80%），其次是阴道（30%）、盆腔（20%）、脑（10%）、肝（10%）等。

①肺转移：最常见，表现为咳嗽、咯血、胸痛和呼吸困难。

②阴道转移：局部可见紫蓝色结节。

③肝转移：常有上腹部或肝区疼痛。

④脑转移：最主要的死亡原因，可经历瘤栓期、脑瘤期和脑疝期。

2. 治疗原则 以化疗为主，手术和放疗为辅的综合治疗。不得已切除子宫者仍可保留正常卵巢。几乎全部无转移和低危转移患者均可治愈，但尚有20%左右的高危转移病例出现耐药和复发，并最终死亡。出现转移灶症状时，应尽快开始化疗。减少耐药复发的策略有：治疗前作准确的分期评估及评分，给予规范的化疗方案；采用由有效二线化疗药物组成的联合化疗方案等。

3. 护理措施

（1）一般护理：给予高蛋白、高维生素、营养丰富的易消化饮食。发生转移患者尽量卧床休息，保持外阴清洁。

（2）病情观察：密切观察患者生命体征、腹痛及阴道出血情况，记录出血量。

（3）转移护理

①肺转移的护理：呼吸困难者取半卧位并吸氧，大量咯血时应立即取头低患侧卧位，保持呼吸道通畅，轻击背部排出积血，并通知医生配合抢救。

②脑转移的护理：尽量卧床休息，起床时有人陪伴。抽搐时保持呼吸道通畅。严格控制补液总量和速度，防止颅内压升高，入液量应限制在每天2000～3000ml。遵医嘱给予止血、脱水药。

③阴道转移的护理：注意外阴清洁，保持大便通畅，避免增加腹压，避免性生活和不必要的阴道、盆腔检查，严禁阴道冲洗。结节破溃大出血，立即通知医生配合抢救，用长纱条填塞压迫止血，填塞纱布应于24～48小时如数取出。遵医嘱应用抗生素预防感染。

（4）化疗护理：顺铂、甲氨蝶呤等有肾毒性，应观察尿量、监测肾功能。根据体重计算和调整药量，一般在每个疗程用药前及用药中各测一次体重。有计划地穿刺血管，用药前先注入少量生理盐水，确认针头在静脉中后再注入化疗药物。怀疑或发现药物外渗应重新穿刺，局部刺激较强的药物，需局部冷敷，同时用生理盐水或普鲁卡因局部封闭。

（5）随访指导：治疗结束后严密随访5年，第1次在出院后3个月，然后每6个月1次至3年，此后每年1次至5年，以后每2年1次。随访期间严格避孕，化疗停止12个月后才可考虑妊娠。

第十六节 妇科恶性肿瘤化疗

一、常用药物

目前化疗已成为恶性肿瘤的主要治疗方法之一。分为全身给药和局部给药。滋养细胞疾病是所有肿瘤中对化疗最为敏感的一种。

1. **常用药物的种类** 常用化疗药分类及主要不良反应详见外科第十三节概述。其中长春新碱、羟基喜树碱和紫杉醇属于抗肿瘤植物药，即生物碱类。

2. **常见的化疗毒性反应** 化疗药物的常见毒性反应详见外科第十三节肿瘤护理。其中骨髓抑制是最常见及最严重不良反应，骨髓抑制最强时间为化疗后7～14天。白细胞常在用药1周左右开始下降，于停药8～9天达最低点，维持2～3天开始回升，7～10天后可恢复至正常；血小板一般下降稍晚，但下降速度快，恢复也快。

二、化疗患者护理

1. **化疗前准备**

（1）准确测量并记录体重：化疗时应根据体重来正确计算和调整药量，一般在每个疗程的用药前及用药中各测一次体重，应在早上、空腹、排空大小便后进行测量，酌情减去衣服重量。

（2）正确使用药物：根据医嘱严格三查七对，正确溶解和稀释药物，卡铂等药物多用5%葡萄糖溶解，并做到现配现用，一般常温下不超过1小时。如果联合用药应根据药物的性质排出先后顺序，如卡铂和紫杉醇连用，应优先滴注紫杉醇，紫杉醇应在3小时滴完。顺铂、甲氨蝶呤等由肾脏排泄，大剂量应用时其代谢产物溶解性差，尤其在酸性环境中易形成沉淀物，堵塞肾小管，对肾脏损害严重。顺铂需在给药前后给予水化，同时鼓励患者多饮水并监测尿量，保持尿量每天超过2500ml。

①需要避光的药物：放线菌素D、顺铂。

②需快速推注的药物：环磷酰胺。

③缓慢给药：氟尿嘧啶、阿霉素。

（3）合理使用静脉血管并注意保护：遵循长期补液保护血管的原则，有计划地穿刺，用药前先注入少量生理盐水，确认针头在静脉中后再注入化疗药物。一旦怀疑或发现药物外渗应重新穿刺，遇到局部刺激较强的药物，如氮芥、长春新碱、放线菌素D（更生霉素）等外渗，需立即停止滴入并给予局部冷敷，同时用生理盐水或0.4%普鲁卡因局部封闭，以后用金黄散外敷，防止局部组织坏死、减轻疼痛和肿胀。化疗结束前用生理盐水冲管，以降低穿刺部位拔针后的残留浓度，起到保护血管的作用。

2. **化疗中的护理** 经常巡视，及时发现不良反应，有出血倾向（牙龈出血、鼻出血等）、上腹疼痛、恶心、腹泻、皮疹、肢体麻木等情况，即刻报告医师。

3. **化疗副反应的护理**

（1）口腔护理：应保持口腔清洁，预防口腔炎症，常在用药后7～8天出现唇颊黏膜溃疡。若发现口腔黏膜充血疼痛，可局部喷射西瓜霜等粉剂；若有黏膜溃疡，则做溃疡面分泌物培养，根据药敏试验结果选用抗生素和维生素 B_{12} 液混合涂于溃疡面促进愈合，或先用 1% 的过氧化氢漱口，再用长棉签蘸 1.5% 过氧化氢擦洗口腔黏膜溃疡处；使用软毛牙刷刷牙或用清洁水漱口，进食前后用消毒溶液漱口，进食前可用 0.03% 的丁卡因喷口腔及咽部止疼；给予温凉的流食或软食，避免刺激性食物。

（2）止吐护理：在化疗前后给予镇吐剂，合理安排用药时间以减少化疗所致的恶心、呕吐；鼓励进食清淡、易消化、高热量、高蛋白、富含维生素饮食，少吃甜食和油腻食物，少量多餐，同时避免在化疗前后 2 小时内进食、创造良好的进餐环境等；患者呕吐严重时应补充液体，以防电解质紊乱。

（3）骨髓抑制的护理：按医嘱定期测定白细胞计数，若低于 $3.5×10^9/L$，应与医师联系考虑停药，低于 $1.0×10^9/L$，则需进行保护性隔离。血小板计数 $< 50×10^9/L$，可引起皮肤或黏膜出血，应减少活动，增加卧床休息时间；血小板计数 $< 20×10^9/L$ 有自发性出血可能，必须绝对卧床休息，遵医嘱输入血小板浓缩液。放疗时每周检查 1 次白细胞和血小板，白细胞降至 $3×10^9/L$ 或血小板降至 $80×10^9/L$ 时，应暂停放疗。

①Ⅰ度骨髓抑制一般不予以处理，复测血常规。

②Ⅱ度和Ⅲ度骨髓抑制需进行治疗，遵医嘱皮下注射粒细胞集落刺激因子。

③Ⅳ度骨髓抑制除给予升白细胞治疗，还需使用抗生素预防感染，同时给予保护性隔离，尽量谢绝探视。

第十七节　妇科腹部手术

一、妇科腹部手术患者的一般护理

1. **腹部手术种类**　按手术急缓分为择期手术、限期手术和急诊手术。按手术范围分为剖腹探查术、全子宫切除术、次全子宫切除术、全子宫及附件切除术等。

2. **手术前准备**

（1）皮肤准备：术前 1 天进行，备皮范围上自剑突下，下达外阴及两大腿上 1/3 处，两侧至腋中线。注意消毒脐窝。

（2）阴道准备：适用于有性生活，经腹全子宫切除者，术前 1 天用 1∶5000 高锰酸钾、1∶1000 苯扎溴铵或 0.05% 碘伏冲洗阴道，后穹窿处放入甲硝唑，冲洗 2 次，术日晨再次阴道消毒。若为子宫全切术，需擦干后用甲紫标记宫颈口及阴道穹窿部。

（3）消化道准备：在术前 1～3 天开始，术前 1 天需灌肠 1～2 次，或口服缓泻药，排便 3 次以上。术前 2 小时彻底禁食禁饮；6 小时开始禁清淡饮食，可进食少量清淡流质；8 小时开始禁食肉类、油炸和高脂饮食，需清淡饮食。若有腹部手术史、子宫内膜异位症或有妇科恶性肿瘤，预计手术涉及肠道者，术前 3 天进无渣半流质饮食，并给予肠道抑菌药物，术前 1 天行清洁灌肠。

（4）其他：做好药物过敏试验，交叉配血。术前 1 晚视情况适当使用镇静药。练习床上大小便及有效咳嗽等。

3. **手术当日护理**　测量生命体征，取下活动性义齿、发夹、首饰及贵重物品，交家属保管。常规留置尿管并保持引流通畅。术前 30 分钟按医嘱给基础麻醉药物。与手术室护士交接患者，核对无误后签字。

4. **手术后护理**

（1）体位护理：全身麻醉未清醒者去枕平卧，头偏一侧。蛛网膜下腔阻滞麻醉者，应去枕平卧 4～6

小时。硬膜外阻滞麻醉者,术后可软枕平卧 4 ～ 6 小时。病情稳定者,次日晨改半坐卧位,有利于引流,促使腹肌松弛,减轻疼痛,并有利于呼吸及排痰。

（2）饮食护理:一般腹部手术后 6 ～ 8 小时可进流质饮食,避免产气和刺激性食物,肛门排气后可进半流质,逐渐过渡到普食。胃肠减压者应禁食。

（3）病情观察:术后每 15 ～ 30 分钟监测并记录生命体征,直至平稳后改为每 4 小时 1 次。持续 24 小时后,改为每天测生命体征 4 次,直至正常后 3 天。注意观察切口有无渗血、渗液,保持敷料清洁干燥。术后患者每小时尿量至少 50ml 以上,若每小时 < 30ml 且有血压下降、脉搏加快、烦躁不安、肛门坠胀感等,应考虑有腹腔内出血可能。督促足踝运动、鼓励早下床,预防下肢深静脉血栓。

（4）留置尿管的护理:保持尿管通畅,注意观察尿液量、颜色及性质。常规妇科手术于术后 24 ～ 48 小时拔除,宫颈癌根治术加盆腔淋巴结清扫术后,留置导尿 7 ～ 14 天。留置尿管期间,每天擦洗外阴 2 次,每周更换集尿袋 1 ～ 2 次,严格无菌操作,同时多饮水,预防泌尿系感染。在拔除尿管的 3 天前,每 2 ～ 4 小时开放 1 次,训练膀胱功能。尿管拔除后 4 ～ 6 小时督促患者自行排尿,以免尿潴留。

（5）引流管的护理:术后多置阴道引流和（或）腹腔引流,应保持引流管通畅和周围皮肤清洁,观察并记录引流液的量、颜色及性质,术后 24 小时 > 100ml/h 并鲜红色,应考虑有内出血,立即报告医生,开放静脉通路。一般留置 2 ～ 3 天,也可在 24 小时引流液 < 10ml 且患者体温正常时拔除引流管。

（6）疼痛和腹胀的护理:通常术后 24 小时内疼痛最明显,可适当应用镇静、镇痛药物。术后鼓励早期下床活动,腹胀者可热敷腹部、针灸等刺激肠蠕动。术后 48 小时多可排气。若术后 3 天仍未排气者,可采取生理盐水灌肠。

（7）切口护理:术后用腹带包扎,必要时用 1 ～ 2kg 沙袋压迫伤口 6 ～ 8 小时,减轻疼痛、防止出血。一般术后 7 天拆线,伤口愈合差者,可延长拆线时间。

（8）健康教育:术后 2 个月内避免提重物、剧烈活动,全子宫切除术 3 个月内禁止盆浴和性生活,有阴道出血、异常分泌物时及时复查就诊。

二、子宫颈癌

1. 临床分期　取决于肿瘤侵犯范围。

（1）Ⅰ期:癌灶局限于宫颈,包括累及宫体。

①ⅠA:肉眼未见病变,仅在显微镜下可见浸润癌。ⅠA1 期指间质浸润深度 ≤ 3mm,宽度 ≤ 7mm。ⅠA2 期指间质浸润深度 > 3mm 且 < 5mm,宽度 ≤ 7mm。

②ⅠB:肉眼可见癌灶局限于宫颈,或显微镜下可见病变大于ⅠA2 期。ⅠB1 期指肉眼可见癌灶最大直径 ≤ 4cm。ⅠB2 期指肉眼可见癌灶最大直径 > 4cm。

（2）Ⅱ期:癌灶已超出宫颈,但未达骨盆壁,癌累及阴道,但未达阴道下 1/3。

①ⅡA:癌灶侵犯阴道上 2/3,无宫旁浸润。ⅡA1 期指肉眼可见癌灶最大直径 ≤ 4cm。ⅡA2 指肉眼可见癌灶最大直径 > 4cm。

②ⅡB:有宫旁浸润,但未达盆壁。

（3）Ⅲ期:癌灶扩展到骨盆壁和（或）累及阴道下 1/3,致肾盂积水或无功能肾。

①ⅢA:累及阴道下 1/3,但未达盆壁。

②ⅢB:癌已达骨盆壁和（或）引起肾盂积水或无功能肾。

（4）Ⅳ期:癌播散超出真骨盆,癌浸润膀胱黏膜或直肠黏膜。易形成冰冻骨盆。

①ⅣA:癌灶侵犯临近的盆腔器官。

②ⅣB：癌有远处转移。

2. 临床表现 患病年龄分布呈双峰状。原位癌以 30～35 岁高发，浸润癌以 50～55 岁高发。早期无明显症状和体征，病情进展后，表现为阴道流血、阴道排液及疼痛。

（1）阴道流血：早期多为接触性出血（性交后或妇科检查后出血），在普查中易被早期发现，后期为不规则阴道出血。老年患者出现绝经后阴道不规则出血。

（2）阴道排液：多数有白色或血性、稀薄水样或米泔样排液，有腥臭味。晚期继发感染时有脓性或米泔样恶臭白带。

（3）疼痛：晚期多见，伴贫血、恶病质。

3. 治疗要点

（1）宫颈上皮内瘤变：60%CIN Ⅰ 级会自然消退，仅观察随访，若持续存在 2 年需治疗。阴道镜检满意的 CIN Ⅱ 级用物理治疗或子宫锥切术。阴道镜检不满意的 CIN Ⅱ 级和 CIN Ⅲ 级通常用锥切术，包括宫颈环行电切除术和冷刀锥切术。年龄大、无生育需求的 CIN Ⅲ 级可行子宫全切术。

（2）宫颈癌：以手术和放疗为主，化疗为辅的综合治疗。手术治疗适用于 Ⅰ A～Ⅱ A 的早期患者，放射治疗适用于部分 Ⅰ B2 期和 Ⅱ A2 期及 Ⅱ B～Ⅳ A 期患者。放疗易并发放射性直肠炎、膀胱炎，应暂停放射，口服次碳酸铋或 10% 复方樟脑酊，观察大便形状，做粪便黏液涂片检查。

4. 护理措施 给予高蛋白、高热量、高维生素、易消化饮食，纠正不良的饮食习惯。术后 7～14 天拔除尿管，拔除前 3 天开始夹管，每 2 小时开放一次，拔尿管后 4～6 小时测残余尿量，超过 100ml 需留置尿管；少于 100ml 每天测 1 次，2～4 次均在 100ml 以内说明膀胱功能已恢复。

5. 健康教育

（1）疾病预防指导：普及防癌知识，积极治疗宫颈慢性病变，每 1～2 年行妇科检查 1 次，高危人群每半年检查 1 次，有接触性出血和绝经后出血应及时就诊。

（2）随访指导：术后随访时间为 6 年以上。出院后第 1 个月行首次随访；治疗后 2 年内每 3 个月复查 1 次；3～5 年内每半年复查 1 次；第 6 年之后，每年复查 1 次。

（3）性生活及盆浴指导：宫颈锥形切除术后伤口恢复需要 2 个月，应指导患者保持外阴清洁，2 个月内禁止性生活及盆浴。

三、子宫肌瘤

子宫肌瘤是女性生殖器最常见的良性肿瘤，30～50 岁女性高发，绝经后肌瘤萎缩或消失。

1. 临床表现 症状与肌瘤的生长部位、有无变性有关，尤其是与肌瘤的生长部位关系最密切，与肌瘤的大小、数目关系不大。不同部位肌瘤的临床表现见表 3-19。

表3-19　不同部位肌瘤的临床表现

	黏膜下肌瘤	肌壁间肌瘤	浆膜下肌瘤
生长方式	向宫腔方向生长，突出于宫腔	位于子宫肌壁间	向子宫浆膜面生长，突出于子宫表面
月经改变	多见	大肌瘤可见	少见
下腹包块	肿物脱出阴道外	大肌瘤可见	常见
白带增多	常有	常有	多无
腹痛	肌瘤脱出时	多无	肌瘤蒂扭转时

（1）月经改变：为最常见的症状。多见于黏膜下肌瘤及较大的肌壁间肌瘤。表现为经量增多，经期延长。

（2）腹部肿块：是浆膜下肌瘤最常见的症状。当肌瘤增大使子宫超过妊娠3个月大小时，可从腹部触及肿块，不规则或均匀增大，质硬。

（3）白带增多：多见于黏膜下肌瘤和肌壁间肌瘤。合并感染时可有脓血性、恶臭阴道溢液。

（4）腰酸、腰痛及下腹坠胀：一般无腰痛，当浆膜下肌瘤发生蒂扭转时出现急性腹痛。肌瘤红色变性时，腹痛剧烈，伴呕吐、发热及局部压痛。

（5）压迫症状：可致尿频、尿急、尿潴留等。

（6）不孕及继发贫血：黏膜下肌瘤妨碍受精卵着床而导致不孕。

2. 护理措施

（1）饮食护理：给予高蛋白、高热量、高维生素、含铁丰富的食物，禁食含雌激素的药物或食物。

（2）纠正贫血：阴道出血较多者，严密观察生命体征，遵医嘱给予止血药。适当补充铁剂，配血备用，必要时输血。

（3）保持大小便通畅：肌瘤压迫出现排尿困难时，遵医嘱给予导尿。排便不畅时，可给予缓泻药。

（4）预防感染：保持外阴清洁干燥，注意阴道分泌物情况。

（5）出院指导：手术患者1个月后门诊复查，术后3个月避免性生活和重体力劳动。避孕2年以上方可妊娠。

四、子宫内膜癌

1. 分类

（1）病理分类

①内膜样腺癌：约占80%～90%。内膜腺体高度异常增生，上层呈复层和筛孔状结构，细胞异型明显，核分裂活跃，腺结构消失，为实性癌块。分为3级，Ⅰ级为高度分化癌，Ⅱ级为中度分化癌，Ⅲ级为低度分化癌，分级越高、恶性程度越高。

②浆液性腺癌：占1%～9%。细胞异型明显，为不规则复层排列，呈乳头状或簇状生长。恶性程度高，多有深肌层浸润和腹腔、淋巴、远处转移。

③黏液性癌：有大量黏液分泌，病理与内膜样癌相似，预后较好。

④透明细胞癌：多呈实性片状、腺管状或乳头状排列，细胞胞质丰富、透明，恶性程度高，易早期转移。

⑤其它：腺癌伴鳞状上皮分化，神经内分泌癌，混合细胞腺癌，未分化癌。

（2）转移分类

①Ⅰ期：癌肿局限于子宫体。其中ⅠA指无或＜1/2肌层浸润。ⅠB指有≥1/2肌层浸润。

②Ⅱ期：癌肿累及子宫颈间质，但未扩散至宫外。

③Ⅲ期：癌肿有局部和（或）区域扩散。其中ⅢA指癌肿累及子宫体浆膜层和（或）附件。ⅢB指累及阴道和（或）宫旁。ⅢC1指转移至盆腔淋巴结；ⅢC2指转移至腹主动脉旁淋巴结，有／无盆腔淋巴结转移。

④Ⅳ期：癌肿累及膀胱和（或）肠黏膜，或远处转移。ⅣA指累及膀胱和（或）肠黏膜。ⅣB指有远处转移，包括腹腔转移及（或）腹股沟淋巴结转移。

2. 临床表现

（1）症状

①阴道流血：是最常见症状和就诊的主要原因，典型表现为绝经后出现持续或间歇性阴道流血，

量不多；未绝经者经量增多、经期延长或经间期出血。

②阴道排液：早期多为浆液性分泌物，随着内膜增生，合并有血性液体排出。合并感染时有脓血性、恶臭味排液。

③疼痛：晚期肿瘤浸润周围组织或压迫神经时出现下腹及腰骶部疼痛。若癌肿累及宫腔内口，可出现宫腔积液、下腹胀痛及痉挛样疼痛。

（2）体征：早期妇科检查可无异常发现。晚期患者子宫增大，质软，饱满。

3. 治疗要点　早期以手术治疗为主，晚期采用手术、孕激素、放疗、化疗等综合治疗。手术为首选的治疗方法，根据病情选择全子宫及双侧附件切除术等手术方式。放疗是术后最主要的辅助治疗方法。

4. 护理措施

（1）一般护理：提供高蛋白、高热量、高维生素饮食，保证睡眠时间，加强会阴护理，预防感染。术后逐渐增加活动量，利于引流，预防静脉血栓。

（2）用药指导：注意药物疗效和不良反应。高效、大剂量、长期应用孕激素，至少服用 12 周以上方可评定疗效。

（3）放疗指导：接受盆腔内放疗者，治疗前灌肠并留置尿管。腔内置入放射源期间，保证患者绝对卧床，可进行床上肢体活动。取出放射源后，鼓励患者逐步下床活动。

（4）随访指导：术后 2 年内每 3～6 个月复查 1 次。术后 3～5 年每 6～12 个月复查 1 次。5 年后每年复查 1 次。出现不适感觉，应及时就诊。

五、卵巢肿瘤

1. 临床表现

（1）症状：多无明显症状，常在妇科检查时偶然发现。随肿瘤进展，出现腹胀、腹部肿块、腹痛及其他消化道症状。晚期有贫血、恶病质等表现。

（2）体征：妇科检查时在子宫一侧或双侧触及囊性或实性肿块。

（3）卵巢良性、恶性肿瘤的区别见表 3-20。

表3-20　卵巢良性、恶性肿瘤的区别

	卵巢良性肿瘤	卵巢恶性肿瘤
生长速度	缓慢	迅速
症　状	腹胀、腹部包块、压迫症状	腹胀、腹部包块、腹水、转移症状、恶病质
肿块特点	单侧多，囊性，表面光滑，活动良好	双侧，实性或囊实性，表面不平，固定不动

（4）并发症

①蒂扭转：最常见，在体位突然改变或妊娠期、产褥期子宫大小、位置改变时发生，表现为突发一侧下腹剧痛，常伴恶心、呕吐甚至休克。静脉回流受阻，瘤体迅速增大，可发生破裂或感染。

②破裂：有外伤性和自发性破裂两种，应立即剖腹探查。轻者仅有轻度腹痛，重者有剧烈腹痛、恶心、呕吐，引起腹膜炎或休克，多有腹水征。

③感染：多由肿瘤扭转或破裂后与肠管粘连引起，也可来源于邻近器官感染扩散。有全身感染征象，优先使用抗生素控制感染，再进行手术。

④恶变：肿瘤迅速生长且呈双侧性，多有恶变可能，应尽早手术。

2. **治疗要点** 若卵巢肿块直径小于5cm，疑为卵巢瘤样病变，短期观察或口服避孕药2～3个月，一般可自行消失。若肿块持续存在或增大，卵巢肿瘤的可能性较大。一经确诊，首选手术治疗。卵巢良性肿瘤行腹腔镜下手术，术后观察随访；而恶性肿瘤一般采用经腹手术，术后应综合化疗、放疗等辅助治疗。发生卵巢肿瘤并发症时应立即手术。

3. **护理措施**

（1）饮食护理：给予高蛋白、高维生素饮食，避免高胆固醇饮食。

（2）放腹水的护理：一次放腹水不宜超过3000ml，以免腹压骤降，发生虚脱。放腹水速度宜慢，放完后用腹带包扎腹部。放腹水过程中应密切观察并记录生命体征、腹水性质及不良反应。巨大肿瘤患者，放腹水前备好沙袋。

（3）卵巢肿瘤治疗后易复发，应坚持长期随访。术后1年内每个月一次，术后第2年每3个月一次，3～5年视病情4～6个月一次，5年以上每年一次。

六、子宫内膜异位症

具有生长功能的子宫内膜组织出现在子宫腔被覆内膜及宫体肌层以外的部位时称为子宫内膜异位症。

1. **临床表现** 好发于育龄期妇女，以25～45岁多见。

（1）症状

①下腹痛和痛经，继发性、进行性加重的痛经是最典型症状。疼痛在经前1～2天开始，位于下腹部、腰骶部，可放射到会阴部、肛门或大腿，与月经来潮同步，与病灶大小不成正比。

②月经异常，经量增多、经期延长或淋漓不净。

③性交不适，月经来潮前性痛最明显。

④不孕率高达40%。可能为盆腔内环境改变，影响精子与卵子结合；可能为盆腔粘连、子宫后倾、输卵管粘连闭锁或蠕动减弱。

⑤侵犯不同部位时可出现相应症状。肠道内膜异位症可有腹痛、腹泻甚至便血。异位内膜侵犯膀胱可引起经期尿痛、尿频。

（2）体征：子宫多后倾固定，盆腔内可扪及触痛性结节。一侧或双侧附件处可触及不活动的囊实性包块。病变累及直肠阴道隔，可在阴道后穹窿部扪及隆起的痛性小结节，甚至可见紫蓝色斑点。

2. **治疗要点** 总目标是缩减和去除病灶，减轻和控制疼痛，治疗和促进生育，预防和减少复发。

（1）药物对症治疗：采用非甾体抗炎药缓解疼痛，但不能阻止病情进展。

（2）性激素抑制治疗：常用药物有口服避孕药、高效孕激素、雄激素衍生物等。口服避孕药抑制排卵，使异位内膜萎缩。孕激素如醋酸甲羟孕酮，直接作用于子宫内膜和异位内膜，使子宫内膜萎缩。雄激素衍生物有达那唑和孕三烯酮，抑制卵巢甾体激素生成并增加雌、孕激素代谢，导致子宫内膜萎缩、闭经。

（3）手术治疗：腹腔镜手术是首选的手术方法。腹腔镜确诊及手术＋药物治疗为子宫内膜异位症的金标准治疗。

3. **护理措施**

（1）疼痛护理：经期避免生冷刺激性食物，注意休息，疼痛时局部热敷。

（2）用药护理：性激素抑制治疗的药物种类多，用药时间长，一般长达6个月，用药期间的注意事项复杂，应遵医嘱规范用药，注意观察药物疗效和不良反应。达那唑的不良反应主要表现为雄性化作用，如多毛、痤疮、头痛、性欲减退、体重增加及肝功能损害等。

（3）经期避免剧烈运动、性生活、盆腔检查及手术操作，避免重力挤压子宫，**防止经血逆流。**

第十八节　外阴、阴道手术

扫码做题

一、外阴、阴道手术患者的一般护理

1. 外阴、阴道手术的种类

（1）外阴手术：指女性外生殖器部位的手术，如外阴根治切除术等。

（2）阴道手术：指阴道局部及途经阴道的手术，如阴道成形术、阴道前后壁修补术等。

2. 手术前准备

（1）皮肤准备：术前1天进行，**备皮范围为上至耻骨联合上10cm，下至大腿内侧上1/3（包括外阴、肛门周围、臀部），两侧至腋中线。**

（2）肠道准备：术前2小时彻底禁食禁饮；6小时开始禁清淡饮食，可进食少量清淡流质；8小时开始禁食肉类、油炸和高脂饮食，需清淡饮食。术前3天进无渣半流质饮食，并给予肠道抑菌药物，术前1天行清洁灌肠。

（3）阴道准备：**术前3天开始阴道准备，行阴道冲洗或坐浴，每天2次。术日晨行宫颈阴道消毒。子宫全切术前行坐浴，术日晨阴道消毒后在宫颈和穹隆处涂甲紫标记，防误切。**

（4）膀胱准备：进入手术室前排空膀胱，根据手术情况，在术中或术后留置尿管。

（5）特殊用物准备。

3. 手术后护理　术后护理措施与腹部手术患者相似，但应特别注意以下几点。

（1）体位护理：处女膜闭锁及有子宫的先天无阴道者，术后取半卧位。外阴根治术后取平卧位，两腿外展屈膝，膝下垫枕，减少腹股沟及外阴部张力。**阴道前后壁修补术或盆底修补术后取平卧位，禁止半卧位，可减少外阴、阴道张力。**子宫脱垂阴式子宫切除术后避免早期半卧位。

（2）切口护理：外阴阴道肌肉少、张力大、伤口不易愈合。**外阴包扎或阴道内纱条常于术后12～24小时取出，**术后3天可局部理疗，促进血液循环，促进伤口愈合。大阴唇皮下有丰富血管，在外伤后易形成血肿。

（3）减轻疼痛：保持环境安静，减少对患者的刺激，避免增加腹压的动作，更换体位时减轻伤口的张力，遵医嘱应用镇痛药。

（4）会阴护理：保持会阴清洁干燥，每天擦洗外阴2次，勤换内裤和会阴垫。

（5）保持大小便通畅：**根据病情留置尿管2～10天。**会阴部手术患者为防止伤口牵拉、污染，应控制首次排便时间，排气后抑制肠蠕动，**至术后第5天使用缓泻药软化大便，**避免排便困难。

二、外阴癌

外阴恶性肿瘤包括外阴恶性黑色素瘤、外阴基底细胞瘤、外阴鳞状细胞癌，**其中鳞状细胞癌最常见，**占外阴恶性肿瘤80%～90%，多见于绝经后妇女。

1. 临床表现

（1）症状：**最常见的症状为外阴瘙痒，**局部肿块或溃疡，合并感染或较晚期癌可出现疼痛、渗液和出血。

（2）体征：大阴唇最多见。早期呈局部丘疹、结节或小溃疡；晚期有不规则肿块或呈乳头样肿物，癌灶转移至腹股沟淋巴结可扪及增大、质硬的淋巴结。常并发外阴色素减退。

2. 治疗要点 手术治疗为主，晚期可辅以放射治疗及化学药物综合治疗。不能手术或需要缩小癌灶患者、术后局部残留癌灶及复发癌患者可进行放射治疗。

3. 护理措施

（1）术前护理：外阴癌多为老年人，除常规阴部手术准备外，还应积极纠正内科合并症。

（2）术后护理

①一般护理：术后取平卧外展屈膝体位，并在腘窝垫软垫。保持引流管通畅，观察引流性状、颜色和量，鼓励多饮水。

②预防感染：观察切口有无渗血，皮肤有无红、肿、热、痛等感染征象。保持会阴清洁，每天行会阴擦洗，并遵医嘱给予抗生素。

③红外线照射：术后2天起，会阴部、腹股沟部可用红外线照射，每天2次，每次20分钟，促进切口愈合。

④伤口拆线：外阴切口在术后第5天开始间断拆线，腹股沟切口在术后第7天拆线。

⑤随访指导：第1年每1～2个月1次；第2年每3个月1次；第3～4年每半年1次；第5年及以后每年1次。

三、外阴、阴道创伤

1. 临床表现

（1）疼痛：为主要症状，可从轻微疼痛至剧痛，甚至出现休克。

（2）局部肿胀：水肿或血肿，是常见的表现。

（3）外出血：由于血管破裂可导致少量或大量的鲜血自阴道流出。

（4）其他：根据出血量多少、急缓，患者可有头晕、乏力、心慌、出汗等贫血或失血性休克的症状；合并感染时可有体温升高和局部红、肿、热、痛等表现。

2. 治疗要点

处理原则为止血、止痛、防治感染和抗休克。血肿＜5cm者，应立即冷敷，用丁字带等加压包扎；血肿过大应手术清除止血。

3. 护理措施

（1）一般护理：对于外出血量多或较大血肿伴面色苍白者立即使患者平卧、吸氧，开通静脉通路，做好血常规检查及配血输血准备。密切观察患者生命体征、尿量及神志的变化。有活动性出血者应按解剖关系迅速缝合止血。

（2）非手术护理：适用于血肿＜5cm者。

①嘱患者采取正确的体位，保持外阴部的清洁、干燥，每天外阴冲洗3次，大便后及时清洁外阴。

②遵医嘱及时给予止血、止痛药物。

③注意观察血肿的变化，24小时内冷敷，减轻患者的疼痛及不舒适感。可用棉垫、丁字带加压包扎，防止血肿扩大。

④24小时后可以用50%硫酸镁溶液湿热敷或行外阴部烤灯，以促进水肿或血肿的吸收。

（3）手术前护理：外阴、阴道创伤较重的患者有急诊手术的可能，应作好配血、皮肤准备，嘱患者暂时禁食。

（4）术后护理

①外阴、阴道创伤手术后阴道内常填塞纱条、外阴加压包扎，患者疼痛明显，应积极止痛。

②阴道纱条取出或外阴包扎松解后应密切观察阴道及外阴伤口有无出血，患者有无进行性疼痛加剧或阴道、肛门坠胀等再次血肿的症状。

③保持外阴部清洁、干燥；遵医嘱给予抗生素防治感染。

四、先天性无阴道

先天性无阴道是由于在胚胎时期，双侧副中肾管发育不全所导致。常合并发生先天性无子宫或只有始基子宫，卵巢功能多正常。

1. 临床表现　体格、第二性征及外阴发育正常，但无阴道口，或仅见一浅凹，偶见短浅阴道盲端。有先天性闭经和性交困难。极少有发育正常的子宫，表现为周期性下腹疼痛。部分患者伴有泌尿道发育异常，个别有脊椎异常。

2. 治疗要点　有短浅阴道者优先使用阴道模具进行机械扩张；不适宜机械扩张者可行人工阴道成形术，以乙状结肠阴道成形效果最好。

3. 护理措施

（1）术前准备：根据患者年龄选取模具型号，消毒备用两个以上的阴道模具和丁字带；游离皮瓣成形术者，应选取一侧大腿中部皮肤，进行剃毛消毒，以备手术使用；乙状结肠成形术者需做好肠道准备；术前3天常规进行阴道及肠道准备，术前1天进行皮肤准备和清洁灌肠，手术当天需做好膀胱准备。部分患者会合并有泌尿系统的发育异常，为避免误伤周围组织，尤其是泌尿系统，术前应做泌尿系统造影显像。

（2）术后护理：术后取半卧位，行阴道手术后的常规护理；乙状结肠成形术者应控制首次排便时间，注意观察阴道血运情况、分泌物的量及性状，判断有无感染；术后7～10天拆线，并更换软阴道模型为硬模型，更换前半小时需使用镇痛药，之后每天更换并消毒模型，更换时行阴道冲洗1次，更换时间不能超过20分钟，预防出血和瘢痕挛缩。佩戴模型后使用丁字带预防模型脱出。模具放置不当会使阴道变窄、变浅，影响手术效果。

（3）机械扩张法指导：指导患者学习使用模具，应从小到大使用模具，逐渐进行加压扩张，加深阴道长度到满足性生活为止，一般于夜间放置、日间取出。

（4）心理护理：患者及家属在得知不能生育后，可能会出现自卑、抑郁等，可讲解相关知识，帮助建立信心。

五、子宫脱垂

子宫脱垂是指子宫从正常位置沿阴道下降，宫颈外口达坐骨棘水平以下，甚至子宫全部脱出于阴道口以外。

1. 临床表现

（1）症状：轻症患者多无不适，Ⅱ、Ⅲ度者可表现为下坠感和腰背酸痛，肿物自阴道脱出。

（2）体征：可见子宫不同程度的脱垂，伴有阴道壁与膀胱直肠膨出。以患者平卧用力向下屏气时子宫下降的最低点为标准，分为3度（表3-21）。子宫脱垂分度可见图3-3。

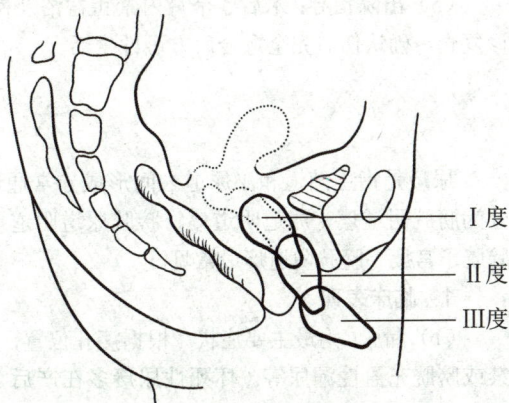

Ⅰ度

Ⅱ度

Ⅲ度

图3-3　子宫脱垂临床分度

表3-21 子宫脱垂的临床分度

临床分度	分　型	划分标准
Ⅰ　度	轻型	宫颈外口距离处女膜缘<4cm，未达处女膜缘
	重型	宫颈外口已达处女膜缘，阴道口可见子宫颈
Ⅱ　度	轻型	宫颈脱出阴道口，宫体仍在阴道内
	重型	宫颈和部分宫体脱出阴道口
Ⅲ　度		宫颈及宫体全部脱出阴道口外

2. 治疗要点　轻度患者或不能耐受手术者，进行盆底肌肉锻炼和放置子宫托。非手术治疗无效和Ⅱ、Ⅲ度患者采取手术治疗，根据患者年龄等情况选择手术方式。

3. 护理措施

（1）一般护理：加强营养，卧床休息，教会患者做盆底、肛门肌肉运动锻炼的方法，积极治疗原发病。加强会阴护理，保护脱出阴道口的组织，减少走动和衣物摩擦。

（2）使用子宫托的护理

①子宫托大小以放置后不脱出、无不适感为宜。

②放置前排空大小便，洗净双手，取半卧位或蹲位。每天晨起放入，睡前取出并消毒，避免放置过久导致局部糜烂、溃疡。

③妊娠期和月经期停止使用。

④放置前阴道内应有一定水平雌激素，绝经妇女在放置前4～6周开始长期使用阴道雌激素霜剂。

⑤上托后第1、3、6个月时到医院检查1次，以后每3～6个月到医院检查1次。

（3）术前护理：同妇科外阴阴道手术护理。术前5天开始阴道准备，Ⅰ度患者每天坐浴2次，为1∶5000的高锰酸钾或0.2‰的碘伏液；Ⅱ、Ⅲ度患者、特别是有溃疡者，阴道冲洗后局部涂抗生素软膏，冲洗液一般为2‰的碘伏液。

（4）术后护理：术后取平卧位，卧床休息7～10天，禁止半卧位。留置尿管10～14天，避免增加腹压的动作，应用缓泻药预防便秘。每天进行外阴擦洗2次，保持外阴清洁干燥，预防感染发生。加强营养，卧床休息，进行盆底、肛门肌肉锻炼。

（5）出院指导：术后3个月内禁止盆浴及性生活，半年内避免重体力劳动，术后2、3个月到门诊复查，确认伤口完全愈合后方可性生活。

六、尿　瘘

尿瘘是指生殖道和泌尿道之间形成异常通道，尿液自阴道排出，不受控制。根据解剖位置，可分为膀胱阴道瘘、尿道阴道瘘、膀胱尿道阴道瘘、膀胱宫颈瘘、膀胱宫颈阴道瘘、输尿管阴道瘘及膀胱子宫瘘。膀胱阴道瘘最常见。

1. 临床表现

（1）漏尿：为最主要症状。根据瘘孔位置，患者可表现为持续性漏尿、体位性漏尿、压力性尿失禁或膀胱充盈性漏尿等。坏死性尿瘘多在产后3～7天发生，产道软组织受压所致的坏死组织多在此时脱落，形成瘘孔。

（2）外阴不适：局部刺激、组织炎症增生及感染和尿液刺激及浸渍，可引起外阴部痒和烧灼痛，外阴呈湿疹、丘疹样皮炎改变。

（3）尿路感染：合并尿路感染者有尿频、尿急、尿痛等症状。

2. 治疗要点　手术修补为主要治疗方法。

3. 护理措施

（1）体位：指导患者保持正确体位，使小漏孔自行愈合。一般采取使漏孔高于尿液面的体位。某些妇科手术后致小漏孔的患者，术后应留置尿管。

（2）鼓励饮水：限制饮水会使尿液呈酸性，加重对皮肤的刺激。应鼓励患者多饮水，一般每天饮水量不少于 3000ml。

（3）术前护理：术前 3～5 天每天用 1∶5000 的高锰酸钾或 0.2‰的碘伏液坐浴，外阴部有湿疹者，可在坐浴后行红外线照射，然后涂氧化锌软膏。

（4）术后护理：术后留置尿管或耻骨上膀胱造瘘 7～14 天，保持引流通畅。使漏孔居于高位，每天补液不低于 3000ml，达到膀胱冲洗的目的。避免增加腹压的动作。

第十九节　不孕症

一、不孕症

凡婚后未避孕、有正常性生活、夫妇同居 1 年而未受孕者，称为不孕症。从未妊娠者称为原发不孕，有过妊娠而后不孕者称为继发不孕。

1. 治疗要点　针对不同不孕因素对因治疗。免疫性不孕者可用避孕套隔绝、中断性交或体外排精法避孕 6 个月，避免女性继续产生抗体；或使用免疫抑制剂、人工授精受孕。

2. 护理措施

（1）指导患者服药，说明药物的作用及副作用，并在妊娠后立即停药。

（2）不孕症可引起患者一些不良心理反应，因情绪可影响受孕，护士应指导患者放松，调整情绪。

（3）教会患者提高妊娠率的方法

①保持健康状态，注重营养、减轻压力、纠正不良生活习惯如吸烟、酗酒。

②与伴侣进行沟通，谈论自己的希望与感受。

③不要把性生活单纯看作是为了妊娠而进行。

④性交前、中、后勿使用阴道润滑剂和阴道灌洗。

⑤性交后应抬高臀部持续 20～30 分钟，不要立即如厕。

⑥掌握性知识，预测排卵，在排卵期可以增加性交次数。

（4）协助选择人工辅助生殖技术。

二、辅助生殖技术及护理

目前，常用的辅助生殖技术有人工授精和体外受精 - 胚胎移植及其衍生技术两大类。

1. 辅助生殖技术

（1）人工授精：是用器械将精子通过非性交方式注入女性生殖道内，使其受孕的一种技术，直接将精液注射进阴道便可，若要注射到宫腔、宫颈管时，需用洗涤过的精子。可选择阴道内、宫颈管内或宫腔内注入，分为夫精人工授精（AIH）和供精人工授精（AID）技术。

①夫精人工授精：适用于男性少精、弱精、性功能障碍；宫颈因素不育；生殖道畸形或心理因素不育；免疫因素不育；不明原因不育。

②供精人工授精：适用于不可逆的无精子症、严重少精、弱精、畸精；输精管复通失败；射精障碍；男方家族有严重遗传性疾病；母儿血型不合，不能得到存活新生儿。

（2）体外受精－胚胎移植（试管婴儿IVF-ET）及其衍生技术：包括从不孕妇女体内取出卵细胞，在体外与精子受精后培养至早期胚胎，然后移植回妇女的子宫，使其继续着床发育、生长成为胎儿的过程。主要适用于输卵管堵塞性不孕症。

（3）配子输卵管内移植：是直接将卵母细胞和洗涤后的精子移植到输卵管壶腹部的一种助孕技术。适用于原因不明的不孕症、男性不育、免疫不育、子宫内膜异位症等。

（4）卵细胞质内单精子注射：适用于严重的少、弱、畸精症，不可逆的梗阻性无精子症、生精功能障碍等。

（5）未成熟卵体外培养、植入前胚胎遗传学诊断等。

2. 常见并发症 包括卵巢过度刺激综合征、卵巢反应不良、多胎妊娠、流产或早产，以及超排卵药物应用与卵巢和乳腺肿瘤的关系。

（1）卵巢过度刺激综合征（OHSS）：指诱导排卵药物刺激卵巢后，导致多个卵泡发育、雌激素水平过高及颗粒细胞的黄素化，引起全身血流动力学改变的病理情况。中度卵巢过度刺激综合征表现为明显下腹胀痛、恶心、呕吐或腹泻，有明显腹水，少量胸水，腹围增大，体重增加≥3kg，双侧卵巢增大、直径为5～10cm。

（2）卵巢反应不足：表现为卵巢在诱发超排卵下卵泡发育不良，卵泡数量、大小或生长速率不能达到药物的要求。

（3）多胎妊娠：促排卵药物的使用或多个胚胎的移植可导致多胎妊娠的发生。多胎妊娠可导致多种妊娠并发症，对孕妇不利，可在孕早期施行选择性胚胎减灭术。

（4）其他并发症：临近器官损伤、出血、感染等。

3. 护理措施

（1）预防OHSS：注意超排卵药物的个体化法则严密监测卵泡的发育，根据卵泡数量适时减少或终止使用HMG和hCG，提前取卵。

（2）预防卵巢反应不足：增加外源性FSH的剂量，提前使用HMG等。

（3）预防自然流产：合理用药，避免多胎妊娠。充分补充黄体功能，移植前进行胚胎染色体分析，防止异常胚胎的种植。

第二十节　计划生育

一、计划生育

计划生育内容包括晚婚、晚育、节育、优生优育；女性法律规定结婚年龄为20岁，晚婚是指按法定年龄推迟3年及以上结婚，即23周岁；晚育是按法定年龄推迟3年及以上生育。计划生育措施主要包括避孕、绝育及避孕失败补救措施。

1. 护理评估

（1）病史：询问现病史、既往史、月经史及婚育史等，了解是否符合各种措施的适应证，有无禁忌证等。

（2）身心状况：全面评估身体状况，有无发热、慢性疾病、感染和心理状况等。妇科检查外阴、阴道有无赘生物、破损等，宫颈有无炎症、糜烂、裂伤等，子宫大小、位置、活动度等，附件有无压痛、肿块等。

（3）诊断检查：检查血、尿常规，出凝血时间，阴道分泌物，心电图，肝肾功能及 B 超等。

2. 护理措施

（1）最佳生育措施的选择：向育龄夫妇进行生育措施的知识宣教，根据夫妇具体情况和实际需求，协助夫妇选择最佳生育措施。

①新婚夫妇：多采用简便、短效方法，即男用避孕套、短效口服避孕药或外用避孕栓、薄膜等，一般暂不选用宫内节育器。

②生育后夫妇：多采用长效、安全可靠方法，可选宫内节育器、男用避孕套、口服避孕药物、长期避孕针或缓释避孕药等，已生育两个或以上的妇女可采取绝育措施。

③哺乳期妇女：可选择男用避孕套、宫内节育器。不宜选择避孕药方法，可影响乳汁质量和婴儿健康。

④绝经过渡期妇女：仍有排卵可能，应首选男用避孕套，已放置有宫内节育器且无不良反应者可继续使用，至绝经后半年取出，年龄超过 45 岁的妇女一般不用口服避孕药或注射避孕针。

（2）减轻疼痛、预防感染：根据手术方式和术者情况，术后应卧床休息 2～24 小时，逐渐增加活动量。术后提供安静舒适的环境，密切观察受术者生命体征、阴道流血、伤口敷料及疼痛情况，按医嘱给予镇静、止痛药和抗生素，缓解疼痛、预防感染。

（3）健康教育：放置或取出宫内节育器术后禁止性生活和盆浴 2 周。人工流产术后进行性生活及盆浴 1 个月，1 个月后门诊复查。输卵管结扎术后受术者休息 3～4 周，禁止性生活及盆浴 1 个月。有腹痛、阴道大量流血者，应随时就诊。进行避孕措施知识宣教，教会使用，观察副作用、并发症等。

二、避孕方法及护理

1. 工具避孕 工具避孕是指利用工具防止精子和卵子结合，或改变宫腔内环境，达到避孕目的。常用工具有阴茎套、女用避孕套和宫内节育器。宫内节育器安全、有效、简便、经济、可逆，是我国妇女的主要避孕方法。带铜节育器是目前我国临床最常用的节育器，包括 TCu-220（T 形，含铜表面积 220mm^2）、TCu-380A、VCu-200 等，一般可放置 5 年。

（1）原理：阴茎套避孕可阻止精子进入宫腔，且能防止性疾病传播。宫内节育器可引起宫颈局部炎性反应，激活纤溶酶原，炎性反应刺激产生前列腺素，使精子不能获能；改变宫腔内环境，干扰受精卵着床达到避孕的目的。节育器带铜后能持续释放有生物活性的铜离子，有使精子头尾分离的毒性作用、使精子不能获能，铜离子还能进入细胞核和线粒体，干扰细胞正常代谢，避孕效果随铜的表面积增大而增强。

（2）宫内节育器放置术

①禁忌证：妊娠或可疑妊娠；生殖道急、慢性炎症；月经过多、过频或不规则出血；人工流产、分娩、剖宫产有妊娠组织残留或感染；生殖器官肿瘤；子宫畸形；宫颈口过松、重度陈旧性宫颈裂伤或子宫脱垂；严重全身性疾病；宫腔 < 5.5cm 或 > 9.0cm；对铜过敏者。

②放置时间：月经干净后 3～7 天，无性生活；产后 42 天，恶露已净，会阴伤口愈合，子宫恢复正常；剖宫产后半年；人工流产术后宫腔深度 < 10cm；哺乳期排除早孕者。术前常规测体温，2 次测试超过 37.5℃暂不放置。

（3）宫内节育器取出术

①适应证：绝经 1 年者；改用其他避孕措施或绝育者；放置期限已满需更换者；带器妊娠者；计划

再生育或已无性生活者；有并发症或不良反应治疗无效者；确诊节育器嵌顿或移位者。

②禁忌证：生殖道炎症需治愈后再取出；全身情况不良或疾病的急性期，病情好转后再取出。

③取出时间：月经干净后 3 ～ 7 天；出血多者随时取出；带器早期妊娠于人工流产同时取出；带器异位妊娠术前诊断性刮宫时，或术后出院前取出。

（4）宫内节育器的不良反应：不规则阴道出血，表现为月经过多、经期延长或点滴出血；腰酸腹胀；白带增多。

（5）宫内节育器并发症：感染、节育器嵌顿或断裂、节育器异位或脱落、带器妊娠。

（6）健康教育：放置术后休息 3 天，取出术后休息 1 天。1 周内避免重体力劳动，2 周内禁止性生活及盆浴，3 个月内月经或排便时注意有无节育器排出。放置术后若有腹痛、发热、出血多等情况随时就诊。放置术后分别于 1、3、6、12 个月复查 1 次，以后每年 1 次，复查在月经干净后进行。不同类型的宫内节育器按规定时间到期应取出更换。

2. 药物避孕 药物避孕又称激素避孕，是应用甾体激素达到避孕效果。常用避孕药由雌激素和孕激素配伍构成。

（1）种类：口服避孕药（短效、长效）、长效避孕针、探亲避孕药、缓释避孕药、外用避孕药、紧急避孕药。

（2）避孕原理：抑制排卵、改变子宫内膜的功能和形态、改变宫颈黏液性状、改变输卵管功能。

（3）禁忌证：严重心血管疾病；血液病或血栓性疾病；急、慢性肝炎或肾炎；内分泌疾病；恶性肿瘤、癌前病变、子宫或乳房肿块者；哺乳期、产后未满半年或月经未来潮者；精神疾病生活不能自理者；有偏头痛反复发作者；月经异常或年龄 ＞ 45 岁者；年龄 ＞ 35 岁吸烟者。

（4）短效口服避孕药：从月经第 5 天开始每晚服 1 片，连服 22 天，不能中断。如果漏服，应于次晨（12 小时内）补服。停药 7 天内发生撤药性出血即月经，若停药 7 天无出血，于当晚或第 2 天开始第 2 周期服药。

（5）不良反应与护理

①类早孕反应：表现为恶心、头晕、乏力、困倦、食欲缺乏、乳胀等，为雌激素刺激胃黏膜引起。轻症者不需特殊处理，服药数个周期后自然消失；症状严重者对症治疗或更换避孕药种类。

②月经紊乱

a. 突破性出血：服药期间发生不规则出血，多因漏服、迟服而引起的突破性出血。轻者点滴出血，不需处理；若出血量较多，可加服雌激素。出血似月经量或出血时间近月经期，应暂停服药，作为一次月经来潮，在出血的第 5 天开始再开始下一个周期的服药。即发生突破性出血并不需要停用避孕药。

b. 月经减少或停经：绝大多数停经或者月经减少者，在暂停服药后月经可自行恢复。如暂停用药后月经仍不来潮，应在停药第 7 天开始服下一个周期的服药，以免影响避孕效果。服用避孕药后连续 2 个月停经者，应考虑调换避孕药种类；调换药物种类后仍然停经或连续 3 个月停经者，应停用避孕药、观察，等待月经自然恢复。即只有连续停经 3 个月者才需要停用避孕药。

③体重增加：常见于口服短效避孕药。原因为孕激素兼有弱雄激素活性，可促进体内的合成代谢，且雌激素可促进水钠潴留。但这种体重增加不会导致肥胖，不影响健康。

④色素沉着：颜面部淡褐色色素沉着，停药后多可自行恢复。

3. 其他避孕方法

（1）紧急避孕法：仅对一次无保护性生活有效，有效率较低，副作用大，不可代替常规避孕。宫内节育器在无保护性生活 5 天内放入，避孕药物在无保护性生活 72 小时内服用。

（2）安全期避孕法：又称自然避孕。排卵前后 4 ～ 5 天为易受孕期，其余时间视为安全期。但受环境和情绪等因素影响，排卵可能发生变化，导致受孕，故安全期避孕法是安全性最低的避孕方法。

（3）其他：外用避孕药、免疫避孕法等。

三、终止妊娠方法及护理

不愿生育、母体疾病、胎儿畸形等原因，利用人工方式终止妊娠是避孕失败的补救方法。

1. 方法　早期妊娠采取人工流产，包括手术流产和药物流产。中期妊娠采取引产术。见表3-22。钳刮术前必须充分扩张宫颈管，可用橡皮导尿管扩张宫颈管，将无菌16号或18号导尿管于术前12小时插入宫颈管内，手术前取出。米非司酮是黄体酮受体拮抗剂，对子宫内膜孕激素受体的亲和力比黄体酮高5倍，能和黄体酮竞争结合蜕膜的孕激素受体，从而终止妊娠。

表3-22　人工终止妊娠的方法

方　法	适用时间	特　点
吸宫术	妊娠10周内	利用负压，通过吸管将妊娠物从宫腔内吸出
钳刮术	妊娠10～14周	扩张宫颈管后，用卵圆钳夹取妊娠物，再行刮宫、吸宫
药物流产	妊娠7周内	常用米非司酮和米索前列醇
依沙吖啶引产	妊娠13～28周	依沙吖啶是强力杀菌药，刺激子宫平滑肌收缩
水囊引产	妊娠13～28周	水囊置子宫壁和胎膜间，增加宫腔压力及机械刺激宫颈管

2. 并发症　手术流产的并发症有术中出血、子宫穿孔、吸宫不全、漏吸或空吸、人工流产综合征、术后感染、羊水栓塞等。药物流产和引产术后的并发症主要是子宫出血和感染。流产远期易发生宫颈粘连。

（1）人工流产综合征：受术者在术中或手术刚结束时，由于宫颈和子宫受到机械性刺激引起迷走神经兴奋，孕妇精神紧张、不能耐受宫颈管扩张、牵拉和过高的负压，出现恶心呕吐、血压下降、头晕、胸闷、大汗淋漓等症状。此时静脉注射阿托品0.5～1mg，可迅速缓解症状。多数人在手术后会逐渐好转。

（2）子宫穿孔：器械进入宫腔探不到宫底或进入宫腔深度明显超过检查时宫腔深度，提示子宫穿孔。在术中突然感到小腹疼痛，术后可能出现血压降低、腹痛、阴道流血、肛门坠胀等。

（3）吸宫不全：术后阴道流血超过10天，血量过多，或流血停止后再现多量流血，均应考虑为吸宫不全。

（4）漏吸或空吸：已确诊为宫内妊娠，术时未能吸出胚胎或胎盘绒毛称为漏吸；误诊宫内妊娠而行人工流产负压吸引术，称为空吸。

3. 护理措施　人工流产术后在观察室休息1小时，注意观察腹痛及阴道出血，1个月内禁止盆浴和性生活。吸宫术后休息3周，钳刮术后休息4周。有发热、腹痛、出血多或出血时间超过10天应随时就诊。引产术前3天禁止性生活，术后6周禁止性生活和盆浴。引产术后指导同足月分娩，采取退乳措施。产后1个月到医院随访，并提供避孕指导。人工流产后要及时检查排出物有无绒毛、胎儿组织等。

四、女性绝育方法及护理

绝育是以手术或药物方法阻止精子与卵子相遇以实现绝育目的的节育措施，具有安全性和永久性。常用方法为经腹输卵管结扎和经腹腔镜输卵管绝育术。结扎的部位为输卵管峡部。

1. **经腹输卵管结扎术** 是最常用的绝育手术。以手术方法封闭成熟卵子的通道，阻止精子与卵子相遇，以实现绝育。

（1）适应证：自愿接受绝育术且无禁忌证；严重全身性疾病或遗传性疾病不宜生育者。

（2）禁忌证：各种疾病急性期；腹部皮肤或急、慢性盆腔感染；全身状况不佳不能胜任手术者；严重的神经官能症，或缺少绝育的决心；24小时内两次测量体温≥37.5℃者。

（3）手术时间：非孕者月经干净后3～4天；剖宫产和非炎症妇科手术时；人工流产或分娩后48小时内；自然流产后1个月；哺乳期或闭经者排除妊娠后行绝育手术。

（4）术后并发症：出血、血肿、感染、脏器损伤、绝育失败。

（5）护理：局部浸润麻醉者不需禁食，数小时后即可早下床活动。保持切口敷料清洁干燥，防止感染。密切观察有无腹痛、内出血及脏器损伤。鼓励患者及早排尿。术后休息3～4周，1个月内禁止性生活。

2. **经腹腔镜输卵管绝育手术**

（1）禁忌证：腹腔粘连、心肺功能不全、膈疝等，其余同输卵管结扎术。

（2）护理：术时取头低臀高仰卧位。术后静卧4～6小时后下床活动。

第二十一节 妇产科常用护理技术

扫码做题

一、会阴擦洗与冲洗

会阴擦洗与冲洗是利用消毒液对会阴部进行擦洗与冲洗的技术。

1. **目的** 保持患者会阴及肛门部清洁，促进患者的舒适和会阴伤口的愈合，防止生殖系统、泌尿系统的逆行感染。

2. **适应证** 妇科、产科手术后，留置导尿管者；会阴部手术术后患者；产后会阴有伤口或长期卧床、生活不能自理的患者；急性外阴炎患者。

3. **物品准备** 常用的会阴擦洗溶液有0.02%聚维酮碘（碘伏）溶液，0.1%苯扎溴铵溶液，1：5000高锰酸钾溶液等。

4. **操作方法** 嘱患者排空膀胱，并取屈膝仰卧位，双腿略外展，暴露外阴。注意屏风遮挡。一般擦洗3遍，第一遍要求由外向内、自上而下、先对侧后近侧，按照阴阜→大腿内上1/3→大阴唇→小阴唇→会阴及肛门的顺序擦洗。第二遍与第三遍相同，原则为由内向外、自上而下、先对侧后近侧。

5. **护理措施**

（1）擦洗或冲洗时，注意会阴伤口周围组织有无红肿、分泌物及其性质和伤口愈合情况。

（2）产后及阴部手术患者，每次排便后均应擦洗会阴、预防感染。

（3）留置导尿患者注意观察引流情况。

（4）注意无菌操作，避免交叉感染。

二、阴道灌洗

阴道灌洗是用消毒液对阴道进行清洗的技术。

1. **目的** 促进阴道血液循环，减少阴道分泌物，缓解局部充血，达到控制和治疗炎症的目的，使宫颈和阴道保持清洁。

2. **适应证** 各种阴道炎、宫颈炎；子宫切除术前或阴道手术前的常规阴道准备。

3. 物品准备　常用的阴道灌洗溶液有 0.02% 聚维酮碘（碘伏）溶液, 0.1% 苯扎溴铵溶液, 生理盐水, 2% ～ 4% 碳酸氢钠溶液, 1% 乳酸溶液, 4% 硼酸溶液, 0.5% 醋酸溶液, 1 ：5000 高锰酸钾溶液等。

4. 护理措施

（1）冲洗压力不宜过大, 冲洗器灌洗筒的高度不应超过床沿 70cm。水流过速会使灌洗液进入子宫腔过快, 灌洗液与局部作用的时间不足。

（2）根据患者病情配置灌洗液 500 ～ 1000ml, 水温以 41 ～ 43℃为宜。

（3）灌洗头插入不宜过深, 灌洗过程中动作要轻柔。

（4）产后 10 天或妇产科手术 2 周后, 若合并黏膜感染、坏死, 可行低位阴道灌洗, 冲洗器灌洗筒的高度一般不超过床沿 30cm, 避免损伤阴道残端伤口。

（5）未婚妇女可用导尿管进行阴道灌洗, 不能使用窥阴器。月经期、产后或人工流产术后子宫颈口未闭, 或有阴道出血的患者不宜行阴道灌洗, 以防上行性感染。宫颈癌有活动性出血者, 禁止阴道灌洗, 可行外阴擦洗。

三、会阴热敷

会阴湿热敷是应用热原理和药物化学反应, 利用热敷溶液促进血液循环, 增强局部白细胞的吞噬作用和组织活力的一种护理技术。

1. 目的　促进局部血液循环, 改善组织营养, 增强局部白细胞的吞噬作用, 加速组织再生和消炎、止痛; 促进水肿吸收, 使陈旧性血肿局限; 促进外阴伤口的愈合。

2. 适应证　会阴水肿及血肿的吸收期; 会阴硬结及早期感染者。

3. 物品准备　常用的会阴热敷溶液有 50% 硫酸镁, 95% 乙醇等。

4. 操作方法

（1）热敷部位在热敷前用棉签涂一层凡士林, 轻轻敷上浸有热敷溶液的温纱布, 外面盖上棉垫保温。

（2）一般每 3 ～ 5 分钟更换热敷垫一次, 热敷时间约 15 ～ 30 分钟。

5. 护理措施

（1）会阴湿热敷应当在会阴擦洗、污垢清洁后进行。

（2）湿热敷温度一般为 41 ～ 46℃。湿热敷面积为病损范围的 2 倍。

（3）定期检查热源的完好性, 防止烫伤。

四、阴道、宫颈上药

阴道或宫颈上药是将治疗性药物涂抹到阴道壁或宫颈黏膜上, 达到局部治疗作用的一项操作, 在妇科护理中应用广泛。

1. 目的　治疗各种阴道炎和子宫颈炎。

2. 适应证　各种阴道炎、子宫颈炎或术后阴道残端炎。

3. 物品准备

（1）阴道后穹窿塞药: 常用药物有甲硝唑、制霉菌素等。

（2）局部非腐蚀性药: 常用 1% 甲紫治疗阴道假丝酵母菌病; 新霉素或氯霉素等治疗急性或亚急性子宫颈炎或阴道炎。

（3）局部腐蚀性药: 常用 20% ～ 50% 硝酸银溶液等, 治疗宫颈糜烂样改变。用长棉棍蘸少许涂于糜烂面, 插入颈管内约 0.5cm, 随后用生理盐水棉球擦去表面残余药液, 最后用干棉球吸干。

（4）宫颈棉球上药: 止血药、抗生素等。嘱患者放药 12 ～ 24 小时后自行牵拉棉球尾线取出。

（5）喷雾器上药：常用有土霉素、磺胺嘧啶、呋喃西林等。

4. 护理措施　应用腐蚀性药物时，注意保护阴道内正常组织；阴道栓剂最好于晚上或休息时上药。上药后避免将棉球落入阴道内；经期或子宫出血者不宜阴道给药；用药期间禁止性生活。

第二十二节　妇产科诊疗及手术

扫码做题

一、阴道及宫颈细胞学检查

女性生殖道上皮细胞受卵巢激素的影响出现周期性变化，因此临床上既可通过检查生殖道脱落上皮细胞（包括阴道上段、宫颈阴道部、宫颈管、子宫、输卵管及腹腔的上皮细胞）反应体内性激素水平变化，又可协助诊断不同部位的恶性病变，是一种简便、经济、实用的辅助诊断方法。

1. 适应证　不明原因闭经；功能失调性子宫出血；流产；生殖道感染性疾病；妇科肿瘤的筛查；宫颈细胞学检查是 CIN 及早期宫颈癌筛查的基本方法。

2. 禁忌证　生殖器急性炎症；月经期、妊娠期或有不规则出血时；有出血倾向者。

3. 操作方法

（1）阴道涂片：主要目的是了解卵巢或胎盘功能，检测下生殖道感染的病原体。用生理盐水做润滑剂取标，已婚者用木质小刮板在阴道侧壁 1/3 处轻轻刮取；无性生活妇女应签署知情同意书后，用浸湿的棉签伸入阴道，紧贴阴道侧壁卷取，薄而均匀地涂于玻片上，立即将其置于 95% 乙醇中固定。

（2）子宫颈刮片法：是筛查早期子宫颈癌的重要方法。应在宫颈外口鳞 - 柱状上皮交界处，用木质刮板以宫颈外口为圆心，轻刮一周，均匀涂于玻片上，避免损伤组织引起出血而影响检查结果。若受检者白带过多，应先用无菌干棉球轻轻擦净黏液，再刮取标本。

（3）宫颈管涂片：用于筛查宫颈管内病变。先将宫颈表面分泌物拭净，用小型木质刮板进入宫颈管内，轻轻刮取一周做涂片。

（4）宫颈吸片：用于筛查宫腔内恶性病变，较阴道涂片及诊刮阳性率高。将无菌塑料管一端连接注射器，另一端送入子宫腔内达宫底部，上下左右转动抽吸。

4. 宫颈细胞学诊断标准及检查意义　生殖脱落细胞学诊断采用巴氏 5 级分类。

（1）巴氏 Ⅰ 级：未见不典型或异常细胞，为正常阴道细胞涂片。

（2）巴氏 Ⅱ 级：发现不典型细胞，但无恶性特征细胞，属于良性改变或炎症。

（3）巴氏 Ⅲ 级：发现可疑恶性细胞，为可疑癌。

（4）巴氏 Ⅳ 级：发现不典型癌细胞，待证实，为高度可疑癌。

（5）巴氏 Ⅴ 级：发现多量典型癌细胞。

二、子宫颈活体组织检查

宫颈活组织检查简称活检，取材方法是自病变部位或可疑部位取小部分组织进行病理检查，结果常可作为宫颈癌等的诊断依据。

（一）局部活组织检查

1. 适应证

（1）宫颈脱落细胞学涂片检查巴氏 Ⅲ 级及以上者，宫颈脱落细胞学涂片检查巴氏 Ⅱ 级经反复治疗无效者。

（2）TBS 分类鳞状上皮细胞异常低度鳞状上皮内病变及以上者。

（3）阴道镜检查反复出现可疑阳性或阳性者。

（4）可疑宫颈恶性病变或宫颈特异性感染，需进一步明确诊断者。

2. **禁忌证**　生殖道患有急性或亚急性炎症者；妊娠期、月经期或有不规则子宫出血者；患血液病有出血倾向者。

3. **操作方法**　一般在月经干净后 3～7 天进行，在宫颈外口鳞-柱状上皮交界处钳取适当大小组织。临床明确为宫颈癌，只为确定病理类型或浸润程度者可单点取材；可疑宫颈癌者，应按时钟位置 3、6、9、12 点四处取材。可在宫颈阴道部涂以复方碘溶液，在碘不着色区域取材。

4. **护理措施**

（1）患者术后用带线纱球压迫止血，在术后 24 小时自行取出棉球。

（2）术后 1 个月禁止性生活及盆浴。

（二）锥形切除法

1. **适应证**　宫颈细胞学检查多次阳性，而宫颈活检阴性者；宫颈活检为高级别上皮内病变需确诊者；可疑为早期浸润癌，为明确病变累及程度及确定手术范围者。

2. **禁忌证**　同宫颈活检。

3. **操作方法**　以宫颈钳夹宫颈前唇向外牵引，在病灶外 0.5cm 处，以尖刀在宫颈表面做环形切口。于切除标本的 12 点位置处做一标志，以 10% 甲醛溶液固定，送病理检查。将行子宫切除者，手术最好在锥切术后 48 小时内进行。

4. **护理措施**

（1）术后留置尿管 24 小时，休息 3 天，2 个月内禁止性生活及盆浴。

（2）6 周后门诊复查，探查宫颈管有无狭窄。

三、诊断性刮宫术

诊断性刮宫术是刮取宫腔内容物行病理学检查的一种诊断方法、简称诊刮，刮取组织一般为子宫内膜。

1. **适应证**　异常子宫出血，或阴道排液患者需进一步诊断者；排卵障碍性子宫出血、闭经、不孕症患者进一步了解子宫内膜变化、有无排卵等；怀疑同时有宫颈病变时，应行分段诊刮；宫腔内残留组织的清除。

2. **禁忌证**　急性生殖器官炎症；体温超过 37.5℃。

3. **操作方法**

（1）诊断性刮宫：用宫颈钳夹宫颈前唇，用探针探测宫腔深度，用刮匙刮取宫腔前、后、侧壁及宫底和两侧宫角部。疑结核性子宫内膜炎进行刮宫时，应重点刮取子宫角部。

（2）分段诊刮：先不探及宫腔，先用小刮匙刮取宫颈内口及以下的宫颈管组织，再刮取宫腔内膜组织。

4. **护理措施**

（1）一般在月经前 3～7 天或月经来潮 6 小时内（不超过 12 小时）进行刮宫能确定排卵和黄体功能。子宫有异常出血怀疑癌变者，随时可进行诊刮。

（2）术前 5 天禁止性生活，术后 2 周内禁止性生活及盆浴。

（3）有结核者诊刮前 3 天及术后 3 天每天肌内注射链霉素 0.75g 及异烟肼 0.3g 口服，以防诊刮引起结核病灶扩散。

四、输卵管畅通术

输卵管通畅检查的主要目的是检查输卵管是否畅通，了解子宫和输卵管腔的形态及输卵管的阻塞部位。包括通液术和通气术，通液术最常用；通气时速度不宜过快，一般以 60ml/min 为宜，最高气体压力一般不超过 200mmHg，以免输卵管壁受伤或破裂，甚至引起内出血。

1. **适应证**　疑有输卵管阻塞的不孕症患者；检验和评价输卵管绝育术、输卵管再通术或输卵管成形术的效果；对轻度输卵管粘连有疏通作用。

2. **禁忌证**　内外生殖器炎症急性或亚急性发作；月经期或有不规则子宫出血者；可疑妊娠者；严重的全身性疾病及手术不能耐受者；体温高于 37.5℃者。

3. **物品准备**　常用液体有生理盐水，抗生素溶液（庆大霉素 8 万 U、地塞米松 5mg、透明质酸酶 1500U，注射用水 20～50ml），可加用 0.5% 的利多卡因 2ml 以减少输卵管痉挛。

4. **护理措施**

（1）检查时间应在月经干净后 3～7 天进行，术前 3 天禁止性生活。

（2）检查前半小时可肌内注射阿托品 0.5mg，解除痉挛。

（3）术后 2 周内禁止性生活及盆浴。

五、阴道后穹隆穿刺术

阴道后穹隆穿刺术是用穿刺针经阴道后穹隆中点进针约 2cm，刺入直肠子宫陷凹处，抽取积血、积液、积脓进行肉眼观察及生物化学、微生物学和病理检查的方法。若抽出暗红色不凝血考虑有腹腔出血；如抽出血液较红，放置 10 分钟内凝固，表明误入血管。

1. **适应证**

（1）疑有异位妊娠或黄体破裂导致的腹腔出血时，可协助诊断。

（2）疑盆腔内有积液、积脓时，穿刺抽液了解积液性质，还可通过穿刺引流注入广谱抗生素。

（3）进行穿刺抽吸或行活检可明确诊断位于直肠子宫陷凹的肿块。

（4）B 超引导下行注药治疗、穿刺取卵等。

2. **禁忌证**

（1）盆腔严重粘连、占据直肠子宫陷凹或疑有子宫后壁与肠管粘连。

（2）异位妊娠采取非手术治疗者；高度怀疑恶性肿瘤者。

3. **护理措施**　观察患者出血情况，及时将抽出液体送检。

六、内窥镜检查术

内镜检查是利用连接于摄像系统和冷光源的内镜窥察人体体腔及脏器的一种诊疗技术。妇产科常用的内镜检查有阴道镜、宫腔镜和腹腔镜。

（一）阴道镜检查

1. **适应证**　宫颈细胞学检查巴氏 II 级以上，妇科检查怀疑宫颈病变、有接触性出血、或可疑癌变者；宫颈锥切术前确定切除范围；对可疑外阴、阴道、宫颈病变处进行指导性活检；对外阴、阴道和宫颈病变的诊断、治疗和效果评估。

2. **禁忌证**　无绝对禁忌证。

3. 护理措施

（1）检查前 24 小时避免性交及宫腔、阴道操作，术前 48 小时禁止阴道宫颈上药，宜在月经干净后 3 ～ 4 天进行。

（2）填塞纱布于术后 24 小时自行取出，术后 2 周内禁止性生活及盆浴。

（二）宫腔镜检查

1. **适应证** 异常子宫出血者；不明原因的不孕症或反复流产者；宫腔镜引导下输卵管通液等。

2. **禁忌证** 严重心肺功能不全者；严重血液系统疾病；急性、亚急性生殖道感染；近 3 个月有子宫手术或有子宫穿孔史者。

3. 护理措施

（1）术后评估有无腹痛、阴道流血情况及其他并发症等。

（2）术后 2 周内禁止性生活及盆浴。

（三）腹腔镜检查

1. **适应证** 不明原因的腹痛与盆腔痛；妇科某些器质病变的诊断与治疗；计划生育手术及并发症的治疗等。

2. **禁忌证** 严重心肺功能不全者；腹腔内大出血；弥漫性腹膜炎或怀疑盆腔内广泛粘连者；大的腹壁疝或膈疝者；凝血功能障碍者。

3. **并发症** 大血管损伤、腹壁血管损伤、术中出血、脏器损伤；皮下气肿、术后上腹部不适、肩痛等与二氧化碳有关的并发症；穿刺口不愈合、尿潴留、切口疝等。

4. 护理措施

（1）评估患者有无与气腹相关的并发症，如皮下气肿、上腹不适、肩痛等。

（2）术后平卧 24 ～ 48 小时，可在床上翻身活动，并常规留置导尿 24 小时。

七、会阴切开缝合术

会阴切开术分会阴侧切和会阴正中切开两种，会阴侧切较常用。

1. **适应证** 估计会阴裂伤不可避免，如会阴坚韧、水肿或有瘢痕等；持续性枕后位、耻骨弓狭窄等；需阴道助产或需要缩短第二产程时；预防早产儿因会阴阻力引起的产后出血。

2. **操作方法** 会阴侧切是在会阴后联合向左后方与正中线成 45° 处，在宫缩时剪开。会阴部一般采用碘伏进行消毒，切开前在切口部位用 0.5% 普鲁卡因进行局部麻醉；分娩结束后协助术者缝合，缝合线应超过切口顶端上方 0.5 ～ 1.0cm，注意逐层缝合、对合整齐。

3. 护理措施

（1）会阴左后 - 侧切开者嘱产妇右侧卧位，即健侧卧位。

（2）会阴后 - 侧切伤口于术后第 5 天拆线，正中切开于术后第 3 天拆线。会阴切口有感染时可提前拆线。

（3）外阴伤口肿胀者，24 小时内可用 95% 乙醇湿冷敷，24 小时后可用 50% 硫酸镁湿热敷，或用红外线照射。

八、胎头吸引术

胎头吸引术是利用负压吸引原理，将胎头吸引器置于胎头顶部，按分娩机制牵引胎头，配合产力，协助胎儿娩出的一项助产技术。

1. **适应证** 胎儿窘迫、妊娠合并心脏病、妊娠高血压疾病子痫前期等需要缩短第二产程者；子宫收缩乏力导致第二产程延长，或胎头已拨露达半小时仍不能娩出者；有剖宫产史或瘢痕子宫，不宜屏气加压的孕妇。

2. **禁忌证** 严重头盆不称、产道阻塞或畸形不能经阴道分娩者；胎位异常（面先露、横位、臀位）；胎头位置高或宫口未开全者。

3. **操作方法** 一般牵引负压控制在 280～350mmHg，按分娩机制缓慢牵引。牵引过程中随时监测胎心率的变化，待胎头双顶径超过骨盆出口时，协助术者解除负压，取下胎头吸引器。

九、人工剥离胎盘术

人工剥离胎盘术是指胎儿娩出后，用人工的方法使胎盘剥离并取出的手术。

1. **适应证** 胎儿经阴道娩出 30 分钟后，胎盘尚未娩出者；剖宫产胎儿娩出 5～10 分钟后，胎盘尚未娩出者；胎盘部分剥离，引起子宫大出血者。

2. **操作方法**

（1）术者五指并拢，沿脐带伸入宫腔，找到胎盘边缘，掌心向上，以手掌尺侧缘钝性剥离胎盘，另一手在腹壁协助按压子宫底。待胎盘全部剥离，手握胎盘取出，若无法剥离，应考虑胎盘植入，切忌强行或暴力剥离。

（2）胎盘取出后应仔细检查是否完整，若有缺损应再次徒手伸入宫腔清除残留胎盘及胎膜，必要时行刮宫术。取出后遵医嘱给予止血剂。

3. **护理措施** 评估产妇子宫收缩及出血情况，宫缩不佳时应按摩子宫，遵医嘱给予缩宫素或麦角新碱等，使用麦角新碱时注意监测血压变化。

十、产钳术

1. **适应证** 同胎头吸引术。胎头吸引术失败者；臀先露胎头娩出困难者；剖宫产娩出胎头困难者。

2. **禁忌证** 同胎头吸引术。有明显头盆不称者；严重胎儿窘迫、短时间胎儿不能结束分娩者；畸形儿、死胎等，应以不损伤产道为原则。

3. **护理措施** 同胎头吸引术。中位产钳是指胎头双顶径已过骨盆入口，但胎头还没有低于坐骨棘下 2cm 处。

十一、剖宫产术

1. **术式**

（1）子宫下段剖宫产术：最常用。伤口愈合较好，瘢痕组织少，大网、肠管粘连较少见。

（2）子宫体部剖宫产术：术中出血较多，切口容易与大网膜、肠管、腹壁腹膜粘连，再次妊娠易发生子宫破裂，仅用于胎盘前置不能做子宫下段剖宫产术者。

（3）腹膜外剖宫产术：较费时。可减少术后腹腔感染的危险，适用于有宫腔感染者。

2. **适应证** 产力异常、骨盆狭窄、软产道异常、头盆不称、巨大儿、珍贵儿、胎位异常如横位、臀位；妊娠并发症与妊娠合并症不宜经阴道分娩者；脐带脱垂、胎儿宫内窘迫者。

3. **禁忌证** 死胎或胎儿畸形，应以不损伤母体为原则。

4. **护理措施**

（1）术前准备同一般开腹手术。

（2）术前禁用呼吸抑制剂（如吗啡），以防发生新生儿窒息。

（3）密切观察产妇生命体征变化。

（4）早期下床活动，6小时后可进流食。

（5）术后24小时取半卧位，以利恶露排出。

（6）常规留置导尿24小时。

（7）鼓励母乳喂养，指导避孕2年。

第四章 儿科护理学

扫码做题

第一节 生长发育

一、小儿生长发育及其影响因素

（一）小儿年龄阶段的划分及各期特点

1. 胎儿期 从受精卵形成至小儿出生为止，共 40 周。

2. 新生儿期 从出生脐带结扎到出生后满 28 天称为新生儿期。胎龄满 28 周（体重＞ 1000g）至出生后 7 足天，称围生期。此期在生长发育和疾病方面具有非常明显的特殊性，发病率高，死亡率高，特别是新生儿早期（出生后 1 周内）。

3. 婴儿期 自出生到 1 周岁之前为婴儿期。此期为小儿体格、动作和认知能力生长发育最迅速的时期，对营养的需求量相对较高。

4. 幼儿期 自 1 岁至满 3 周岁之前。此期生长发育速度较前稍减慢，而智能发育迅速，活动范围渐广，接触社会事物渐多，但对危险的识别和自我保护能力有限，因此意外伤害发生率非常高，应格外注意监护。

5. 学龄前期 从 3 周岁到 6～7 岁的小儿。此期生长发育速度已经减慢，智能发育更加迅速。接触同龄儿童和社会事物扩大，自理能力和初步社交能力得到锻炼，应注意培养小儿良好的道德品质和生活能力，为入学做准备。

6. 学龄期 从入小学开始（6～7 岁）到青春期前为学龄期。此期除生殖系统外，各系统器官外形均已接近成年人，智能发育更加成熟，可以接受系统的科学文化教育。

7. 青春期 从第二性征出现到生殖功能基本发育成熟、身高停止增长的时期称青春期。其年龄范围一般从 11～20 岁，青春期的开始和结束年龄存在较大的个体差异，相差 2～4 岁。女孩从 11～12 岁到 17～18 岁，男孩从 13～14 岁到 18～20 岁为青春期。此期体格生长发育再次加速，出现第二次高峰，同时生殖系统迅速发育，并逐渐成熟。

（1）女孩青春期性发育的顺序为：乳房发育，骨盆变宽，脂肪丰满，阴毛、外生殖器改变，月经来潮，腋毛出现。

（2）男孩性发育的顺序为：睾丸容积增大，阴茎增长增粗，出现阴毛、腋毛及声音低沉等。

（二）生长发育

1. 生长发育的规律 小儿生长发育的模式不尽相同，但遵循共同的规律（表 4-1）。

2. 身高（长） 指头部、脊柱与下肢长度的总和，是反映骨骼发育的重要指标，应测量从头顶至足底的垂直长度。3 岁以下儿童仰卧位测量，3 岁以上立位测量。上部量是从头顶至耻骨联合上缘，下部量是从耻骨联合上缘到足底。临床上通过测量上部量和下部量，以判断头、脊柱、下肢所占身高的比例。出生时上部量＞下部量，中点在脐部。随着下肢长骨增长，中点下移。12 岁时上部量与下部量相等，中点在耻骨联合上缘。

表4-1 生长发育的规律

生长发育规律	特　点
连续性和阶段性	第1年是第一个生长高峰，青春期是第二个生长高峰
不平衡性	神经系统发育先快后慢；生殖系统先慢后快；淋巴系统先快而后回缩；皮下脂肪年幼时较发达；肌肉组织到学龄期时才加速
顺序性	由上到下，由近到远，由粗到细，由简单到复杂，由低级到高级
个体差异性	在一定范围内受遗传、环境的影响，生长差异较大

3．影响生长发育的因素　遗传因素和环境因素是影响儿童生长发育的两个最基本因素。环境因素主要包括：营养（年龄越小，受营养因素的影响越大）、疾病、母亲情况、家庭环境和社会环境等。

二、小儿体格生长及评价

生长是机体量的变化，即各器官、系统以及身体形态、大小的变化，可以通过测量体格生长常用指标表达。

1．体重　为各器官、组织和体液的总重量，在体格生长指标中最易波动，是最易获得的反映儿童生长和营养状况的重要指标，常用于计算临床给药量和输液量。通常宜在清晨，空腹，排空大、小便后，只穿贴身衣裤，不穿鞋的情况下测量体重。不同年龄阶段的体重估计值及计算方法见表 4-2。

表4-2 不同年龄阶段的体重估计值及计算方法

年龄阶段	体　重
出生时	3kg
出生后3个月	6kg（出生时的2倍）
1岁时	9kg（出生时的3倍）
2岁时	12kg（出生时的4倍）
1～6个月	出生体重（kg）＋月龄×0.7（kg）
7～12个月	6（kg）＋月龄×0.25（kg）
1～12岁	年龄×2＋8（kg）

2．身高（长）　指头部、脊柱与下肢长度的总和，是反映骨骼发育的重要指标，应测量从头顶至足底的垂直长度。3 岁以下儿童仰卧位测量，3 岁以上立位测量。不同年龄阶段的身高（长）估计值及计算方法见表 4-3。上部量是从头顶至耻骨联合上缘，下部量是从耻骨联合上缘到足底。临床上通过测量上部量和下部量，以判断头、脊柱、下肢所占身高的比例。出生时上部量＞下部量，中点

在脐部。随着下肢长骨增长，中点下移。12 岁时上部量与下部量相等，中点在耻骨联合上缘。

表4-3　不同年龄阶段的身高（长）估计值及计算方法

年龄阶段	身　高（长）
出生时	50cm
6个月	65cm
1岁	75cm
2岁	87cm
2～12岁	年龄×7+75（cm）

3. **坐高**　指头顶至坐骨结节的长度，反映头颅与脊柱的生长。

4. **头围**　指经眉弓上缘、枕后结节绕头一周的长度，反映颅骨与脑的发育。头围测量在 2 岁前最有价值。头围过小常提示脑发育不良，头围过大或增长过速则提示脑积水。不同年龄阶段的头围估计值见表 4-4。

表4-4　不同年龄阶段的头围估计值

年龄阶段	头　围
出生时	33～34cm
1岁	46cm
2岁	48cm
5岁	50cm

5. **胸围**　指从乳头下缘，经肩胛角下缘绕胸一周的长度，反映胸廓和肺的发育。不同年龄阶段的胸围估计值及计算方法见表 4-5。

表4-5　不同年龄阶段的胸围估计值及计算方法

年龄阶段	胸　围	特　点
出生时	32cm	
1岁	46cm	头围与胸围大致相等
1岁至青春前期	＝头围＋小儿年龄－1	胸围大于头围

6. **腹围**　指平脐水平（小婴儿以剑突与脐之间的中点）绕腹 1 周的长度。小儿 2 岁前腹围与胸围大约相等，2 岁后腹围较胸围小。

7. **上臂围**　指沿肩峰与鹰嘴连线中点水平绕臂一周的长度，代表骨骼、肌肉、皮下脂肪和皮肤的发育。常用于筛查 1 ～ 5 岁小儿的营养状况。上臂围＞ 13.5cm 为营养良好；12.5 ～ 13.5cm 为营养中等；< 12.5cm 为营养不良。

8. 牙　出生后 4 ～ 10 个月乳牙开始萌出，12 个月未出牙者为乳牙萌出延迟。不同年龄阶段的出牙情况及乳牙计算方法见表4-6。

表4-6　不同年龄阶段的出牙情况及乳牙计算方法

年龄阶段	出牙情况
出生后4～10个月	乳牙开始萌出
2岁半	乳牙出齐
6岁	萌出第一颗恒牙
12岁	萌出第二恒磨牙
17～18岁	萌出第三恒磨牙（智齿）
乳牙	月龄－4（或6）

9. 囟门　可根据头围大小，骨缝及前、后囟闭合时间来评价颅骨的发育。前囟是位于两块额骨与两块顶骨间形成的菱形间隙，其大小是测量菱形对边中点连线的距离。婴儿出生时前囟为1.5 ～ 2cm，最迟2岁闭合。前囟早闭、头围小，提示脑发育不良、小头畸形；前囟迟闭、过大见于佝偻病、先天性甲状腺功能减低症等。前囟饱满常提示颅内压增高，见于脑积水、脑膜炎、脑出血、脑肿瘤等。后囟出生时很小或闭合，最迟出生后 6 ～ 8 周闭合。骨缝 3 ～ 4 个月闭合。

10. 长骨　小儿出生时腕部无骨化中心，出生后逐渐出现头状骨、钩骨（3 ～ 4 个月）、下桡骨骺（约1 岁）、三角骨（2 ～ 2.5）、月骨（3 岁左右）、大小多角骨（3.5 ～ 5 岁）、舟骨（5 ～ 6 岁）、下尺骨骺（6 ～ 8 岁）、豆状骨（9 ～ 10 岁），10 岁时出全，共 10 个。

11. 脊柱　3 个月左右形成颈曲为脊柱第 1 个弯曲；6 个月后形成胸曲为脊柱第 2 个弯曲；1 岁形成腰曲为脊柱第 3 个弯曲。

三、小儿神经、心理行为发展及评价

1. 神经系统发育

（1）脑：胎儿时期神经发育最早，尤其是脑的发育最为迅速。出生时脑重 390g，占成人脑重的25%，脑细胞数达到成人水平。6 个月时脑重约 600 ～ 700g；2 岁时达 900 ～ 1000g；6 ～ 8 岁时儿童脑重约 1200g，占成人脑重 90% 左右。神经纤维髓鞘化到 4 岁时才完成，婴儿时期由于髓鞘形成不完善，刺激引起的神经冲动传导慢，而且易于泛化，不易形成明显的兴奋灶。生长时期的脑组织耗氧较大，小儿脑耗氧在基础代谢状态下占总耗氧量的 50%，而成人为 20%。

（2）脊髓：脊髓发育随年龄增长发育、加重，脊髓下端在胎儿时位于第 2 腰椎下缘，4 岁时上移至第 1 腰椎，做腰椎穿刺时应注意。

（3）神经反射：出生时具有觅食、吸吮、吞咽、拥抱、握持等一些先天性反射和对强光、寒冷、疼痛的反应。吸吮、握持、拥抱等反射会逐渐消退，握持反射于出生 3 ～ 4 个月时消失；生后 2 周左右形成第 1 个条件反射，吸吮反射；2 个月开始逐渐形成与视、听、味、嗅、触觉等相关的条件反射；3 ～ 4 个月开始出现兴奋性和抑制性条件反射；2 ～ 3 岁时皮质抑制功能发育完善，到 7 ～ 14 岁达到一定强度。

角膜反射、咽反射、腹壁反射、提睾反射等属于浅反射，角膜反射出生时即存在，提睾反射到出生4～6个月后才明显。降落伞反射生后6～10个月出现，可持续终生。颈肢反射属于原始反射，生后2个月出现，6个月消失。戈登征与巴宾斯基征属于病理反射，但2岁以下巴宾斯基征阳性亦可为生理现象。

2. 感知的发育

（1）感觉：是通过各种感觉器官从环境中选择性地获取信息的能力。

（2）视觉：见表4-7。

表4-7　小儿视觉发育的特点

年龄阶段	视觉特点
出生时	有感光反应
2个月	能协调地注视物体
3～4个月	头眼协调较好，追寻活动的物体或人
6～7个月	目光可随上、下移动的物体垂直方向转动
8～9个月	出现视深度感觉，能看到小物体
18个月	能区别各种图形
2岁	区别垂直线与横线
3岁	区别颜色
6岁	视深度已充分发育，视力达1.0

（3）听觉：见表4-8。

表4-8　小儿听觉发育的特点

年龄阶段	听觉特点
出生时	鼓室无空气，听力差
3～7天	有听力
3～4个月	有定向反应，听到悦耳声音会微笑
6个月	区别父母的声音，唤名有反应
7～9个月	确定声源，区别语言的意义
1岁	听懂自己的名字
2岁	区别不同的声音，听懂简单吩咐
4岁	听觉发育完善

（4）嗅觉和味觉：出生时嗅觉和味觉已基本发育成熟。3～4个月能区别愉快和不愉快的气味。4～5个月对食物味道改变很敏感，是味觉发育关键期，应开始合理添加辅食。

（5）皮肤感觉发育：新生儿触觉很敏感，特别是眼、口周、手掌、足底等部位最敏感。出生时已有痛觉，但较迟钝，易泛化，2个月后逐渐改善。温度觉出生时就很灵敏。

（6）知觉：5～6个月时小儿已有手眼协调动作，1岁末开始有空间和时间知觉，3岁能辨上下，4岁辨前后，5岁开始辨别以自身为中心的左右，4～5岁时有时间的概念，能区别早上、晚上、今天、明天、昨天，5～6岁时能区别前天、后天、大后天。

3. 运动功能发育　运动功能分为大运动（包括平衡）和精细运动的发育（表4-9）。大动作包括抬头、坐、爬、站、走、跑、跳等。精细运动包括抓握物品、涂画等。

表4-9　小儿运动功能发育的特点

年龄阶段	大动作	精细运动
2个月	竖抱或俯卧时能抬头	
4个月	抬头很稳并自由转动	
6个月	双手向前撑住独坐	换手与捏、敲等探索性动作
7个月	有意识地翻身	
8个月	能爬行；扶站片刻	
10个月	能扶走	用拇指、食指取物
10～11个月	能独站片刻	
12个月	可独走，弯腰拾东西	学会用勺，乱涂画
15个月	可独自走稳，蹲着玩	
18个月	能跑及倒退走，爬台阶	能叠2～3块积木
2岁	能双脚跳	能叠6～7块积木，会逐页翻书，用杯子喝水
3岁	双足交替走下楼梯，能跑	
5岁	能单足跳，能跳绳	

4. 语言发育

（1）语言发育：语言发展经过发音、理解和表达3个阶段（表4-10）。

（2）自我意识：1岁左右的婴幼儿开始逐步认识作为生物实体的自我。2～3岁时因社会经验和能力、语言的增长，逐步理解作为一个社会人的自我意识。

5. 心理发展

（1）注意：婴儿期以无意注意为主，3个月开始能短暂地集中无意注意，儿童逐渐出现有意注意，5～6岁后儿童才能较好地控制自己的注意力。

（2）记忆：1岁内婴儿只有再认而无重现，3岁儿童可重现几个星期前的事情，4岁可重现几个月前的事。婴幼儿时期以机械记忆为主，精确性差。随着生长，记忆逐渐广泛，记忆时间越来越长。

（3）思维：1岁以后儿童开始产生思维，婴幼儿的思维为直觉活动思维，学龄前期儿童则以具体形象思维为主，随着生长发育逐渐形成抽象思维，进一步发展为独立思考能力。

（4）想象：新生儿没有想象能力；1～2岁儿童仅有想象的萌芽，3岁后儿童以无意想象和再造想象为主，学龄期儿童有意想象和创造性想象迅速发展。

表4-10　小儿语言发育的特点

年龄阶段	语言特点
3～4个月	咿呀发音
6个月	能听懂自己的名字
7个月	能无意识地发"妈妈""爸爸"复音
10个月	有意识叫"爸爸""妈妈"
12个月	能说简单的单词，如"再见""没了"
15个月	能叫出自己的名字
1.5～2岁	能用简单语言表达自己的需要

（5）情绪、情感：新生儿不适应宫外环境有不安、哭闹表现，哺乳、抚摸会使其愉快；6个月会有分离性焦虑；9～12个月依恋达高峰，同时会逐渐产生喜、怒、怕人、害羞、嫉妒等情绪。

（6）意志：新生儿无意志，随着年龄增长，儿童意志逐步形成和发展。

（7）个性与性格：与父母教育有十分重要的影响。民主的家长培养出的儿童独立、大胆、机灵、善于与人交往、协作、有分析思考能力；过于严厉、经常打骂孩子的父母会使儿童变得冷酷、顽固、缺乏自信和自尊；过分溺爱会使儿童骄傲、自私、任性、缺乏独立性和主动性、依赖性强；父母意见分歧，儿童会两面讨好、投机取巧、易说谎；支配性的父母会让儿童具有依赖、顺从、缺乏独立。

6. 儿童神经心理的测验分为筛查性测验和诊断性测验

（1）筛查性测验：丹佛发育筛查测验是测量2个月至6岁儿童心理发育最常用的方法；图片词汇测验适用于4～9岁儿童；绘人测验适用于5～9.5岁儿童。

（2）诊断性测验：Gesell发育量表（盖瑟尔发育量表）适用于4周至3岁婴幼儿评价和诊断神经系统发育及功能成熟情况；Bayley婴儿发育量表（贝利婴儿发育量表）适用1～42个月儿童；韦氏学前及初小智能量表适用4～6.5岁儿童和韦氏儿童智力量表适用6～16岁儿童；斯坦福-比奈智能量表适用于2～18岁的儿童及青少年。

第二节　小儿保健

一、不同年龄期小儿保健的特点

1. 新生儿期保健重点　新生儿各器官系统发育不完善，适应和调节功能差，应加强喂养、保暖及预防感染，生后1周内（围生期）的新生儿发病死亡率最高，是保健的重中之重。

（1）家庭访视：新生儿期一般家访2～3次。

①询问出生情况：包括出生后生活状态、预防接种、喂养及护理。

②观察居住环境及新生儿一般情况：有无产伤、黄疸、畸形、皮肤和脐部感染等。

③体格检查：头颅、前囟、头围、体重、外生殖器、视听觉筛查等。

④指导及咨询：喂养及日常护理。

（2）保暖：保持室温 22～24℃，湿度 55%，通风良好。尤其冬季更应保暖，防止发生新生儿寒冷损伤综合征。夏季衣被过厚或包裹过严可引起体温上升。应随着气温变化增减衣被。

（3）合理喂养：提倡母乳喂养，宣传母乳喂养的优点，教授哺乳的方法和技巧，按需哺乳。

（4）日常护理：指导家长观察新生儿一般情况，介绍正确的日常护理方法。保持脐带干燥，勤换洗尿布，预防尿布性皮炎。新生儿衣物不应接触樟脑丸，以免诱发溶血。

（5）预防疾病和意外：新生儿专用食具应消毒，哺乳和护理新生儿前应洗手，家人感冒时必须戴口罩接触新生儿。按时接种卡介苗和乙肝疫苗，出生后 2 周补充维生素 D 预防佝偻病。

（6）早期教养：通过反复的听觉和视觉训练，建立各种条件反射，多与新生儿进行眼神交流和皮肤接触，促进智力发育。

2. 婴儿期保健重点

（1）合理喂养：6 个月以内婴儿提倡纯母乳喂养。人工喂养婴儿选择适合的配方奶粉，4 个月以上婴儿添加辅食要正确、及时。母乳喂养者 6 个月以上应及时添加换乳食品，为断奶做准备。断奶以春、秋两季最合适，循序渐进。辅食添加应多样，防止偏食。指导婴儿 7～8 个月用杯喝奶或水，9～10 个月用手抓取食物等，促进咀嚼、吞咽功能发育及脑、眼、手的协调能力。

（2）清洁卫生：勤换衣裤，保持会阴部清洁。有条件者每天沐浴，特别注意揩干颈部、腋下、腹股沟等皮肤皱褶处。前囟易形成污垢或痂皮，不应强行剥落，可涂植物油，待软化后再用清水洗净。哺乳后可喂少量温开水清洁口腔，不可用纱布涂抹，以免损伤口腔黏膜。

（3）衣着：穿舒适、宽松的衣服，衣服可用带子穿系，不可用纽扣，防止脱落后误吸。不采用松紧裤腰，可穿连衣裤或背带裤，以利于胸廓发育。臀部不可直接垫衬塑料或橡胶，防止发生尿布性皮炎。注意根据环境湿度增减衣物，冬天也不可穿、盖太厚，以婴儿两足温暖为宜。

（4）睡眠：睡眠时间根据婴儿的月龄决定，6 个月前每天睡眠 15～20 个小时，1 岁时每天睡眠 15～16 个小时。1～2 个月小婴儿可夜间哺乳 1～2 次，3～4 个月婴儿可逐渐停止夜间哺乳，任其熟睡。入睡前不拍、不摇、不抱，养成良好的入睡习惯。

（5）牙齿：4～10 个月是乳牙萌出时期，婴儿会有吸吮、流涎等表现，应注意口腔护理。不应含着奶头入睡，防止龋齿及牙齿、颜面畸形。

（6）早期教育：婴儿期即可开始进行大小便训练，3 个月后可以培养定时排尿，8～9 个月能用坐便盆排便。可以通过游戏等有目的的训练促进婴儿视觉、听觉、动作和语言的发展。3 个月内的婴儿可进行视、听能力训练，如床上悬吊颜色鲜艳、能发声、会动的玩具。5～6 个月开始进行语言培训，婴儿可对简单语言作出反应。

（7）动作训练：2 个月时练习空腹俯卧、抬头等。3～6 个月练习抓握细小的玩具、翻身等。7～9 个月练习爬行。10～12 个月练习走路。

（8）预防疾病：定期按计划免疫程序完成基础免疫。定期做健康检查和体格测量，6 个月前每个月 1 次，7～12 个月每 2～3 个月 1 次。经常进行户外活动，预防佝偻病。

（9）防止意外：防止异物吸入、窒息、中毒、烧伤、溺水等意外。

3. 幼儿期保健重点

（1）合理营养：幼儿期饮食以进食固体食物为主，食物种类应多样化，以软、烂、碎为主。培养幼儿不挑食、不偏食的习惯，除三餐主食外可添加 2～3 次点心。

（2）日常护理：每晚睡眠 10～12 个小时，白天小睡 1～2 次。2～3 岁后在父母的指导下自己刷牙，饭后漱口，预防龋齿。衣着应舒适、宽松，适合活动。

（3）大小便训练：培养幼儿规律的大小便习惯，1～2 岁幼儿开始能够控制肛门和尿道括约肌，能够表示便意。家长应有意训练幼儿大小便的控制能力，多采用鼓励和赞赏的方式，不要责备。2～3岁幼儿多已能控制膀胱排尿，如5岁后仍不能随意控制即为遗尿应就诊。

（4）预防疾病和意外：继续进行预防接种，每3～6个月健康检查1次。小儿最易发生意外的年龄为幼儿期，应防止异物吸入、烫伤、跌伤等意外的发生。

（5）体格锻炼：坚持户外活动，可教会幼儿做简单的游戏和体操，培养幼儿锻炼的意识。

（6）早期教育：培养幼儿良好的卫生和生活习惯，根据不同年龄进行相关教育。如12～15个月可教会幼儿走路；1～2岁可教会幼儿学会走、跳、投掷、攀登等。2～3岁可发展幼儿的动作、想象力、注意力和思维能力。3岁可教会幼儿学会穿脱衣服、系鞋带、整理自己的用物等。

（7）防治常见的心理行为问题：如违抗、发脾气等行为。

4. 学龄前期保健重点 合理营养，食物应粗细、荤素搭配，保证能量和蛋白质的摄入，保证11～12个小时的睡眠。每年对小儿进行1～2次健康检查，预防近视、寄生虫病及意外的发生。培养独立生活能力和学习能力，促进智力发展。防止破坏性行为的发生。常见吮拇指和咬指甲、遗尿、手淫、攻击性或破坏性心理行为问题。

5. 学龄期保健重点 膳食平衡，营养充分，以满足生长发育、学习和体力活动等需求。每天保证9～10小时睡眠时间，注意保持牙齿清洁。坚持户外活动和体格锻炼。预防疾病，加强卫生指导。培养正确的坐、立、行姿势及良好的品格、学习的兴趣和习惯，提高社会适应性。防止意外事故。常见心理行为问题为对学校不适产生的焦虑、恐惧或拒绝上学。

6. 青春期保健重点 保证充足的营养，保证充足的蛋白质、维生素和矿物质的摄入。加强少女的经期卫生指导。进行系统的体育锻炼。预防肥胖、贫血等疾病及溺水、车祸等意外伤害的发生。加强青春期生理、心理和性教育。培养良好的品德。

7. 小儿体格锻炼 是促进生长发育、增进健康、增强体质的积极措施。应充分利用自然因素，如阳光、空气和水进行锻炼。

（1）户外活动：可增强儿童体温调节及适应外界气温变化的能力，预防佝偻病的发生。婴儿出生后应尽早户外活动，活动时间由每天1～2次、每次10～15分钟逐渐延长到1～2小时。

（2）水浴：包括温水浴、擦浴、淋浴和游泳。由于水的热传导力较空气强，水浴可提高皮肤适应冷热变化的能力，除可保持皮肤清洁外，还可促进新陈代谢，增加食欲，增强对疾病的抵抗力。

（3）空气浴：根据不同季节及气候条件灵活安排。健康小儿出生后即可进行，从接触新鲜空气开始，每天定时开窗通风至少30分钟。2～3个月婴儿逐步转向户外，一般在餐后0.5～1小时开始，每天1～2次，每次2～3分钟，逐渐延长，达到夏季2～3小时，冬季20～25分钟。儿童应养成少着衣、用冷水洗脸的习惯。

（4）日光浴：日光中的紫外线可使皮肤中的7-脱氢胆固醇转变为维生素 D_3，预防儿童佝偻病的发生；日光中的红外线还可促进皮肤中的血管扩张，增强儿童的心肺功能，适用于1岁以上儿童。冬季可选择在中午，其他季节最好是在餐后1～1.5小时进行，每次日光浴的时间不超过20～30分钟。

二、预防接种

根据小儿的免疫特点和传染病发生的情况制订，婴儿出生后，从母体获得的抗体逐渐消失，对各种传染病易感。通过有计划地使用生物制品进行预防接种，以提高人群的免疫水平，达到控制和消灭传染病的目的。计划免疫程序见表4-11。

1. 获得性免疫方式

（1）主动免疫：是指给易感者接种特异性抗原，刺激机体产生特异性免疫抗体，从而产生主动免疫力，抗体持续的时间较久，一般为1～5年，以后逐渐减少，因此还要适时安排加强免疫，巩固免疫效果。

表4-11　小儿计划免疫程序

疫苗	预防疾病	接种方法	接种部位	反应情况及处理	初种次数	初种时间	复种	注意事项
卡介苗	结核病	皮内注射（ID）	左上臂三角肌外下缘	接种后4～6周局部有小溃疡，防止感染，个别腋下或锁骨上淋巴结肿大或化脓，肿大时热敷，化脓时用针筒抽出脓液，溃破处涂5%异烟肼软膏	1	出生时	7岁、12岁	2个月以上小儿接种前应做结核菌素试验，阴性才能接种
乙肝疫苗	乙型肝炎	肌内注射（IM）	上臂三角肌	接种后一般反应轻微，个别有局部轻度红肿、疼痛症状，属正常反应，无须特殊处理	3	3次分别在出生24小时内、1个月和6个月	1周岁复查：成功者3～5年加强；失败者重复基础免疫	
脊髓灰质炎减毒活疫苗糖丸	脊髓灰质炎	口服		有时有低热或轻泻	3（间隔1个月）	3次分别在2、3、4个月	4岁时加强，口服三型混合糖丸疫苗	冷开水送服或含服，服后1小时内禁热饮
百白破疫苗	百日咳、白喉、破伤风	有吸附制剂肌内注射（IM），无吸附制剂皮下注射（H）	上臂三角肌	个别有轻度发热、局部红肿、疼痛、发痒症状	3（间隔4～6周）	3次分别在3、4、5个月	1.5～2岁用百白破混合制剂，7岁用吸附白破二联类毒素	掌握间隔期，避免无效注射
麻疹减毒活疫苗	麻疹	皮下注射（H）	上臂三角肌	部分接种后9～12天有发热及卡他症状，一般持续2～3天，也有个别婴儿出现散在皮疹或麻疹黏膜斑	1	8个月	7岁时加强1次	接种前1个月及接种后2周避免用胎盘球蛋白、丙种球蛋白制剂
乙脑减毒活疫苗	流行性乙型脑炎	皮下注射（H）	上臂外侧	少数可能出现一过性发热反应，一般不超过2天，可自行缓解。偶有散在皮疹，一般不需特殊处理	1	8个月	2岁时加强1次	注射疫苗过程中，切勿使消毒剂接触疫苗。疫苗复溶后立即使用完

（2）被动免疫：指未接受主动免疫的易感者在接触传染源后，被给予相应的抗体而立即获得免疫力。其特点是抗体留在机体的时间短暂，一般3周，故只能作为暂时的预防和治疗。如婴儿对某些传染病有一定的抵抗能力，主要是通过胎盘从母体中获得IgG，出生后5～6个月小儿从母体获得的抗体逐渐消失。

2. 疫苗种类

（1）主动性免疫制剂：包括灭活疫苗（死疫苗）、活疫苗（减毒活疫苗如脊髓灰质炎疫苗、卡介苗、麻疹疫苗）和类毒素（如破伤风毒素、白喉类毒素）。

（2）被动性免疫制剂：有特异性免疫血清、丙种球蛋白、胎盘球蛋白等。

3. 禁忌证

（1）目前健康状态及疾病史：急性传染病，如结核病、肝炎等，包括有急性传染病接触史而未过检疫期者；严重慢性病，如风湿热、心脏病、高血压、肝肾疾病等；免疫缺陷疾病或正在接受免疫抑制药治疗期间，如放射治疗、糖皮质激素、抗代谢药物和细胞毒性药物；其他如癫痫、抽搐史者。

（2）过敏史：有明确过敏史者，禁种白喉类毒素、破伤风类毒素、麻疹疫苗（特别是鸡蛋过敏者）、脊髓灰质炎糖丸疫苗（牛奶或奶制品过敏）、乙肝疫苗（酵母过敏或疫苗中任何成分过敏）。

（3）用药史：接种麻疹疫苗前1个月及接种后2周避免使用丙种球蛋白；发热或1周内每天腹泻4次以上的小儿禁服脊髓灰质炎糖丸。

4. 注意事项

（1）严格按照规定的接种剂量、次数、间隔时间进行接种，按要求完成全程基础免疫和加强免疫。按各种制品要求的间隔时间接种，一般接种活疫苗后需隔离4周、死疫苗2周再接种其他疫苗。

（2）接种环境应适宜，保持温湿度适宜，接种时间尽量安排在饭后，以免晕针。

（3）严格检查生物制品的标签，检查药液有无发霉、异物、凝块、变色或冻结等情况。若药液异常，立即停止使用，并报告医院相关部门处理。

（4）严格执行查对制度，包括儿童姓名、年龄及疫苗名称，生物制品的名称、批号、有效期及生产单位等。观察接种者皮肤情况，确认无误后才可接种。

（5）严格遵守无菌技术操作，接种前生物制品要严格按照规定方法稀释、溶解。严格按要求每人一个无菌注射器、一个无菌针头，并准确抽取所需剂量。局部常规皮肤消毒，但接种活疫苗、菌苗时，不可使用其他消毒剂消毒，只可用75%乙醇消毒皮肤，待干后才可接种，以防消毒液杀死疫苗，降低效价。接种完毕，针口一般不用力按压，如见出血，可用消毒干棉签轻轻按压止血，接种后剩余活疫苗应烧毁。

（6）疫苗接种完毕，需观察半个小时方可离开。适当休息、多饮水，避免剧烈活动。注意保暖，防止感冒。注射部位瘙痒时，避免用手抓挠，以免继发感染。

（7）及时记录及预约，保证接种及时、全程、足量，避免重种、漏种。

5. 接种反应及处理

（1）一般反应：是指由疫苗本身所引起的反应，大多为一过性。

①局部反应：接种后数小时至24小时，注射部位会出现红、肿、热、痛，有时还伴有局部淋巴结肿大，一般持续2～3天。弱反应时红肿直径＜2.5cm，中等反应直径为2.6～5cm，强反应直径＞5cm。多数小儿的局部反应轻微，无须特殊处理，多休息、多饮水即可。

②全身反应：于接种后24小时内出现体温升高，体温＜37.5℃为弱反应，37.5～38.5℃为中等反应，＞38.5℃为强反应，伴头晕、恶心、呕吐、腹泻、全身不适等反应。体温＜38.5℃，一般不需要特殊处理。体温＞38.5℃，局部红肿继续扩大，高热持续不退，应及时就诊。

（2）异常反应：主要有过敏性休克、晕厥、过敏性皮疹、血管神经性水肿等。

①过敏性休克：于注射后数分钟或 0.5～2 小时出现烦躁不安、面色苍白、口周青紫、四肢湿冷、呼吸困难、脉搏细速、恶心、呕吐、惊厥、大小便失禁以至昏迷，严重者可危及生命。一旦发生，应立即协助患儿平卧，头稍低，注意保暖，给予氧气吸入，遵医嘱立即皮下或静脉注射 0.1% 肾上腺素 0.5～1ml，必要时重复注射。

②晕针：由于空腹、疲劳、室内闷热、紧张等原因，儿童在接种时或几分钟内，常出现头晕、心慌、面色苍白、出冷汗、手足发麻冰凉、心率血压变化等症状。此时应保持患儿平卧，头部稍低，给予少量热开水或糖水，必要时针刺人中穴或遵医嘱皮下注射 0.1% 肾上腺素。

③过敏性皮疹：荨麻疹最为多见，一般于接种后几小时至几天内出现，经服用抗组胺药物后即可痊愈。

④全身感染：有严重免疫功能受损者，接种活菌（疫）苗后可扩散为全身感染，应积极控制感染及对症治疗。

（3）偶合症：是指受种者正处于某种疾病的潜伏期，或者存在尚未发现的基础疾病，接种疫苗后巧合发病，或使原有疾病加重。故偶合症与疫苗接种无关，仅是时间上的巧合。

第三节　小儿营养与喂养

扫码做题

一、能量与营养素的需要

1. **热量**　是维持机体新陈代谢的物质基础。根据小儿年龄、体重及生长速度估计每天所需要的热量，一般婴儿每天约需 460kJ/kg（110kcal/kg），以后每增加 3 岁减 42kJ/kg（10kcal/kg），到 15 岁时约为 250kJ/kg（60kcal/kg）。小儿能量消耗主要包括 5 个方面。

（1）基础代谢率：婴儿基础代谢率的能量需要占总需热量的 60%，年龄越小，所需越多。脑代谢占全部基础代谢的 30% 左右。

（2）生长发育需要：为小儿所特有，与小儿的生长速度成正比。婴儿期体格发育速度最快，需要量相对较多，以后逐渐减低，至青春期又增加。婴儿此项热量占总热量之 25%～30%，6 个月以内婴儿每天需 167～209kJ（40～50kcal）/kg，6 个月～1 岁每天约需 63～84kJ（15～20kcal）/kg。1 岁后占 15%～16%。

（3）食物特殊热力作用：是指人体摄取食物而引起机体能量代谢的额外增多。蛋白质的食物热力作用最大，食物中的蛋白质比例越高，能量需求也越大。婴儿食物中蛋白质含量较高，食物特殊热力作用可占总能量的 7%～8%，年长儿多为混合食物，占 5% 左右。

（4）活动消耗：不同年龄、不同个体的差异很大。

（5）排泄消耗：未经消化吸收的食物排泄至体外的损失约占 10%。

2. **营养素**　机体所需热量主要来自糖类、脂肪，其次为蛋白质。

（1）蛋白质：是构成人体细胞、组织的基本成分，具有保证机体生长发育、修复组织、供给能量、维持体液渗透压等多项功能。小儿生长发育速度快，对蛋白质的需求要比成人多，其供给热量占总热量的 8%～15%。母乳喂养婴儿约需 2g/（kg·d），牛乳喂养婴儿约需 3.5g/（kg·d），全靠植物蛋白质喂养的婴儿约需 4g/（kg·d）。蛋白质主要来源于乳类、蛋、鱼、瘦肉和豆类食物。

（2）脂肪：是供给能量的重要物质，同时还具有提高必需脂肪酸、促进脂溶性维生素吸收、防止散热和机械性保护的作用。婴儿期脂肪需要量为 4g/（kg·d），所提供热量占总热量的 35%～50%；

年长儿需 2.5～3g/（kg·d），占总热量比为 25%～30%。脂肪主要来源于乳类、肉类、植物油。

（3）糖类（碳水化合物）：是主要的供能营养素，2 岁以上小儿膳食中，糖类所供给的热量占总热量的 55%～65%。主要来源于谷类食物。

（4）水：年龄越小需水量相对越多，婴儿每天需水量约 150ml/kg，以后每增长 3 岁减少 25ml/kg，成年人每天为 45～50ml/kg。

（5）维生素：为非供能物质。维生素是人体正常生理活动所必需的一类有机物质，可构成某些辅酶成分，并参与和调节代谢过程，分为脂溶性与水溶性两大类。

①脂溶性维生素

a. 维生素 A：促进生长发育和免疫功能，维持上皮细胞完整性，增加皮肤黏膜的抵抗力，为形成视紫红质所必需的成分。缺乏可导致夜盲、贫血、早产、胎儿唇腭裂等。来源于肝、牛乳、鱼肝油、胡萝卜等。

b. 维生素 D：调节钙磷代谢，促进钙吸收，维持血钙浓度。缺乏可影响骨骼牙齿正常发育。来源于鱼肝油、肝、蛋黄、紫外线照射等。

c. 维生素 E：促进细胞成熟与分化，抗氧化。来源于米糠、麦款、豆、花生、酵母等。

d. 维生素 K：肝脏利用、合成凝血酶原。来源于肝、蛋、豆类、青菜、肠内细菌合成。

②水溶性维生素

a. 维生素 C：参与人体的羟化和还原过程，增强抵抗力、解毒作用。维生素 C 缺乏症又称坏血病。来源于各种水果、新鲜蔬菜。

b. 维生素 B 族和叶酸：缺乏会导致胎儿神经管畸形。

（6）矿物质：为非供能物质。分为常量元素（钾、钠、钙、磷等）与微量元素（铁、铜、锌、碘等）两类，婴幼儿最易缺乏的元素是钙、铁、锌和铜。

二、婴儿喂养

1. 母乳喂养　母乳是婴儿最理想的天然食品。婴儿生后半小时内即可开奶，且按需哺乳，初乳为产后 4～5 天的乳汁，量少，脂肪含量少而蛋白质较多（主要为免疫球蛋白）；过渡乳为 5～14 天的乳汁，含脂肪量高而蛋白质和矿物质逐渐减少；成熟乳为 14 天至 9 个月的乳汁，营养成分适当；晚乳为 10 个月以后的乳汁，总量和营养成分均减少。

（1）母乳喂养的优点

①营养丰富，易消化吸收：蛋白质、脂肪、糖比例为 1∶3∶6，适合婴儿生长发育需要；人乳中以乳清蛋白为主，酪蛋白少，易于吸收；脂肪球颗粒小，含脂肪酶，易消化吸收；含糖量较高，以乙型乳糖为主，可促进肠道双歧杆菌生长，减少腹泻；钙、磷比例为 2∶1，易于吸收，预防佝偻病；微量元素如锌、铜、碘较多；铁含量虽与牛乳相同，但人乳铁吸收率高于牛乳。

②增强婴儿免疫力：母乳中含丰富的 SIgA 和大量免疫活性细胞，如乳铁蛋白、巨噬细胞、淋巴细胞和中性粒细胞及较多溶菌酶、双歧因子等抗感染物质，可预防肠道感染、增强免疫力。

③其他优点：母亲哺乳可促进子宫收缩，加速子宫复原；可抑制排卵，减少再受孕的机会；降低乳腺癌和卵巢癌的发病率；增进母子感情。

（2）母乳喂养的护理

①产前准备：合理安排乳母的生活和工作，保证营养合理，睡眠充足，心情愉快，使乳母保持良好的身心状态。

②乳头保健：每天清水擦洗乳头，使乳头耐受吸吮，减少裂伤的发生。乳头内陷者每天 1 次至数次牵拉乳头。乳汁淤积者进行湿热敷、按摩，并及时吸空乳房，减少乳腺炎的发生。

③尽早开奶、按需哺乳：生后半小时内将婴儿置于母亲胸前进行皮肤接触 30 分钟以上，建立诱导催产素分泌的条件反射。2 个月内婴儿按需哺乳，通过多次吸吮，刺激乳汁分泌增加。

④正确的哺乳技巧：喂哺前，先做好清洁准备，更换尿布，洗手，清洁乳头。宜采取坐位，斜抱婴儿，使其头、肩部枕于母亲哺乳侧肘弯部，婴儿口含住乳头及大部分乳晕，母亲另一手呈 "C" 形将整个乳房托起。一般两侧乳房交替进行哺乳，吸空一侧乳房后再换另一侧，每次哺喂时间 15～20 分钟。喂奶后将婴儿抱直，头部靠在母亲肩上，轻拍背部，使空气排出，然后将婴儿保持右侧卧位，以防呕吐。

⑤促进乳房分泌：吸乳前先湿热敷乳房 2～3 分钟，再从外侧边缘向乳晕方向轻拍或按摩乳房，促进乳房感觉神经的传导和泌乳。

⑥不宜哺乳的情况：乳母患 HIV、慢性肾炎、糖尿病、恶性肿瘤、精神病、心功能不全等严重疾病时，应停止哺乳。患乳腺炎者应暂停患侧哺喂。乙型肝炎病毒携带者并非哺乳的禁忌证，但婴儿应在出生后 24 小时内予以乙肝免疫球蛋白，并接种乙肝疫苗。

⑦断乳：在 10～12 个月为宜。若遇夏季炎热或婴儿体弱多病时，可推迟断乳时间，但最迟不超过 18 个月。冬季不宜断乳。

2. 混合喂养　母乳不足，需要添喂牛、羊乳或其他代乳品时为混合喂养。

3. 人工喂养　指 4～6 个月的婴儿，母亲因各种原因不能哺乳，而以配方奶粉或其他代乳品完全替代母乳喂养的方法。常用的乳品及代乳品如下：

（1）配方奶粉：以母乳的营养素含量及其组成为依据，接近哺乳，较鲜乳或全脂奶粉更易消化吸收，为母乳喂养缺乏时的首选。若无条件选用配方奶而用全脂奶粉时，其奶粉与水的比例按容量计算为 1 : 4，按重量计算为 1 : 8。

（2）牛乳：人工喂养时常用，但成分不适合婴儿。牛乳蛋白质多为酪蛋白，不易消化；所含的不饱和脂肪酸少仅为 2%（母乳含 8%）；乳糖低于母乳，且为甲型乳糖，有利于大肠埃希菌的生长；矿物质含量较高，可中和胃酸，不利消化，可增加肾负荷；缺乏免疫物质。钙含量虽然高于母乳，但钙吸收率低于母乳。每 100ml 牛乳中所含能量为 66kcal。

（3）羊乳：营养价值与牛乳相似，蛋白质与脂肪较牛乳多，比牛乳易于消化，但叶酸含量很少，长期单纯羊乳喂养可导致营养性巨幼细胞性贫血，应注意补充维生素 B_{12} 和叶酸。

（4）牛乳的调配：可加水或米汤稀释，使酪蛋白浓度降低，凝块变小；生后不足 2 周者采用 2 : 1 奶（2 份牛乳加 1 份水），逐渐过渡，满月者可用全奶。加糖 5%～8%；煮沸 3 分钟。牛乳、水及糖的需要量按婴儿每天所需总能量和总液量来计算。婴儿每天需要热量 460kJ/kg（110kcal/kg），需水量 150ml/kg，含糖 8% 的牛奶 100ml 可供给热量约 418kJ（100kcal/kg），婴儿每天每千克体重则需 8% 糖牛乳乳量约 110ml，另需补水 150 − 110 = 40ml/（kg·d），每天需糖量 110×8% = 8.8g/（kg·d）。婴儿每天需要的奶量要根据标准体重及所需的水分计算。例如：3 个月婴儿，体重 6kg，使用 8% 糖牛乳喂养，计算所需液体量、乳量及另外补水量等的方法如下：

每天所需液体量 ＝ 150ml×6 ＝ 900ml

每天所需 8% 糖牛乳 ＝ 110ml×6 ＝ 660ml

每天除牛乳外供水量 ＝ 900ml − 660ml ＝ 240ml

每天所需糖量 ＝ 660ml×8% ＝ 53g

4. 添加辅食

（1）添加原则：循序渐进，从少到多，从稀到稠，从细到粗，由 1 种到多种，逐步过渡到固体食物。天气炎热或患病期间，应减少辅食量或暂停辅食，以免造成消化不良。添加的食品应单独制作，不要以成年人食物代替辅食。

（2）添加顺序：见表 4-12。

表4-12　辅食添加的顺序

月　龄	食物性状	添加辅食举例	供给的营养素
4～6个月	泥状食物	米汤、米糊、含铁配方米粉等，蛋黄（补铁）、鱼泥、豆腐、动物血、菜泥、水果泥	补充热量，动物、植物蛋白质，铁、维生素、纤维素、矿物质
7～9个月	末状食物	稀（软）饭、烂面、饼干、蛋、鱼、肝泥、肉末	补充热量，动物蛋白质、铁、锌、维生素
10～12个月	碎食物	软饭、挂面、馒头、面包、豆制品、碎肉	供给热量，维生素、蛋白质、矿物质、纤维素

第四节　小儿心理、用药护理及护理技术

扫码做题

一、住院患儿的心理护理

1. 各阶段患儿对疾病的认识

（1）婴儿：5～6个月的婴儿开始意识到父母分离，会认生，但对疾病认识缺乏。

（2）幼儿及学龄前期：该阶段患儿了解自己身体各器官名称，对病因不了解，无法用术语叙述，易将疾病和痛苦认为是对自身不良行为的惩罚。

（3）学龄期：认知提高、了解自己身体、对疾病有一定认识，关注自己的身体和治疗，喜欢询问，对身体损伤和死亡伴恐惧感。

2. 住院患儿的心理反应

（1）分离焦虑

①反抗期：表现为侵略性、攻击性行为。哭闹不止，对陌生人实施言语攻击和身体攻击，拒绝医护人员的照顾等。

②失望期：通过自身努力但不能改变现状，从而停止哭泣，出现抑郁、沮丧、不爱说话及吮指、尿床、过度依赖等退行性逃避行为。对事物缺乏兴趣，部分患儿出现行为退化。

③否认期（去依赖期）：长期住院治疗的患儿克制自己情感，以满不在乎的态度对待父母，患儿成年后不易与人建立信任关系。

（2）失控感

①婴儿期：通过表情、姿势，特别是侵入性治疗使患儿有失控感，导致其不信任和不安全感。

②幼儿及学龄前期：住院的规章制度和治疗的失控感造成患儿剧烈反抗，有恐惧感、同时伴行为退化。

③学龄期：对死亡、残疾和失去朋友同学的恐惧导致的失控感。

（3）疼痛和恐惧：各年龄段患儿对疼痛和恐惧都是相似的，特别是对侵入性治疗。

（4）羞耻感和罪恶感。

3. 住院婴儿的心理护理

（1）心理特点：患儿对父母或照顾者的依恋十分强烈，6个月以内的婴儿，住院可影响其感知觉

及运动方面的发育。6 个月以上的婴儿能意识到与父母或照顾者的分离，住院导致的分离性焦虑常表现为哭闹行为。失控感主要来自于侵入性的诊疗活动。

（2）护理：护士应了解患儿住院前的习惯，满足患儿的情感需求，建立起信任感，可以通过把患儿喜欢的玩具或物品放在床边，让患儿对护士有一个熟悉和适应的过程并产生好感。尽量由固定的护士对患儿进行连续护理。除治疗和护理的时间外，护士也应该多与患儿接触，如抚摸、拥抱患儿，提供颜色鲜艳、声音适宜的玩具刺激患儿的感知觉发育。

4. 住院幼儿的心理护理

（1）心理特点：住院幼儿的心理反应较住院婴儿更为强烈，担心遭到父母抛弃而产生分离性焦虑。对住院的规章制度和诊疗活动有失控感，剧烈反抗，并出现退行性行为。

（2）护理：护士应运用沟通技巧，讲解医院的环境、生活安排，加强与患儿的互动，缓解其焦虑情绪，使其获得情感上的满足。对患儿出现的反抗、哭闹，应予理解并允许其发泄不满。发现患儿有退行性行为时，给予抚摸、拥抱，疏泄其内心的压抑。为患儿创造表现其自主性的机会，如吃饭、穿衣、刷牙等行为。

5. 住院学龄前期小儿的心理护理

（1）心理特点：患儿由于进入日托机构接受学前教育等原因，其社会交往范围扩大，依恋相对缓解，但希望获得陪伴或安慰，住院导致的分离性焦虑常表现为偷偷哭泣、拒绝配合治疗等。开始认识到死亡是不可逆和无法控制的，但难以忍受的痛苦主要来自疾病和治疗的痛苦及与亲人的分离，而不是死亡的威胁。

（2）护理：护士应关心、爱护、尊重患儿，以患儿易懂的语言介绍病房环境、住院的原因及治疗操作的必要性。酌情安排适当的游戏来鼓励患儿参加。

6. 住院学龄期小儿的心理护理

（1）心理特点：患儿已开始学校的学习生活，逐渐将学校生活、同学和朋友作为日常生活的重要部分。分离性焦虑多源于与同学和朋友的分离，或担心学业落后，感到孤独等；对疾病缺乏了解，担心因病残疾或死亡；担心因住院给父母和家庭造成经济上的负担。

（2）护理：护士应向患儿讲解疾病和检查、治疗和住院的目的及相关知识，解除患儿的顾虑；鼓励患儿与同学、朋友联系，允许他们来探视，病情允许时可帮助患儿补习功课。进行各项护理操作时应做好解释工作。及时调整患儿情绪，保持患儿稳定的心理状态。

二、小儿用药护理

1. 药物的选择

（1）抗生素：临床常用药物之一，针对性使用，防止滥用。严格掌握药物的使用剂量与适应证，注意其毒副作用，如氯霉素可导致"灰婴综合征"，链霉素损害听觉神经等。小儿长期应用抗生素易造成肠道菌群失调、产生耐药菌。

（2）镇静、止惊药物：患儿高热、烦躁不安、惊厥时，应使用镇静药物使其休息，常用苯巴比妥、地西泮、水合氯醛等，同时防止过量中毒，肝肾功能障碍患儿慎用。儿童对吗啡类药物（可待因等）特别敏感，易产生呼吸中枢抑制，应慎用。

（3）退热药：一般使用对乙酰氨基酚和布洛芬，剂量不宜过大，可反复使用。婴儿不宜使用阿司匹林，以免发生 Reye 综合征。婴儿发热期采取物理降温，不宜过早大剂量应用药物降温。

（4）止咳平喘药物：婴幼儿一般不使用镇咳药，多用祛痰药口服或雾化治疗，稀释痰液、体位引流、拍背促进痰液排出。哮喘患儿必要时可使用氨茶碱，但新生儿和小婴儿慎用。

（5）止泻药和泻药：腹泻患儿多采用口服补液，慎用止泻药，以防加重肠道毒素吸收引发全身中毒。

小儿便秘一般不用泻药，多采用饮食和松软大便的通便法。

（6）肾上腺皮质激素：诊断未明确一般不用，以免掩盖病情，长期使用可抑制骨骼生长，降低免疫力，也可引起血压升高和库欣综合征。糖皮质激素会加重水痘患儿病情，水痘患儿禁止使用。

2. 给药方法

（1）口服法：常用给药法，对患儿身心不良影响小，病情允许多采用口服给药。小婴儿喂药时抱起或抬高头部，以免发生呛咳；幼儿用糖浆、水剂、冲剂合适；年长儿可服片剂或丸剂。

（2）注射法：见效快，刺激大，多次注射易造成臀肌损害，影响下肢活动，非病情需要，一般不采用。注射部位多采取臀大肌外上方，对哭闹患儿采取"三快"，进针、注药及拔针均快，缩短时间，以免意外。静脉注射多用于抢救，推注要慢，勿使药液外渗。

（3）外用法：以软膏为多，也可用水剂、混悬剂、粉剂等。注意小儿用手抓摸药物，误入眼、口引起意外，必要时可适当约束。

（4）其他方法：雾化、栓剂。灌肠及含剂、漱剂用于年长儿，小儿慎用。

3. 药物剂量计算

（1）按体重计算：最常用和基本计算方法，年长儿计算量超过成年人，以成年人最高限给药。

每日（次）剂量＝患儿体重（kg）× 每日（次）每千克体重所需药量。

（2）按表面积计算：按体表面积计算药物剂量较其他方法更为准确，适应各年龄段小儿，但过程较复杂。小儿体表面积计算公式：

≤30kg 小儿体表面积（m^2）＝体重（kg）×0.035 + 0.1

＞30kg 小儿体表面积（m^2）＝［体重（kg）－ 30］×0.02 + 1.05

（3）按年龄计算

1 岁以内小儿用药量 ＝ 0.01×（月龄＋ 3）× 成人剂量

1 岁以上小儿用药量 ＝ 0.05×（月龄＋ 2）× 成人剂量

（4）根据成人计量折算：此法仅用于未提供儿童剂量的药物，所得剂量一般偏小，不常用。

儿童剂量＝成人剂量 × 儿童体重（kg）/50。

三、儿科护理技术操作

（一）外周静脉置入中心静脉导管

适用于早产儿、胃肠外营养、长期静脉输液患儿，禁忌于有凝血障碍和穿刺部位有感染损伤的患儿。

1. 目的
保留外周静脉，为穿刺困难患儿提供长时间给药管道，可留置数周或数月；避免频繁穿刺；减少药物对外周静脉的刺激。

2. 准备用物

（1）评估环境、穿刺部位。

（2）物品准备：PICC 穿刺包（外包装可撕裂的套管针、导管（含导丝）、洞巾、治疗巾、皮肤消毒剂、敷料、胶布、止血带、纸尺、纱布及镊子）静脉注射盘、无菌隔离衣 ×2、无菌手套 ×2、10ml 注射器 ×2、无菌治疗巾 ×4、无菌洞巾 ×2、肝素生理盐水 10U/ml、消毒用品、口罩。

3. 操作步骤

（1）穿刺部位选择：首选贵要静脉，其次是正中静脉、头静脉。肘下两横指，进针位置偏高易损伤淋巴和神经系统，进针位置偏低易引起回流受阻。

（2）测量定点：患儿仰卧，手臂外展90°，测量插管长度。

（3）建立无菌区域：外科手消毒，带无菌手套，患儿手臂下垫治疗巾，按规定消毒，上下10cm，更换手套和铺孔巾。

（4）导管准备：PICC导管里充满肝素生理盐水，确保导管内无空气后，浸入装有肝素生理盐水弯盘。

（5）穿刺：让助手扎止血带，20°～30°进针，见血再进少许，固定引套管，松开止血带，退出穿刺针。

（6）置PICC：用镊子轻轻推送导管，进入肩部时让患儿头转向穿刺侧，下颌贴肩，以防误入颈静脉，置入预定刻度时退出引套管，并固定。用肝素生理盐水抽回血，并注入生理盐水，确保通畅，连接三通。

（7）清理、再次消毒，注明时间、日期。

（8）拍片确定导管尖端是否进入预定位置。

4. 留置护理　穿刺24小时后更换第1个透明敷料，之后每周更换2次透明敷料和肝素帽，如发现有污染、潮湿、损坏立即更换。正压脉冲式肝素盐水封管。每天测量上臂中段周长，如周长增加2cm是早期血栓表现。拔管护理时由医生进行，动作轻柔，记录导管长度以防断裂端未拔出。穿刺点立即压迫止血，敷料封闭式固定。

5. 并发症

（1）静脉炎：机械性静脉炎由选择血管和导管不当、穿刺肢体活动过度等引起，立即抬高穿刺肢，冷、热敷，3天未见好转立即拔管。化学性静脉炎由刺激性药物、不合理稀释、快速输注等引起，需拔管处理。细菌性静脉炎由未进行无菌操作、敷料护理不良等引起，进行血培养，拔除导管，抗生素治疗。

（2）导管阻塞：由导管顶端紧贴血管壁、体位不当导管打折、药物配伍禁忌、脂肪乳沉淀等引起。需进行检查是否有打折或尖端紧贴血管壁现象，用10ml注射器缓慢回抽血凝块，不可用力推注。严重需进行拔管处理。

（二）光照疗法

1. 目的　通过蓝光疗法使新生儿未结合胆红素转变为水溶性异构体，易于从胆汁和尿液中排出体外，降低胆红素浓度。一般主张足月儿血清总胆红素＞205μmol/L即可给予光疗。

2. 准备　室温维持26～28℃。遮光眼罩、尿布；光疗箱、光疗灯需清洁无尘；护士操作前要评估患儿日龄、体重、黄疸情况、生命体征等，操作前洗手、戴墨镜。清洁患儿皮肤，皮肤禁涂粉剂和油剂。监测患儿体温及血清胆红素水平，必要时测量体重。

3. 操作　采用蓝色荧光灯，上、下灯管距床面的距离分别为40cm和20cm。箱内升至婴儿中性温度（30～32℃），湿度以55%～65%为宜，患儿全身暴露，用尿布遮盖会阴部，男婴注意保护阴囊。戴遮光眼罩，防止光线损伤视网膜。使患儿皮肤均匀受照，单面照射时2小时更换体位一次，仰卧、侧卧、俯卧交替照射。俯卧时专人巡视，防止口鼻受压。每2～4小时测体温一次，体温保持在36～37℃，＜35℃或＞37.8℃应暂停光疗。

4. 注意事项　光照可致轻度发热、腹泻、皮疹、低血钙、青铜症、深黄色尿及深绿色泡沫稀便等，可随病情好转而消失。

第五节　新生儿及新生儿疾病

扫码做题

一、概　述

正常足月新生儿是指出生时胎龄满 37～42 周，体重 2500～4000g，无任何畸形和疾病的活产新生儿。从出生到生后 28 天内称为新生儿。

临床上常根据胎龄、出生体重及以上两者的关系对新生儿进行分类（表 4-13）。

表4-13　新生儿分类

主要分类依据	类　型	判断标准
出生胎龄	足月儿	37周≤胎龄＜42周
	早产儿	28周≤胎龄＜37周
	过期产儿	胎龄≥42周
出生体重	正常体重儿	2500g≤出生体重≤4000g
	低出生体重儿	出生体重＜2500g（＜1500g为极低出生体重儿，＜1000g为超低出生体重儿）
	巨大儿	出生体重＞4000g
出生体重和胎龄关系	适于胎龄儿	出生体重在同胎龄儿平均体重的第10～90百分位
	小于胎龄儿	出生体重在同胎龄儿平均体重的第10百分位以下足月且出生体重＜2500g者称足月小样儿，最多见
	大于胎龄儿	出生体重在同胎龄儿平均体重的第90百分位以上

二、足月新生儿的特点及护理

1. 正常新生儿的特点

（1）外观特点：正常新生儿与早产儿的特点鉴别见表 4-14。

（2）呼吸系统：呼吸节律不规则，较表浅，40～45 次/分，以腹式呼吸为主。

（3）循环系统：心率 100～150 次/分，波动范围较大。足月儿血压平均 70/50mmHg。因血液多分布于躯干和内脏，四肢易出现冰冷及发绀。

（4）消化系统：胃呈水平位，贲门括约肌松弛，幽门括约肌较紧张，易发生溢乳。出生后 10～12 小时开始排出墨绿色胎粪，2～3 天可排完。若 24 小时仍不排胎便，应检查是否有消化道畸形。

（5）血液系统：出生时红细胞数和血红蛋白量高，以后逐渐下降。白细胞计数较高，3 天后明显下降。胎儿肝脏维生素 K 储存量少，凝血因子活性低，出生后需常规注射维生素 K_1。

（6）泌尿系统：出生后 24 小时内排尿，如生后 48 小时仍无尿，需要查找原因。肾小球滤过率低，易出现脱水或水肿。肾脏排磷功能较差，易致低钙血症。

表4-14　正常足月儿与早产儿的外观特点鉴别

	正常足月儿	早产儿
哭　声	响亮	轻弱
皮　肤	红润，胎毛少	红嫩，胎毛多
头　发	分条清楚	细而乱
耳　廓	软骨发育好，轮廓清楚	软骨发育不好，轮廓不清
指（趾）甲	达到或超过指（趾）尖	未达到指（趾）尖
足　纹	遍及整个足底	足底纹少，足跟光滑
肌张力	四肢屈曲	颈肌软弱，四肢肌张力低下
乳　房	乳晕清晰，结节>4mm	乳晕不清，无结节或结节<4mm
外生殖器	男婴睾丸降至阴囊	

（7）神经系统：新生儿脑相对大，大脑皮质兴奋性低，睡眠时间长。出生时已具有觅食反射、吸吮反射、握持反射、拥抱反射等原始反射。正常情况下，上述反射生后数月可自然消失。若新生儿期反射减弱、消失或数月后仍存在，提示有神经系统疾病。

（8）免疫系统

①特异性免疫能力不足，但可通过胎盘从母体获得 IgG，因此新生儿对一些传染病不易感染。

②IgA 和 IgM 不能通过胎盘，易患呼吸道、消化道等细菌感染。

③血脑屏障发育不完善，易感染细菌性脑膜炎。

④新生儿肠道面积大，肠壁薄，通透性高，胃酸胆酸少，杀菌力差。

⑤血浆中补体含量低。

（9）能量和体液代谢：新生儿基础热量消耗为 105kJ/kg，每天总热量需 418～502kJ/kg。液体需要量与体重、日龄有关。患病时易发生代谢性酸中毒，需及时纠正。

（10）体温调节：体温调节中枢发育不完善，皮下脂肪薄，体表面积相对较大，易散热。室温过低时依靠棕色脂肪产热，产热量相对不足，易发生低体温或寒冷损伤综合征。室温过高、进水少及散热不足，可致体温增高，引起脱水热。

2. 新生儿的特殊生理状态

（1）生理性黄疸：足月儿生后 2～3 天出现黄疸，4～5 天达高峰，5～7 天消退，最迟不超过 2 周。小儿一般情况良好，食欲正常。

（2）生理性体重下降：新生儿出生数日内，因失水较多和胎粪排出导致体重下降，出生后 3～4 天最低，但不超过 10%（一般 3%～9%），出生后 10 天左右恢复出生体重。

（3）假月经：少数女婴出生后 5～7 天有少量阴道血性分泌物，可持续 1 周，因出生后母体雌激素突然中断引起，一般无须处理。

（4）乳腺肿大：男、女新生儿在出生后 4～7 天均可出现，如蚕豆或核桃大小，切勿挤压，防止感染。多于 2～3 周消退，无须特殊处理。

（5）"马牙"和"螳螂嘴"：新生儿上腭中线和牙龈切缘上常有黄白色、米粒大小的斑点，是上皮细胞堆积或黏液腺分泌物积留所致，称为"马牙"，出生后数周自行消退。新生儿两颊部有脂肪垫，称为"螳螂嘴"，对吸乳有利。两者均属正常现象，不可挑破，以免发生感染。

3. 正常新生儿的护理

（1）娩出后的护理

①新生儿娩出后，开始呼吸前应迅速清除口、鼻部的黏液及羊水，保持呼吸道通畅，防止吸入性肺炎。

②娩出后1～2分钟结扎脐带，消毒处理好残端。出生后轻轻擦拭血迹和胎脂，擦干身体后，用温暖的包被包裹婴儿，使新生儿处于"适中温度"。

③新生儿室应阳光充足、空气流通，室温保持在22～24℃，湿度以55%～65%为宜，床间距宜1米以上。

（2）保持呼吸道通畅

①保持舒适体位，仰卧时避免颈部前屈或过度后仰，俯卧时头偏向一侧。

②专人看护，经常检查新生儿鼻孔是否通畅，清除鼻孔内分泌物。避免将物品放在口、鼻腔处或按压胸部。

③喂乳后应竖抱婴儿，轻拍背部，排出空气，并以右侧卧位为宜，防止溢乳。

（3）喂养：尽早哺乳，生后半小时内抱至母亲处给予吸吮，鼓励按需哺乳。母亲无法哺乳时，试喂10%葡萄糖水，预防低血糖；若无消化道畸形、吸吮吞咽功能良好，可提供配方奶。乳量根据婴儿耐受和所需热量计算，遵循从小量渐增的原则，以喂奶后安静、不吐、无腹胀和理想的体重增长（15～30g/d，生理性体重下降期间除外）为标准。

（4）保暖：生后应注意保暖，可采取戴帽子、母亲怀抱、热水袋、婴儿暖箱和远红外辐射床等方式，避免不必要的暴露，每4～6小时监测体温一次。新生儿体温调节中枢功能发育不够完善，汗腺发育不良，排汗散热能力差，若室温过高，或保暖太过，易出现发热，应首先检查婴儿室的温度，如果室内温度过高应适当降低，同时减少婴儿的衣服，松开包被以增加散热。

（5）预防感染：接触新生儿前均应洗手，护理时严格执行无菌操作。每天进行紫外线空气消毒。新生儿应与感染患儿分室居住。各类医疗器械定期消毒，每季度对医护人员做一次咽拭子培养。

（6）皮肤护理：体温稳定后，每天沐浴一次，在喂奶前进行。室温26～28℃，水温39～41℃，注意保暖。勤换尿布，每天沐浴1次，保持皮肤清洁和促进血液循环，每次大便后用温水清洗会阴及臀部。衣服柔软、宽松，以无扣为宜。

（7）脐部护理：保持脐部清洁、干燥，脐带脱落前应密切观察有无渗血，保证脐部不被污染。脐带残端一般于生后1周脱落。脐窝有分泌物者可先用3%过氧化氢消毒，再用0.2%～0.5%的碘伏消毒。有肉芽组织者可用硝酸银局部烧灼。

（8）预防接种：出生后24小时内接种乙肝疫苗，以后1个月、6个月各接种一次。出生时接种卡介苗。

三、早产儿的特点及护理

早产儿又称未成熟儿，是指出生时胎龄满28周，但未满37周，出生体重多不足2500g的活产婴儿。

1. 早产儿的特点

（1）外观特点：见表4-14。

（2）呼吸系统：早产儿呼吸中枢系统不成熟，呼吸表浅、不规则，甚至有呼吸暂停。肺部发育不成熟，肺泡表面活性物质缺乏，易发生肺透明膜病。

（3）循环系统：早产儿心率快，部分可有动脉导管未闭。

（4）消化系统：早产儿吸吮及吞咽能力差，易出现呛乳或乳汁吸入引起肺炎。胃容量小且贲门括约肌松弛，易发生胃食管反流和溢乳。消化酶不足，胆酸分泌少，消化吸收较差。缺血、缺氧或喂养不当可引起坏死性小肠结肠炎。肝脏不成熟，葡萄糖醛酸转移酶不足，故生理性黄疸程度重，持续时间长。因胎粪形成少及肠蠕动弱，常有胎粪排出延迟。

（5）血液系统：由于维生素 K 及维生素 D 贮存较足月儿少，更易发生出血和佝偻病。因红细胞生成素水平低下、先天储铁不足，生理性贫血出现早，程度重。

（6）泌尿系统：早产儿肾浓缩功能更差，葡萄糖阈值低，肾小管排酸能力差，更易发生低钠血症、糖尿和代谢性酸中毒。

（7）神经系统：早产儿神经系统成熟度与胎龄有关，胎龄越小，反射越差。早产儿易缺氧而致缺氧缺血性脑病。脑室管膜下存在发达的胚胎生发层组织，易致颅内出血。

（8）免疫系统：早产儿特异性和非特异性免疫发育不够完善，IgG 和补体水平较足月儿更低，特别是 SIgA 缺乏，极易发生感染。

（9）体温调节：早产儿体温调节功能更差，棕色脂肪少，产热能力差（早产儿体温过低主要原因），皮肤薄、体表面积大，体温易随环境温度改变而改变。寒冷时更易出现低体温，甚至寒冷损伤综合征（硬肿症）。

（10）生长发育：早产儿生长发育速度较足月儿快。易发生佝偻病。

2. 早产儿的护理

（1）早产儿室环境：早产儿应与足月儿分开护理。保持室温 24～26℃，晨间护理时达到 27～28℃，湿度以 55%～65% 为宜。室内空气新鲜，备有婴儿暖箱、远红外辐射床、微量输液泵、给氧和光疗等设备。

（2）保暖：早产儿护理需特别强调保暖。出生后，应根据其体重、胎龄和病情，立即给予不同的保暖措施。体重＜2000g 者，尽早置于婴儿培养箱保暖。体重＞2000g 者在箱外保暖，通过戴帽子、热水袋等方式维持体温恒定。各种操作均应在远红外辐射床保暖下集中进行，尽量缩短操作时间。每天监测体温 2～4 次。

（3）合理喂养

①开奶时间：尽早开奶，防止低血糖。一般出生后 2～4 小时喂 5%～10% 葡萄糖水，无呕吐者给予母乳喂养。出生体重＜1500g 或伴青紫者，适当延迟喂养时间。

②喂奶量：根据出生体重和耐受力而定，以不吐、无潴留腹胀及理想的体重增长（每天增长 10～15g/kg）为原则见表4-15。

表4-15 早产儿喂乳量与间隔时间

出生体重（g）	<1000	1000～1499	1500～1999	2000～2499
开始量（ml）	1～2	3～4	5～10	10～15
每天隔次增加量（ml）	1	2	5～10	10～15
喂乳间隔时间（h）	1	2	2～3	3

③喂养方式：母乳喂养最佳，无法母乳喂养者可给予早产儿配方奶。

④喂养方法：吸吮能力差及吞咽不协调者，可用鼻饲喂养。能量不能满足者，给予静脉营养。喂养后取右侧卧位，注意有无青紫、溢乳和呕吐。

⑤评估：每天准确记录 24 小时出入量，测量体重 1 次。早产儿出生后肌注维生素 K，以免发生出血症。生后 2 个月可给予铁剂，预防缺铁性贫血。还应补充维生素 A、C、D、E 等。

（4）维持有效呼吸：保持呼吸道通畅。仰卧时可在其肩下放置小软枕。不可常规吸氧，仅在发生青紫或呼吸困难时方给予吸氧，常用氧气浓度为21%～30%，维持血氧分压50～70mmHg（正常新生儿50～80mmHg）或经皮血氧饱和度85%～93%（正常新生儿90%～95%）。一旦症状改善立即停用，吸氧时间最好不超过3天，避免常规高浓度吸氧或吸氧时间过长，防止发生支气管肺发育不良或新生儿视网膜病。常用鼻塞法给氧，呼吸机应用时尽量采用非插管性呼吸支持，最大程度地减少呼吸机造成的肺损伤。呼吸暂停者应通过拍打足底、刺激皮肤等方式，帮助其恢复呼吸。

（5）病情观察：早产儿病情变化快，应加强巡视，及早发现病情变化并报告医生做好抢救准备。输液最好使用输液泵，严格控制补液速度，防止血糖异常。

（6）预防感染：严格执行消毒隔离制度，加强口腔、皮肤及脐部护理。脐部未脱落者，采用分段沐浴。预防接种应在体重超过2000g后再进行。

四、新生儿窒息

新生儿窒息是指胎儿娩出后1分钟仅有心搏，无自主呼吸或未建立规律呼吸的缺氧状态，而导致低氧血症、高碳酸血症、代谢性酸中毒及全身多脏器损伤，是新生儿死亡及伤残的重要原因之一。

1. 临床表现 可分为轻度窒息和重度窒息两种情况。Apgar（阿普加）评分见表4-16，分别于出生后1分钟、5分钟、10分钟进行评估，1分钟评分可反映窒息的严重程度，是复苏的依据；5分钟评分可反映复苏的效果，有助于判断预后，如评分值＜3分，新生儿死亡率及脑部后遗症的几率明显增加。

表4-16 新生儿Apgar（阿普加）评分法

体 征	各项体征评分标准		
	0分	1分	2分
皮肤颜色	青紫或苍白	躯干红，四肢青紫	全身红
呼 吸	无	浅慢，不规则	正常，哭声响亮
心率（次/分）	无	＜100	≥100
弹足底或插鼻管后反应	无反应	有些动作，如皱眉	哭，喷嚏
肌张力	松弛	四肢稍屈	四肢活动好

（1）轻度窒息：Apgar（阿普加）评分4～7分：表现为躯干红、四肢青紫，呼吸表浅或不规则，心搏规则有力，心率减慢，多为80～120次/分，弹足底或插鼻管有动作，肌张力好，四肢稍屈。

（2）重度窒息：Apgar（阿普加）评分0～3分。表现为全身皮肤苍白、口唇青紫，无呼吸或微弱呼吸，心搏不规则，心率＜80次/分且弱，弹足底或插鼻管无反应，肌张力松弛。

2. 治疗要点 以预防为主，一旦发生窒息应立即按A（清理呼吸道）、B（建立呼吸，增加通气）、C（维持正常循环）、D（药物治疗）、E（评价和保温）步骤进行复苏。其中ABC三步最重要，A是根本，B是关键，评价和保温贯穿于整个复苏过程。呼吸、心率和血氧饱和度是窒息复苏评估的三大指标。

3. 护理措施

（1）清理呼吸道：是抢救新生儿窒息的首要措施。新生儿娩出后立即置于远红外辐射床上，头轻微仰伸位，用洗耳球或吸痰管吸出口、鼻、咽和气道黏液及羊水。先吸口腔，后吸鼻腔。

（2）建立自主呼吸：清理呼吸道后如仍无呼吸，可轻拍或轻弹足底，或摩擦背部以诱发自主呼吸。触觉刺激效果不佳，无自主呼吸建立或心率＜100次/分，立即用气囊面罩或气管插管正压通气。一般维持呼吸40～60次/分（胸外按压时为30次/分），吸呼之比为1：2。施加的压力不可过大，以胸廓起伏适中为宜，防止肺泡破裂。有效的正压通气应显示心率迅速增快，以心率、胸廓起伏、呼吸音及氧饱和度作为评估指标。如有自主呼吸，且心率＞100次/分，可逐步减少并停止正压通气。

（3）恢复循环：如充分正压通气30秒后心率持续＜60次/分，应在继续正压通气的条件下，立即加做胸外心脏按压，按压部位为胸骨体下1/3处，下压1.5～2cm，频率为120次/分，按压通气比为3：1，深度为胸廓1/3前后径。持续30秒后评估心率恢复情况。

（4）用药护理：快速开放静脉通道，胸外心脏按压30秒仍然不能恢复正常循环时，应遵医嘱给予1：10 000肾上腺素静脉或气管内注入。血容量不足时给予扩容，疑似或证实代谢性酸中毒时给予5%碳酸氢钠。

（5）预防感染：严格执行无菌操作，遵医嘱给予抗生素。

（6）保暖：整个抢救过程中注意保暖，在远红外辐射床上进行抢救，维持肛温36.5～37℃。

（7）对产妇的护理：刺激子宫收缩，预防产后出血。抢救时避免大声喧哗，以免增加产妇焦虑心理。适时告知新生儿抢救情况，提供情感支持。

五、新生儿缺血缺氧性脑病

新生儿缺血缺氧性脑病是指各种围生期因素引起的部分或完全缺氧、脑血流减少或暂停而导致胎儿和新生儿的脑损伤，是新生儿窒息的严重并发症。

1. **临床表现**　主要症状为意识障碍和肌张力改变。根据病情可分为3度。

（1）轻度：表现为兴奋、激惹，拥抱反射活跃，肌张力正常，出生后24小时内症状明显，72小时内消失。

（2）中度：表现为嗜睡，肌张力减低，症状在14天内消失，可有后遗症。

（3）重度：以抑制症状为主，表现为昏迷，肌张力低下，呼吸暂停，惊厥频繁，拥抱反射、吸吮反射消失，病死率高，存活者多有后遗症。

2. **治疗要点**　以控制惊厥和脑水肿，对症治疗及支持疗法为主。

（1）支持疗法

①维持良好的通气功能是支持疗法的中心，应选择适当的给氧方法。

②维持良好的血流灌注是支持疗法的关键措施，可用多巴胺和多巴酚丁胺适当升高血压。

③维持血糖在正常高值，保证神经细胞所需能量。

（2）控制惊厥：首选苯巴比妥钠，15～30分钟静脉滴注完毕。肝功能不全者改用苯妥英钠，顽固性抽搐者加用地西泮或水合氯醛。

（3）治疗脑水肿：可用呋塞米（速尿）静脉推注，严重时给予20%甘露醇。全亚低温治疗可在发病6小时内进行，仅适用于足月儿，早产儿不宜使用。

3. **护理措施**

（1）病情观察：密切监测患儿的生命体征和血氧饱和度，注意神志、瞳孔、肌张力等神经系统变化，监测颅内压。

（2）亚低温治疗的护理：选择性头部降温采用循环水冷却法，使脑温下降至34℃，维持30～90分钟。注意保暖，可使用远红外辐射床或热水袋，注意预防烫伤。给予持续肛温监测，了解体温波动情况，并严密监测动态心电、呼吸、血压及血氧饱和度，记录24小时液体出入量。治疗结束后，复温宜缓慢，时间＞5小时，速度≤0.5℃/h，以防低血压。体温恢复正常后，每4小时测体温一次。

六、新生儿颅内出血

新生儿颅内出血主要因缺氧或产伤引起，是新生儿期严重脑损伤的常见形式。早产儿发病率较高，预后较差，严重者常留有神经系统后遗症。

1. **临床表现**　与出血部位及出血量有关，多于出生后 1 ～ 2 天出现。新生儿颅内出血的特征表现为窒息、惊厥和抑制相继出现。

（1）各类型颅内出血的特点

①脑室周围 - 脑室内出血：早产儿多见，72 小时内发病，最常见的症状为拥抱反射消失，肌张力低下，淡漠及呼吸暂停。

②蛛网膜下腔出血：典型症状为生后第 2 天惊厥，发作间歇正常。

③脑实质出血：足月儿常见，因出血部位和出血量不同临床症状差异很大。

④硬脑膜下出血：多见于产伤后，足月巨大儿居多，出生后 24 小时可出现惊厥、偏瘫和斜视等神经系统症状。

⑤小脑出血：严重者常有脑干压迫症状，可在短时间内死亡。

⑥产瘤：先露部位头皮血液及淋巴循环受压所致的软组织水肿。数天内自行吸收消失。

（2）常见症状和体征

①神志改变：易激惹、嗜睡、昏迷等。

②呼吸改变：呼吸增快或减慢、不规则，甚至呼吸暂停等。

③颅内压增高：脑性尖叫、前囟隆起、惊厥等。

④眼征：凝视、斜视、眼球震颤等。

⑤肌张力：早期增高，以后降低。

⑥瞳孔：不等大、对光反射差。

⑦其他：苍白、贫血和黄疸。

2. **治疗要点**

（1）支持疗法：保持安静，减少搬动及刺激性操作。

（2）止血：常用维生素 K_1、酚磺乙胺、巴曲酶等。

（3）控制惊厥：首选苯巴比妥，其次为地西泮、水合氯醛等。

（4）降低颅内压：呋塞米静推，中枢性呼吸衰竭时用小剂量甘露醇。

（5）减轻脑积水：应用乙酰唑胺减少脑脊液生成，病情稳定后行腰椎穿刺或脑室引流。

（6）对症处理。

3. **护理措施**

（1）休息活动护理：绝对卧床、保持安静，头肩抬高 15° ～ 30°，侧卧位或头偏向一侧。治疗、护理操作尽可能集中，使用静脉留置针，减少对患儿移动和刺激。3天内除臀部护理外免除一切清洁护理。

（2）合理喂养：不能进食者给予鼻饲，遵医嘱静脉输液，24 小时内均匀输入，保证热量及营养供给。注意记录 24 小时液体出入量。

（3）病情观察：密切监测生命体征，观察患儿神志、瞳孔的变化，定期测量头围，出现颅内压增高或惊厥征象，立即报告医生，并做好抢救准备。

（4）合理用氧：按照缺氧程度选择给氧的方式和浓度，一般维持 PaO_2 在 60 ～ 80mmHg，血氧饱和度 85% ～ 95%。呼吸衰竭或严重的呼吸暂停者给予气管插管及机械通气。

七、新生儿黄疸

新生儿黄疸是指胆红素（以未结合胆红素为主）在体内积聚，而引起巩膜、皮肤或其他器官黄染，可分为生理性黄疸和病理性黄疸。新生儿血清总胆红素＞5～7mg/dl（成人＞2mg/dl）可出现肉眼可见的黄疸。由于新生儿胆红素生成较多、转运胆红素能力不足、肝功能发育未完善、肠道内细菌含量少等特点，容易发生黄疸。

1. 临床表现

（1）新生儿生理性黄疸与病理性黄疸鉴别：见表4-17。

表4-17　新生儿生理性黄疸与病理性黄疸鉴别

	生理性黄疸	病理性黄疸
血清胆红素	足月儿＜221μmol/L（12.9mg/dl） 早产儿＜256μmol/L（15mg/dl）	足月儿＞221μmol/L（12.9mg/dl） 早产儿＞256μmol/L（15mg/dl）
胆红素每天上升	＜85μmol/L（5mg/dl）	＞85μmol/L（5mg/dl）
结合胆红素	＜34μmol/L（2mg/dl）	＞34μmol/L（2mg/dl）
黄疸出现时间	足月儿出生后2～3天 早产儿出生后3～5天	出现早，在出生后24小时内
黄疸消退时间	足月儿2周 早产儿3～4周内	足月儿＞2周 早产儿＞4周
黄疸持续时间	短	长，或退而复现
伴随症状	一般情况良好 体温、食欲及大小便均正常	一般情况差 伴有原发疾病症状
治疗原则	注意黄疸变化，不需要特殊治疗	采取光照疗法，以蓝光最有效

（2）病理性黄疸

①新生儿肝炎：生后2～3周或更晚出现黄疸，多有病毒宫内感染所致，粪便色浅或灰白，尿色深黄，体重不增，患儿有呕吐、厌食、肝轻、中度肿大。

②胆道闭锁：生后2周出现黄疸，呈进行性加重，由宫内病毒感染所致，粪便灰白色，肝增大，血清结合胆红素增高。

③母乳性黄疸：非溶血性未结合胆红素增高，常与生理性黄疸重叠且持续不退，血清胆红素可高达＞342μmol/L（20mg/dl），但婴儿一般状态常良好。黄疸于4～12周后下降。停止母乳喂养后3天，如黄疸下降即可确定诊断。母乳性黄疸并不是母乳喂养的禁忌。

④新生儿溶血病：Rh溶血在24小时内迅速出现黄疸并进行性加重，ABO溶血在生后2～3天出现黄疸。贫血、肝脾肿大，并发胆红素脑病。

（3）胆红素脑病：未结合胆红素可穿透血-脑屏障，造成胆红素脑病（核黄疸）。患儿精神差，食欲缺乏，拒乳，肌张力下降，继而出现发热，抽搐，肌张力增高，呼吸不规则等表现，可造成永久性神经系统损害，甚至死亡。

①警告期：反应低下、肌张力下降、吸吮力弱。持续0.5～1.5天。

②痉挛期：肌张力增高，发热、抽搐，呼吸不规则。持续 0.5～1.5 天。

③恢复期：肌张力恢复，体温正常，抽搐减少。持续 2 周。

④后遗症期：听力下降，眼球运动障碍，牙釉质发育不良，手足徐动，智力落后。持续终生。

2. 治疗要点

（1）生理性黄疸：不需要特殊治疗，只需观察黄疸变化即可。

（2）母乳性黄疸：一般不需任何治疗，停喂母乳 24～48 小时，黄疸可明显减轻；但对于胆红素水平较高者应密切观察或干预。

（3）蓝光疗法：原理是光疗可使未结合胆红素光异构化，代谢产物直接经胆汁和尿液排出。一般主张足月儿血清总胆红素＞205μmol/L 即可给予光疗，降低血清胆红素。对于早产儿及高危新生儿，可适当放宽光疗指征，更积极地开展治疗。极低和超低出生体重儿可给予预防性光疗。

（4）换血疗法：对大部分 Rh 溶血和严重的 ABO 溶血患儿应采取换血疗法。

3. 护理措施

（1）合理喂养：尽早喂养，促进胎粪排出，避免低血糖，减少肝肠循环。吸吮无力及拒乳者，应耐心地按需喂养，少量多次，间歇喂养。母乳性黄疸较重者，可暂停母乳喂养 24～48 小时，或改为隔次母乳喂养，待黄疸消退后再继续母乳喂养。遗传性葡萄糖 -6- 磷酸脱氢酶（G-6-PD）缺陷者，避免进食蚕豆及其制品。

（2）病情观察：密切监测生命体征，根据皮肤、巩膜黄染的部位、范围和深度，估计血清胆红素增高的程度。注意患儿哭声、吸吮力及肌张力变化，判断有无胆红素脑病的早期征象。观察大小便的次数、量及性状，有胎粪延迟排出者可进行灌肠。

（3）加强保暖：将患儿置于中性温度下，维持体温稳定，以免加重黄疸。

（4）光疗护理

①目的：可治疗高胆红素血症，是降低非结合胆红素的简单而有效的方法。

②入箱前准备：采用蓝色荧光灯，上、下灯管距皮肤的距离分别为 50 和 33cm。箱内升至婴儿中性温度（30～32℃），湿度以 55%～65% 为宜。清洁患儿皮肤，皮肤禁涂粉剂和油剂。监测患儿体温及血清胆红素水平，必要时测量体重。

③入箱过程：患儿全身暴露，用尿布遮盖会阴部，男婴注意保护阴囊。戴遮光眼罩，防止光线损伤视网膜。

④照射过程：使患儿皮肤均匀受照，单面照射时每 2 小时更换体位一次，仰卧、侧卧、俯卧交替照射。俯卧时专人巡视，防止口鼻受压。每 2～4 小时测体温一次，体温保持在 36～37℃，＜35℃或＞37.8℃应暂停光疗。

⑤注意事项：光照可致轻度发热、腹泻、皮疹、深黄色尿及深绿色泡沫稀便，可随病情好转而消失。

八、新生儿肺透明膜病

新生儿肺透明膜病又称新生儿呼吸窘迫综合征，多见于早产儿，由缺乏肺表面活性物质所致。

1. 临床表现

（1）症状：出生后 6 小时内出现呼吸窘迫，呼吸窘迫呈进行性加重是本病特点。可出现发绀、呻吟、鼻翼煽动、三凹征、肌张力低下、呼吸暂停甚至呼吸衰竭。病死率高。

（2）体征：呼吸音降低，早期无湿啰音，以后可有细小水泡音，心音减弱等。

2. 治疗要点

（1）氧疗：尽早使用气道内正压持续通气，防止肺泡萎缩。也可使用头罩、鼻导管、气管插管吸氧，维持 PaO$_2$50～70mmHg，SaO$_2$85%～90%。

（2）替代治疗：表面活性物质替代，气管内滴入，滴入前吸痰，滴入后 6 小时内避免吸痰。

（3）维持酸碱平衡及营养支持治疗：合理限制液体入量，根据呼吸、循环及水、电解质、酸碱平衡等及时调整营养治疗方案。代谢性酸中毒首选 5% 碳酸氢钠。

3. 护理措施

（1）保持呼吸道通畅：患儿头向后仰，伸直气道。遵医嘱给予相应药物化痰。

（2）饮食护理：提供足够的营养，必要时可鼻饲法或静脉补充营养。

（3）病情观察：持续监测患者的心率、血压、血氧饱和变化。观察呼吸的频率、幅度、类型等，注意有无皮肤颜色、温度改变。

（4）预防感染：严格无菌操作，做好口腔护理，做好消毒隔离工作。

九、新生儿肺炎

（一）胎粪吸入性肺炎

胎儿在宫内或娩出时吸入被胎粪污染的羊水，称胎粪吸入性肺炎，又称胎粪吸入综合征，病死率最高；吸入无污染羊水致肺炎，称羊水吸入性肺炎；乳汁吸入而致肺炎，称乳汁吸入性肺炎。

1. 临床表现 常见于足月儿和过期产儿。出生后开始出现呼吸窘迫，12 ～ 24 小时随胎粪吸入远端气道，症状及体征则更为明显，表现为呼吸急促（通常 > 60 次 / 分）、面色青紫、呛咳、鼻翼扇动和吸气性三凹征等。查体可见胸廓前后径增加，似桶状胸，听诊早期有前音或粗湿啰音，继之出现中、细湿啰音。严重胎粪吸入和急性缺氧患儿常有中枢神经症状，易并发肺气肿、肺不张、气胸、呼吸衰竭、低氧血症和酸中毒等。

2. 治疗原则 尽快清除吸入物，保持呼吸道通畅，对症治疗。

（二）感染性肺炎

细菌、病毒、衣原体都可引起新生儿感染性肺炎，可发生在出生前、出生时及出生后。是新生儿常见疾病，也是新生儿死亡的重要原因之一。

1. 临床表现

（1）产前感染性肺炎：出生时常有窒息史，症状出现较早，多在 12 ～ 24 小时之内发生。复苏后表现为呼吸加快、呻吟、面色苍白、发绀、体温不稳定，严重可有呼吸衰竭、抽搐、肌张力低等。听诊肺部可有呼吸音粗糙、减低。

（2）产时感染性肺炎：细菌感染多在生后 3 ～ 5 天发病。Ⅱ型疱疹病毒多在生后 5 ～ 10 天发病。衣原体在生后 3 ～ 12 周发病。气促、发绀、拒奶、哭声弱、口吐白沫、双肺呼吸音粗等表现。

（3）产后感染性肺炎：一般症状不典型，主要表现为体温不稳、少吃、反应低下；呼吸系统表现为咳嗽、气促或呼吸不规则、发绀、三凹征等；可闻及湿啰音、呼吸音降低。多在生后 5 ～ 7 天发病。金黄色葡萄球菌肺炎易合并脓气胸，病情严重。

2. 治疗要点

（1）感染治疗：针对病原体选择合适的抗生素。重症或耐药菌感染者可用第三代头孢菌素；衣原体肺炎首选红霉素；病毒性肺炎可采用利巴韦林或干扰素雾化吸入治疗；巨细胞病毒肺炎可用阿昔洛韦。

（2）保持呼吸道通畅：有低氧血症时可用鼻导管、面罩、头罩给氧。必要时可使用人工呼吸机。

（3）支持疗法：纠正水、电解质平衡紊乱，保证能量和营养成分的供给，提高机体免疫能力。

3. 护理措施

（1）一般护理：空气清新，整洁安静，温湿度适宜，避免一切不良因素。

（2）保持呼吸道通畅：及时清除呼吸道分泌物，可使用雾化、拍背、引流等方法促进分泌物排出。进行超声雾化吸入时，调整定时器至所需时间（一般为 15 ～ 20 分钟）。

（3）维持正常体温：体温过高时给予降温措施，如降低室温、松开包被等。过低时给予保暖。

（4）氧疗护理：根据病情及血氧选择合适的氧疗，维持 PaO_2 在 60 ～ 80mmHg（7.9 ～ 10.7kPa）。

（5）饮食护理：保证足够的能量和水分，少量多餐，必要时可鼻饲或静脉营养。

（6）病情观察：密切观察患儿的生命体征，发现异常及时通知医生，做好抢救准备。

十、新生儿败血症

新生儿败血症是细菌侵入血循环并生长繁殖，产生毒素而造成的全身感染。细菌从脐部侵入机体为新生儿败血症最常见的感染途径。出生后 7 天内出现症状者称为早发型败血症，7 天以后出现者称为迟发型败血症。

1. 临床表现　无特征性表现。

（1）早期表现为精神不佳、食欲不佳、哭声弱、体温异常等，转而发展为精神萎靡、嗜睡、不吃、不哭、不动、吃奶差、面色欠佳和出现病理性黄疸、呼吸异常。

（2）少数严重者很快发展循环衰竭、呼吸衰竭、DIC、中毒性肠麻痹、酸碱平衡紊乱和胆红素脑病。肝脾轻、中度肿大。常并发化脓性脑膜炎。

2. 治疗要点

（1）感染治疗：针对病原体选择合适的抗生素。早期、足量、足疗程、静脉联合用药，一般应10 ～ 14 天，有并发症者应治疗 3 周以上。对怀疑败血症的新生儿，可不必等血培养结果即应使用抗生素，待明确病原菌后改用药敏试验敏感的抗菌药。

（2）对症治疗：积极抗休克，纠正酸中毒、低氧血症等。

3. 护理措施

（1）维持正常体温：体温低时，注意保暖；体温过高时，给予物理降温，松开包被，一般不予药物降温。

（2）营养支持：保证足够的能量和水分，必要时可鼻饲或静脉营养。

（3）及时处理局部病灶：促进皮肤早日愈合，防止感染继续蔓延扩散。

（4）病情观察：密切观察患儿病情，防治并发症，若患儿发生面色青灰、呕吐、脑性尖叫、前囟饱满、两眼凝视，提示可能发生了脑膜炎。若四肢厥冷、脉搏细弱、皮肤有出血点，提示发生感染性休克或 DIC。

十一、新生儿寒冷损伤综合征

新生儿寒冷损伤综合征又称为新生儿硬肿症，是由多种原因引起的皮肤硬肿和低体温，重症可伴有多器官功能损害。

1. 临床表现　寒冷季节或重症感染时常见，好发于生后 1 周内，以早产儿居多。低体温和皮肤硬、肿、凉是本病的典型特点。

（1）全身反应差：少吃、少哭、少动、反应低下等。

（2）低体温：全身尤其肢端冰凉，体温常 < 35℃，重者 < 30℃。硬肿初期棕色脂肪产热较好，腋温 - 肛温差 ≥ 0℃。重症时棕色脂肪耗尽，腋温 - 肛温差 < 0℃。

（3）皮肤硬肿：皮肤暗红、硬肿和水肿，紧贴皮下组织不易捏起，触之硬如象皮，有水肿者按压有轻度凹陷。硬肿呈对称性，最先出现硬肿的部位是小腿，依次至大腿外侧→整个下肢→臀部→面颊→上肢→全身。严重时肢体僵硬，活动障碍，胸部受累可导致呼吸困难。

（4）多器官功能损害：早期心率减慢，微循环障碍，严重时出现休克、心力衰竭、DIC、肺出血、肾衰竭等。

（5）病情分度：根据临床表现，病情可分为轻、中、重3度（表4-18）。

表4-18　新生儿寒冷损伤综合征的病情分度

分　度	肛　温	腋-肛温差	硬肿范围	全身情况及器官功能改变
轻　度	≥35℃	>0℃	<20%	无明显改变
中　度	<35℃	≤0℃	20%～50%	反应差，功能明显低下
重　度	<30℃	<0℃	>50%	休克、DIC、肺出血等

2. 治疗要点　复温，支持疗法，控制感染，纠正器官功能紊乱。

3. 护理措施

（1）复温：是最关键的护理措施。复温原则为循序渐进，逐渐复温。

①肛温＞30℃，腋温-肛温差≥0℃的轻、中度患儿，置于30℃的暖箱中，每小时提高箱温0.5～1℃，不超过34℃。6～12小时使体温恢复正常。

②肛温＜30℃，腋温-肛温差＜0℃的重度患儿，先将患儿置于比肛温高1～2℃的暖箱中，每小时提高箱温0.5～1℃，不超过34℃。一般12～24小时体温即可恢复正常。

③因地制宜采用母亲怀抱、热水袋、温水浴、电热毯等方式复温，注意避免烫伤。

（2）合理喂养：尽早开始喂养，保证足够热量，能吸吮者可经口喂养，吸吮无力者给予部分或完全静脉营养。有明显心、肾功能损害者，严格控制补液量及速度，防止心力衰竭和肺出血。

（3）病情观察：每2小时测体温一次，体温正常6小时后改为每4小时测温一次，监测心率、呼吸、硬肿范围及程度变化，记录液体出入量，注意观察有无DIC、肺出血等征象。

（4）预防感染：加强消毒管理和皮肤护理，经常更换体位，严格执行无菌操作，尽量避免肌内注射。

十二、新生儿破伤风

新生儿破伤风是由破伤风梭菌经脐部侵入人体引起的急性感染性疾病，常7天左右发病。

1. 临床表现

（1）临床分期

①潜伏期：长短不一，通常4～8天。潜伏期越短，预后越差。

②前驱期：症状无特异性，以张口不便为主要特征，出现乏力、头痛、头晕、咀嚼无力、反射亢进等前驱症状。

③发作期：典型症状是肌紧张性收缩及阵发性强烈痉挛，以咀嚼肌最先受累，随后依次为面部表情肌、颈、背、腹、四肢肌，最后为膈肌。出现相应的表现如咀嚼不能、张口困难，牙关紧闭、苦笑面容，颈项强直，角弓反张，累及膈肌可致呼吸困难，甚至呼吸暂停。轻微的刺激（声、光、疼痛、接触、饮水等）均可诱发强烈的阵发性痉挛。发作时患者神志清楚，表情痛苦，可持续数秒至数分钟。

（2）并发症：常合并肺部感染、骨折、尿潴留、呼吸骤停、水电解质紊乱和酸碱平衡失调等。主要死亡原因为窒息、心力衰竭和肺部感染。

病程多为3～4周，缓解期平均约1周，肌紧张与反射亢进可继续一段时间。恢复期精神症状多可自行恢复。

2. 治疗要点

（1）中和游离毒素：损伤后早期注射破伤风抗毒素（TAT）。破伤风人体免疫球蛋白早期应用有效，一般只需一次肌内注射。

（2）控制并解除肌痉挛：新生儿破伤风慎用镇静和解痉药物，首选地西泮，可酌情使用呼吸兴奋药。

（3）防治并发症：保持呼吸道通畅，防治肺部并发症。加强营养支持，及时补充水、电解质。已发生肺部感染者，根据菌种选用抗生素，常选用青霉素。

（4）抗生素治疗：青霉素可抑制破伤风梭菌，也可给予甲硝唑。

3. 护理措施

（1）保持呼吸道通畅：缺氧者间歇用氧，可选用头罩给氧。

（2）饮食护理：保证足够的营养，必要时可鼻饲。

（3）病情观察：保持安静，避光、隔音，避免不必要的刺激。单独安置、专人护理，每4小时监测并记录患者的生命体征和神志，注意观察抽搐发作的次数、时间和症状。

（4）防止感染：做好口腔、皮肤及脐部清洁的护理。

（5）脐部护理：严格无菌处理，剪去脐带远端并重新结扎，用3%过氧化氢清洗脐带近端后涂2%碘酊，保持脐带清洁、干燥。

十三、新生儿胃－食管反流

小婴儿食管下端括约肌（LES）发育不成熟或功能障碍引起的胃内容物反流到食管甚至口咽部。

1. 临床表现　反复呕吐为主要表现，多数在进食后，有时夜间或空腹可出现溢乳、反刍、吐泡沫等现象，严重者呈喷射状。早产儿易出现窒息和呼吸暂停，80%患儿会营养不良，体重不增。其他表现"公鸡样头"、拒食、溃疡、烦躁、呕血、黑便。易并发食管溃疡、狭窄、食管气管瘘等。

2. 护理措施

（1）体位：床头抬高30°，前倾俯卧位最佳，睡眠时左侧卧位、抬高床头，专人看护，以防止窒息、猝死。轻症患儿进食时至进食后1小时应直立体位或50°仰卧位。

（2）饮食：少量多餐，睡前2小时禁食，必要时可管饲。

（3）药物：合理用药、缓解疼痛。

十四、新生儿低血糖

新生儿低血糖是指早产儿3天内全血血糖＜1.1mmol/L（20mg/dl），1周后＜2.2mmol/L（40mg/dl），足月儿3天内全血血糖＜1.67mmol/L（30mg/dl），3天后＜2.2mmol/L（40mg/dl），现在认为全血血糖低于2.2mmol/L（40mg/dl）即可诊断为新生儿低血糖。

1. 临床表现　多见于出生后24～72小时，多数患儿无明显症状，少数出现反应差、烦躁、激惹、喂养困难、哭声异常、肌张力低、震颤、惊厥、呼吸暂停等。补充葡萄糖后症状消失，血糖恢复。多为暂时性，若持续反复发作可考虑糖原累积症、先天性高胰岛素血症、遗传代谢障碍、内分泌缺陷等。

2. 治疗要点

（1）无症状者：进食葡萄糖，并密切监测血糖，若效果不佳可静脉输注葡萄糖。

（2）有症状者：应立即静脉给予10%葡萄糖，48～72小时停用。

（3）持续或反复低血糖者：静滴葡萄糖无缓解后可依据病情给予糖皮质激素治疗。

（4）治疗原发疾病。

3. 护理措施

（1）保证能量供给：出生后能进食者应尽早喂养，给予吸吮母乳或 10% 葡萄糖溶液。早产儿或窒息儿迅速开放静脉通路，保证葡萄糖输注。

（2）病情观察：严密监测血糖变化，静脉补糖者可用输液泵控制输注量和速度，并每小时观察记录一次，以防发生医源性高血糖。注意有无震颤、惊厥、呼吸暂停等症状。一旦发生，立即给予拍背、弹足底刺激呼吸。

（3）出生后尽早喂养，保证足够热量。

第六节　营养性疾病

一、营养不良

营养不良是由于缺乏热量和（或）蛋白质引起的一种营养缺乏症。

1. 临床表现

（1）症状和体征：常见于 3 岁以下婴幼儿。早期表现为体重不增，继之体重下降，皮下脂肪逐渐减少直至消失，身高低于正常，出现身材矮小，生长发育迟缓。皮下脂肪消耗的顺序先是腹部，其次为躯干、臀部、四肢，最后是面部。测量小儿皮下脂肪厚度常选用的部位是腹部。还可出现各个器官不同程度的功能紊乱，低蛋白血症加重呈现水肿。

（2）并发症

①营养性贫血：以缺铁性贫血最常见。

②多种维生素缺乏：合并维生素 A 缺乏最常见。口腔炎、末梢神经炎，干眼症。

③感染性疾病：如上呼吸道感染、肺炎等。

④自发性低血糖：是导致重度营养不良患儿死亡的重要原因。

（3）分度：根据临床表现不同，营养不良可分为 3 度（表 4-19）。

表4-19　婴幼儿营养不良的分度

	营养不良程度		
	Ⅰ度（轻）	Ⅱ度（中）	Ⅲ度（重）
体重低于正常	15%~25%	25%~40%	>40%
腹部皮下脂肪厚度	0.8~0.4cm	<0.4cm	消失
身高（长）	正常	低于正常	明显低于正常
消　瘦	不明显	明显	皮包骨样
皮肤颜色及弹性	正常或稍苍白	苍白、弹性差	多皱纹、弹性消失
肌张力	正常	明显降低、肌肉松弛	低下、肌肉萎缩
精神状况	正常	烦躁不安	萎靡、抑制与烦躁交替

2. 治疗要点　积极处理各种危及生命的合并症，去除病因，调整饮食并促进消化功能。

3. 护理措施

（1）饮食调整的原则：由少到多，由稀到稠，循序渐进，逐渐增加饮食，直至恢复正常，并根据患儿营养不良程度、消化功能和对食物的耐受情况来调整。

（2）能量的供给：轻度营养不良患儿开始每天可供给热量 60 ～ 80kcal/kg，以后逐渐递增。中、重度营养不良患儿从每天 45 ～ 55kcal/kg 开始，若消化吸收能力较好，逐渐增加到每天 120 ～ 170kcal/kg，并按实际体重计算所需热量，待体重恢复，恢复至正常需要量。为中、重度营养不良患儿输液时速度宜慢，补液量不宜过多。

（3）食物的选择：尽量保证母乳喂养，给予高蛋白、高热量、高维生素饮食，根据情况补铁。但应避免过早给予高蛋白饮食，以免出现腹胀和肝大。纠正偏食、挑食、吃零食的不良习惯。

（4）促进消化，改善食欲：遵医嘱给予各种消化酶，补充维生素和微量元素如锌剂。苯丙酸诺龙可明显促进蛋白质合成（同化作用），减少蛋白质分解（异化作用），增进食欲，治疗小儿营养不良。胰岛素可促进物质合成代谢，对营养不良患儿也有治疗作用。

（5）预防感染：做好保护性隔离，预防交叉感染。

（6）病情观察：若患儿在夜间或清晨突然出现头晕、出冷汗、面色苍白、神志不清等低血糖表现，需立即报告医生并静脉注射 25% ～ 50% 葡萄糖溶液。

二、小儿肥胖症

小儿肥胖症是由于长期能量摄入超过人体的消耗，使体内脂肪过度积聚、体重超过参考值范围的一种营养障碍性疾病。

1. 临床表现

（1）可发生于任何年龄，常见于婴儿期、5 ～ 6 岁及青春期，男孩多于女孩。

（2）明显肥胖的患儿常有疲劳感，易用力时出现气短或腿痛。严重肥胖者由于脂肪的过度堆积限制了胸廓和膈肌运动，使肺通气量不足、呼吸浅快，肺泡换气量减少，造成低氧血症、气急、心脏扩大或出现充血性心力衰竭甚至死亡。

（3）体检患儿皮下脂肪丰满，但分布均匀，腹部膨隆下垂。严重者可见胸腹、臀部及大腿皮肤出现皮纹，走路时双下肢负荷过重可致膝外翻和扁平足。

（4）小儿肥胖分为 3 度，同身高、同性别正常小儿体重值作为标准值，超过 20% 为轻度肥胖，超过 30% ～ 49% 为中度肥胖，超过 50% 为重度肥胖。

2. 治疗要点　采取饮食控制，适量运动，消除心理障碍，配合药物治疗的综合措施。运动治疗配合为主要措施，配合饮食治疗。

（1）饮食疗法：推荐低脂肪、低糖类和高优质蛋白、高微量营养素、适量纤维素饮食。

（2）运动疗法：适当的运动可促进脂肪分解，减少胰岛素分泌，脂肪合成减少，蛋白质合成增加，促进肌肉发育。选择患儿喜欢和易于坚持的运动，活动量以运动后轻松愉快、不感到疲劳为原则，运动要循序渐进，不要求之过急，运动过度。

（3）药物治疗：一般不主张，儿童慎用食欲抑制剂及甲状腺激素。

3. 护理措施

（1）饮食护理：在满足儿童基本生长发育需要的前提下，达到减肥的目的，患儿每天摄入的能量必须低于机体摄入的总能量。推荐低脂肪、低糖类和高蛋白质食品。鼓励患儿进食体积大、饱腹感强而能量低的蔬菜类食品。少量多餐，避免过饱，不吃宵夜和零食。

（2）运动护理：适量运动能促进脂肪分解、胰岛素分泌、促进肌肉发育。可选择有效易坚持的运动，每天坚持运动至少 30 分钟，运动后以不感到疲劳为宜。

三、维生素D缺乏性佝偻病

维生素 D 缺乏性佝偻病是维生素 D 不足引起钙、磷代谢失常，产生的一种以骨骼病变为特征的全身慢性营养性疾病。

1. 临床表现 最常见于 3 个月至 2 岁婴幼儿，主要表现为生长最快部位的骨骼改变，肌肉松弛及神经兴奋性增高。

（1）初期（早期）：多见于 6 个月内，特别是 3 个月以内，主要为神经兴奋性增高的表现，如易激惹、烦躁，汗多刺激头皮，致婴儿摇头擦枕，出现枕秃。此期并无明显骨骼改变，骨骼 X 线可正常或钙化带稍模糊，血清 25-(OH) D$_3$ 下降（是最可靠的诊断指标），一过性血钙下降，血磷降低，碱性磷酸酶正常或稍高。

（2）活动期（激期）：主要为骨骼改变和运动功能及智力发育迟缓。

①骨骼改变：6 个月以内以颅骨软化为主，重者有压乒乓球样的感觉。6 个月以上四肢出现手镯或足镯征。7～8 个月出现方颅，前囟闭合延迟，出牙迟，牙釉质缺乏，易患龋齿。会坐或站立后可发生脊柱后凸或侧凸畸形。1 岁左右可见胸廓畸形，胸部骨骼出现肋骨串珠，以第 7～10 肋最明显；膈肌附着处的肋骨内陷形成郝氏沟；胸骨突出形成鸡胸，内陷形成漏斗胸，影响呼吸功能。1 岁左右患儿由于行走负重，下肢弯曲，还可导致"O"形腿或"X"形腿。

②运动功能发育迟缓：全身肌肉松弛，肌张力减低，表现为头颈软弱无力，坐、立、行等运动功能落后，腹部膨隆如蛙腹。

③神经、精神发育迟缓：表情淡漠，语言发育落后，条件反射形成缓慢，免疫力低下，常伴感染及贫血。

（3）恢复期：临床症状和体征逐渐减轻或消失。血清钙、磷恢复正常，碱性磷酸酶开始下降，1～2 个月恢复正常。治疗 2～3 周后 X 线改变有所改善，出现不规则的钙化线。

（4）后遗症期：多见于 2 岁以后小儿。遗留不同程度的骨骼畸形，临床症状消失，血生化正常，X 线检查骨骼干骺端病变消失。

2. 治疗要点

（1）补充维生素 D：以口服为主，每天 2000～4000U，持续 4～6 周。之后小于 1 岁的婴儿改为 400U/d，大于 1 岁的幼儿改为 600U/d。口服困难或严重腹泻患儿采用突击疗法，1 次 15 万～30 万 U 维生素 D 肌注，1 个月后恢复口服维生素 D（预防量）。

维生素 D 经肝细胞发生第一次羟化，生成 1,25-(OH)$_2$D$_3$，循环中与 α- 球蛋白结合被运到肾脏，进行二次羟化，生成具有很强抗佝偻病活性的 1,25- 二羟胆骨化醇（1,25-(OH)$_2$D$_3$）。

（2）补充钙剂：给予牛奶、配方奶和豆制品以补充钙和磷，仅在有低血钙表现、严重佝偻病和营养不良时补充钙剂。

（3）辅助治疗：加强营养，保证奶量，及时添加辅食，坚持每天户外活动。

3. 护理措施

（1）休息活动护理：预防本病应强调定期户外活动，直接接受太阳照射，出生后 2～3 周即可开始户外活动。冬季室内活动时开窗，户外活动时间应保证每天 1～2 小时。夏季可在阴凉处活动，宜在上午 10 时前和下午 4 时后进行，尽量暴露皮肤。

（2）饮食护理：按时添加辅食，给予富含维生素 D、钙、磷和蛋白质的食物，如肝、蛋类、蘑菇等。

（3）预防骨折：病情严重患儿长骨、肋骨易骨折，操作时动作要轻柔、避免强牵和重压。"O"形腿按摩外侧肌，"X"形腿按摩内侧肌。

（4）健康教育：指导家长尽早带婴儿户外活动。婴儿预防的关键是行日光浴与补充适量维生素 D。足月儿出生 2 周后补充维生素 D400U/d。早产儿、低出生体重儿、双胎儿出生后补充维生素 D800U/d，3 个月后改预防量 400U/d，1 岁后改为 600U/d。预防感染。

四、维生素D缺乏性手足搐搦症

维生素 D 缺乏性手足搐搦症是由于维生素 D 缺乏、血钙降低，而出现惊厥、喉痉挛或手足抽搐等神经肌肉兴奋性增高症状。

1. **临床表现**　多见于 6 个月以内的婴幼儿。主要为惊厥、喉痉挛和手足抽搐，并有程度不等的活动期佝偻病表现。

（1）隐匿型：血钙多在 1.75～1.88mmol/L，无典型发作症状，可通过刺激神经肌肉引出体征。

①面神经征：以指尖或叩诊锤骤击患儿颧弓与口角间的面颊部，有眼睑和口角抽动为阳性。

②腓反射：用叩诊锤骤击膝下外侧腓骨小头上方，足向外展为阳性。

③陶瑟征：以血压计袖带包裹上臂，压力维持在收缩压与舒张压之间，5 分钟内该手抽搐为阳性。

（2）典型发作：血钙低于 1.75mmol/L 时出现，以惊厥最常见。

①惊厥：多见于婴儿。表现为突然两眼上翻，面肌颤动，四肢抽动，神志不清。发作时间持续数秒至数分钟，发作次数可数日 1 次至 1 日数十次。缓解后多入睡，醒后活泼如常。一般不发热。发作轻时仅有短暂的眼球上蹿和面肌抽动，神志清楚。

②手足抽搐：见于较大婴儿、幼儿。表现为突然手足痉挛成弓状，手腕屈曲，手指僵直，拇指内收掌心，踝关节僵直，足趾弯曲向下呈"芭蕾足"。

③喉痉挛：为最严重表现，婴儿多见，喉部肌肉、声门突发痉挛，呼吸困难，有时可突然发生窒息而死亡。

2. **治疗要点**

（1）急救处理：加压给氧，保持呼吸道通畅。迅速控制惊厥或喉痉挛，用 10% 水合氯醛保留灌肠，地西泮肌内或缓慢静脉注射。

（2）钙剂治疗：尽快给予 10% 葡萄糖酸钙 5～10ml 加入 10% 葡萄糖液 5～20ml 中，缓慢静脉注射（10 分钟以上）或滴注，切勿快速推注。惊厥停止后改用口服钙剂，10% 氯化钙糖水稀释后口服，不可皮下或肌内注射。连服 3～5 天后改服葡萄糖酸钙。

（3）维生素 D 治疗。

3. **护理措施**　控制惊厥，防止窒息。密切观察发作情况，一旦发现症状，应就地抢救，吸氧。喉痉挛者需立即将舌头拉出口外。惊厥发作时将患儿平卧，松开衣领，头偏向一侧，清除口鼻分泌物，避免吸入窒息。对已出牙的患儿，应在上、下牙间放置牙垫。必要时行气管插管或气管切开。

五、锌缺乏症

1. **临床表现**　主要表现食欲缺乏、体格、智力发育落后、毛发干枯、皮炎、注意力不集中、口腔溃疡、夜盲及贫血等。

2. **治疗原则**　给予锌含量高食物。口服锌制剂每天 0.5～1mg/kg，常口服葡萄糖酸锌每天 3.5～7mg/kg。连服 2～3 个月。

3. **护理措施**　改善营养，给予含锌丰富食物，如鱼、肝、瘦肉等，新生儿尽早母乳喂养，培养儿童不挑食。注意卫生防止感染。给家长讲解缺锌的原因，积极配合治疗。

扫码做题

第七节　消化系统疾病

一、小儿腹泻

小儿腹泻也称腹泻病，是一组由多病原、多因素引起的以大便次数增多和大便性状改变为特点的消化道综合征。是我国婴幼儿最常见的疾病之一。6个月～2岁婴幼儿发病率高，也是造成婴幼儿营养不良、生长发育障碍甚至死亡的主要原因之一。

1. 临床表现　根据病程，小儿腹泻分为急性腹泻（病程＜2周）、迁延性腹泻（病程2周至2个月）和慢性腹泻（病程＞2个月）。根据是否有脱水及电解质紊乱、全身中毒症状，可分为轻型腹泻和重型腹泻。

（1）急性轻型腹泻：常由饮食因素或肠道外感染引起，以胃肠道症状为主。表现为食欲缺乏，偶有呕吐，大便每天数次或10次以下，量不多，呈黄色或黄绿色，稀薄或带水，有酸臭味，可有奶瓣或混有少量泡沫。全身症状不明显，偶有低热，无脱水及电解质紊乱，经治疗数天可痊愈。

（2）急性重型腹泻：多由肠道内感染引起，也可由轻型腹泻加重转变而来。胃肠道症状较重，常伴呕吐。腹泻频繁，每天十余次甚至数十次，量多，黄色水样或蛋花汤样便，有黏液。少数情况下可出现少量血便。频繁的粪便刺激常导致臀红，严重呕吐可导致口炎。全身症状重，有明显的脱水、电解质紊乱和中毒症状，发热或体温不升，精神烦躁或萎靡、嗜睡、意识模糊，甚至昏迷、休克。

（3）迁延性和慢性腹泻：常因急性腹泻未彻底治疗导致腹泻迁延不愈，多见于营养不良的婴幼儿，由于胃黏膜屏障作用减弱、小肠吸收面积减少、胃肠动力障碍、免疫功能缺陷、菌群失调等原因易发生腹泻，而长期慢性腹泻又加重了营养不良，形成恶性循环。

（4）"生理性腹泻"：多见于6个月内婴儿，表现腹泻，无其他症状，精神状态良好、食欲正常，不影响生长发育，增加辅食大便可恢复正常，一般不需特殊治疗。

（5）饥饿性腹泻：急性腹泻恢复期，由于粪便中缺少残渣呈果冻状，易被家长误认为腹泻未愈，继续限制饮食。逐渐增加饮食可恢复。

（6）小儿脱水分度及临床表现：脱水分为轻、中、重三度（表4-20）。

（7）酸、碱平衡紊乱的表现见表4-21。

2. 治疗要点　控制感染、调整饮食、预防和纠正脱水、合理用药、加强护理、预防并发症。

（1）纠正水、电解质紊乱及酸碱失衡：见本节五、小儿液体疗法的相关内容。

（2）补钙：患儿出现手足抽搐、惊厥，可补充10%葡萄糖酸钙。

（3）补镁：补钙后手足抽搐未好转应考虑低镁血症的可能，如低镁应给予25%硫酸镁。

（4）控制感染：水样便多为病毒或非侵袭性细菌导致，一般不使用抗生素；黏液脓血便多为侵袭性细菌感染，应针对病原选择敏感抗生素。

（5）肠道微生态疗法：可恢复肠道正常菌群平衡。常用药物为双歧杆菌、嗜酸乳杆菌等制剂。

（6）肠黏膜保护药：可吸附病原体和毒素，维持肠细胞的吸收和分泌功能；可与肠道黏液糖蛋白结合，有助于修复和维护肠黏膜的屏障功能。常用药物为蒙脱石散。

（7）抗分泌治疗：脑啡肽抑制剂消旋卡多曲可抑制肠道水、电解质的分泌，治疗分泌性腹泻。

（8）止泻治疗：感染性腹泻禁用止泻药如洛哌丁胺，因其可抑制胃肠动力，可增加细菌繁殖和毒素吸收。

表4-20　小儿脱水分度及表现

	脱　水		
	轻　度	中　度	重　度
失水百分比	<体重的5%	体重的5%～10%	>体重的10%
失水量	30～50ml/kg	50～100ml/kg	100～120ml/kg
心　率	正常	快	快、弱
脉　搏	可触及	减弱	明显减弱
呼　吸	正常	深，可快	深而快
血　压	正常	正常或稍低	血压下降
精神状态	稍差	萎靡、烦躁	淡漠、昏睡或昏迷
眼　泪	有	少	无
前囟、眼窝	稍凹陷	凹陷	深陷，眼睑不能闭合
皮肤及弹性	稍干，弹性尚可	干、苍白，弹性差	干、花纹，弹性极差
尿　量	稍减少	明显减少	极少或无
四　肢	温暖	稍凉	厥冷

表4-21　不同性质脱水的临床特点及治疗

	等渗性	低渗性	高渗性	水中毒
血　钠 （mmol/L）	130～150	<130	>150	—
病　因	消化液或体液急性丧失，如大量呕吐、肠瘘、肠梗阻、烧伤等	消化液持续丢失，长期胃肠减压失钠；限盐的肾脏、心脏疾病反复利尿；大面积烧伤慢性渗液；等渗性脱水补水过多等	摄入水分不足，如食管癌吞咽困难鼻饲高浓度营养液；高热大量出汗；大面积烧伤暴露疗法等	机体水分摄入量超过排出量，如肾功能不全；各种原因导致的抗利尿激素分泌过多；大量摄入不含电解质的液体或静脉补充水分过多等
水、钠 丢失比例	水、钠等比例丢失	失钠多于失水	失水多于失钠	—
主要丧失液区	细胞外液	细胞外液	细胞内液	—

（续 表）

	等渗性	低渗性	高渗性	水中毒
临床表现	恶心、乏力、少尿，但不口渴；眼窝凹陷，皮肤干燥；体液丢失达体重5%，可有脉速、肢冷等血容量不足表现，体液丢失达体重的6%～7%可有休克	初期无口渴，恶心、视物模糊、乏力、站立性晕倒；严重者神志不清，肌痉挛性抽痛，腱反应消失，昏迷，休克；尿钠、氯低，尿比重低，早期尿量正常或略增多	体液丢失达体重2%～4%为轻度，口渴明显，无其他症状；4%～6%为中度，极度口渴，烦躁，乏力，眼窝凹陷，尿少，尿比重高；>6%为重度，躁狂，幻觉，谵妄，昏迷	急性水中毒起病急骤，可出现神经、精神症状，重者发生脑疝；慢性水中毒发病缓慢，易被原发疾病掩盖，出现体重增加、软弱无力、恶心、呕吐、嗜睡等表现
治疗原则	消除病因是关键补液，平衡盐溶液或等渗盐水。平衡盐溶液更为安全合理，等渗盐水的Cl^-含量高于血清Cl^-含量，大量补充有导致高氯性酸中毒的危险	轻症者仅静脉输注高渗盐水；休克者首先补充血容量，先晶（复方乳酸氯化钠、等渗盐水）后胶（羟乙基淀粉、右旋糖酐或血浆），再补高渗盐水（5%氯化钠）	5%葡萄糖、低渗（0.45%）或等渗氯化钠	立即停止水分摄入，进行脱水治疗，如甘露醇、呋塞米（速尿）等

3. 护理措施

（1）调整饮食：腹泻时如果限制饮食过久，会导致营养不良，使抵抗力下降，致腹泻迁延不愈。故强调应继续饮食，满足生理需要，补充疾病消耗。

①严重呕吐者，暂禁食4～6小时（但不禁水），好转后继续进食，由少到多，由稀到稠。

②母乳喂养者应继续母乳喂养，暂停辅食。

③人工喂养可喂稀释牛奶或其他代乳品，好转后逐步过渡到正常饮食，不可给予高脂肪饮食。

④病毒性肠炎患儿多有乳糖酶缺乏，应暂停乳类喂养，改用豆制代乳品、发酵乳或去乳糖配方乳喂哺。

（2）纠正水、电解质紊乱及酸碱失衡，预防轻、中度脱水可多次少量口服补液（ORS）。

（3）防止交叉感染：严格执行消毒隔离措施，对感染性腹泻患儿床边隔离，其食具、用具及玩具专用。对传染性较强腹泻的患儿，用过的一次性尿布应焚烧。护士在护理患儿前后均应洗手。

（4）皮肤护理

①使用吸水性强的纸尿布，做到勤更换。避免使用不透气的塑料布或橡胶布。

②保持肛周皮肤及会阴部清洁干燥，预防尿路感染。

③每次便后用温水清洗臀部并拭干，局部皮肤发红应涂以5%鞣酸软膏或40%氧化锌油。

④涂油或药膏时，应使用棉签在皮肤上轻轻滚动，不可上下刷抹，避免造成皮肤损伤。

⑤发生臀红或皮肤糜烂者可采用暴露疗法，或使用红外线灯照射。每次照射20～30分钟，每天3次。注意照射时专人看护，防止烫伤。照射后涂油，促进愈合。

（5）病情观察：观察腹泻和大便情况，发现异常及时采集送检。观察生命体征，出现异常应及时报告医生。观察水、电解质紊乱及酸碱失衡情况，及时发现脱水、低钾血症等。

二、急性坏死性小肠结肠炎

1. 临床表现 发生时间与胎龄、出生体重相关，胎龄越小，起病越晚。临床表现轻重差异较大。典型症状为腹胀、呕吐和血便。轻者有腹胀，其他症状可不明显。

（1）早期：多数为胃潴留增加、腹胀和呕吐等喂养不耐受的症状，以及呼吸窘迫、呼吸暂停、嗜睡、体温波动等全身症状。

（2）后期：大便性状改变、果酱样便或血便，腥臭味。严重者最后发展为呼吸衰竭、休克、DIC甚至死亡。

（3）体征：腹部膨隆、肠鸣音减弱或消失。

2. 治疗与护理措施

（1）体位护理：取侧卧位或半卧位，腹胀明显时可进行胃肠减压或肛管排气。不宜使用止痛药缓解疼痛。

（2）饮食：绝对禁食，持续胃肠减压，轻者禁食5～7天，重者禁食10～14天，待情况好转，大便潜血为阴性可逐渐恢复饮食。

（3）抗感染：抗生素控制感染，可参考药物敏感试验结果选用抗生素。一般选用第三代头孢菌素、哌拉西林等。

（4）支持疗法：维持呼吸功能，必要时机械通气。

（5）手术治疗：内科治疗无效，或并发肠穿孔、腹膜炎、肠梗阻明显、气腹可行手术治疗。

三、肠套叠

肠套叠是部分肠管及其肠系膜套入邻近肠腔内造成的一种绞窄性肠梗阻。多见于1岁内小儿，男孩发病多于女孩，比例为4：1。

1. 临床表现 三大典型症状是腹痛、果酱样血便、腊肠形光滑有压痛的腹部肿块。

（1）腹痛：突然阵发性绞痛为首发症状，患儿面色苍白、哭闹不止、出汗、拒食，反复发作。

（2）呕吐：早期反射性呕吐，呕吐物为胃内容物。晚期梗阻性呕吐，呕吐物为粪便样。

（3）血便：果酱样，多在发病后6～12小时出现。

（4）腹部肿块：腊肠形光滑有压痛的腹部肿块，可轻微活动，严重会发生肠坏死和腹膜炎，出现腹水、腹胀，此时包块不易扪及。

（5）全身情况：不明显。晚期伴高热、脱水、嗜睡甚至休克等症状。

2. 治疗原则 一旦发生尽早复位，早期首选空气灌肠，效果好。唯一可早期灌肠的外科急症。严重者拟手术治疗。

3. 护理措施 密切观察患儿腹痛情况。观察术后反应，如患儿仍哭闹不止、腹部包块及时报告医生，怀疑重新套叠或未复位。注意胃肠减压，禁食直到排气、排便，胃肠功能恢复，保持肠道通常，预防感染及吻合口瘘。症状缓解表现：患儿安静；肛管拔出排出大量臭味黏液便；腹部平软；口服0.5～1g活性炭；6～8小时见大便内炭未排出。

四、先天性巨结肠

先天性巨结肠又称先天性无神经节细胞症，由于直肠或结肠远端的肠管持续痉挛导致粪便淤堵，造成近端结肠肥厚、扩张。遗传倾向发病。

1. **临床表现**　患儿出生时多无胎便，且胎粪排出较晚。一般在生后 2～3 天出现呕吐、腹胀、拒食症状，数日或 1～2 周排便一次，粪便奇臭，经灌肠症状缓解，但会反复，形成顽固性便秘，严重患儿需要长期依赖灌肠。由于梗阻导致营养不良，发育迟缓。易并发小肠结肠炎、肠穿孔和其他继发感染。

2. **治疗原则**　全身状况良好患儿尽早行手术治疗，切除缺乏神经节细胞肠段。新生儿或全身状况较差患儿保守治疗，可口服润滑剂，使用开塞露或灌肠保持肠道通畅，先行结肠造瘘待全身情况好转再行手术治疗。

3. **护理措施**

（1）术前护理：清洁肠道，口服润滑剂，使用开塞露及灌肠。生理盐水灌肠每天 1 次，忌用清水，以免发生水中毒，要选择粗细适宜的肛管，插入深度要经过肠管狭窄段。对于营养不良患儿要加强营养。密切观察病情，术前 2 天遵医嘱给予抗生素。

（2）术后护理：注意胃肠减压，禁食直到排气、排便，胃肠功能恢复。密切观察生命体征及大便次数、尿量，预防感染，遵医嘱应用抗生素。指导家长术后护理，2 周后开始每天扩肛 1 次，坚持 3～6 个月，并训练排便功能，定期检查。

五、小儿液体疗法及护理

（一）小儿体液平衡特点

年龄越小，体液总量相对越多，主要是间质液的比例较高（表 4-22）。与成人相比，小儿水代谢旺盛，对缺水的耐受力差，容易发生脱水。

表4-22　不同年龄小儿的液体分布与成人对比（占体重的%）

年　龄	体液总量	细胞内液	细胞外液	
			血　浆	间质液
足月新生儿	78	35	6	37
1岁	70	40	5	25
2～14岁	65	40	5	20
成　人	55～60	40～45	5	10～15

（二）液体疗法常用溶液

溶液张力是指溶液中电解质所产生的渗透压，与血浆渗透压相等者为等张，高于者为高张，低于者为低张。钾是维持细胞内液渗透压的主要离子。钠对维持细胞外液的渗透压起重要作用。

1. **非电解质溶液**　常用的 5% 葡萄糖和 10% 葡萄糖。前者为等渗液，后者为高渗液。葡萄糖虽有渗透压，但输入体内后逐渐被氧化成水和 CO_2，不能起到维持血浆渗透压的作用，故液体疗法时视其为无张溶液。

2. **电解质溶液**

（1）氯化钠溶液：0.9% 氯化钠（生理盐水）为等张液。Na^+ 含量与血浆相近，但 Cl^- 含量比血浆含量高约 50mmol/L，大量输入可使血氯升高，HCO_3^- 被稀释，发生高氯性酸中毒。3% 氯化钠为高张液，用于纠正低钠血症。

（2）碱性溶液

①碳酸氢钠溶液：用于纠正酸中毒。1.4% 碳酸氢钠为等张液，5% 碳酸氢钠为高张液。

②乳酸钠溶液：需要在有氧条件下经肝脏代谢为 HCO_3^- 才有纠酸作用，奏效较慢，在休克、缺氧、肝功能不全、新生儿等情况下不宜选用。1.87% 乳酸钠为等张液；11.2% 乳酸钠为高张液（稀释 6 倍为 1.87% 乳酸钠）。

（3）氯化钾溶液：10% 氯化钾，不可静脉直接推注，一般稀释为 0.2% 的浓度静脉滴注，最高浓度不超过 0.3%，时间不少于 8 小时。静滴时注意观察尿量。

3. 常用混合溶液组成 见表4-23。

表4-23 儿科常用混合溶液组成

混合溶液	0.9%氯化钠	5%~10%葡萄糖	1.4%碳酸氢钠（1.87%乳酸钠）	张力	应 用
2：1含钠液	2份	—	1份	等张	低渗或重度脱水，常用于扩容
1：1液	1份	1份	—	1/2张	轻、中度等渗性脱水
1：2液	1份	2份	—	1/3张	高渗性脱水
1：4液	1份	4份	—	1/5张	生理需要
2：3：1液	2份	3份	1份	1/2张	中度等渗性脱水
4：3：2液	4份	3份	2份	2/3张	中度低渗性脱水

4. 口服补液盐

（1）配比组分：2002 年 WHO 推荐口服补液盐（ORS 液）的低渗性配方含氯化钠 2.6g，枸橼酸钠 2.9g，氯化钾 1.5g，葡萄糖 13.5g，加水至 1000ml，总渗透压 245mmol/L，电解质渗透压 170mmol/L，1/2 张，传统配方为 2/3 张。

（2）ORS 液中加入葡萄糖的机制：是基于小肠的 Na^+ 葡萄糖耦联转运吸收机制，即小肠上皮细胞刷状缘的膜上存在着 Na^+ 葡萄糖共同载体，此载体上有 Na^+ 和葡萄糖两个结合位点，当 Na^+ 和葡萄糖同时与结合位点相结合时即能运转，并显著增加钠和水的吸收。

（3）临床应用及禁忌：ORS 液用于治疗轻、中度脱水，无严重呕吐者，轻度脱水 50ml/kg，中度脱水 100ml/kg。患儿极度疲劳、昏迷或昏睡、休克、腹胀、心肾功能不全者，不宜使用 ORS 液。

（三）液体疗法实施

1. 补液方法 包括补充累积损失量、继续丢失量及生理需要量。静脉补液适用于严重呕吐、腹泻导致中、重度脱水的患儿。

2. 补液的原则 简单归纳为以下三定、两补、三先后。三定：定量、定性、定速；两补：见尿补钾，防惊补钙；三先后：先盐后糖、先快后慢、先浓后稀。补液的定量、定性及定速见表4-24。

（1）补充累积损失量：是指补充自发病以来累积损失的液体量。

（2）补充继续丢失量：是指补充治疗过程中因呕吐、腹泻、胃肠引流等引起液体的继续丢失。

（3）供给生理需要量：包括尿（占 60%）、大便（5%）在内的显性失水和通过皮肤、呼吸在内的不显性失水（35%）。不显性失水在发热时增加，体温每增加 1℃，不显性失水增加 12%。

（4）第 1 天综合补液量：对以上 3 部分综合分析，轻度脱水 90～120ml/kg，中度脱水 120～150ml/kg，重度脱水 150～180ml/kg。

表4-24　小儿液体疗法实施

		累计损失量	继续丢失量	生理需要量
定量	轻度脱水	50ml/kg	10～40ml/kg（30ml/kg）	60～80ml/kg
	中度脱水	100ml/kg		
	重度脱水	100～150ml/kg		
定性	低渗性脱水	2/3张	1/3～1/2张	1/3～1/2张
	等渗性脱水	1/2张		
	高渗性脱水	1/5～1/3张		
定速		8～12小时内输入（每小时8～10ml/kg，重度脱水扩容时20ml/kg）	在补完累积损失量后的12～16小时输入（每小时5ml/kg）	

3. 小儿液体疗法的护理

（1）观察脱水是否改善：注意观察生命体征，精神状态，有无口渴，皮肤、黏膜干燥程度，眼窝及前囟凹陷程度，眼泪，尿量等，尤其要注意观察和记录输液后首次排尿的时间和量。若补液合理，一般补液后 3～4 小时排尿。若补液后眼睑水肿，提示补钠过多。补液后尿多而脱水未纠正，可能是葡萄糖液输入过多，应增加溶液中电解质的比例。

（2）预防低钾血症：如患儿出现恶心、食欲缺乏、肠蠕动减弱、腹胀、腱反射减弱、心音低钝、尿潴留，应考虑低钾血症。

（3）预防低钙、低镁血症：补液过程中患儿突然出现手足抽搐，应考虑低钙血症，遵医嘱给予 10% 葡萄糖酸钙；低镁血症者给予 25% 硫酸镁。

第八节　呼吸系统疾病

扫码做题

一、急性上呼吸道感染

急性上呼吸道感染简称上感，是指外鼻孔至环状软骨下缘，包括鼻腔、鼻咽或咽部急性炎症的总称，是小儿最常见的疾病。

1. 临床表现

（1）普通感冒：年长儿鼻部症状为主，喷嚏、鼻塞、流涕、干咳、咽痛或烧灼感，查体可见鼻咽部充血，扁桃体肿大，颌下与颈淋巴结肿大，肺部听诊一般正常。多于 5～7 天自然痊愈。婴幼儿以发热等全身症状为主，部分患儿出现类似于急腹症的脐周疼痛，与发热导致肠痉挛和肠系膜淋巴结节炎有关。

（2）急性疱疹性咽峡炎：多由柯萨奇病毒 A 引起。好发于夏、秋季，儿童多见。表现为急起高热、咽痛、流涎、厌食、呕吐。查体可见咽部充血，咽腭弓、腭垂、软腭等处黏膜上有多个 2～4mm 大小灰白色的疱疹，周围有红晕，破溃后形成小溃疡。病程 1 周左右。

（3）急性咽-结合膜热：病原体主要为腺病毒。好发于春、夏季，儿童多见。临床以发热、咽炎、结膜炎为特征。查体可见咽部充血，有白色点块状分泌物。一侧或双侧滤泡性眼结膜炎，可伴球结膜充血，颈部及耳后淋巴结肿大。病程 1～2 周。

2. 并发症 婴幼儿多见，病变向邻近器官蔓延可引起中耳炎、鼻窦炎、咽后壁脓肿、颌下淋巴结炎、支气管炎、肺炎等。年长儿受溶血性链球菌感染，可引起急性肾小球肾炎和风湿热。婴幼儿患急性上呼吸道感染时，多有高热，严重可伴有高热惊厥，因此早期高热最常见的并发症为抽搐。

3. 治疗要点 积极抗感染和对症处理。病毒感染者常选用利巴韦林等抗病毒药物，疗程3～5天；细菌感染者应用抗菌药物治疗，常选用青霉素类、头孢菌素类或大环内酯类。

4. 护理措施

（1）休息活动护理：保持室温 18～22℃，湿度 50%～60%，每天定时通风，但应避免空气对流。注意休息，减少活动，做好呼吸道隔离。

（2）饮食护理：给予高蛋白、高热量、高维生素、清淡的流质或半流质饮食，少食多餐。多饮水，入量不足者适当静脉补液。

（3）病情观察：密切观察体温的变化，警惕高热惊厥的发生。出现高热不退或退而复升、淋巴结肿大、耳痛或外耳道流脓时考虑合并中耳炎。

（4）促进舒适：婴幼儿饭后喂少量温开水，年长儿饭后漱口以清洁口腔。及时清除鼻腔及咽喉部的分泌物和干痂。不要用力擤鼻，以免引起鼻窦炎、中耳炎。患儿鼻塞严重时，可在喂乳和睡前用 0.5%的麻黄碱溶液滴鼻，使鼻腔通畅。

（5）发热护理：积极控制体温是预防患儿惊厥的主要措施。4 小时测量体温一次，超高热或有热性惊厥史者应1～2 小时测量一次。体温＞38.5℃时给予物理降温，也可口服对乙酰氨基酚或布洛芬等退热药，预防高热惊厥，避免应用阿司匹林。体温＞39.5℃时全身冷疗，用温水拭浴。出汗后及时更换衣服。

（6）用药护理：使用退热药后应多饮水，以免大量出汗引起虚脱；高热惊厥的患儿使用镇静药时，应注意观察药物效果及不良反应。

二、急性感染性喉炎

急性感染性喉炎是喉黏膜的急性弥漫性炎症，以犬吠样咳嗽、声嘶、喉鸣和吸气性呼吸困难为特征。冬、春季多发，常见于婴幼儿。

1. 临床表现

（1）成人：一般全身症状不明显，轻者仅有声嘶，病情加重可致完全失声，喉部疼痛和全身不适。

（2）儿童：起病急、症状重，多表现为发热、犬吠样咳嗽、声音嘶哑、吸气性喉鸣及呼吸困难，胸骨上窝、锁骨上窝及肋间隙吸气时下陷（三凹征）。严重时可出现发绀、烦躁不安、面色苍白、出冷汗、脉搏加快等。白天症状轻，夜间加重。喉梗阻者若抢救不及时，可窒息死亡。

（3）临床上将喉梗阻分为 4 度。

①Ⅰ度：活动后出现吸气性喉鸣和呼吸困难，肺呼吸音清晰，心率无变化。

②Ⅱ度：安静时亦出现喉鸣和吸气性呼吸困难，肺部听诊可闻喉传导音或管状呼吸音，心率增快。

③Ⅲ度：除上述喉梗阻症状外，有烦躁不安、口唇及指趾发绀，双眼圆睁，惊恐万状，多汗，肺

部呼吸音明显降低，心音低钝，心率快。

④Ⅳ度：渐显衰竭、呈昏睡状，由于无力呼吸，三凹征反而不明显，面色苍白发灰，肺部听诊呼吸音几乎消失，仅有气管传导音，心音钝弱，心律不齐。

2. 治疗要点

（1）保持呼吸道通畅：糖皮质激素或麻黄碱雾化吸入，促进呼吸道黏膜水肿消退。糖皮质激素具有抗炎和抑制变态反应的作用，强的松（泼尼松）1～2mg/（kg·d），分次口服。

（2）控制感染：病毒感染者可用利巴韦林等抗病毒，细菌感染者给予足量抗生素。

（3）对症治疗：缺氧者吸氧，烦躁不安者及时镇静，痰多应用祛痰药。不宜使用氯丙嗪和吗啡。

（4）气管切开：经上述治疗仍有严重缺氧征象或喉梗阻者，应及时行气管切开术。

3. 护理措施

（1）休息活动护理：保持病室温湿度适宜，置患儿于舒适体位，集中安排治疗、护理操作，避免直接检查咽部，减少刺激。

（2）病情观察：观察患者的呼吸情况，准确判断缺氧程度，做好随时气管切开的准备。

（3）用药护理：遵医嘱给予抗生素、糖皮质激素及镇静药，观察药物疗效和不良反应。

（4）健康教育：加强体育锻炼、定期预防接种、预防各种感染。

三、急性支气管炎

急性支气管炎是指由于各种致病原引起的支气管黏膜感染，常继发于上呼吸道感染，或为急性呼吸道传染病的一种临床表现。

1. 临床表现　先有上呼吸道感染症状，继而出现咳嗽，初为刺激性干咳，以后有痰，全身中毒症状不明显。婴幼儿症状较重，常有发热、呕吐、腹泻等表现。双肺呼吸音粗，可闻及不固定、散在的干啰音和粗、中湿啰音，体位改变、咳嗽后啰音减少或消失。3岁以下婴幼儿还可出现类似哮喘的表现，如呼气性哮鸣及少量粗湿啰音，称为哮喘性支气管炎。

2. 治疗要点

（1）控制感染：病原体以病毒为主，多不采用抗生素。怀疑细菌感染者应用抗生素。

（2）对症治疗：一般不使用镇咳药或镇静药。咳嗽重而痰液黏稠者，可用雾化吸入。喘息严重者可加用泼尼松。

3. 护理措施

（1）休息活动与饮食护理：注意休息，避免剧烈活动及游戏。卧位时头胸部稍抬高，注意经常变换体位。多饮水，给予营养丰富、易消化的饮食，少量多餐。加强口腔护理。

（2）保持呼吸道通畅：保持室内空气清新，保持室温约20℃、湿度约50%～60%。哮喘性支气管炎患儿有缺氧症状时给予吸氧，定时做雾化吸入。

（3）发热护理：给予物理降温或药物降温，预防高热惊厥。出汗后及时擦净汗液，更换衣服。

四、小儿肺炎

1. 分类

（1）病因分类：细菌性肺炎、病毒性肺炎、支原体肺炎、衣原体肺炎、真菌性肺炎等。

（2）病理分类：大叶性肺炎、支气管肺炎、间质性肺炎等。小儿以支气管肺炎最常见。

（3）病程分类：急性肺炎（病程＜1个月）、迁延性肺炎（病程1～3个月）、慢性肺炎（病程＞3个月）。

（4）病情分类：轻症（以呼吸系统症状为主，无全身中毒症状）、重症（呼吸衰竭，其他系统也受累，全身中毒症状明显）。

（5）临床表现是否典型分类：典型肺炎（肺炎链球菌、金黄色葡萄球菌、肺炎克雷伯杆菌、流感嗜血杆菌、大肠埃希菌等导致的肺炎）和非典型肺炎（支原体、衣原体、病毒、军团菌等导致的肺炎）。

2. 临床表现　以发热、咳嗽、气促、呼吸困难及肺部固定湿啰音为特征。好发于2岁以内小儿。全年均可发病，以冬、春季节和气候骤变时多见。

（1）呼吸系统表现

①咳嗽：初期为刺激性干咳，以后有痰。

②发热：多为不规则热，新生儿、重度营养不良患儿体温可不升或低于正常。

③气促：多在发热、咳嗽后出现。

④肺部啰音：早期体征不明显，之后呼吸频率增快，唇周、鼻唇沟及指（趾）端发绀，肺部可闻及固定的中、细湿啰音，以背部两肺下方和脊柱两旁较多，深吸气末更为明显。

（2）重症肺炎的表现：除呼吸衰竭外，可出现循环系统、神经系统、消化系统表现。

①循环系统：轻度缺氧，心率增快，重者易合并心力衰竭、心肌炎。心力衰竭表现为极度烦躁不安，明显发绀；呼吸困难加重，呼吸突然加快 > 60 次 / 分；心率突然增快 > 180 次 / 分，心音低钝、奔马律；颈静脉怒张，肝大，少尿或无尿。

②神经系统：表现为烦躁、嗜睡，球结膜水肿，对光反射迟钝或消失，脑膜刺激征，惊厥、昏迷，呼吸不规则等中毒性脑病症状。

③消化系统：可出现频繁呕吐、严重腹胀、肠鸣音消失等中毒性肠麻痹症状。消化道出血可呕吐咖啡样物、排柏油样便等。

④DIC：多有血压下降，四肢发凉，脉搏细速，皮肤、黏膜和胃肠道出血。

3. 几种不同病原体所致肺炎的特点　见表4-25，最常见为呼吸道合胞病毒肺炎。

表4-25　不同病原体所致肺炎的特点

	呼吸道合胞病毒肺炎	腺病毒肺炎	金黄色葡萄球菌肺炎	支原体肺炎
好发年龄	1岁以内婴幼儿	6个月～2岁	新生儿及婴幼儿	婴幼儿及年长儿
临床特点	起病急，喘憋为突出症状，呼气性呼吸困难	骤起稽留热，中毒症状重，咳嗽频繁，喘憋，呼吸困难，发绀	起病急，病情重，发展快，中毒症状明显，呈弛张热	起病缓慢，以刺激性干咳为突出症状
肺部体征	肺部听诊以喘鸣为主，可有细湿啰音	肺部体征出现较晚，多在发热3～7天出现肺部湿啰音	肺部体征出现早，双肺可闻及中、细湿啰音	体征不明显，体征与剧烈咳嗽及发热不平行
X线检查	小点片状、斑片状阴影	X线改变出现较体征早，大小不等的片状阴影或融合成大病灶	小片浸润阴影，可见脓肿、肺大疱、脓气胸等	均匀一致片状阴影；肺门阴影增浓
白细胞计数	正常或降低	正常或降低	明显增高，核左移	正常或偏高
药物治疗	抗病毒药物	抗病毒药物	甲氧西林或万古霉素	大环内酯类抗菌药

4. 治疗要点　治疗原则为积极控制感染、改善通气、对症治疗及防治合并症。

（1）控制感染：早期、联合、足量、足疗程应用抗生素，重症患儿宜静脉给药。据不同病原体使用敏感的抗感染药物（表4-26）。一般抗生素用药时间持续到体温正常后5～7天，临床症状消失后3天。

（2）对症治疗：吸氧、退热、祛痰、平喘、止咳及防治并发症。

表4-26　不同病原所致肺炎常用的抗感染药物

病原体	药物种类	用药时间
肺炎链球菌	青霉素或阿莫西林	体温正常后5～7天，临床表现消失后3天
金黄色葡萄球菌	甲氧西林或万古霉素	体温正常后2～3周，总疗程≥6周
支原体	大环内酯类，如红霉素	至少用药2～3周
病　毒	利巴韦林	

5. 护理措施

（1）休息活动护理：置患儿于半卧位或抬高床头，减少活动，保证休息，避免哭闹，各种治疗、护理操作集中进行，减少氧的消耗。被褥轻暖，内衣宽松，以免影响呼吸。

（2）饮食护理：提供高热量、高蛋白、高维生素、易消化的清淡流食或半流食，少食多餐，避免呛咳。重症患儿需准确记录24小时出入量。

（3）病情观察：为预防心力衰竭，应重点观察患儿的心率、呼吸的变化。

（4）保持呼吸道通畅

①定期通风换气，嘱患儿多饮水，以稀释痰液。

②指导患儿有效咳嗽，定时翻身、拍背。

③痰液黏稠者给予超声雾化吸入。及时吸痰，但不可过频，一般每2小时一次。

④遵医嘱给予祛痰药、平喘药。

（5）改善呼吸功能

①气促、发绀者尽早给氧，常采用鼻导管湿化给氧，缺氧明显者面罩给氧，氧流量2～4L/min。呼吸衰竭者使用人工呼吸器或机械通气。

②遵医嘱应用抗感染药物，注意观察药物疗效及不良反应。阿奇霉素属大环内酯类抗菌药，常用于支原体肺炎的治疗，进食会影响阿奇霉素吸收，故应在餐前1小时、餐后2小时或空腹时口服。

（6）维持体温正常：严密监测患儿体温，体温＞38.5℃及时给予物理降温或药物降温。

（7）并发症护理

①预防心力衰竭

a. 卧床休息，半卧位，避免各种刺激，尽量使患儿安静，必要时适当使用镇静药。

b. 严格控制输液量及速度，每小时滴速＜5ml/kg。

c. 若出现极度烦躁不安、明显发绀、呼吸加快、心率加速等心力衰竭征象，立即通知医生，吸氧，并减慢输液速度。若患儿咳粉红色泡沫痰，应考虑肺水肿，给予经20%～30%乙醇湿化的氧气。

②若患儿出现烦躁、嗜睡、惊厥、昏迷、呼吸不规则等，应考虑中毒性脑病，立即报告医生，遵医嘱给予镇静、止惊和减轻脑水肿的药物。

③若出现剧烈咳嗽、呼吸困难、烦躁不安、发绀、胸痛、患侧呼吸运动受限，应考虑脓胸、脓气胸，立即配合医生进行胸腔穿刺术或胸腔闭式引流。

五、支气管哮喘

支气管哮喘简称哮喘，是由 T 淋巴细胞、肥大细胞和嗜酸性粒细胞等参与的气道慢性炎症性疾病。

1. 临床表现

（1）症状：呼吸困难、胸闷、喘息、咳嗽为典型症状。小儿起病较缓，年长儿起病急，发作前刺激性干咳、胸闷、打喷嚏，发作时喘息、咳嗽加重，咳大量白色黏液性痰，呼气困难伴哮鸣音。重症患儿鼻翼煽动、大汗淋漓、口唇发绀、被迫端坐位。夜间及清晨发病严重呈反复性。

（2）体征：桶状胸、三凹征，颈静脉怒张，可闻及哮鸣音和干啰音。重症患儿哮鸣音消失，称"闭锁肺"，是哮喘最危险体征。

2. 诊断标准

（1）儿童哮喘诊断标准

①反复发作喘息、咳嗽、气促、胸闷，多与接触变应原、冷空气、物理、化学性刺激、呼吸道感染以及运动等有关，常在夜间和（或）清晨发作或加剧。

②发作时在双肺可闻及散在或弥漫性、以呼吸相为主的哮鸣音，呼气相延长。

③上述症状和体征经抗哮喘治疗有效或自行缓解。

④除外其他疾病所致的喘息、咳嗽、气促和胸闷。

⑤临床表现不典型者（如无明显喘息或哮鸣音），应至少具备以下 1 项：

a. 支气管激发试验或运动激发试验阳性。

b. 证实存在可逆性气流受限：支气管舒张试验阳性；抗哮喘治疗有效；最大呼气流量每日变异率≥ 20%。

符合第①～④条或第④、⑤条者，可以诊断为哮喘。

（2）咳嗽变异性哮喘诊断标准

①咳嗽持续＞ 4 周，常在夜间和（或）清晨发作或加重，以干咳为主。

②临床上无感染征象，或经较长时间抗生素治疗无效。

③抗哮喘药物诊断性治疗有效。

④除其他原因引起的慢性咳嗽。

⑤支气管激发试验阳性和（或）PEF 每日变异率（连续监测 1 ～ 2 周）≥ 20%。

⑥个人或一、二级亲属特应性疾病史，或变应原检测阳性。

以上①～④项为诊断基本条件。

3. 治疗原则

坚持长期、持续、规范、个体化为治疗原则。去除病因、避免接触过敏原。在急性发作期积极给予抗炎、解痉治疗，常用药物 β_2 受体激动剂是目前最有效、应用最广的支气管舒张药物；糖皮质激素适用于严重发作期，可口服泼尼松或静滴琥珀酸氢化可的松等；茶碱类（血浓度维持 10 ～ 15μg/ml）和抗胆碱等药物可舒张气管平滑肌。首选吸入治疗。

4. 护理措施

（1）休息与环境：保持空气清新，温、湿度适宜，避免强光及粉尘，护理操作集中进行，保持室内安静，利于患儿休息。

（2）缓解呼吸困难

①发作期采取端坐位或半卧位。

②氧气吸入，解除缺氧症状。氧气浓度 40% 左右。

③鼓励患儿多饮水，保证水分摄入充足，稀释痰液，促进排痰。需补充营养，由少量开始，逐渐增加，食欲恢复后供给值高于机体需要量。

④指导患儿做深而慢的呼吸，操作前后清理呼吸道分泌物。

⑤遵医嘱给予支气管扩张药和糖皮质激素等药物治疗，及雾化吸入。

⑥有感染者应用抗生素。

（3）密切观察病情：密切监测生命体征，观察病情变化，若出现严重呼吸困难、发绀、心率加快、大汗淋漓、血压下降等症状，及时通知医生进行并协助抢救治疗。

（4）健康教育

①指导呼吸运动：腹部呼吸运动、向前弯曲运动、胸部扩张运动、侧扩张运动。

②避免诱因：评估家庭及生活环境的过敏原，避免接触可能的过敏原，在春天花开高峰期，关好门窗；不养宠物；避免食入易致敏食物；冬季做好保暖，避免寒冷刺激。

第九节 循环系统疾病

一、先天性心脏病

先天性心脏病是在胎儿时期心脏及大血管发育异常所致的心血管畸形，是儿童最常见的心脏病。发病率为活产婴儿的 7～8‰左右。

1. **分类** 根据左、右两侧心腔及大血管之间有无分流和青紫，分为3类。

（1）左向右分流型（潜伏青紫型）：常见于房间隔缺损、室间隔缺损或动脉导管未闭。在左、右心之间或主动脉与肺动脉之间有异常通路。正常情况下，由于体循环压力高于肺循环，血液自左向右分流，不会出现青紫，当剧烈哭闹或屏气时，右心室压力增高，超过左心室，血液自右向左分流，可出现暂时性青紫。

（2）右向左分流型（青紫型）：常见于法洛四联症和大动脉转位。右室流出道狭窄等原因造成右心室压力增高并超过左心室时，血液从右向左分流；或因大动脉起源异常，使大量静脉血流入体循环，出现持续性青紫。

（3）无分流型（无青紫型）：常见肺动脉狭窄和主动脉缩窄。在心脏左、右两侧或动、静脉之间无异常通路或分流，故无青紫。

2. **临床表现**

（1）室间隔缺损：是先天性心脏病最常见的类型。占先天性心脏病30%～50%。临床表现决定于缺损的大小和心室间压差。小型缺损可无明显症状。缺损较大时左向右分流量多，出现体循环血量减少，患儿有消瘦、生长发育迟缓、活动后乏力、气短，肺循环血量增多易致反复性肺呼吸道感染。因扩张的肺动脉压迫喉返神经，引起声音嘶哑。主要体征见表4-27。常见并发症为反复呼吸道感染，充血性心力衰竭，感染性心内膜炎。

①膜周部缺损：分为单纯膜部缺损、嵴下型缺损、隔瓣后型缺损。

②漏斗部缺损：分为干下型缺损和嵴内型缺损。

③肌部缺损：较少见。

（2）房间隔缺损：女孩多见，占先天性心脏病7%～15%。症状与室间隔缺损相似。主要体征见表4-27。常见并发症为反复呼吸道感染、充血性心力衰竭。按缺损部位可将房间隔缺损分为第一孔型缺损（原发孔型缺损）、第二孔型缺损（继发孔性缺损，约占70%）、静脉窦型缺损。

（3）动脉导管未闭：动脉导管到出生后一年在解剖学上应完全关闭。若持续开放，并发生病理生理改变，称动脉导管未闭。**女孩多见，占先天性心脏病9%～12%，女性多于男性其比例约为（2～3）：1** 症状与室间隔缺损相似。由于动脉导管开放，主动脉中的大量血液进入肺动脉，肺循环血量增多，大量血液回流至左心，使左心前容量负荷过重，导致左心扩大、心肌肥厚。主要体征见表4-27。常见并发症为呼吸道感染，充血性心力衰竭，感染性心内膜炎。

（4）**法洛四联症（TOF）**：是最常见的青紫型先心病。包括以下4种畸形：**肺动脉狭窄、室间隔缺损、主动脉骑跨、右心室肥厚**。其中，血流动力学改变的关键在于肺动脉狭窄，决定了临床症状的严重程度。主要体征见表4-27。

表4-27　先天性心脏病X线检查及主要体征鉴别

		室间隔缺损	房间隔缺损	动脉导管未闭	法洛四联症
X线检查	肺门舞蹈征	有	有	有	无
	肺动脉段	凸出	凸出	凸出	凹陷
	肺野	充血	充血	充血	清晰
	肺门阴影	增粗	增粗	增粗	缩小
	房室增大	左室（早）、右室（晚）	右房（早）、右室（晚）	左室，偶有左房	右室，靴形心
体征	杂音部位	胸骨左缘第3、4肋间	胸骨左缘第2、3肋间	胸骨左缘第2肋间	胸骨左缘第2～4肋间
	杂音性质	粗糙，全收缩期杂音	收缩期喷射性杂音	连续性机器样杂音	喷射性收缩期杂音
	P_2	亢进	亢进且固定分裂	亢进	减弱
	其他体征	艾森曼格综合征	艾森曼格综合征	周围血管征，差异性青紫	杵状指（趾），心前区隆起

注：①肺门舞蹈征：左向右分流先天性心脏病患儿，胸部透视下可见肺门肺动脉总干及分支随心脏搏动而一明一暗变化。

②靴形心：法洛四联症患儿，心尖圆钝上翘，肺动脉段凹陷，肺野清晰。

③艾森曼格综合征：室间隔缺损及房间隔缺损患儿，随着病情进展，严重的左向右分流使肺循环血量增加，导致肺动脉高压，右心室压力显著增高，逆转为右向左分流，出现持久性青紫。室间隔缺损患儿出现艾森曼格综合征时失去手术机会。

④周围血管征：动脉导管未闭患儿，由于主动脉血液不断流入肺动脉，使外周动脉舒张压下降，脉压增大，出现周围血管体征，如水冲脉、毛细血管搏动征。

⑤差异性青紫：动脉导管未闭患儿，晚期当肺动脉压力大于主动脉时，肺动脉血流逆向分流入降主动脉，出现差异性青紫，即下半身青紫，左上肢轻度青紫，而右上肢正常。

⑥杵状指（趾）：法洛四联症患儿，由于患儿缺氧，指（趾）端毛细血管扩张增生，局部软组织和骨组织随之增生肥大，指（趾）末端膨大如鼓槌状。

①青紫：是最突出的表现。出生3～6个月后渐明显，随年龄增大而加重。

②蹲踞现象：患儿在行走、游戏时，常主动下蹲片刻。下蹲是保护性姿势，因蹲踞时下肢屈曲，下肢动脉受压，体循环阻力增加，使右向左分流量减少；同时因下肢受压，静脉回心血量减少，减轻心脏负荷，缺氧症状得以暂时缓解。不会走路的小婴儿喜欢大人抱起，双下肢屈曲。

③气促和缺氧发作：婴儿在吃奶、哭闹时气促加重，表现为呼吸加快，青紫加重，严重者突然晕厥、抽搐，原因是狭窄的肺动脉漏斗部突然发生痉挛，引起一过性肺动脉梗阻，使脑缺氧加重所致。年长儿自诉头晕、头痛。

④杵状指（趾）：为长期缺氧所致。

⑤常见并发症：由于长期缺氧，法洛四联症患儿红细胞增加，血液黏稠度增高，血液流速变慢，容易形成血栓而导致血管栓塞，其中以脑栓塞最常见。若为细菌性血栓，则易形成脑脓肿。常见并发症还有亚急性细菌性心内膜炎。

3. 治疗要点

（1）内科治疗：对症治疗，控制感染，防治并发症，使之安全达到手术年龄。

①动脉导管未闭的早产儿生后1周内应用吲哚美辛，抑制前列腺素合成，促进导管关闭。

②法洛四联症患儿缺氧发作时膝胸卧位，吸氧镇静，可减慢心率，减弱心肌收缩力，减少心输出量，降低心肌耗氧。

（2）介入导管治疗：主要针对缺损小的房间隔缺损和动脉导管未闭，疗效确切。

（3）外科治疗：小型房间隔缺损（＜3mm）、室间隔缺损、动脉导管未闭有自然闭合的可能，可随访在学龄前期。中大型缺损及可能出现肺动脉高压、充血性心力衰竭者，应及早行介入或手术治疗。法洛四联症轻症者可考虑于5～9岁行根治术，重者应提前至出生后6个月，重症患儿也可先行姑息性手术，待一般状况改善后再行根治术。

4. 护理措施

（1）休息活动护理：保持环境安静，治疗和护理集中进行，保证患儿充分的睡眠和休息，避免情绪激动和大哭大闹。

（2）饮食护理：供给充足热量、蛋白质和维生素，饮食清淡，少量多餐，避免呛咳和呼吸困难。多食富含纤维素食物，防止便秘。心功能不全者应采用无盐或低盐饮食。法洛四联症患儿血液黏稠度高，要注意供给充足液体，必要时可静脉输液。

（3）病情观察

①预防充血性心力衰竭：注意观察有无呼吸困难、咳粉红色泡沫痰等表现，一旦出现，置患儿半卧位，吸氧，按心力衰竭护理。

②预防栓塞：法洛四联症患儿血液黏稠度增加，注意供给充足液体，防止血栓栓塞。

③缓解缺氧发作：法洛四联症患儿出现蹲踞位时，不可强行拉起，应让其自然起立。缺氧发作时，立即置于膝胸卧位，吸氧，遵医嘱给予普萘洛尔或吗啡治疗。

（4）用药护理：应用洋地黄类药物前应计1分钟脉搏，若年长儿＜60～70次/分，婴幼儿＜80～90次/分，应暂停用药并通知医生。口服水剂洋地黄类药物时，可用1ml针管抽取后口服。

（5）心理护理：关心、爱护患儿，建立良好的护患关系。对家长和患儿解释病情，说明本病是一种先天性心脏疾病，多数可通过介入、手术治愈或部分矫治，预后较好，缺损小的可自然闭合，以消除其紧张和焦虑情绪，取得理解和配合。

5. 健康教育

（1）休息活动指导：休息是恢复心脏功能的重要条件，因休息可减少组织需氧量，减轻心脏负荷。根据病情安排适当活动，但不可为提高抵抗力而加强运动。

（2）疾病知识指导：掌握观察病情变化的知识，定期复诊，合理用药，使患儿能安全达到手术年龄。

（3）预防感染：根据气温改变及时加减衣服，预防上呼吸道感染。注意保护性隔离，以免交叉感染。按时预防接种。**实施有创性操作如拔牙及做小手术如扁桃体切除术等，应给予足量抗生素，预防感染性心内膜炎。**

二、病毒性心肌炎

见内科第二节病毒性心肌炎。

第十节　血液系统疾病

扫码做题

一、小儿贫血

（一）概　述

1. **诊断标准**　根据血红蛋白浓度可诊断贫血（表4-28）。

表4-28　小儿贫血的诊断标准

年龄阶段	血红蛋白浓度（g/L）
新生儿	＜145
1～4个月	＜90
4～6个月	＜100
6个月至6岁	＜110
6～14岁	＜120

2. **小儿贫血的分度及分类**

（1）分度：根据外周血中血红蛋白浓度可将贫血分为4度。轻度＞90g/L，中度为60～90g/L，重度为30～59g/L，极重度＜30g/L。

（2）分类：根据红细胞平均容积、红细胞平均血红蛋白和红细胞平均血红蛋白浓度，可分为正细胞正色素性、大细胞性、单纯小细胞性及小细胞低色素性贫血。

（二）营养性缺铁性贫血

营养性缺铁性贫血是体内储存铁缺乏，导致血红蛋白合成减少而引起的一种小细胞低色素性贫血，是最常见的贫血。

1. **临床表现**

（1）贫血表现：皮肤黏膜苍白（无发绀）、乏力、头晕、心悸、气短等。年龄越小、病程越长、贫血越严重。

（2）组织缺铁表现：皮肤干燥、萎缩、无光泽，毛发干枯易脱落，指（趾）甲扁平、脆薄易裂，出现反甲或匙状甲。

（3）消化系统：黏膜损害常有舌炎、口角炎、舌乳头萎缩，严重者吞咽困难。

（4）神经、精神系统异常：儿童较明显，如易激惹、烦躁、注意力不集中、记忆力减退、学习成绩下降。少数患者有异食癖，喜吃泥土、生米等。

（5）体征：肝、脾肿大，淋巴结轻度肿大。

2. 治疗要点

（1）去除病因：是根治贫血，防止复发的关键环节。积极治疗原发病。

（2）补充铁剂：首选口服铁剂，如硫酸亚铁、富马酸亚铁等。也可用铁剂肌内注射。早产儿出生后2个月开始预防性补铁。

3. 护理措施

（1）饮食护理

①母乳中铁的吸收率较高，提倡母乳喂养或食用铁强化配方奶粉，及时添加辅食。

②增加含铁丰富的食物摄入，含铁丰富的食物主要有动物肝、肾、血、瘦肉及蛋黄、海带、紫菜、木耳、豆类、香菇等，其中动物食物的铁更易吸收。谷类、蔬菜、水果含铁较低，乳类含铁最低。

③鼓励患儿近视，纠正不良饮食习惯，提倡均衡饮食，创造舒适的进食环境，经常更换食物种类，注意色、香味的调配。多吃富含维生素C的食物。

（2）用药护理

①口服铁剂的护理：最常见的不良反应是恶心、呕吐、胃部不适和黑便等胃肠道反应，应从小剂量开始，于两餐之间服用。可与维生素C或各种果汁同服，但避免与茶、咖啡、牛奶、植酸盐等同服，以免影响铁吸收。使用吸管，服后漱口，避免牙齿染黑。肠道内生成硫化铁，大便呈黑色。

②注射铁剂的护理：需深层肌内注射并经常更换注射部位，减少疼痛与硬结形成。注射时应注意不要在皮肤暴露部位注射。抽取药液后，更换针头注射。可采用"Z"形注射法，以免药液溢出导致皮肤染色。注射后10分钟至6小时内，密切观察不良反应，主要有注射局部肿痛、硬结形成、皮肤发黑和过敏反应等。

③疗效判断：一般补充铁剂12～24小时后患者自觉症状好转，精神症状减轻，食欲增加。网织红细胞能最早反映其治疗效果，用药2～3天后开始上升，5～7天达到高峰。2～3周后血红蛋白开始升高，通常3～4周恢复至正常。铁剂治疗应在血红蛋白恢复正常后继续服用2个月，以增加铁储存。

（3）休息活动：保持环境清洁、舒适，温湿度适宜，养成规律的作息习惯，保证足够的睡眠与休息，适当活动，注意观察患儿的病情情况，防治并发症。

（4）预防感染：适当进行活动锻炼，增强患儿机体抵抗力，定时进行疫苗接种，做好口腔卫生，保持皮肤清洁。

（三）营养性巨幼细胞贫血

1. 临床表现

（1）一般表现：皮肤、面色苍黄，虚胖，头发稀疏、细黄，头昏、心悸。睑结膜、口唇、指甲苍白，重者因全血细胞减少可致反复感染和出血。常有口角炎、舌乳头萎缩，舌面呈"牛肉样舌"。胃肠道黏膜萎缩可引起食欲缺乏、恶心、呕吐、腹胀等，肝、脾轻度增大。

（2）神经、精神症状：是本病的特有表现。表现为烦躁不安、易怒，表情呆滞，智力、动作发育落后，甚至倒退。对称性远端肢体麻木、深感觉障碍，肌张力增加，腱反射亢进，重者出现震颤，甚至抽搐、共济失调等。

2. 治疗要点

（1）病因治疗是有效治疗或根治的关键。

（2）有精神神经症状者，以维生素 B_{12} 治疗为主，不可单用叶酸治疗，以免加重神经、精神症状。在应用维生素 B_{12} 的基础上，口服叶酸。

3. 护理措施

（1）休息活动护理：一般不需卧床，严重者适当限制活动。肢体麻木、感觉障碍者注意保暖，避免受伤。震颤者放置压舌板或牙垫，防止咬伤舌头，抽搐者适当应用镇静药。

（2）饮食护理：给予富含维生素 B_{12} 和叶酸的食物，绿叶蔬菜、水果、谷类和动物肉类等食物叶酸含量丰富，动物肉类、肝、肾、禽蛋及海产品等含丰富的维生素 B_{12}。改善饮食结构，改变不良的饮食习惯，纠正偏食及长期素食。减少烹饪对叶酸的破坏，注意食物的色、香、味调配，提高患者食欲。

（3）用药护理：按医嘱使用维生素 B_{12} 和叶酸，同时加服维生素 C。密切观察药物的疗效及不良反应。有效治疗 2～4 天后神经、精神症状可好转且网织红细胞增加，2～6 周后血红蛋白恢复正常。

4. 健康教育 告知患者及家属本病预防和治疗的相关知识，积极防治原发病。高危人群宜预防性补充叶酸、维生素 B_{12}。婴儿应及时添加辅食，羊奶喂养者加用叶酸。对智力和运动发育落后的患儿，给予耐心教育，并进行感觉和运动功能训练。指导患者遵医嘱用药，定期门诊复查。

（四）其他贫血

1. 葡萄糖 -6- 磷酸脱氢酶缺乏症 与遗传有关，常见于进食蚕豆或服药后出现黄疸、血红蛋白尿、贫血。G-6-PD 活性下降，Hb、RBC 减少，血清间接胆红素、网织红细胞增高。

（1）治疗：去除诱因，碱化尿液，输 G-6-PD 正常的红细胞制剂。

（2）护理：防止感染，禁食蚕豆，观察溶血症状，普查。

2. 遗传性球形红细胞增多症 常染色体遗传，红细胞膜缺陷，表现为贫血、黄疸、脾肿大。

（1）治疗：摘除脾，必要时可应用抗生素。

（2）护理：注意溶血危象，营养饮食，防止感染。

3. 再生障碍性贫血 原发或理化性等因素使骨髓造血功能受抑制，表现为进行性贫血、出血、反复感染，其他器官一般正常。

（1）治疗：激素、抗生素，输血，造血干细胞移植。

（2）护理：防止感染，营养饮食，出血护理，禁用抑制骨髓的药物。

4. 地中海贫血（海洋性贫血） 与遗传有关，珠蛋白生成障碍，发病早，慢性贫血、肝脾肿大、发育迟缓、特殊面容及黄疸。

（1）治疗：脾摘除，输血，造血干细胞移植。

（2）护理：营养饮食，防止感染，普查。

二、特发性血小板减少性紫癜

是一种正常血小板被免疫性破坏的异质性自身免疫性疾病，又称为免疫性血小板减少症，包括体液免疫和细胞免疫紊乱，是小儿最常见的出血性疾病（占 25%～20%）。

1. 临床表现

（1）急性型

①一般症状：小儿常见，占 70%～90%。起病较急，伴有畏寒、发热，发病前常有病毒感染（主要为上呼吸道感染）。

②皮肤、黏膜出血：自发性皮肤、黏膜出血为主，多为针尖大小的皮内和皮下出血点，可伴有鼻或牙龈出血。呕血或黑便常为口鼻出血咽下所致，胃肠道大出血少见。少数患者可有结膜下、视网膜出血及肉眼血尿；出血严重者可有贫血，颅内出血为主要致死原因。

③体征：可有肝、脾轻度肿大。

（2）慢性型：较少见，起病隐匿，前期无感染症状，发病年龄多＞6～10岁，病程＞6个月。出血症状轻，感染可加重。

2. 治疗要点

（1）糖皮质激素：为首选药物。常用泼尼松从1.5～2mg/（kg·d）开始，分次口服；也可用等效剂量的其他糖皮质激素制剂代替。

（2）静脉输注丙种球蛋白：适用于不宜采用糖皮质激素治疗、激素治疗无效的急性型或危重型患儿，常用剂量100mg/（kg·d）3～5天或0.8～1.0g/（kg·d）1～2天。

（3）脾切除：考虑儿童患者的特殊性，尽量推迟切脾时间。

（4）输血和输血小板：适用于危及生命的患儿，如出血严重而广泛，疑有或已存在颅内出血者。

3. 护理措施

（1）休息护理：急性期减少活动，增加卧床休息时间，避免外伤。减少肌内注射或深静脉穿刺。

（2）饮食护理：给予高热量、高蛋白、高维生素、少渣清淡饮食。避免坚硬粗糙食物，以免造成出血。

（3）病情观察：出现嗜睡、头痛、呕吐、视物模糊、瞳孔不等大、昏迷等，提示可能有颅内出血，应重点监测患者的血小板计数。

（4）症状护理：皮肤出血者不可搔抓，保持皮肤清洁。鼻腔出血不止，可用浸有1%麻黄碱或1%肾上腺素的棉球、纱条或吸收性明胶海绵局部压迫止血，必要时请医生会诊，以油纱条填塞。保持大便通畅，以防用力排便时腹压增高诱发颅内出血。

（5）用药护理：餐后服药，长期使用糖皮质激素会引起身体外形的变化、胃肠道出血、诱发感染、骨质疏松等。指导患者遵医嘱按时、按量、按疗程服药，不可自行停药或增减药物用量。避免感冒以防加重病情或复发。避免使用阿司匹林等损伤血小板的药物。

三、血友病

血友病是遗传性凝血因子缺乏的出血性疾病。分为三种：血友病A，即FⅧ（抗血友病球蛋白）缺乏症。血友病B，即FⅨ（血浆凝血活酶成分）缺乏症。遗传性FⅪ缺乏症。以血友病A最常见。

1. 临床表现　出血：是最主要的表现。以血友病A最重，遗传性FⅪ缺乏症最轻。多于2岁左右发病，发病后即终身易出血。致局部肿痛、麻木。咽喉部及颈部出血可致呼吸困难，甚至窒息。

2. 治疗要点　尚无根治疗法，以补充凝血因子的替代治疗为主。治疗关键是预防出血、局部止血、补充凝血因子及药物治疗。

3. 护理措施

（1）定期监测生命体征和出血情况的变化，及时识别颅内出血的征象。

（2）出血的护理：尽量避免不必要的穿刺或注射。尽量减少手术治疗。口鼻出血用浸有0.1%肾上腺素或新鲜血浆的棉球、明胶海绵压迫。急性期关节出血者宜卧床休息，局部冷敷，抬高患肢、制动并保持其功能位。肿胀未完全消退时，避免患肢负重和过早行走，可行股四头肌收缩训练。在关节腔出血控制后，可循序渐进地进行被动或主动活动，以防关节畸形。

（3）用药护理：遵医嘱尽快输注凝血因子。凝血因子取回后立即输入，应用冷冻血浆时，应在37℃温水中解冻、融化再尽快输注。

四、急性白血病

1. 临床表现 起病急缓不一，急者多为高热或严重出血，缓者多为面色苍白、疲乏、低热、轻微出血等。

（1）贫血：常为首发症状，呈进行性加重。贫血的原因主要是正常红细胞生成减少及无效性红细胞生成、溶血、出血等。贫血的原因主要是骨髓中白血病细胞极度增生与干扰，造成正常红细胞生成减少。

（2）发热：为早期表现，也是最常见的症状。高热常提示有继发感染，引起感染的原因主要是成熟粒细胞缺乏或功能缺陷。感染可发生在全身任何部位，以口腔炎最多见，其次是呼吸道及肛周皮肤。最常见的致病菌为革兰阴性杆菌，如肺炎克雷伯杆菌、铜绿假单胞菌、大肠埃希菌等。疾病后期常伴真菌感染，与长期应用广谱抗生素、激素、化疗药物有关。

（3）出血：最主要原因是血小板减少。可发生在全身任何部位，以颅内出血最严重，出现头痛、呕吐、瞳孔大小不等，甚至突然死亡。

（4）白血病细胞浸润的表现

①肝、脾及淋巴结肿大。

②骨骼和关节：胸骨下段局部压痛对白血病诊断有一定价值，关节、骨骼疼痛以儿童多见。骨膜受累可形成粒细胞肉瘤（绿色瘤），以眼眶部位最常见，可引起眼球突出、复视或失明。

③中枢神经系统：最常见的髓外浸润部位，主要原因是化疗药物不易通过血-脑屏障。表现为头痛、呕吐、颈强直，甚至抽搐、昏迷。

④睾丸：一侧睾丸无痛性肿大，是仅次于中枢神经系统的髓外复发的根源。

2. 治疗要点 诱导缓解治疗、巩固治疗、防止髓外白血病等阶段。诱导缓解是治疗的关键。

（1）对症治疗

①紧急处理高白细胞血症：当白细胞 $> 100×10^9/L$ 时，应紧急使用血细胞分离机。

②防治感染：严重感染是白血病主要的死亡原因，患者宜住隔离病室或无菌层流室。

③控制出血：血小板 $< 20×10^9/L$ 者，输浓缩血小板悬液或新鲜血。

④纠正贫血：积极争取白血病缓解是纠正贫血最有效的方法。严重贫血可吸氧、输浓缩红细胞，维持 $Hb > 80g/L$。

⑤预防尿酸肾病：由于化疗药物造成大量白血病细胞破坏，血清及尿液中尿酸浓度明显增高，尿酸结晶的析出可阻塞肾小管，严重者可致肾衰竭。应要求患者多饮水，最好24小时持续静脉补液，使每小时尿量 $> 150ml/m^2$ 并保持碱性尿。还可给予别嘌醇抑制尿酸合成。

（2）化学药物治疗：是目前白血病治疗最主要的方法，也是造血干细胞移植的基础，可分为诱导缓解及缓解后治疗两个阶段。长春新碱（VCR）和泼尼松（P）组成的VP方案是急性淋巴细胞白血病的基础用药。急性髓系白血病最常用的是去甲氧柔红霉素（IDA）、阿糖胞苷（A）组成的IA方案和柔红霉素（DNR）、阿糖胞苷（A）组成的DA方案。在诱导缓解期后治疗期常采用VDLP方案。

（3）中枢神经系统白血病的防治：可行药物鞘内注射，常用药物是甲氨蝶呤、阿糖胞苷，可同时加地塞米松。浓度不宜过大，药量不宜过多，术后应平卧4～6小时。

（4）其他：骨髓或外周干细胞移植。

3. 护理措施

（1）休息活动护理：以休息为主，缓解期和化疗间歇期可适当活动。化疗及病情较重者，应绝对卧床休息。降温忌用安乃近和酒精擦浴，以免降低白细胞和增加出血倾向。

（2）饮食护理：给予高热量、高蛋白、高维生素、适量纤维素、清淡、易消化饮食，以半流质为主，少量多餐。避免高糖、高脂、产气和刺激性的食物，避免化疗前后 2 小时内进食，避免进餐后立即平卧。

（3）病情观察：密切观察生命体征的变化，有无感染，皮肤黏膜淤血或出血点。警惕发生颅内出血等严重并发症。

（4）化疗不良反应的护理

①预防组织坏死：多数化疗药物对组织刺激大，多次静脉注射可引起静脉炎。若药液外渗可引起局部组织坏死、蜂窝织炎，故仅用于静脉注射。首选中心静脉或深静脉置管，若使用外周浅表静脉，宜选择粗直的大血管。

a. 静脉给药前，最重要的注意事项是告知患者，并要求签署化疗同意书。

b. 此后用生理盐水冲管，确保针头在静脉内，推注速度要慢，边推边抽回血，以保证药液无外渗。输注完毕后再用生理盐水冲管后拔针。联合应用多种药物时，先用刺激性弱的药物。

c. 若静脉穿刺处疼痛，首先考虑是否发生药液外渗。药液一旦外渗，应立即停止给药，保留针头接注射器回抽后，注入解毒剂再拔针，之后应用地塞米松或利多卡因局部封闭，间断冰敷 24 小时，肢体抬高 48 小时，报告医师并记录。

②保护静脉：药物适当稀释，以减轻对血管壁的刺激。长期治疗需制订静脉使用计划，左、右臂交替使用。发生静脉炎的局部血管禁止输液，患处避免受压，给予热敷，硫酸镁湿敷或理疗。

③骨髓抑制：抗肿瘤药物多数均有不同程度的骨髓抑制不良反应，应定期查血象，每次疗程结束后复查骨髓象。化疗期间最主要的观察项目就是血常规，如白细胞$< 3.5 \times 10^9/L$，或血小板$< 80 \times 10^9/L$时，应暂停化疗，预防感染。白细胞$< 1 \times 10^9/L$，实行保护隔离。血小板$< 20 \times 10^9/L$，绝对卧床休息，协助做好生活护理。

④预防感染：对重度骨髓抑制者，置于无菌室或层流无菌室内。若无层流室，置于单人病房，定期严格消毒，禁止探视，避免交叉感染。加强口腔、皮肤及肛周护理。

⑤胃肠道反应：化疗期间给予清淡、易消化和富有营养的饮食，少食多餐。出现恶心、呕吐时，应暂缓或停止进食，加强口腔护理。呕吐频繁可用止吐镇静药。必要时静脉补充营养。

⑥常见化疗药不良反应：见表 4-29。

表4-29　常见化疗药不良反应及护理

常见不良反应	药　物	护理措施
心脏毒性	柔红霉素 多柔比星（阿霉素） 高三尖杉酯碱	用药前后监测心率、心律及血压，用药时缓慢静滴，速度<40滴/分
肝功能损害	巯嘌呤 甲氨蝶呤 门冬酰胺酶	观察有无黄疸，定期监测肝功能
出血性膀胱炎	环磷酰胺	多饮水，每天超过3000ml，以稀释尿中药物浓度
周围神经炎 手足麻木感	长春新碱	停药后可逐渐消失
口腔黏膜溃疡	甲氨蝶呤	加强口腔护理，每天2次，用0.5%普鲁卡因含漱
脱　发	大多数化疗药	化疗结束后可再生，戴冰帽，减少药物到达毛囊

扫码做题

第十一节　泌尿系统疾病

一、急性肾小球肾炎

见内科第四节急性肾小球肾炎。

二、原发性肾病综合征

原发性肾病综合征是由各种肾疾病所致的，以大量蛋白尿（尿蛋白＞3.5g/d）、低白蛋白血症（血浆白蛋白＜30g/L）、水肿、高脂血症为临床表现的一组综合征。其中，前两项为诊断本病的必备条件。

1. **分型**　可通过糖皮质激素反应判断。

（1）激素敏感型肾病：足量泼尼松治疗≤8周尿蛋白转阴。

（2）激素耐药型肾病：足量泼尼松治疗＞8周尿蛋白仍未阳性。

（3）激素依赖型肾病：连续2次减量或停药2周内复发，对激素敏感。

（4）肾病复发与频复发：复发是连续3天尿蛋白由阴性转阳性。频复发指半年内复发≥2次，或1年内复发≥3次。

2. **临床表现**　患儿起病或复发前常有呼吸道感染。

（1）单纯型肾病：发病年龄多为2～7岁，男性高于女性。水肿较常见，呈凹陷性，出现顺序为眼睑、面部、四肢及全身，严重者可有少尿、腹水。全身症状有面色苍白、疲乏无力等，一般没有血尿、高血压。

（2）肾炎型肾病：大量蛋白尿、低白蛋白血症、水肿、高脂血症、血尿、高血压。

（3）并发症

①感染：是常见的并发症和致死原因，也是导致肾病综合征复发及疗效不佳的主要原因，其发生与蛋白质营养不良、免疫功能紊乱及应用糖皮质激素等有关。最常见的感染部位依次为呼吸道、泌尿道及皮肤。

②血栓、栓塞：多数患者血液呈高凝状态，易发生血管内血栓形成和栓塞，以肾静脉血栓最常见，可使肾病综合征加重，是直接影响疗效和预后的重要原因。

③肾衰竭：是肾病综合征导致肾损伤的最终后果。

④电解质和低血容量代谢紊乱：低钠、低钾及低钙血症常见。低钠血症引起血浆胶体渗透压下降，容易诱发低血容量休克。低钙血症由于钙结合蛋白降低引起。

3. **治疗要点**　见内科第四节原发性肾病综合征。

4. **护理措施**

（1）休息活动护理：全身严重水肿、胸腹腔积液者，易引起呼吸困难，需绝对卧床休息，取半卧位，以增加肾血流量，从而增加尿量。

（2）饮食护理：一般给予正常量的优质蛋白（动物蛋白），摄入量以1.5～2.0g/（kg·d）为宜。摄入的热量依年龄不同而不同，其中糖类占40%～50%。为减轻高脂血症，应少进富含饱和脂肪酸的食物，多吃不饱和脂肪酸及富含可溶性纤维食物。水肿时限制钠盐1～2g/d，避免腌制食品。轻度水肿无须严格限水，严重水肿者严格限制水的摄入。

（3）皮肤护理、预防感染：见内科护理学第四节泌尿系统疾病的相关内容。

（4）用药护理

①利尿药：定期复查电解质，遵医嘱补钾，肾衰竭者禁用保钾利尿药。注意利尿不宜过快、过猛，以免血容量不足而加重血液高凝，诱发血栓、栓塞并发症。

②糖皮质激素：严格遵医嘱用药，长期使用应注意有无消化道溃疡、继发感染、骨质疏松、高血压、糖尿病、满月脸及向心性肥胖等不良反应。用药应遵循起始足量、缓慢减药、长期维持的原则。可采取全日量顿服或维持用药期间两日量隔日一次顿服，以减轻不良反应。中程疗法总疗程6个月，长程疗法9个月。

③环磷酰胺：不良反应有出血性膀胱炎、骨髓抑制、胃肠道反应、中毒性肝损害、脱发及性腺抑制（尤其男性）等。

④环孢素A：长期应用存在肝肾毒性、高血压、高尿酸血症、多毛及牙龈增生等不良反应，停药后易复发。

三、泌尿道感染

1. 临床表现

（1）急性感染：不同年龄组临床表现差异较大。

①新生儿期：症状极不典型，以全身症状为主，如发热、食欲缺乏、呕吐、腹泻、烦躁或嗜睡、体重不增等。局部尿路刺激症状多不明显。

②婴幼儿期：以全身症状为主，可有发热、轻咳、腹泻、腹痛、腹胀、尿臭等。部分患儿排尿时哭闹、排尿中断或夜间遗尿。尿路刺激症状随年龄增长而逐渐明显。

③儿童期：表现与成人相似。上尿路感染时表现为发热、寒战、腰痛、呕吐等全身症状。下尿路感染时常有尿频、尿急、尿痛等膀胱刺激症状。

（2）慢性感染：病情迁延或反复急性发作6个月以上，可无明显症状。患儿常有间歇性发热、脓尿、腰酸、进行性贫血、发育迟缓等。

2. 护理措施

（1）一般护理：卧床休息，多饮水，保持外阴清洁，勤换内裤。给予高热量、高蛋白质、高维生素、易消化饮食。大量饮水减少细菌在尿道停留时间，可减轻排尿不适。

（2）对症护理：体温过高时给予物理、药物降温。遵医嘱应用解热镇痛药物缓解症状，预防小儿惊厥的发生。遵医嘱给予有效抗生素控制感染。

（3）送检尿标本：尿标本避免污染，常规清洁消毒外阴后留取中段尿送检。

3. 健康教育

指导家长为婴儿勤换尿布，幼儿不穿开裆裤及紧身裤，便后清洗臀部。清洗外阴时，女婴自前向后擦洗，单独使用洁具。及时治疗男孩包茎。根治蛲虫，减少感染因素。疗程结束后每月复查1次，需复查3个月，反复复发者每3～6个月复查1次，需2年或更长时间。

第十二节 内分泌系统疾病

扫码做题

一、生长激素缺乏症

生长激素缺乏症又称垂体性侏儒症，是由于垂体分泌生长素不足导致，造成患儿低于正常儿童平均身高 2 个标准差或低于正常儿童生长曲线 3 百分位以下。

1. 临床表现

（1）原发性生长激素缺乏症：生长障碍，出生时正常，1 岁后生长缓慢，娃娃脸，手足短小，身高低但体型匀称，上下比例正常；出牙及囟门闭合延迟，下颌发育不佳、恒齿不整齐，骨化中心发育迟缓，骨龄低于实际年龄 2 岁；青春发育期迟缓；智力正常。

（2）继发性生长激素缺乏症：任何年龄都可发病，发病后开始生长缓慢，颅内肿瘤出现头痛、呕吐、视野缺损等颅内压增高等症状。

2. 治疗原则

（1）生长激素替代治疗：多采用基因重组人生长激素每晚 0.1U/kg 皮下注射，6～7 次 / 周。恶性肿瘤或有潜在肿瘤恶变者及严重糖尿病患者禁用。

（2）性激素治疗：适用于骨龄达 12 岁，同时伴有性腺轴功能障碍的生长激素缺乏症患儿，以促进第 2 性征发育。男孩用长效庚酸睾酮，每月肌内注射 1 次 25mg，每 3 个月增加 25mg，直至 100mg。女孩用炔雌醇 1～2μg/d；或妊马雌酮，剂量自 0.3mg/d 起，逐渐增加。

（3）生长激素释放激素治疗：适用生长激素释放激素不足或不能用生长激素替代治疗的患儿。

3. 护理措施 补充足够营养及维生素，密切监测患儿身高、体重和智力发育。生长激素替代治疗在骨骺愈合前均有效，要掌握其剂量。促合成代谢激素有肝毒性和雄激素作用，还会促进骨骺提前愈合造成身高过矮，必须严密监测肝功和骨龄发育情况。了解患儿的心理状态，树立正向的自我概念。

二、先天性甲状腺功能减低症

先天性甲状腺功能减低症简称甲减，又称呆小症或克汀病，是由于甲状腺激素合成不足导致的患儿生长障碍、只能落后的一种疾病。

1. 临床表现 先天性甲低在婴儿早期即可出现症状。甲状腺发育不良多于生后 3～6 个月出现症状，也可多年之后出现。主要表现为发育迟缓、智能低下和基础代谢率降低。

（1）新生儿期：生理性黄疸延长，伴有反应迟钝、喂养困难、声音嘶哑、哭声低、腹胀、便秘，脐疝、前囟较大、后囟未闭、末梢循环差、心音低钝、心率缓慢等。

（2）婴幼儿期（典型）

①特殊面容和体态：头大、颈短、眼距宽、眼裂小、鼻梁宽平、唇厚舌大、舌常伸出口外，表情淡漠、皮肤苍黄、干燥、毛发稀少、面部黏液水肿、眼睑水肿。骨龄落后、身材矮小、囟门关闭迟，出牙晚。

②生理功能低下：嗜睡、食欲缺乏、腹胀、便秘、心音低钝、心脏扩大伴心包积液等。

③神经系统功能障碍：智能低下、表情呆滞、神经反射迟缓、运动发育障碍等。

（3）地方性甲低：胎儿期碘缺乏引起的中枢神经系统发育障碍。

①"神经性"综合征：共济失调、瘫痪、聋哑、智能低下，身材正常。

②"黏液性水肿"综合征：生长发育和性发育明显迟缓，智能低下及黏液性水肿，血清 T_4 降低、TSH 增高。

2. 治疗要点 早诊断、早治疗，一旦确诊先天性甲低，需终身服药。目前临床上最有效的药物是 L- 甲状腺素钠，婴儿每天 8～14μg/kg，儿童每天 4μg/kg，半衰期为 1 周，1 周左右达到最佳效力。干甲状腺片是从动物甲状腺组织提取，临床已基本不用。在出生 3 个月内即开始治疗，可避免严重神经系统损害，预后尚好。

3. 护理措施

（1）生活护理：保持室内温湿度适宜，适时增减衣服，避免受凉，预防感染。给予高蛋白、高维生素、富含钙及铁剂的易消化食物。摄入充足水分，刺激肠蠕动，保持大便通畅，必要时给予缓泻剂或灌肠。加强行为训练，提高自理能力。

（2）用药护理：用药剂量随着甲状腺功能和临床表现适当调整。药量过小，影响智力和体格发育；药物过量，出现发热、烦躁、多汗、腹痛、腹泻、消瘦等。故治疗开始每 2 周复查 1 次，TSH、T_4 正常每 3 个月复查 1 次，1～2 年后每 6 个月复查 1 次。根据变化，随时调整剂量。

三、儿童糖尿病

糖尿病是一组由多病因引起的以慢性高血糖为特征的代谢性疾病，由胰岛素分泌和（或）作用缺陷引起。

1. **临床表现**　急性起病，典型症状为多饮、多食、多尿和体重减轻，即"三多一少"。小儿可表现为遗尿，年长儿有精神不振、体重减轻等症状。40% 患儿首次就诊就有酮症酸中毒，可由胰岛素不适当减量或突然中断治疗、感染、饮食不当或精神刺激导致。除典型症状外还表现为疲乏、恶心、呕吐、头痛、嗜睡、呼吸深大（库斯莫呼吸），呼气中有烂苹果味（丙酮味）。后期严重失水，尿少，血压下降、心率加快。甚至昏迷、死亡。并发的血管病变，常累及眼和肾脏。

儿童糖尿病的自然病程包括急性代谢紊乱期、暂时缓解期、强化期、永久糖尿病期。

2. **治疗要点**　1 型糖尿病采用胰岛素治疗、饮食治疗、运动治疗、自我血糖监测和心理支持结合的治疗方案。

（1）饮食治疗：低糖、低脂（以不饱和脂肪酸为主）、适当蛋白质、高纤维素、高维生素饮食。每日所需总热量（kcal）=1000＋[年龄×（70～100）]，糖类占 50%～60%，蛋白质 10%～15%，保证优质蛋白摄入超过 50%，脂肪不超过 30%，应定时定量，按每日三餐 1/5、2/5、2/5 分配。

（2）胰岛素治疗：新诊断患儿，开始治疗选择短效胰岛素，每天 0.5～1.0U/kg。分早、中、晚餐前 30 分钟及睡前 4 次注射（早餐前用量占 30%～40%，中餐前 20%～30%，晚餐前 30%，睡前 10%）。逐渐过度到短、中效胰岛素配合使用（中短效与中效胰岛素比例约为 1∶2，早餐前 2/3，晚餐前 1/3）。（表 4-30）。

表4-30　胰岛素的种类及作用时间

种　类	开始时间（小时）	峰值时间（小时）	持续时间（小时）
短　效	0.5	2～4	6～8
中　效	1.5～2	4～12	18～24
长　效	3～4	14～20	24～36

（3）运动治疗：最佳的运动时间是餐后 1 小时，2～3 小时为宜，不宜空腹运动，患儿运动量增加应在餐前适当减少胰岛素量。

（4）糖尿病酮症酸中毒治疗

①补液：纠正水、电解质紊乱和酸中毒。是治疗酮症酸中毒的首要和关键环节。生理盐水 20ml/kg 快速静脉滴注，扩血容量，改善循环，开始 12 小时内至少补足累积损失量的一半。当血糖＜17mmol/L 后，改用含有 0.2% 氯化钠的 5% 葡萄糖静滴。先快后慢，并根据血压、心率、尿量及周围循环状况决定输液量和输液速度。见尿补钾。

②胰岛素治疗：一般采用小剂量胰岛素静脉注射，调整血糖。

3. 护理措施

（1）休息运动护理：血糖＞14mmol/L、有糖尿病急性并发症、明显低血糖症、各种器官严重慢性并发症者不宜运动，增加休息。病情稳定者应安排有规律的合适运动，循序渐进，长期坚持。运动不宜在空腹时进行，防止低血糖发生。运动时应随身携带糖果等，当出现低血糖症状时及时食用并暂停运动。

（2）饮食护理：控制饮食的关键在于控制总热量。在保持总热量不变的原则下，增加一种食物时应同时减去另一种食物。出现饥饿时，可增加蔬菜、豆制品等副食。严格定时进食，严格限制甜食。超重者忌食油炸、油煎食物。炒菜宜用植物油，少食动物内脏等含胆固醇高的食物。限制饮酒，限盐＜6g/d。每周定期测量体重，如果体重改变＞2kg，应报告医师。

（3）胰岛素治疗护理：准确执行医嘱，做到制剂、剂量准确，按时注射。长期用药，不可擅自增减药物剂量或者停药。

①普通胰岛素于餐前半小时皮下注射，宜选择上臂外侧、臀部、大腿前侧、腹部等部位，腹部吸收最快。

②注射部位应交替使用，1个月内同一部位不能注射两次，以免形成局部硬结和脂肪萎缩，影响药物吸收及疗效。如产生硬结，可用热敷。在同一区域注射，必须与上一次注射部位相距1cm以上。

③注射胰岛素时应严格无菌操作，防止发生感染。必要时用70%～75%乙醇消毒局部皮肤，皮下注射前应排尽空气。

④两种胰岛素合用时，应先抽吸短效胰岛素，再抽吸长效胰岛素，以免长效胰岛素混入短效内，影响其速效性。

⑤使用胰岛素治疗过程中应定期监测尿糖、血糖变化。胰岛素过量会发生Somogyi现象，午夜至凌晨时发生低血糖，清晨后血糖、尿糖异常增高，胰岛素用量减少即可消除。胰岛素用量不足出现清晨现象，清晨5～9时血糖、尿糖增高，加大晚间胰岛素用量即可消除。

⑥大量应用胰岛素会出现低血钾。

（4）低血糖反应护理：注射胰岛素等药物后，通常在没有进餐的情况下，可出现心悸、疲乏、饥饿感、出冷汗、脉速、恶心、呕吐，重者抽搐、昏迷，甚至死亡。发生低血糖反应后，意识清楚者可用白糖以温水冲服。意识障碍者静脉注射50%葡萄糖溶液，清醒后再进食，防止再昏迷。

（5）预防感染：注意观察患者体温、脉搏等变化。

①皮肤护理：保持皮肤清洁，洗澡水温不可过热，香皂以中性为宜，内衣棉质、宽松、透气。皮肤瘙痒患者嘱其不要搔抓。如有皮肤感染，应选敏感抗生素，严格执行无菌技术。

②呼吸道护理：注意保暖，室内通风，避免接触上呼吸道感染人员，做好口腔护理。

③泌尿道护理：注意会阴清洁，防止和减少瘙痒和湿疹发生。

第十三节　神经系统疾病

扫码做题

一、化脓性脑膜炎

化脓性脑膜炎是由各种化脓性的细菌感染引起的脑膜炎症，部分患者病变累及脑实质，是小儿尤其是婴幼儿时期常见的中枢神经系统感染性疾病之一。

1. 临床表现　5 岁以下儿童多见，1 岁以下是患病高峰年龄。暴发性脑膜炎起病急，皮肤出现瘀点、瘀斑，进行性休克症状，致病菌是脑膜炎双球菌。亚急性化脓性脑膜炎可有上呼吸道感染症状，致病菌是流感嗜血杆菌。

（1）典型表现

①感染中毒及急性脑功能障碍症状：体温升高，进行性加重的意识障碍，嗜睡，惊厥等。

②颅内压增高表现：头痛、呕吐，婴儿前囟饱满与增高、头围增大等。

③脑膜刺激征：最常见的是颈项强直，同时可出现凯尔尼格征、布鲁津斯基征阳性等。

（2）不典型表现

①伴或不伴体温升高。

②仅有吐奶、尖叫表现，颅内压增高的表现可不明显。

③仅见面部、肢体局部或多灶性抽动、局部或全身肌阵挛，惊厥可不典型。

④脑膜刺激征不明显。

（3）并发症：治疗后热退复升，病情不见好转或病情反复的患儿首先考虑并发硬脑膜下积液，其他常见并发症如脑室管膜炎、脑积水、面瘫等。

2. 治疗要点　化脓性脑膜炎病情严重，应早期、足量、足疗程静脉给药，力争 24 小时内杀灭脑脊液中的致病菌。

（1）抗生素治疗

①病原菌明确前，选用第三代头孢菌素头孢噻肟或头孢曲松，效果不理想可联用万古霉素。

②病原菌明确后，若为脑膜炎双球菌应首选青霉素，青霉素耐药选用氨苄西林或第三代头孢菌素。

③肺炎链球菌大多对青霉素耐药，应选择第三代头孢菌素。

④流感嗜血杆菌，应选氨苄西林或第三代头孢菌素。

⑤革兰阴性杆菌如大肠埃希菌、铜绿假单胞菌感染，应选氨苄西林或第三代头孢菌素。

⑥金黄色葡萄球菌感染，应选用萘夫西林、万古霉素或利福平。

⑦抗生素治疗脑膜炎双球菌 1 周，肺炎链球菌和流感嗜血杆菌 2 周，金黄色葡萄球菌和革兰阴性杆菌 3 周以上。

（2）糖皮质激素：使用糖皮质激素可抑制细菌内毒素介导的炎症反应，还可降低血管通透性，减轻脑水肿，降低颅内压。常用地塞米松，注意不可长期使用。对新生儿非常规应用糖皮质激素。

（3）对症治疗：及时处理颅内压增高及高热、惊厥等情况，保证能量摄入，维持水、电解质及酸碱平衡。

3. 护理措施

（1）饮食护理：给予高热量、高蛋白、高维生素的流质、半流质饮食，不能口服者给予鼻饲。

（2）降低颅内压：协助患儿头肩抬高 15°～30°，遵医嘱使用脱水利尿药或糖皮质激素等。

（3）维持正常体温：高热患儿应卧床休息，及时监测体温。体温大于 38.5℃时，应在 30 分钟内使体温降至正常水平，必要时给予物理或药物降温，多饮水。遵医嘱用抗生素。

（4）安全护理：保持室内安静，惊厥发作时，头偏向一侧，保持呼吸道通畅，防止误吸窒息或吸入性肺炎的发生。必要时给予镇静药。

（5）预防化脓性脑膜炎：首先应预防各种细菌引起的上呼吸道感染。凡与流感嗜血杆菌性脑膜炎患者接触的易感儿可服用利福平。利福平不仅对结核杆菌及麻风杆菌有作用，亦可杀灭多种如金黄色葡萄球菌、脑膜炎奈瑟菌等，对 G⁻ 杆菌如大肠埃希菌、变形杆菌、流感嗜血杆菌等也有抑制作用。

二、病毒性脑膜炎、脑炎

病毒性脑膜炎、脑炎是由多种病毒引起的颅内急性炎症，以发热、头痛、呕吐、精神异常及意识障碍为主要临床特征，多为自限性。

1. 临床表现

（1）病毒性脑膜炎：急性起病，先有上呼吸道感染或前驱传染性疾病。主要表现为发热、恶心、呕吐、嗜睡等。年长儿可有头痛，婴儿则易激惹、烦躁不安。少有意识障碍和惊厥发作，可有脑膜刺激征和颈项强直。病程多在1～2周。

（2）病毒性脑炎：病程2～3周。多数患儿可完全恢复，但少数遗留癫痫、肢体瘫痪、智力倒退等后遗症。

2. 治疗要点 无特异性治疗。

（1）维持水、电解质平衡与合理营养支持。

（2）控制脑水肿和颅内高压，限制液体入量，静脉注射脱水药。

（3）控制惊厥发作，防止脑缺氧加重，可给予止惊药，首选地西泮，其次苯巴比妥等。

（4）呼吸道和心血管功能监护。

（5）抗病毒药物，如阿昔洛韦（无环鸟苷）、更昔洛韦、利巴韦林等。

3. 护理措施 参见本节化脓性脑膜炎的相关内容。

三、急性炎症性脱髓鞘性多发性神经病

急性炎症性脱髓鞘性多发性神经病又称吉兰-巴雷综合征，是一种自身免疫介导的周围神经病，主要损害多数脊神经根和周围神经，也常累及脑神经。一年四季均可发病，7～9月份为发病高峰。

1. 临床表现 急性起病，好发于夏、秋季节，以学龄前期、学龄期儿童多见。发病前1～3周常有发热等呼吸道或胃肠道感染症状。

（1）运动障碍：急性起病后2～3天可出现肢体对称性弛缓性肌无力。自肢体远端开始呈上行性麻痹进展，由双下肢开始逐渐累及躯体肌、脑神经，呈自限性，首先表现为足下垂，行走无力，易跌倒。急性起病者在24小时内可因呼吸肌瘫痪导致呼吸困难，是本病死亡的主要原因。

（2）脑神经受损：可表现为对称或不对称的脑神经麻痹，以面瘫最常见。儿童常有吞咽困难、饮水呛咳、声音嘶哑等。

（3）感觉障碍：感觉障碍症状相对轻微，很少有感觉缺失者，主要表现为神经根痛和皮肤感觉异常。患者可出现肢体烧灼感、麻木、刺痛和（或）手套、袜子型感觉减退或缺失。

（4）自主神经障碍：症状轻微，主要表现为多汗、便秘、皮肤潮红、手足肿胀、一过性尿潴留、血压升高及心律失常等。

2. 治疗要点 支持治疗、呼吸肌麻痹的抢救、免疫调节治疗、血浆置换疗法、激素疗法等，详见内科护理学第十节神经系统疾病的相关内容。

3. 护理措施

（1）休息活动护理：急性期保持瘫痪肢体于功能位，协助患儿做肢体被动运动，防止发生足下垂、爪形手等。恢复期鼓励患儿做主动运动，加强对自理生活能力的训练。一般3周～6个月可完全恢复，少数患儿会因合并呼吸衰竭、感染死亡。

（2）饮食护理：提供高蛋白、高热量、高维生素的易消化饮食。根据患儿吞咽和咀嚼能力选择流食、半流食或鼻饲饮食等。

（3）改善呼吸功能：保持室内通风，观察患儿生命体征，呼吸困难者给予持续低流量氧吸入，做好气管插管或机械通气的准备。

（4）皮肤护理：注意评估皮肤的颜色、受压程度及完整性，保持皮肤清洁干燥，注意保暖，禁用热水袋，每2～3小时左右翻身1次，避免压疮。

（5）生活护理：做好口腔、皮肤及大小便护理，防止感染。

（6）用药护理：激素治疗时，注意有无急性溃疡致消化道出血及真菌感染的发生。慎用镇静催眠药，因可导致呼吸肌麻痹或使原有症状加重。

四、脑性瘫痪

由于各种原因造成发育期胎儿或婴儿非进行性的脑损伤，简称脑瘫。

1. 临床表现　以非进行性中枢性运动障碍和姿势异常为主要特征。

（1）基本表现：运动障碍（最基本表现），运动发育落后，瘫痪肢体主动运动减少，肌张力、姿势及反射异常。

（2）痉挛型：最常见，病变累及锥体束，占脑瘫患儿的60%～70%，上肢表现为肘、腕关节屈曲，拇指内收，手呈握拳状。下肢表现为剪刀腿和尖足。

（3）手足徐动型：病变在基底神经节。智力障碍一般不严重，表现为难以用意志控制的不自主运动。

（4）共济失调型：病变在小脑，表现为步态不稳，走路时两足间距加宽，四肢动作不协调，上肢常有意向性震颤，肌张力低下，腱反射不亢进。

（5）震颤型：四肢静止性震颤。

（6）肌张力低下型：病变在椎体和锥体外系。多见于婴幼儿期，表现为肌张力低下，四肢呈软瘫，自主运动很少，但可引出腱反射。

（7）混合型：同时存在上述类型中两种或两种以上。

（8）强直型：病变在椎体外系。全身肌张力增高、强直。

（9）伴随症状：智力低下、癫痫（偏瘫、痉挛性四肢瘫患儿多见）、眼部病变（斜视、屈光不正、视野缺损等）、听力障碍、语言障碍、吸入性肺炎、精神行为异常等。

2. 治疗要点

（1）早发现、早治疗：婴幼儿运动系统发育快，实施综合治疗和康复。

（2）物理治疗：包括各种躯体训练、技能训练、语言训练、针灸、理疗、推拿、按摩、辅助矫形器械等。

（3）药物、手术治疗：可矫正肢体畸形，减轻肌肉痉挛。

3. 护理措施

（1）功能训练：是康复治疗的重点，包括体能运动训练、技能训练、语言训练、进食训练等。根据患儿的病情制定合适的功能锻炼计划，每次训练时间不要过长，内容不要单一，给予患儿更多的关爱与照顾，耐心指导。

（2）饮食护理：鼓励患儿尽量使用正确的姿势自己进食，给予高热量、高蛋白、高维生素易消化饮食。

（3）安全护理：因患儿的特殊性，应专人护理，保证环境安全，加床档保护，防止坠床。进行功能活动锻炼时，将危险物拿开，必要时可使用护具。

（4）预防疾病：做好产前保健、避免早产和新生儿败血症、预防新生儿缺氧。

五、注意缺陷多动障碍

智力正常或基本正常的儿童表现出与年龄不相符合的注意力不集中，不分场合的过多活动，情绪冲动并可有认知障碍或学习困难的综合征，也称多动症，是儿童最常见的发育行为问题之一。

1. 临床表现 临床常用 Conner 注意力缺陷多动障碍儿童行为量表、Vanderbilt 注意力缺陷多动障碍儿童行为量表等对患儿的行为进行观察和评定。

（1）注意力缺陷：患儿注意力短暂，对各方面的刺激都有反应，如上课时不专心、做事有始无终等。注意力缺陷与活动过度多同时存在。

（2）活动过度：兴奋爱动、小动作较多，干扰上课的秩序或别人的活动等。

（3）其他：情绪不稳定，任性冲动，可有神经发育障碍或延迟。

2. 治疗要点 主要通过行为和药物治疗。

（1）行为治疗与指导：对注意缺陷多动障碍儿童预后非常重要，需要医院、学校、家庭三方合作。

（2）药物治疗：神经兴奋剂，如哌甲酯、苯丙胺、匹莫林。6 岁以下及青春期以上患儿原则上不用药，药物治疗结合行为矫正比单独用药效果好。

3. 护理措施

（1）用药护理：从小剂量开始，定期监测患儿症状及药物的不良反应。

（2）环境护理：保持室内干净、清洁，空气清新。睡觉前创造良好舒适的睡眠环境，如拉上窗帘、温水泡脚等，避免引起兴奋的因素，减少刺激。

（3）一般护理：积极寻找患儿的病因，对患儿的异常表现要理解，给予耐心正常的指导，鼓励患儿，增强其信心，避免打骂，鼓励患儿积极参加各项活动。

第十四节 免疫缺陷和结缔组织疾病

扫码做题

一、风湿热

风湿热是由咽喉部 A 组 β 溶血性链球菌感染后反复发作的全身结缔组织炎症，主要累及关节、心脏、皮肤和皮下组织。

1. 临床表现 好发于 5 ～ 15 岁儿童。

（1）一般表现：常有轻、中度发热，热型不规则，1 ～ 2 周后转为低热，伴有精神不振、食欲缺乏、面色苍白、多汗、鼻出血、腹痛和关节痛等。

（2）关节炎：最常见，呈游走性和多发性，主要累及膝、踝、肘、腕等大关节。局部出现红、肿、热、痛及活动受限，常在 2 周内消退。愈后无强直或畸形，但可反复发作，气候变冷或阴雨季节加重。

（3）心脏炎：最严重，是风湿热唯一的持续性器官损害。以心肌炎和心内膜炎多见，也可发生全心炎。常有心动过速、心音低钝、心界扩大、心脏杂音等表现，严重时可并发充血性心力衰竭。

（4）舞蹈病：多见于女童，表现为全身或部分肌肉不自主、无目的的快速运动，以四肢和面部为主，如伸舌歪嘴、挤眉弄眼等，兴奋和注意力集中时加剧，入睡后消失。

（5）皮肤病变

①皮下结节：呈圆形质硬无痛结节，与皮肤不粘连，好发于肘、腕、膝、踝等关节伸面，经 2 ～ 4 周自然消失。

②环形红斑：环形或半环形边界明显的淡色红斑，中心苍白，边缘轻度隆起，多分布于躯干和四肢屈侧，可自行消失，不留痕迹，但可反复出现。

2. 治疗要点

（1）一般治疗：卧床休息是重要的一般治疗手段。

（2）药物治疗：青霉素控制链球菌感染，持续用药 2 ～ 3 周。青霉素过敏可改用头孢菌素类或红霉素。单纯关节受累，首选阿司匹林抗风湿治疗，疗程 4 ～ 8 周。发生心脏炎者，常用糖皮质激素较快地控制症状，疗程至少 12 周。舞蹈病的药物治疗可选镇静药，如苯巴比妥、地西泮。

（3）并发症和合并症的治疗：充血性心力衰竭者应用地高辛、卡托普利、利尿药等药物。关节肿痛时给予制动。

3. 护理措施

（1）休息活动护理：急性期无心脏炎者绝对卧床 2 周，至血沉、体温正常后开始活动，1 个月后恢复到正常活动量。有心脏炎者至少 4 周，重者 6 ～ 12 周，伴心力衰竭者待心功能恢复后继续卧床 3 ～ 4 周，根据心率、心音、呼吸及有无疲劳而调整活动量，轻者需 2 ～ 3 个月恢复正常活动量，伴心力衰竭者需 6 个月。舞蹈病患者安置于安静环境中，避免刺激。

（2）饮食护理：给予高蛋白、高维生素、营养丰富的易消化饮食，少量多餐。心力衰竭者应限制摄入水和盐，并记录 24 小时液体出入量。

（3）病情观察：严密观察心率、心音、心律、呼吸和面色改变，注意有无心力衰竭表现。

（4）缓解关节疼痛：观察关节炎症情况及活动度，保持疼痛的关节置于舒适功能位，减轻关节负担。注意患肢保暖，可用热水袋局部热敷，缓解疼痛。移动肢体动作应轻稳，防止患肢受压。舞蹈病患者加强安全护理，防止跌伤，注意皮肤护理。

（5）用药护理：遵医嘱及时正确用药，注意观察药物疗效和不良反应。不可自己随意长期服用止痛药。

①阿司匹林可引起胃肠道反应和出血，饭后服用或同服氢氧化铝，加用维生素 K 防治出血。

②糖皮质激素的不良反应主要有消化道溃疡、感染、骨质疏松、血压增高、向心性肥胖、满月脸等，注意预防交叉感染及骨折。

二、幼年特发性关节炎

是一组原因不明，以慢性关节滑膜炎为主要特征的儿童时期常见的结缔组织疾病。

1. 临床表现

（1）全身型：任何年龄均可发病，大部分起病于 5 岁前，多见于 2 ～ 4 岁小儿。全身症状起病，发热和皮疹为典型症状，呈弛张热，每月发热至少 2 周以上，皮疹为短暂性、非固定大的红斑样。关节症状主要是关节痛或关节炎。可有淋巴结及肝脾肿大。

（2）多关节型：女孩多见。任何年龄发病，在 1 ～ 3 岁和 8 ～ 10 岁为起病的两个高峰。受累关节≥ 5 个多为对称性，大小关节均可受累，晨僵为特点。颞颌关节受累时，表现为张口困难，小颌畸形。

（3）少关节型：女孩多见，多在 5 岁前起病。为非对称性，膝、踝、肘、腕等大关节为好发部位。少数可发生虹膜睫状体炎而造成视力障碍甚至失明。

（4）与附着点炎症相关的关节炎：男孩多见，多 8 岁以上起病。首发症状为四肢关节炎，其中以髋、膝、踝关节为主，表现为关节肿痛和活动受限。

（5）银屑病性关节炎：女性发病占多数。一个或几个关节受累，不对称性。半数患儿可有远端指尖关节受累及指甲凹陷。

2. 治疗要点　控制病变的活动度，减轻或消除关节疼痛和肿胀，预防感染和关节炎症加重。可使用药物疗法、理疗及眼科治疗。

（1）一般治疗：急性发热期应卧床休息，待病情好转后可适度活动。关节病变严重者可行理疗、按摩等物理治疗，以保持关节功能。

（2）药物治疗

①非甾体抗炎药：阿司匹林不良反应较多，现多使用萘普生、布洛芬、双氯芬酸钠、尼美舒利等药物。

②慢作用抗风湿药：甲氨蝶呤、柳氮磺砒啶、羟氯喹等。近年来认为，在患儿尚未发生骨侵蚀或关节破坏时及早使用本组药物，可以控制病情加重。

③糖皮质激素：在初始治疗中糖皮质激素慢作用抗风湿药短期联合使用，有益于疾病的诱导缓解，但不能阻止关节破坏，长期使用副作用太大，应严格掌握指征。

④生物制剂：生物制剂是近年来新发展起来的一类靶向性药物，可缓解炎症与阻止骨侵蚀。

3. 护理措施

（1）休息活动护理：急性期卧床休息，恢复后尽早康复治疗。

（2）饮食护理：给予高热量、高蛋白、高维生素、易消化饮食，少食多餐。发热患儿注意补充水分，防止脱水。

（3）体温护理：密切监测体温变化，注意热型。高热时采用物理降温法，皮疹者禁用乙醇拭浴。保持皮肤清洁干燥，勤换衣物，做好皮肤的护理。观察有无并发症征象。

（4）用药护理：非甾体抗炎药常有胃肠道反应及肝肾功能损害，应做好饮食的护理，定时对患儿的肝肾功能进行检测。使用免疫抑制药者应注意观察药物的不良反应，定期行血常规检查。

三、过敏性紫癜

过敏性紫癜是一种常见的血管变态反应性出血性疾病。

1. 临床表现　多见于 6 岁以上的儿童和青少年，男性偏多，春、秋季好发。发病前 1 ～ 3 周有上呼吸道感染等前驱症状，根据受累部位及临床表现可分为 5 种类型（表 4-31）。

表4-31　过敏性紫癜的临床类型及其症状

临床类型	具体症状
紫癜型	最常见，以皮肤紫癜为首发的特征性表现，多见于下肢和臀部
腹型	最具潜在危险、最易误诊，反复突发性腹痛，多位于脐周或下腹部，伴恶心、呕吐或便血
关节型	关节肿痛反复发作，多见于膝、踝、肘等关节，无关节畸形
肾型	最严重且预后相对较差，可见血尿、尿蛋白及管型尿
混合型	具备两种以上类型的特点

2. 治疗要点　消除致病因素，尽可能寻找并防止接触过敏原。抗组胺药。改善血管通透性药物，如维生素 C 等。糖皮质激素，症状明显时服用泼尼松缓解急性腹痛和关节炎。

3. 护理措施

（1）休息活动护理：发作期增加卧床休息时间，避免劳累，避免过早或过多的行走活动。腹痛者取屈膝平卧位，关节肿痛者局部关节制动，并注意保暖。

（2）饮食护理：给予清淡、少刺激、易消化饮食，避免食用易致过敏的食物（鱼、虾、蟹等）。腹型患者应提供无蛋白、无渣流食。有消化道出血时，避免食物过热，必要时禁食。

（3）病情观察：观察皮疹的分布、范围和数量，有无反复，可绘成人体图形记录。评估腹痛变化和大便的颜色、性状，有腹痛的患者禁止热敷。注意受累关节和尿液颜色的变化，定期检查尿常规。

（4）用药护理：遵医嘱正确、规律用药。注意观察药物的疗效和不良反应。

（5）病情监测指导：教会患者自我监测出血情况，出现病情复发或加重的征象，应及时就诊有肾及消化道症状者宜在症状消失后 3 个月复查。腹型过敏性紫癜患儿症状消失后 3 个月可复学。

四、皮肤黏膜淋巴结综合征

皮肤黏膜淋巴结综合征是一种以全身血管炎为主要病变的急性发热出疹性小儿疾病，又称川崎病。

1. 临床表现

（1）发热：起病急，出现最早，持续 5 天以上，呈稽留热或弛张热，若治疗不及时可达 1～2 周。

（2）皮肤表现：发热或发热后出现向心性、多形性皮疹。手足皮肤有广泛性硬性水肿，典型特点为早期手掌和脚底出现潮红，恢复期指、趾端膜状脱皮，重者指、趾甲可脱落。

（3）黏膜表现：在发热 24～48 小时后常出现口腔、咽部及双眼球结膜充血一般没有分泌物。口腔、咽部表现为口唇潮红，杨梅舌。

（4）颈淋巴结肿大：触之柔软，不能推动，无化脓，起病后 1～2 天出现。

（5）心脏表现：可出现心肌炎、心包炎和心内膜炎。心肌梗死和巨大冠状动脉瘤破裂可致心源性休克甚至猝死。

（6）消化系统：腹痛、恶心、腹泻、黄疸、麻痹性肠梗阻等。

（7）其他：激惹、烦躁不安，少数有颈强直、惊厥、昏迷等无菌性脑膜炎表现。

2. 治疗要点 阿司匹林为首选治疗药物，足量使用有抗炎作用，小剂量维持有抗凝作用。其他包括丙种球蛋白、双嘧达莫（潘生丁）等。

3. 护理措施

（1）休息与活动：急性期卧床休息。保持室内环境清洁安静，保持适宜的温湿度，定时通风，制定合理的休息与活动，避免不良刺激。

（2）饮食护理：高蛋白、高热量、高维生素清淡的流质或半流质饮食，鼓励多饮水，严重者可静脉补液。避免生、辛、硬饮食。

（3）皮肤、黏膜护理：维持正常体温，保持皮肤清洁、干燥，勤换衣裤，防止感染，脱去的痂皮不可强行撕脱，可用剪刀剪除。观察患儿的口腔黏膜情况，保持清洁，可餐前、餐后漱口，每日用生理盐水洗眼 1～2 次。必要时遵医嘱用药。

（4）病情观察：检测患儿的心率、面色、心率、心律、心电图、精神状态等，以判断有无心血管损害表现。观察并记录患儿的体温，判断发热的类型，采取对应的护理措施。

（5）用药护理：注意观察药物的不良反应。阿司匹林不良反应可有出血倾向，注射丙种免疫球蛋白可发生过敏反应。

（6）出院指导：知道患儿家长学会观察病情，定期复诊。多数预后良好，1%～2% 患儿可复发。出院后 1 个月、3 个月、6 个月及 1 年全面检查一次。有冠状动脉损害者应密切随访。

第十五节　遗传性疾病

一、21-三体综合征

21-三体综合征又称唐氏综合症，也称先天愚型。常染色体畸变疾病。第21号染色体呈三体型。发病率为1：1000～1：600，孕妇年龄越大，发病率越高。

1. 临床表现　主要特征为特殊面容、智能落后和生长发育迟缓。

（1）特殊面容：表情呆滞、眼距宽、眼裂小、外眦上斜、内眦赘皮、鼻梁低平、张口伸舌、流涎多、头小、前囟大且闭合延迟、颈短。喂养困难。

（2）生长发育迟缓：身材矮小、四肢短、手指粗短、骨龄落后、出牙迟，运动发育和性发育迟缓。

（3）智能落后：是本病最突出最严重的临床表现。

（4）皮纹：通贯手（猿线），轴三角的atd角度一般大于45°，第4、5指桡箕增多，脚拇指球胫侧弓形纹，第5指只有一指褶纹。

（5）畸形：约50%患儿伴有先天性心脏病，其次是消化道畸形。易感染。

2. 护理措施

（1）生活护理：加强营养，保证机体生长发育；保持空气清新，温湿度适宜，注意个人卫生，保持皮肤清洁干燥，长期流涎及时擦干，口腔、鼻腔清洁，预防感染；悉心照顾患儿，协助穿衣、吃饭，制定训练方案，使患儿逐渐达到自理和简单的劳动。

（2）心理护理：家长常常难以接受孩子患病，焦虑、自责、担心、忧伤，此时护理人员要给予心理疏导、情感支持，协助家长尽快适应疾病带来的影响。

（3）健康教育：避免高龄生育，35岁以上妇女，妊娠后作羊水细胞检查，常用的三联筛查，即甲胎蛋白（AFP）、游离雌三醇（FE3）和血清β绒毛膜促性腺激素（βhCG）的检测。子代有21-三体综合征或姨表姐妹有此病，尽早检查子亲代染色体核型。预防病毒感染、滥用药物及X线照射等。

二、苯丙酮尿症

苯丙酮尿症是由苯丙氨酸羟化酶基因突变所致的常染色体隐性遗传病。我国发病率为1：11000。

1. 临床表现　出生时常表现正常，3～6个月开始出现症状，1岁时症状明显。智能发育落后为主要特征，表情呆滞、行为异常、多动、肌痉挛或癫痫发作，脑电图异常。呕吐、喂养困难，毛发变黄、皮肤、虹膜变浅，皮肤干燥伴湿疹，体液有明显的鼠尿样臭味。

2. 治疗要点　一旦确诊、立即治疗。主要治疗方法为低苯丙氨酸饮食，治疗量为既能满足身体需要量又能维持血中苯丙氨酸的浓度。并定期检测血苯丙氨酸浓度。

3. 护理措施

（1）饮食护理：新生儿主要采用低苯丙氨酸奶粉，血浓度降至正常可逐渐添加辅食，辅食以低蛋白、低苯丙氨酸为主，首选母乳，母乳苯丙氨酸比牛乳低。随时监测血浓度，持续控制到青春期以后。饮食治疗至少持续到青春期。

（2）皮肤护理：注意患儿卫生，勤换衣物，保持皮肤干燥、清洁，有湿疹要及时治疗处理。

（3）健康教育：避免近亲结婚；有家族史的孕母作产检、新生儿作详细检查；合理控制饮食，制定治疗方案，做好遗传咨询。

第十六节　常见传染病

一、概　述

常见传染病的病原体、传播途径、临床表现及隔离措施见表4-32。

表4-32 常见传染病的特点及隔离

疾　病	病　原	传染源	潜伏期	出　疹	隔离种类	隔离时间	接触者隔离
麻　疹	麻疹病毒	急性期患者	平均10天（6～21天）	发热后3～4天。始于耳后发际，自上而下蔓延，最后足底	呼吸道	出疹后5天，有并发症出疹后10天	21天
水　痘	水痘-带状疱疹病毒	患者	平均14～16天（10～24天）	发热后1～2天。始于躯干，向心性分布，四肢较少	呼吸道	皮疹全部结痂或出疹后7天	21天
流行性腮腺炎	腮腺炎病毒	患者及带毒者	平均18天（14～25天）	—	呼吸道	腮腺肿大完全消退，共约21天	21天
猩红热	A组β溶血性链球菌	患者及带菌者	平均2～3天（1～7天）	发热后24小时内。始于耳后、颈，自上而下发展，最后下肢	呼吸道	咽拭子培养3次阴性，不少于治疗7天	7天
菌　痢	痢疾杆菌（志贺菌）	患者及带菌者	1～4天	—	消化道	症状消失7天或连续2次大便培养阴性	7天

二、麻　疹

麻疹是由麻疹病毒引起的急性出疹性呼吸道传染病。

1. 临床表现　无并发症者病程为10～14天，以呼吸道病变最显著。

（1）潜伏期：6～21天，平均10天，可有低热、全身不适。

（2）前驱期（发疹前期）：持续3～4天，主要表现为发热、咳嗽、流涕、结膜炎及口腔麻疹黏膜斑。

①发热：中度以上，热型不一。

②上呼吸道炎症及结膜炎：咳嗽、打喷嚏、畏光流泪、结膜充血等。

③口腔麻疹黏膜斑：是早期的特异性体征，有诊断价值。第二磨牙相对的颊黏膜上有直径为0.5～1mm 的灰白色小点，周围有红晕，出疹后逐渐消失。

④其他：全身不适、食欲缺乏、精神不振等。

（3）出疹期：发热后 3～4 天出现皮疹，先发于耳后发际，逐渐累及额、面、颈部，自上而下蔓延至躯干、四肢，最后累及手掌、足底。开始为不规则红色斑丘疹，疹间皮肤正常，重者融合成片，呈暗红色。全身中毒症状加剧，肺部可闻及干、湿啰音。

（4）恢复期：无并发症者，出疹后 3～4 天发热开始减退，皮疹按出疹的先后顺序消退，疹退后皮肤遗留棕色色素沉着及糠麸样脱屑，7～10 天痊愈。

（5）并发症：肺炎、喉炎、心肌炎、麻疹脑炎、结核病恶化、营养不良及维生素 A 缺乏症等。其中，肺炎是最常见的并发症和死亡的主要原因。

2. 治疗要点 无特效抗病毒药物，主要为对症治疗，加强护理，防治并发症。高热患者可酌情使用小剂量退热药或物理降温，但应避免急骤退热，特别是在出疹期。

3. 护理措施

（1）休息活动护理：绝对卧床至皮疹消退，体温正常。保持病室适宜的温湿度，定期通风，避免对流，避免强光刺激，加强皮肤护理。

（2）饮食护理：发热期给予清淡、易消化、营养丰富的流质或半流质饮食，少量多餐，多饮水，有利于消化、排毒、透疹。恢复期应添加高蛋白、高维生素的食物。注意加服维生素 A 预防干眼病。

（3）降温护理：出疹期不宜用药物或物理方法强行降温，禁用冷敷及乙醇拭浴，以免末梢循环障碍影响出疹。体温＞ 40℃时，可用小剂量解热药或温水拭浴，防止高热惊厥。

（4）预防感染传播

①管理传染源：住单人病室，呼吸道隔离至出疹后 5 天，有并发症者延至出疹后 10 天。易感的接触者隔离观察 21 天，并使用被动免疫制剂，在 5 天内注射血清免疫球蛋白。

②切断传播途径：患儿房间应通风并用紫外线照射消毒，衣物应在阳光下曝晒。无并发症的轻症患儿于家中隔离，以减少传播和继发感染。

③保护易感人群：流行期间易感儿童避免到人群密集的场所。8 个月以上未患麻疹的小儿均应接种麻疹减毒活疫苗，7 岁时复种。

三、水　痘

水痘是由水痘 - 带状疱疹病毒所引起的传染性极强的出疹性疾病。

1. 临床表现 主要表现为皮肤黏膜分批出现和同时存在的斑疹、丘疹、疱疹和结痂，全身症状较轻。

（1）潜伏期：10～24 天，一般 14～16 天。

（2）前驱期：皮疹出现前 24 小时，多出现低热、乏力、食欲缺乏等上呼吸道感染症状。

（3）出疹期：发热持续 1～2 天后出现皮疹。首发于躯干、头面部，四肢较少，呈向心性分布，伴明显痒感。皮疹按红色斑疹、丘疹、疱疹、结痂的顺序，连续分批出现，疾病高峰期可同时存在，是水痘皮疹的重要特征。黏膜皮疹可出现在口腔、咽、结膜和生殖器等处，易破溃形成溃疡。水痘为自限性疾病，10 天左右自愈，全身症状较轻。

（4）并发症：最常见的是继发皮肤细菌感染，还可发生水痘脑炎、面神经瘫痪等。

2. 治疗要点 无并发症时以一般治疗和对症处理为主。患者应隔离，加强护理。高热者给予解热药，但避免使用阿司匹林，以免增加 Reye 综合征的危险。皮肤瘙痒可局部应用炉甘石洗剂。抗病毒药物首选阿昔洛韦，仅在皮疹出现 24 小时内应用有效，疗程 7 天。

3. 护理措施

（1）休息活动护理：卧床休息至热退或症状减轻。保持病室温湿度适宜，定期通风换气。

（2）饮食护理：给予富含营养的清淡饮食，多饮水。

（3）病情观察：严密观察病情变化，及时识别并发症。

（4）降温护理：密切监测体温变化，高热禁用阿司匹林。出疹期禁用糖皮质激素，以免病毒感染扩散。

（5）皮肤护理：保持皮肤清洁、干燥，避免搔抓疱疹处，勤更换内衣及床单。皮肤瘙痒者，局部使用炉甘石洗剂或 5% 碳酸氢钠溶液。疱疹破溃、有继发感染时涂抗生素软膏，或遵医嘱口服抗生素。

（6）预防感染传播

①管理传染源：无并发症的患儿多在家隔离，至皮疹全部结痂或出疹后 7 天。

②切断传播途径：保持室内空气新鲜，通风良好，定期用紫外线消毒。

③保护易感人群：避免易感儿与患儿接触。易感儿接触水痘患儿后的发病率为 90%。有接触史的易患儿应隔离观察 21 天。体弱、孕妇、使用免疫抑制药或免疫缺陷者，应在接触后 72 小时内肌内注射水痘 - 带状疱疹免疫球蛋白或恢复期血清，有助于预防和减轻症状，可获得持久免疫。

四、猩红热

猩红热是由 A 组 β 链球菌引起的急性呼吸道传染病。

1. 临床表现　以发热、咽峡炎、杨梅舌、全身弥散性鲜红色皮疹和疹退后片状脱屑为临床特征。

（1）潜伏期：1～7 天，一般为 2～3 天。

（2）前驱期：一般不超过 24 小时。起病急骤，表现为畏寒、高热、咽痛、头痛、全身不适等中毒症状。

（3）出疹期：多在发热后 24 小时内发疹。始于耳后、颈及上胸部，迅速蔓延全身。全身弥漫充血性的皮肤上出现针尖大小的红色丘疹，触之有砂粒感，疹间无正常皮肤。可出现以下特殊体征。

①贫血性皮肤划痕：以手按压皮肤丘疹，压之退色，出现苍白的手印。

②帕氏线：在腋窝、腹股沟等皮肤皱褶处皮疹密集，呈紫色线状，压之不退色。

③杨梅舌：病初舌被覆白苔，2～3 天后白苔脱落，舌面呈肉红色，舌乳头突起。

④口周苍白圈：面部充血而无皮疹，口鼻周围充血不明显，相对略显苍白。

（4）脱屑期：疹退后按出疹顺序开始脱屑，面部、躯干为糠皮样脱屑，手、足底为片状脱皮，可呈套状。脱屑后无色素沉着。

（5）并发症：变态反应性疾病，多发生于病程的第 2～3 周，主要有急性肾炎、风湿热等。

2. 治疗要点　急性期卧床休息，呼吸道隔离。首选青霉素治疗，连用 5～7 天，重者可加大剂量或联合使用两种抗生素。青霉素过敏者改用红霉素。

3. 护理措施

（1）饮食护理：给予高营养、高维生素、易消化的流质或半流质饮食，多饮水。

（2）发热护理：注意监测体温，高热时可用物理降温，但避免乙醇拭浴，必要时遵医嘱使用解热药。

（3）皮肤护理：保持皮肤清洁、干燥，及时更换汗湿衣物，用温水清洗皮肤，禁用肥皂水，以免加重皮肤瘙痒感。剪短指甲，防止抓伤皮肤引起继发感染。观察出疹、消退及脱皮情况。脱皮时涂凡士林或液状石蜡，有大片脱皮时禁止用手强行撕脱，须用消毒剪刀剪掉，以防感染。

（4）病情观察：少数患儿起病后 1～5 周可能发生变态反应性风湿病及急性肾小球肾炎，应注意监测尿常规，了解有无肾脏损害。

（5）预防感染传播

①管理传染源：呼吸道隔离至连续 3 次咽拭子培养阴性，隔离期限不少于 7 天。

②切断传播途径：对患者的分泌物及排泄物用含氯消毒液消毒，接触过的物品应浸泡、熏蒸或日晒消毒。

③保护易感人群：儿童机构发生猩红热时，对接触者应严密观察 7 天，有条件可做咽拭子培养。

五、百日咳

百日咳是由百日咳嗜血杆菌引起的急性呼吸道传染病。病程可迁延数月，故称"百日咳"。

1. 临床表现 潜伏期约 2 ～ 21 天，平均 7 ～ 10 天。典型症状分三期。

（1）卡他期：从起病到阵发性痉咳出现，持续 7 ～ 10 天。咳嗽、流涕、低热、喷嚏、流泪和乏力等症状。热退后咳嗽加剧，夜间尤甚。此期传染性最强。

（2）痉咳期：病程 2 ～ 6 周或更长时间。典型表现阵发性、痉挛性咳嗽，连续 10 余声甚至 20 ～ 30 声短促咳嗽，呼吸深长。吸气时空气经过狭窄声带发出鸡鸣样声音。痉咳时喉痒、胸闷、面红耳赤、舌外伸、颈静脉怒张、大小便失禁，频繁者出现颜面水肿、舌系带溃疡、球结膜下、眼睑、鼻出血。无并发症者肺部体征正常。情绪波动、进食、刺激气体、眼部检查均可诱发。

（3）恢复期：2 ～ 3 周咳嗽好转或痊愈，有并发症者病程可延长数周。

2. 治疗要点 卡他期应用抗生素减轻痉咳，痉咳期首选红霉素缩短排菌期和预防继发感染，也可用罗红霉素，疗程 14 ～ 21 天。重症婴幼儿应用泼尼松，疗程 3 ～ 5 天，也可用高效价免疫球蛋白，以减少痉咳次数和缩短痉咳期。

3. 护理措施

（1）痉咳护理：痉咳发作时，协助侧卧或坐起、轻叩背、助排痰，给氧、必要时给予雾化治疗，专人看守、以防窒息。避免引起痉咳的诱发因素。并密切观察病情变化，避免百日咳脑病的发生。夜间痉咳严重可遵医嘱给予镇静剂。

（2）饮食护理：给予营养丰富、无刺激、较黏稠、易消化食物，痉咳后进食，少食多餐，喂食不可过急，餐后减少活动，避免呕吐。

（3）预防：呼吸道隔离患者 40 天或痉咳出现后 30 天，对密切接触者观察至少 3 周。保持室内空气流畅，对痰及分泌物消毒处理。提高人群免疫力，接种白、百、破三联制剂疫苗进行预防，接种后有效保护期为 4 年，若为流行季节，新生儿可提前至出生后一个月接种。

六、流行性腮腺炎

流行性腮腺炎是由腮腺炎病毒引起的急性呼吸道传染病。

1. 临床表现 以腮腺肿大、疼痛为特征，常伴发热、咀嚼受限。

（1）潜伏期：14 ～ 25 天，平均 18 天，少数患者有发热、头痛、肌痛、乏力等前驱症状。

（2）腮腺肿大：一侧腮腺肿大为首发症状，且最具特征性。发热后数小时至 1 ～ 2 天腮腺肿大，2 ～ 4 天后累及对侧。腮腺肿大以耳垂为中心，向前、后、下发展，使下颌角边缘不清，表面灼热，但多不发红，伴轻度触痛和感觉过敏。开口咀嚼或进食酸性食物时疼痛可加剧。上颌第二磨牙对侧的颊黏膜即腮腺管口，早期可有红肿，但无分泌物。腮腺肿大 3 ～ 5 天达高峰，持续 4 ～ 5 天后逐渐消退。

（3）下颌下腺和舌下腺肿大：下颌下腺肿大时颈前下颌处明显肿胀，可触及椭圆形腺体。舌下腺肿大时可见舌下及颈前下颌肿胀，并出现吞咽困难。

（4）发热：可伴头痛、乏力、食欲减退等。

（5）并发症：腮腺炎病毒有嗜神经性和嗜腺性，常侵入神经系统和腺体器官。

①脑膜炎：最常见，多见于腮腺肿大后 1 周左右，出现头痛、嗜睡、脑膜刺激征等症状及脑脊液异常。大多预后良好，1 周内症状消失。重者可留有后遗症或死亡。

②睾丸炎：是男孩最常见的并发症，多为单侧。睾丸明显肿胀和疼痛，持续 3～5 天，10 天左右逐渐好转。病毒可引起睾丸细胞坏死而致睾丸萎缩，但很少发生不育症。

③卵巢炎：青春期后女孩多见，常有下腹疼痛，一般不影响生育。

④胰腺炎：腮腺肿大数天后发生，表现为上腹剧痛，伴发热、寒战、呕吐等。

2. 治疗要点　本病是一种自限性疾病，无特殊治疗，以对症治疗为主。发病早期可使用抗病毒药物如利巴韦林，重症或并发脑膜炎、心肌炎者可短期使用糖皮质激素治疗。

3. 护理措施

（1）休息活动护理：发热伴有并发症者卧床休息至体温正常。

（2）饮食护理：给予营养丰富、易消化的清淡半流食或软食，多饮水，避免坚硬、刺激性的食物，以免唾液分泌增多而加重疼痛，严重者暂禁食。加强口腔护理，餐后用生理盐水漱口。

（3）病情观察：密切观察病情变化，及时识别并发症。若出现嗜睡、头痛、频繁呕吐，应怀疑脑膜炎，及时就诊。

（4）对症护理：高热时给予物理或药物降温，注意定时监测体温。腮腺肿胀处可局部冷敷。睾丸肿痛可用棉花垫和丁字带托起。

（5）预防感染传播

①管理传染源：无并发症的患儿在家中隔离治疗，采取呼吸道隔离至腮腺消肿，共约 3 周。

②切断传播途径：注意病室定期通风，对患儿口、鼻分泌物及污染物加强消毒。

③保护易感人群：有接触史的易感儿应隔离观察 3 周，或接种腮腺炎减毒活疫苗。

七、中毒型细菌性痢疾

细菌性痢疾简称菌痢，是由痢疾杆菌引起的肠道传染病。中毒型细菌性痢疾是急性细菌性痢疾的危重型，病死率高，必须积极抢救。

1. 临床表现　潜伏期为 1～4 天，短者数小时，长者可达 7 天。中毒型细菌性痢疾以严重毒血症状、休克和中毒性脑病为三大主要表现，肠道症状多不明显或缺如。起病急骤，病势凶险，高热，体温高达 39～41℃以上，伴烦躁、谵妄、反复惊厥，可迅速发生中毒性休克。开始可无明显腹痛和腹泻症状，发病 24 小时内可出现痢疾样大便。特征性表现黏液脓血便。

（1）休克型：周围循环衰竭型。

（2）脑型：呼吸衰竭型。以神志不清、反复惊厥为主要表现。

（3）混合型：兼有以上两型表现，最为凶险，病死率极高。

2. 治疗要点　因病情危重，应采取综合急救措施，力争早期治疗。

（1）降温止惊：使用物理、药物降温或亚冬眠疗法。

（2）控制感染：选用对痢疾杆菌敏感的抗生素，如阿米卡星（丁胺卡那霉素）、头孢噻肟钠或头孢曲松钠等，疗程一般 5～7，不超过 7 天。

（3）抗休克：迅速扩充血容量，纠正酸中毒，改善微循环，及早应用糖皮质激素。

（4）防治脑水肿和呼吸衰竭：首选 20% 甘露醇快速静脉滴注或与利尿药交替使用，降低脑水肿，也可应用血管活性药物改善脑部微循环。保持呼吸道通畅，吸氧，可使用呼吸兴奋药，必要时应用人工呼吸器。

3. 护理措施

（1）饮食护理：给予易消化、流质饮食，多饮水，避免高脂肪、高蛋白、高纤维饮食。记录每天出入液量，补充水及电解质，避免发生脱水及电解质紊乱，作为补液参考。

（2）发热护理：卧床休息，密切观察体温变化。高热时给物理降温或遵医嘱使用解热药，防止高热惊厥。

（3）腹泻护理：接触隔离，注意粪便、便器和尿布的消毒处理。密切观察排便次数、量、性状及伴随症状，每次排便后清洗肛周，并涂以润滑剂，减少刺激。

（4）休克护理：取中凹位，保暖。观察患者神志、生命体征及瞳孔等变化。给予吸氧，迅速建立静脉通路，遵医嘱予以扩容、纠正酸中毒等抗休克治疗。

（5）预防感染传播

①管理传染源：消化道隔离至临床症状消失后7天或连续2次粪便培养阴性为止。

②切断传播途径：养成良好的个人卫生习惯，餐前、便后洗手，不饮生水，禁食不洁食物。患儿餐具煮沸消毒15分钟，粪便用1%含氯石灰澄清液浸泡消毒后处理，患儿尿布、衣裤须煮沸或用沸水浸泡后再洗。

③保护易感人群：尚无有效预防志贺菌感染的疫苗，我国多采用口服活菌苗。

第十七节　结核病

一、概　述

儿童抗结核药物的使用及不良反应：见表4-33。

表4-33　儿童抗结核药物的使用及不良反应

药　物	剂　量	常见不良反应
链霉素		听力障碍、眩晕、肾功能损害及口周麻木
利福平	10～20mg（≤600mg/d）口服	胃肠道刺激症状、肝毒性、皮疹、药热
异烟肼	10～15mg（≤300mg/d）口服或静脉滴注	周围神经炎、肝毒性、皮疹、胃肠道反应、粒细胞减少
乙胺丁醇	15～25mg口服	球后视神经炎，胃肠道反应、过敏反应、高尿酸血症
吡嗪酰胺	30～40mg（≤750mg/d）口服	肝毒性，痛风、过敏和发热

二、原发型肺结核

1. 临床表现

（1）症状：干咳和轻度呼吸困难最常见。年长儿一般起病缓慢，症状不明显，可有低热、食欲减退、消瘦、盗汗、疲乏等结核中毒症状。6个月以下婴儿病情重而不典型，累及器官多，起病急，突然高热，但一般情况尚好，与发热不相称，持续2～3周后转为低热，并伴结核中毒症状。胸内淋巴结高度肿大时，有压迫症状，如类似百日咳样痉挛性咳嗽、喘鸣、声音嘶哑、胸部静脉怒张等。部分患儿可出现眼疱疹性结膜炎。

（2）体征：肺部体征不明显，与肺内病变不一致。原发病灶较大时，叩诊有浊音，呼吸音减低或有干湿音。体检可见周围淋巴结有不同程度肿大，婴儿可有肝大。

2. 治疗要点　早期、联合、适量、规律和全程。选用短程疗法，每天服用异烟肼，配合利福平＋乙胺丁醇，强化治疗阶段 2～3 个月，巩固维持治疗 4～6 个月，总疗程 6～9 个月。活动性原发型肺结核宜采用直接督导下短程化疗。

3. 护理措施

（1）饮食护理：保证足够的营养，给予高热量、高蛋白、高维生素、富含钙质的饮食，如牛奶、鸡蛋、鱼、新鲜水果、蔬菜等。增强患儿抵抗力，利于增强患儿食欲及疾病的恢复。

（2）一般护理：空气新鲜、阳光充足。保证足够的休息，减少体力消耗，睡眠充足，满足患儿的基本需求。有明显中毒症状、咯血或大量胸腔积液者应绝对卧床休息，恢复期可适当增加活动。监测体温，多汗的患儿应及时更换衣物，做好皮肤的护理。

（3）药物护理：抗结核药物可有胃肠道反应、耳毒性、肾毒性等不良反应，必要时遵医嘱加用保肝药物，并改用其他抗结核药物，定期检查肝功能、血常规及尿常规等。有不适症状及时就诊。

（4）隔离护理：活动期行呼吸道隔离。对患儿呼吸道分泌物、痰杯、餐具等进行消毒隔离。避免与其他急性传染病患者接触而加重病情，如麻疹、百日咳、开放性肺结核。避免受凉引起上呼吸道感染。

三、急性粟粒型肺结核

也称急性血行播散性肺结核，是结核分枝杆菌经血行播散而引起的肺结核，常是原发综合征发展的后果，主要见于小儿时期，尤其是婴幼儿。

1. 临床表现

（1）起病急，婴幼儿多突发高热（稽留热或弛张热），持续数周或数月，伴有寒战、盗汗、食欲缺乏、咳嗽、面色苍白、气促及发绀。50% 患儿起病时可有脑膜炎征象。部分患儿伴有肝脾大以及浅表淋巴结大。少数患儿伴有中毒现象。6 个月以下婴儿病情重而不典型，累及器官多，多伴发结核性脑膜炎，病程进展快，病死率高。

（2）体征：一般没有明显体征，症状和体征与 X 线不一致。

2. 治疗要点　早期抗结核治疗甚为重要。

（1）抗结核药物：分强化治疗阶段和维持治疗阶段，总疗程 6～8 个月。强化治疗阶段给予异烟肼、利福平、吡嗪酰胺及乙胺丁醇、链霉素。

（2）糖皮质激素：有严重中毒症状、呼吸困难时，应用足量抗结核药物的同时，加用泼尼松每天 1～2mg/kg，疗程 2～4 周。

3. 护理措施　保证足够的睡眠与休息，保持正常体温，给予足够的营养，密切观察患者的生命体征，出现异常及时通知医生。

四、结核性脑膜炎

结核性脑膜炎简称结脑，是儿童结核病中最严重的类型。在结核原发感染后 1 年内、尤其在 3～6 个月最易发生，病死率和后遗症的发生率较高。

1. 临床表现　3 岁以内婴幼儿好发，冬、春季常见。起病多缓慢，婴儿可骤起高热、惊厥发病。

（1）早期（前驱期）：1～2 周，主要为小儿性格改变，表现为少言、懒动、烦躁、易怒，年长儿可自诉头痛，婴儿出现嗜睡或发育迟滞等。

（2）中期（脑膜刺激期）：1～2周，因颅内压增高致剧烈头痛、喷射性呕吐，出现明显的脑膜刺激征。脑膜刺激征是结核性脑膜炎最重要和常见的体征。婴儿出现前囟饱满、颅缝裂开。可出现脑神经障碍，以面神经瘫痪最多见。

（3）晚期（昏迷期）：1～3周，症状逐渐加重，昏迷，阵挛性或强直性惊厥频繁发作。患儿极度消瘦，呈舟状腹，最终常因颅内压增高、脑疝而死亡。

2. 治疗要点

（1）抗结核治疗：联合应用易透过血-脑屏障的抗结核杀菌药物。

（2）控制颅内压：

① 20% 甘露醇降颅压，应于30分钟内快速静脉输入。

②利尿药。

③侧脑室穿刺引流，适用于急性脑积水药物降颅压无效或疑有脑疝者。

（3）糖皮质激素：可迅速减轻结核中毒症状，抑制炎症渗出，改善毛细血管通透性，减轻脑水肿，降低颅内压，且可减轻粘连并预防脑积水的发生，是抗结核药物有效的辅助疗法，常用泼尼松。

3. 护理措施

（1）饮食护理：给予高热量、高蛋白质、高维生素、易消化饮食，少量多餐，维持水、电解质平衡。

（2）病情观察：密切观察生命体征、神志、双瞳孔大小及对光反应情况等，及时识别颅内高压或脑疝。颅压增高时腰椎穿刺前30分钟应使用脱水药，腰穿术后去枕平卧4～6小时。

（3）皮肤护理：保持皮肤清洁、干燥，床单平整、无渣屑。昏迷、瘫痪患儿每2小时翻身、拍背1次，防止压疮和坠积性肺炎。眼睑不能闭合者，可涂眼膏并用纱布覆盖，保护角膜。加强口腔护理，每天清洁2～3次。

第十八节　寄生虫病

一、蛔虫病

似蚓蛔线虫简称蛔虫，是常见严重危害儿童健康发育的寄生虫病之一，儿童由于食入人感染期虫卵而被感染，寄生于小肠，异位寄生可导致肠梗阻、胆道蛔虫病等并发症。

1. 临床表现

（1）幼虫移行引起的症状：移行至肺引起发热、乏力、咳嗽、血丝痰、胸闷、哮喘，严重可致肺炎。X线有点、片或絮状阴影，病灶游走、消失快。重症患者蛔虫可侵入脑、肝、脾、淋巴、眼等处，可引起肝大、脑膜炎、癫痫、视网膜病变、眼睑水肿和尿的改变。

（2）成虫引起的疾病：寄生于肠道，以肠腔内半消化食物为食，消化代谢，大量蛔虫感染引起食欲缺乏或多食易饥，异食癖，常腹痛位于脐周，部分患者烦躁、易惊、磨牙或萎靡等。可见荨麻疹、皮肤瘙痒、结膜炎、哮喘等其他症状。

（3）并发症：胆道蛔虫病常见并发症，表现为突发剧烈腹部绞痛，以剑突下右侧为主，坐卧不安、弯腰、恶心呕吐，可吐出蛔虫或胆汁，腹部检查无明显阳性体征或仅有右上腹压痛。其他并发症包括肠梗阻、肠穿孔、腹膜炎等。

2. 治疗原则

（1）驱虫治疗：甲苯咪唑首选药物之一。柠檬酸哌嗪是安全有效的抗蛔虫药物，适用于有并发症患儿，肠梗阻患儿慎用，以免引起虫体骚动。其他药物还包括左旋咪唑和阿苯达唑等。

（2）并发症治疗

①胆道蛔虫病：治疗原则解痉止痛、驱虫、控制感染和纠正水、电解质紊乱，首选虫体麻痹药物。

②蛔虫性肠梗阻：不完全梗阻进食、胃肠减压、解痉止痛、纠正水电解质紊乱、疼痛缓解后可予驱虫治疗；完全性梗阻立即进行手术治疗。

③其他并发症：阑尾炎、肠穿孔、腹膜炎一旦确诊，立即手术治疗。

3. **护理措施**　遵医嘱给予镇痛止痉、驱虫药物。加强营养，密切观察病情变化。指导患儿及家长注意个人卫生，养成良好习惯，不随地大小便，饭前便后洗手。广泛给易感人群投药是降低感染的可行方法，3～6个月再次给药。农村、幼儿园、中小学应在发病高峰期后秋、冬季节进行普查。

二、蛲虫病

蛲虫又称蠕形住肠线虫，寄生于小肠末端、盲肠和结肠，是常见的寄生虫病，多见于幼儿。

1. **临床表现**　可引起局部症状和全身症状，最常见临床症状是肛周、会阴部瘙痒，夜间更甚，小儿夜间惊哭、心情烦躁、食欲减退、注意力不集中、咬指甲、易怒、遗尿、腹痛等表现。皮肤骚破继发皮炎。蛲虫侵入其他器官，并发阴道炎、输卵管炎、盆腔炎、阑尾炎等。

2. **治疗要点**　恩波吡维铵是治疗蛲虫病的首口服选药，其他药物还包括噻嘧啶、甲苯咪唑。外用药每晚睡前清洗会阴和肛周，局部涂擦蛲虫软膏或噻嘧啶栓剂肛塞。避免重复感染，药物治疗的同时必须与预防结合。

3. **护理措施**　遵医嘱给予药物治疗，并每天清晨观察驱虫效果，直至虫卵消失后连查7天。注意个人卫生、饮食习惯，勤换内衣裤，并煮沸消毒，日光连续曝晒10天，幼儿园、集体机构定期普查。

第十九节　急性中毒和常见急症患儿的护理

扫码做题

一、急性中毒

急性中毒是指某些毒性物质进入人体，破坏组织器官和正常生理机能，出现暂时性或永久性中毒症状，甚至危及生命。

1. **临床表现**　腹痛、腹泻、呕吐、惊厥或昏迷为首发症状，严重者可出现多脏器功能衰竭甚至死亡。

2. **治疗原则**　立即中断毒物与机体的接触，以排出毒物为首要处理，快速减少毒物对机体的损害；保持呼吸和循环功能；采取措施减少毒物的吸收，促进毒物的排泄。一旦毒物明确，立即用特效解毒剂。

3. **护理措施**

（1）口服中毒

①催吐：适用于神志清、年龄较大且合作者。一般口服温开水或1：5000高锰酸钾溶液，用手指或压舌板压迫舌根刺激致吐，反复多次。但婴幼儿、神志不清、强酸或强碱中毒、严重心脏病者禁用。

②洗胃：摄入时间不超过4～6小时。患儿惊厥、昏迷或催吐无效时进行洗胃，洗胃常用温开水或生理盐水，反复灌洗，直至流澄清无味液体。强酸或强碱中毒严禁洗胃，可致胃穿孔，用弱酸或弱碱中和。

③导泻：加快毒物排出。洗胃后常用硫酸镁口服导泻，观察30分钟后，可追加用药。

④灌肠：中毒时间超过4小时以上者使用。

（2）皮肤接触中毒：立即脱去已污染的衣物，用大量清水反复冲洗皮肤、指甲、毛发等，强酸或强碱中毒者可用弱碱或弱酸中和法，用清水冲洗酸、碱毒物至少应在10分钟以上。

（3）吸入中毒：立即撤离现场，吸入新鲜空气或氧气，保持呼吸道通畅，必要时进行人工呼吸。

（4）促进已吸收毒物排出：多喝水、按医嘱使用利尿药利尿；碳酸氢钠碱化尿液、维生素C酸化尿液；血液净化等促进已吸收毒物排出。

（5）特效解毒剂：一旦中毒原因明确，立即按医嘱应用特效解毒剂，如亚硝酸盐中毒用亚甲蓝等，有机磷中毒有蒜臭味用碘解磷定和氯解磷定。随时注意观察患儿用药后反应。

二、小儿惊厥

惊厥是全身或局部骨骼肌群突然发生不自主收缩，主要表现为强直性或阵挛性收缩，常伴意识障碍，是儿科常见的急症。

1. 临床表现

（1）典型表现：突然发生意识丧失，头向后仰，双眼凝视、眼球上翻，局部或全身肌群出现强直性或阵挛性抽搐，严重者出现颈项强直，呼吸节律紊乱，发绀，大小便失禁等。持续数秒至数分钟，发作后因疲劳入睡。

（2）惊厥持续状态：惊厥发作持续30分钟以上或2次发作间歇期意识不能恢复者，属惊厥的危重型，多见于癫痫大发作、破伤风等。

（3）非典型表现：两眼凝视，口角、眼角抽动，呼吸暂停等，为新生儿和婴儿惊厥发作时的表现。

（4）热性惊厥：小儿惊厥最常见的原因是高热。高热惊厥多由上呼吸道感染引起。

①发病年龄通常为6个月至5岁。

②体温在38.5℃以上时突然出现惊厥，多发生在高热开始后12小时内。

③惊厥持续时间短暂，少于10分钟。

④在一次发热性疾病过程中很少连续发作多次，可在以后的发热性疾病时再次发作，故对于急性上呼吸道感染伴高热、抽搐的患儿，护士怀疑为小儿惊厥时，应重点询问其既往发作史。

⑤发作后意识恢复快，神经系统检查阴性，少有惊厥持续状态。

（5）无热惊厥：婴儿期首先考虑低血钙引起的手足搐搦症，年长儿首先考虑癫痫。

2. 治疗要点
抗惊厥药物首选地西泮缓慢静脉注射或灌肠，地西泮注射速度不宜超过2mg/min，也可使用苯妥英钠、苯巴比妥、10%水合氯醛等药物。苯巴比妥是新生儿惊厥（新生儿颅内出血、缺氧缺血性脑病等）的首选药。

3. 护理措施

（1）防止窒息：保持安静，避免一切不必要的刺激。就地抢救，立即平卧，头偏向一侧，解开衣领。保持呼吸道通畅，将舌轻轻向外牵拉，防止舌后坠。遵医嘱给予抗惊厥药物。暂禁食，避免窒息。

（2）防止受伤：将纱布放在患儿手心、腋下，以防皮肤损伤。在患儿上下白齿之间垫牙垫，牙关紧闭时，切勿用力撬开。惊厥时移开一切可能伤害患儿的硬物，切勿用力强行牵拉或按压患儿肢体，以免发生骨折或关节脱位。专人监护，拉起床挡，防止坠床或碰伤。

（3）高热者及时采取物理或药物降温，严密观察生命体征、意识及瞳孔改变。出现脑水肿征象，应及时报告医生并遵医嘱使用脱水药。

三、急性颅内压增高

颅内压增高是指在病理状态下，颅腔内容物体积增加或颅腔容积减小，超出颅腔可代偿调节的范围，导致颅内压力超过200mmH$_2$O，常以头痛、呕吐、视神经乳头水肿为三大主症，是颅内多种疾病所共有的临床综合征。

1. 临床表现　头痛，呕吐及视神经乳头水肿为被称为颅内高压三联征，最早出现的体征是前囟张力增高。

（1）头痛：是最常见的症状，多位于额部及颞部，开始为阵发性，而后可发展为持续性，可因体位改变、咳嗽等加重。婴幼儿多表现为烦躁不安、尖叫、拍打头部。婴儿前囟未闭及颅缝裂开，可起到缓冲作用，故其头痛不如成人严重。

（2）呕吐：呈喷射性。与饮食无关，颅内高压刺激第四脑室底部及延髓呕吐中枢引起。

（3）眼部改变：提示中脑受压，第Ⅵ对脑神经麻痹、上视丘受压、第Ⅲ脑室和视交叉受压，表现为眼球部突出、复视、落日眼、视神经乳头水肿、盲点扩大及向心性视野缩小。

（4）意识障碍：大脑皮质广泛损害及脑干上行网状结构损伤，早期表现为意识淡漠，嗜睡，反应迟钝。进行性颅内压增高时可出现昏迷。

（5）生命体征变化

①脑干受压或轴性移位：呼吸节律不齐、暂停、潮式呼吸等。

②下丘脑体温调节中枢受压：肌张力增高，在短期内体温急剧升高，呈持续性、难以控制的高热或超高热。

（6）其他症状和体征：血压升高，脉搏减慢，脉压增大。婴儿可有头颅增大、囟门饱满、颅缝增宽或分离。头颅叩诊可呈破罐声。脑缺氧或炎症刺激大脑皮层可导致抽搐甚至癫样发作。

（7）脑疝：最严重后果之一，一般导致小脑幕切迹疝或枕骨大孔疝。瞳孔变化可提示发生脑疝，详见外科护理学第二十八节颅内压增高的相关内容。

2. 治疗与护理措施　见外科第二十八节颅内压增高。

四、急性呼吸衰竭

急性呼吸衰竭是指由于多种突发的致病因素，导致肺通气和（或）换气功能迅速出现严重障碍，因缺氧和二氧化碳潴留导致低氧血症和高碳酸血症，短时间内即可发生的呼吸衰竭。

1. 临床表现　除原发病症状外，主要为低氧血症所致的呼吸困难和多脏器功能障碍。

（1）呼吸系统表现：呼吸困难是最早出现的症状。周围性呼吸衰竭表现为呼吸频率改变，辅助呼吸肌活动增强，可出现三凹征。中枢性呼吸衰竭表现为呼吸节律改变，可出现潮式呼吸、比奥呼吸、叹息样呼吸、呼吸暂停等。

（2）低氧血症表现

①发绀：是缺氧的典型表现，以口唇、口周及甲床等处较为明显。发绀程度与还原型血红蛋白含量有关，贫血者发绀程度不明显。外周性发绀多见于严重休克患者，中央性发绀多见于动脉血氧饱和度低的患者。

②精神神经表现：急性缺氧导致患者出现精神错乱。早期烦躁、易激惹，视物模糊，继之出现神志淡漠、嗜睡、意识模糊等神经抑制症状。

③循环系统表现：心肌损害，心律失常，周围循环衰竭、血压下降、心率减慢甚至心脏停搏。

④消化和泌尿系统表现：胃肠道黏膜充血水肿，应激性溃疡，上消化道出血，少尿或无尿，尿中出现蛋白、红细胞及管型等。

（3）高碳酸血症表现：烦躁不安、多汗、摇头、意识障碍、皮肤潮红，严重时出现惊厥、昏迷、视乳头水肿、呼吸性酸中毒等。

2. 护理措施

（1）休息活动护理：卧床休息，并尽量避免自理活动和不必要的操作。取半卧位或坐位，促进肺膨胀，有利于改善呼吸。

（2）饮食护理：给予高热量、高蛋白、易消化的流食或半流食。昏迷患者给予鼻饲。

（3）病情观察：密切观察呼吸困难的程度、生命体征及神志改变，准确记录出入量，监测血气分析结果。一旦出现肺性脑病的表现，应立即报告医生并协助处理。

（4）氧疗护理：常用鼻导管、面罩、头罩法给氧。

①鼻导管：婴幼儿 0.5 ～ 11L/min，儿童 1 ～ 2L/min，氧浓度为 25% ～ 40%。

②面罩法：婴幼儿 2 ～ 4L/min，儿童 3 ～ 5L/min，氧浓度为 40% ～ 60%。

③头罩法：通常为 4 ～ 6L/min，氧浓度为 40% ～ 50%。

（5）气道护理：减少呼吸道阻力和呼吸做功，如体位引流、翻身叩背，清醒患者指导有效咳嗽、咳痰，必要时可雾化吸入。意识不清、咳痰无力者给予吸痰，建立人工气道和机械通气支持。

（6）人工呼吸的护理：详见本章第六节新生儿窒息的相关内容。

（7）用药护理：给予支气管舒张药、呼吸兴奋药，注意输液速度不宜过快，以免因呼吸兴奋药过量，导致颜面潮红、面部肌肉震颤、烦躁不安等现象，一旦出现应遵医嘱减量或停药，并协助医生处理。对烦躁不安的患者慎用吗啡等镇静药，以免引起呼吸抑制。应用呋塞米快速利尿时，可能使原有大量痰液突然减少、黏稠度增加而使排痰困难加重，应注意预防。

五、充血性心力衰竭

由于心肌收缩或舒张功能下降使心排血量绝对或相对不足，不能满足全身组织代谢需要而引起的一系列临床症状及体征。

1. 临床表现 年长儿表现与成人相似。

（1）全身症状：心输出量下降、组织灌注不足及静脉淤血引起，表现为精神萎靡、乏力、多汗、食欲减退、消化功能低下、体重不增等。

（2）肺循环淤血：呼吸急促、呼吸困难、发绀，甚至端坐呼吸。气急、呻吟、烦躁不安，不能平卧。干咳，严重者可有泡沫样血痰。哮鸣音。肺水肿及可闻及湿啰音。

（3）体循环淤血：肝淤血、肿大。颈静脉怒张。水肿，最先见于下垂部位，婴幼有时仅见眼睑、面部轻微水肿或伴手背、足背略肿，但体重增长较快。

（4）其他体征：心脏增大、心音低钝、心动过速，易出现奔马律。

（5）心功能分级：可分为四级，见表4-42。

（6）婴儿心功能分级

① 0 级：无心衰表现。

② Ⅰ级：即轻度心衰，特点为每次哺乳量＜ 105ml 时或哺乳时间需 30 分钟以上，呼吸困难，心率＞ 150 次 / 分，可有奔马律，肝脏肋下 2cm。

③ Ⅱ级：即中度心衰，特点为每次哺乳量＜ 90ml 或哺乳时间需 40 分钟以上，呼吸＞ 60 次 / 分，呼吸形式异常，心率＞ 160 次 / 分，肝大肋下 2 ～ 3cm，有奔马律。

④Ⅲ级：即重度心衰，特点为每次哺乳量＜ 75ml 时或哺乳时间需 40 分钟以上，呼吸＞ 60 次 / 分，呼吸形式异常，心率＞ 170 次 / 分，肝大肋下 3cm 以上，有奔马律，并有末梢灌注不良。

（7）诊断标准：安静时心率增快，婴儿＞180次/分，幼儿＞160次/分。安静时呼吸达60次/分以上，呼吸困难、青紫突然加重。肝肿大达肋下3cm。心音低钝、奔马律等。突然烦躁不安、面色灰白。尿少、下肢水肿。

2. 治疗要点

（1）一般治疗：保证休息，取平卧或半卧位，必要时使用镇静剂。有气急、发绀者给予吸氧。水肿者适量减少盐的摄入。

（2）正性肌力药：最有效的急救药物。

①洋地黄类：包括地高辛、毛花苷丙等，增强心肌力、减慢心率，增加搏出量，改善心功能。强心苷地高辛与心肌细胞膜上 K^+-Na^+-ATP 酶结合，促进 Ca^{2+} 内流，使肌浆内 Ca^{2+} 浓度升高，加强了心肌的兴奋与收缩偶联，而发挥强心作用，如与钙类制剂合用，会使心肌收缩力增加，从而引起心律失常，甚至造成心脏猝死，使用强心苷类药物禁补钙。

②β受体激动剂：多巴胺、多巴酚丁胺等，适用洋地黄疗效不佳或毒性反应及血压偏低者。

③磷酸二酯酶抑制剂：对心脏病手术术后的心衰患儿效果显著。

（3）利尿剂：急性心力衰竭用快速强效利尿药，慢性心力衰竭联合使用噻嗪类与保钾利尿药。

3. 护理措施

（1）休息与活动：急性期心力衰竭患者，要绝对卧床休息，当心功能恢复后，血沉接近正常可下床活动。病情控制后可半卧位或坐位，双腿下垂，减少回心血量。保持大便通畅。

（2）饮食护理：给予高热量、高维生素易消化饮食，少食多餐，避免过饱，吸吮困难者可滴管或鼻饲。限制水钠的摄入，记录24小时液体出入量，定时测量体重。

（3）用药护理：充血性心力衰竭要控制水钠入量，每日水分摄入50～60ml/kg，输液速度每小时不超过5ml/kg。地高辛口服＜2岁药量0.05mg/kg，＞2岁药量0.03mg/kg，静脉注射首次给洋地黄口服量的1/2，余量分2次，每隔4～6小时静脉注射1次。注意药物的不良反应，强心苷治疗剂量和中毒剂量接近，易发生中毒，使用后应重点观察其中毒反应。注射洋地黄类药物禁补钙。心脏毒性反应是强心苷较严重的毒性反应，主要表现为各种心律失常。心率或脉搏＜60次/分，应暂停用药并通知医生。详见内科护理学第二节循环系统疾病的相关内容。

六、急性肾损伤

急性肾衰竭又称急性肾损伤，是由各种原因引起的短时间内肾功能急剧下降而出现的临床综合征。

1. 临床表现

（1）起始期：未发生明显的肾实质损伤，急性肾衰竭尚可预防，持续数小时至几天。

（2）维持期（少尿期）：一般持续7～14天，出现一系列尿毒症表现。

①全身表现：消化系统症状常为首发症状，还可出现咳嗽、呼吸困难、高血压、心力衰竭、意识模糊、抽搐、出血倾向、感染（主要的死亡原因之一）、多脏器功能衰竭等症状。

②水、电解质和酸碱平衡失调：可表现为代谢性酸中毒（表现为精神萎靡、呼吸深长、口唇樱桃红、面色发灰、心律不齐）、高钾血症、低钠血症、水过多等，以代谢性酸中毒和高钾血症最常见。高钾血症可致各种心律失常，严重者发生心室颤动或心脏骤停，是最主要的电解质紊乱和最危险的并发症，是少尿期的首位死因。

（3）恢复期：持续1～3周，可有多尿表现，每天尿量可达3000～5000ml，随后逐渐恢复正常。多尿期早期仍可有高钾血症，后期可出现低钾血症（肌肉无力、呕心、腹胀、厌食等）。

2. **治疗要点**　尽早明确诊断，及时纠正可逆的病因是恢复肾功能的关键。主要包括尽早识别并纠正可逆病因，维持体液稳定，营养支持，防治并发症及肾脏替代治疗等。透析治疗是治疗高钾血症最有效的方法。

3. **护理措施**

（1）休息活动护理：少尿期应绝对卧床休息，以减轻肾脏负担。下肢水肿者抬高下肢，促进血液回流。当尿量增加、病情好转时，可逐渐增加活动量。

（2）饮食护理：少尿期3～4天之后，给予低蛋白、高热量、高维生素的清淡流质或半流质饮食，以优质蛋白（肉类、蛋类、奶类）为宜。在少尿期3天以内，不宜摄入蛋白质。

（3）维持水平衡：少尿期患者严格限制液体入量，坚持"量出为入，宁少勿多"的补液原则。严格记录24小时液体出入量。

（4）病情观察：密切监测患者的生命体征、尿量、肾功能及电解质的变化，注意观察有无体液过多的表现。

（5）高钾血症的护理：当血钾＞6.5mmol/L，应配合医生紧急处理。

①10%葡萄糖酸钙10～20ml稀释后缓慢静脉推注（不少于5分钟），以拮抗钾离子对心肌的抑制作用。

②11.2%乳酸钠或5%碳酸氢钠静脉滴注，纠正酸中毒并促进钾离子向细胞内移动。

③50%葡萄糖和胰岛素缓慢静脉注射，促进糖原合成，使钾离子向细胞内移动。

（6）预防感染：遵医嘱适当应用抗生素，做好呼吸道护理及尿管护理。指导患者避免诱因，自我监测，定期复查肾功能。

七、感染性休克

感染性休克是由于各种病原微生物及其内毒素侵入人体所引起的严重感染，导致的全身微循环，导致多系统、多器官功能衰竭。

1. **临床表现**　常见血压下降，心率加快，脉压减小，呼吸急促，面色苍白，尿量减少，烦躁不安，意识障碍等。婴儿表现双眼凝视无神，面色发灰，皮肤淤血、花纹，哭闹，体温骤升或不升，心率增快、心律不齐。年长儿可有高热、寒战、皮肤冷湿、发绀、眼窝凹陷、精神萎靡、嗜睡等特点。

（1）休克代偿期轻度：失血量＜20%，神志清楚、紧张或烦躁不安，皮肤正常或湿冷、苍白，心率尚有力＜100次/分，血压正常或稍高，脉压减小，尿量正常或稍少。

（2）休克抑制期中度：失血量20%～40%，神志反应迟钝，表情淡漠，皮肤苍白或发绀，发凉、潮湿，心率较弱100～120次/分，收缩压70～90mmHg，脉压＜20mmHg，尿量减少。

（3）休克抑制期重度：失血量＞40%，意识模糊或昏迷，皮肤厥冷、显著苍白，肢端青紫；心率很弱或摸不清，收缩压＜70mmHg或测不到，尿量极少或无尿。

2. **治疗原则**　积极控制感染，迅速扩充血容量，纠正水、电解质代谢紊乱；抗炎、控制感染；保护重要脏器。

3. **护理措施**　积极液体复苏，快速扩容。快速输液阶段，补2：1等张含钠液20ml/kg，30～60分钟内静脉推注或快速滴入，总量不超过300ml；继续输液阶段用1/2～2/3张含钠液，30～60ml/kg，6～8小时内输入；维持输液阶段主要维持生理需要，最初24小时给1/5张含钾维持液50～80ml/kg。患者在6小时内CVP达到8～12mmHg，平均动脉压≥65 mmHg，尿量≥0.5ml/（kg·h），中心静脉或混合静脉氧饱和度≥70%。按医嘱应用血管舒张药物，调整微血管舒缩功能。

八、心跳呼吸骤停

根据年龄阶段划分：出生后28天以内为新生儿，1岁以内为婴儿，1～8岁为小儿。8岁以上儿童心肺复苏的程序和方法基本同成人。详见外科护理学第五节复苏的相关内容。

1. **基本生命支持**　基本方法类似成人心肺复苏。胸外按压是急救处理第一步。

（1）识别心脏骤停：评估患儿的意识状态、呼吸和脉搏情况。对无反应的儿童，首先检查有无呼吸，如果没有呼吸或仅仅是喘息，最多用10秒触摸脉搏，如果不能感受或不能确定是否有脉搏，立即开始胸外按压。对于新生儿，脉搏＜60次／分；或对于婴儿和儿童脉搏＜60次／分且有低灌注现象，也即开始胸外按压。

（2）婴儿胸外按压：有双指按压法和双手环抱按压法两种。双指按压法适合于单人施救，一手按压，另一手固定头部或放在婴儿后背抬起胸廓；双手环抱按压法适合于两人施救，双手围绕婴儿胸部，用两拇指重叠或并列按压。按压部位为两乳头连线下方的胸骨处，深度至少达到胸廓前后径的1/3，约4cm。

（3）小儿胸外按压：1～8岁小儿适用单掌按压法。用单手的掌根部按压，部位为两乳头连线的胸骨处，不可压迫剑突。每次下压至少1/3前后径，约5cm。

（4）年长儿或体格较大儿童胸外按压：同成人，采用双掌按压法。

（5）胸外按压频率：新生儿120次／分，婴幼儿及儿童至少100次／分。

（6）胸外按压与人工呼吸比例：1～8岁婴幼儿单人施救30：2，两人施救15：2。8岁以上小儿无论单人或两人施救，均为30：2。

2. **诊断依据**　突然昏迷丧失意志、瞳孔扩大、大动脉搏动消失、心音消失、呼吸停止、可见等电位线或心室颤动等。

3. **复苏指征**　扣及大动脉搏搏动、口唇及甲床颜色转红、出现自主呼吸、扩大的瞳孔缩小、心音恢复、对光反射恢复、肌张力恢复。在心肺复苏成功后，瞳孔由大缩小是代表组织灌流量和氧供给量明显改善的最早指征。

4. **脑复苏**　氧疗6小时内可用纯氧，6小时后氧疗浓度不要超过60%，通常有简易呼吸机、机械人工呼吸、机械人工循环等。人工冬眠疗法，应在5分钟内给患儿头部部置冰帽和冰敷体表大血管走行处，配合人工冬眠药物，遵医嘱给予脱水利尿药，降低颅内压、保护和促进脑细胞代谢的药物。

附录：历年本科目补充考点

扫码做题

一、病因与发病机制

疾病或情况	病因与发病机制
上呼吸道感染	各种病毒和细菌均可引起，但70%～80%以上为病毒，如鼻病毒、呼吸道合胞病毒、流感病毒等。病毒感染后可继发细菌感染，最常见的致病菌是溶血性链球菌，其次为肺炎链球菌、流感嗜血杆菌
支气管哮喘	发病机制与气道炎症、气道高反应性、气道重构、神经机制等因素有关。哮喘的本质是由免疫介导的变态反应引起的气道慢性炎症。气道高反应性是气道对各种刺激因子如变应原、运动等呈高敏状态，接触时出现过强或过早的收缩反应。气道重构是哮喘患者对吸入激素的敏感性降低，是哮喘的重要病理特征。神经机制是β肾上腺素受体功能低下，胆碱能神经兴奋性增加，导致支气管口径缩小，引起哮喘发作
慢性肺源性心脏病	慢性支气管炎并发慢性阻塞性肺疾病是慢性肺心病最主要的病因
肝硬化	在我国，最常见的病因是病毒性肝炎；而欧美国家则以慢性酒精中毒多见
急性胰腺炎	病因包括胆道疾病、酗酒和暴饮暴食、胰管阻塞、十二指肠液反流、手术创伤、内分泌与代谢障碍、药物、感染等。其中，在我国急性胰腺炎的最常见病因是胆道疾病。西方国家多由大量饮酒导致
肾盂肾炎	病因以革兰阴性杆菌为主，最常见的致病菌为大肠埃希菌
缺铁性贫血	病因有铁摄入不足、铁吸收不良、铁丢失过多。其中，铁摄入不足是妇女、小儿缺铁性贫血的主要原因。慢性失血是成年人缺铁性贫血最常见和最重要的病因
系统性红斑狼疮	病因尚不明确，可能与遗传、雌激素、日光、食物（芹菜、香菜、无花果、蘑菇及烟熏食物等）、药物（氯丙嗪、普鲁卡因胺、异烟肼、青霉胺、甲基多巴等）、病原微生物和精神刺激等因素有关。发病机制主要为免疫复合物的形成及沉积
有机磷农药中毒	中毒机制是抑制体内胆碱酯酶的活性
艾滋病	机会性感染以肺孢子菌肺炎最为常见，且是本病机会性感染死亡的主要原因
狂犬病	由狂犬病毒引起，以侵犯中枢神经系统为主的急性人畜共患传染病
伤寒	患者和带菌者是传播或流行的主要传染源
代谢性碱中毒	常见病因包括胃液丢失过多、碱性物质摄入过多、低钾血症等。其中，胃液丢失过多是外科代谢性碱中毒最常见的原因
弥散性血管内凝血	病因包括严重感染，休克、大面积烧伤、挤压伤等严重创伤，急性白血病、胰腺癌等恶性肿瘤，中毒、产科意外、输血反应、移植排斥等其他疾病

（续　表）

疾病或情况	病因与发病机制
丹毒	由A组β溶血性链球菌经体表小伤口或足癣病灶处侵入所致，好发于下肢和面部
痈	多由金黄色葡萄球菌感染所致
破伤风	由破伤风梭菌经皮肤或黏膜伤口侵入人体所致，破伤风梭菌为革兰阳性厌氧芽胞杆菌，其致病因素主要是外毒素（痉挛毒素和溶血毒素）
乳腺癌	致病因素主要包括遗传因素，有家族聚集的特征；激素分泌紊乱；月经婚育史，月经初潮早（＜12岁）、绝经期晚（＞52岁）、不孕或初次足月产迟（＞35岁）均与乳腺癌发病有关；乳腺良性疾病；饮食与营养，营养过剩、肥胖、高脂饮食；环境和生活方式
消化性溃疡	幽门螺杆菌感染是消化性溃疡的主要原因
胰腺癌	吸烟是胰腺癌发病的主要危险因素
下肢深静脉血栓	血流缓慢、血管壁损伤和血液凝血功能异常是引起静脉血栓的三个主要因素。血流缓慢常见于手术、长期卧床者；静脉壁损伤是血栓形成的直接病因；血液高凝状态主要见于肿瘤、产后、长期服用避孕药、创伤、外科手术后等患者
血栓闭塞性脉管炎	主动或被动吸烟是血栓闭塞性脉管炎发生和发展的重要环节
食管癌	发病因素包括吸烟与重度饮酒；亚硝胺及真菌；遗传因素；营养不良及微量元素缺乏；不良饮食习惯，食物过烫或过硬，进食过快；食管炎症及黏膜损伤等
化脓性关节炎	最常见的致病菌是金黄色葡萄球菌，约占85%，其次分别为白色葡萄球菌、淋病奈瑟菌、肺炎球菌和肠道杆菌等
分娩	分娩机制的顺序是衔接、下降、俯屈、内旋转、仰伸复位、外旋转、胎肩及胎儿娩出
产后出血	原因有子宫收缩乏力，胎盘因素，软产道裂伤和凝血功能障碍。其中，子宫收缩乏力是产后出血的主要原因
自然流产	染色体异常是自然流产最常见的原因
异位妊娠	输卵管炎症是引起输卵管妊娠的主要原因
胎盘早剥	病因主要与孕妇子宫胎盘血管病变（妊娠期高血压疾病、慢性高血压、慢性肾疾病或全身血管疾病）、机械因素（外伤特别是腹部受撞击或挤压）、脐带过短、宫腔内压力骤减、子宫静脉压突然升高、其他因素（如高龄多产妇、营养不良、不良生活习惯等）等有关
胎膜早破	原因包括生殖道感染、羊膜腔压力增高、胎膜受力不均、营养素缺乏和创伤。头盆不称、胎位异常使胎先露部不能衔接，前羊膜囊所受压力不均，导致胎膜破裂
羊水栓塞	高龄初产妇、多产妇（易发生子宫损伤）、子宫收缩过强、急产、胎膜早破、前置胎盘、胎盘早剥、剖宫产术、子宫不全破裂等是羊水栓塞的诱发因素

（续　表）

疾病或情况	病因与发病机制
外阴尖锐湿疣	由低危型人乳头瘤病毒所致
原发性痛经	发生与月经期子宫内膜前列腺素升高有关
外阴阴道创伤	分娩是导致外阴、阴道创伤的主要原因，也可因创伤、初次性交、暴力伤害所致
子宫脱垂	分娩损伤是子宫脱垂的主要病因，如产褥期过早重体力劳动或多次分娩
疱疹性咽峡炎	多由柯萨奇病毒A引起
先天性甲状腺功能减低症	最可能的致病原因是甲状腺不发育或发育不良
化脓性脑膜炎	最可能的致病菌是流感嗜血杆菌
小儿惊厥	最常见的原因是高热，高热惊厥多由上呼吸道感染引起

二、病理病生

疾病或情况	病理病生
肺源性心脏病	是指由支气管-肺组织、胸廓或肺血管病变致肺血管阻力增加，产生肺动脉高压，肺动脉高压使右心室后负荷加重，进而引起右心室肥厚、扩大，甚至发生右心功能衰竭
"小肝癌"的诊断标准	人卫社临床医学五年制第8版教材病理学P215和内科学429将单个结节或相邻两个结节之和直径<3cm者称为早期肝癌（小肝癌）。而人卫社临床医学五年制第8版教材外科学P432将直径≤2cm者划分为微小肝癌，2cm<直径≤5cm为小肝癌，5cm<直径≤10cm为大肝癌，直径>10cm为巨大肝癌
狂犬病	狂犬病毒自皮肤或黏膜破损处侵入人体后，对神经组织有强大的亲和力，可分为3个阶段，侵入外周神经、中枢神经、向各器官扩散
胃癌	最常见的转移途径是淋巴转移
坏疽性阑尾炎	病理改变为阑尾管壁坏死或部分坏死（可见阑尾管壁缺血呈紫色或黑色）
急性单纯性阑尾炎	病变只局限于黏膜和黏膜下层，可见阑尾黏膜和黏膜下层充血、水肿，小溃疡和出血点
急性化脓性阑尾炎	病变累及到阑尾壁的全层，可见阑尾溃疡面加大并深达肌层和浆膜层，浆膜高度充血，表面有脓性渗出液
肛裂	以肛管后正中线的肛裂最多见
胰头癌	转移途径主要是局部浸润和淋巴转移，胰腺淋巴管丰富，交织如网，胰腺癌淋巴结转移出现较早，最早可能出现的转移部位是临近区域淋巴结，晚期可累及锁骨上淋巴结。血行转移可至肝、肺、骨等，也可发生腹腔种植

（续　表）

疾病或情况	病理病生
肺癌	多数起源于支气管黏膜上皮
食管癌	按病理形态可分为髓质型、蕈伞型、溃疡型、缩窄型，以髓质型最常见
风湿病	最常侵犯的心脏瓣膜是二尖瓣，其次为主动脉瓣
前列腺癌	常从腺体外周带发生，很少单纯发生于中心区域
前列腺增生	起始于前列腺围绕尿道精阜部位的移行区
急性血源性骨髓炎	好发部位为胫骨、股骨、肱骨等长骨的干骺端
骨巨细胞瘤	好发于20～40岁青壮年，女性多于男性
骨肉瘤	好发于10～20岁青少年，男性多于女性
输卵管妊娠破裂	多见于输卵管峡部妊娠
妊娠期高血压	基本病理变化为全身小动脉痉挛
胎盘早期剥离	主要病理变化是底蜕膜层出血并形成血肿，使胎盘自附着处分离
葡萄胎	病变局限于宫腔内，不侵袭肌层，无远处转移。镜下为滋养细胞不同程度增生，绒毛间质水肿且体积增大，间质内血管稀少或消失
绒癌	镜下滋养细胞极度不规则增生，绒毛或水泡状结构消失
卵巢癌	恶性卵巢肿瘤是女性生殖器三大恶性肿瘤之一，可发生于任何年龄，病死率居妇科恶性肿瘤之首
肠套叠	根据套入部分的不同分为回盲型、回结型、回回结型、小肠型、结肠型和多发型，其中回盲型最常见
川崎病	病理改变为全身性血管炎，以全身性中、小动脉炎性病变为主要病理特征
蛔虫病	蛔虫虫卵在人体内的移行路线是口腔→胃→血→肺→肠

三、解剖生理

疾病或情况	解剖生理
甲状腺	由两层被膜包裹，内层被膜称甲状腺固有被膜，很薄，紧贴腺体；外层被膜是甲状腺假被膜，又称甲状腺外科被膜，包绕并固定甲状腺于气管和环状软骨上
肝门静脉压力	正常人肝门静脉压力为13～24cmH$_2$O，平均18cmH$_2$O。门静脉高压症时，压力大都增至30～50cmH$_2$O
胆汁	胆汁由肝细胞和毛细胆管分泌，成人每日分泌胆汁约800～1200ml。胆汁是一种复合溶液，比例最大的是水，约占97%，其他主要成分有胆汁酸盐、胆固醇、胆色素、卵磷脂、脂肪酸和无机盐等

（续　表）

疾病或情况	解剖生理
儿茶酚胺	包括肾上腺素、去甲肾上腺素和多巴胺
前庭大腺	位于大阴唇后部阴道口两侧，被球海绵体肌覆盖，左右各一，如黄豆大
阴阜	为耻骨联合前面隆起的脂肪垫，皮下脂肪组织丰富
小阴唇	表面湿润、色褐、无毛，富含神经末梢，非常敏感
子宫	宫颈外口为柱状上皮与鳞状上皮交界处，好发宫颈癌。正常子宫位于盆腔中央，呈倒置梨形，站立时呈前倾前屈位
骨盆	由骶骨、尾骨和左右2块髋骨组成。每块髋骨又由髂骨、坐骨和耻骨融合而成
中骨盆平面	为骨盆最狭窄平面，呈纵椭圆形，有2条径线，即中骨盆前后径11.5cm、中骨盆横径（坐骨棘间径）10cm
骨盆平面	入口前后径11cm 入口横径13cm 入口斜径（左、右各一）12.75cm 中骨盆前后径11.5cm 中骨盆横径10cm 出口横径9cm
性成熟期	18岁开始，历时30年左右，有周期性排卵和行经，生育活动最旺盛
绝经过渡期	40岁开始，历时10年左右，卵巢功能逐渐减退，失去周期性排卵能力，月经开始不规则，直至绝经，生殖器官开始萎缩
绝经后期	60岁以后进入老年期，卵巢功能进一步衰退、老化，易出现萎缩性阴道炎、骨质疏松等
胎盘	由羊膜、叶状绒毛膜以及底蜕膜构成，其中，叶状绒毛膜是胎盘的主要部分。功能包括气体交换、营养物质供应、排出胎儿代谢产物等，是母儿之间物质以及液体交换的最主要场所
羊水量	羊水的量会随着胚胎的发育逐渐增加，妊娠8周时羊水量为5～10ml，妊娠36～38周时达高峰，为1000～1500ml，此后羊水量减少，正常足月妊娠羊水量为800～1000ml
正常脐带	内有1条管腔大而管壁薄的脐静脉和2条管腔小而管壁厚的脐动脉
骨盆轴	是胎儿通过的骨盆各假想平面中点的连线
胎儿附属物	是指胎儿以外的妊娠产物，包括胎盘、胎膜、脐带和羊水，它们对维持胎儿在宫内的生命及生长发育起着重要作用
胎产式	胎儿身体纵轴与母体身体纵轴之间的关系

（续　表）

疾病或情况	解剖生理
胎方位	胎儿先露部指示点与母体骨盆的关系
坐骨棘	临床上以坐骨棘平面为判断胎头高低的标志

四、辅助检查

疾病或情况	辅助检查
病理性黄疸	多在出生后24小时内出现并迅速加重，血清胆红素＞205.2～256.5μmol/L（12～15mg/dl），黄疸持续时间长（足月儿＞2周，早产儿＞4周），黄疸退而复现
小儿营养不良	辅助检查的特征性改变为血清白蛋白浓度降低
泌尿系结石	泌尿系统X线平片能发现90%以上的结石
肺癌	CT可发现X线检查隐藏区的早期肺癌病变，可作为制定中心型肺癌的手术或非手术治疗方案的重要依据；胸部X线正侧位片是常用的筛查方法，可发现大部分肺内病灶；超声检查对于肺癌分期具有重要意义；痰脱落细胞检查是简易有效的普查和早期诊断方法。纤维支气管镜检查是诊断肺癌最可靠的手段，可直接观察到肿瘤大小、部位及范围
高危孕妇	高危孕妇作羊水细胞或绒毛膜细胞染色体检查，常用三联筛查，即甲胎蛋白（AFP）、游离雌三醇（FE$_3$）和血清β绒毛膜促性腺激素（βhCG）的检测
糖尿病	糖化血红蛋白（HbA1c）测定，可反映取血前8～12周血糖的总水平，可稳定而可靠地反映患者的预后，HbA1c≥6.5%可作为诊断糖尿病的参考
法洛四联症	X线检查可见心影呈"靴形"，肺动脉段凹陷，肺门阴影缩小
营养不良	氮平衡试验可判断体内蛋白质代谢情况，可反映摄入氮能否满足体内需要及体内蛋白质合成与分解代谢情况，有助于判断治疗效果。肌酐身高指数是测定肌蛋白消耗的指标，可以了解体内骨骼肌含量。血清转铁蛋白可反映内脏蛋白质的急剧变化和营养治疗后营养状在与免疫功能的恢复率。上臂围可反映营养不良程度。三头肌皮褶厚度可以反映人体皮下脂肪的含量，可用于判断营养状况
早期妊娠	B超检查探到妊娠囊回声能够确定早期妊娠。妊娠10天后检测血或尿中的hCG含量能够协助诊断早期妊娠，但仍有假阳性几率，不能用于确诊
心肌梗死	心电图检查是急性心肌梗死最有意义的辅助检查，可定位诊断。血清心肌酶是诊断心肌梗死的敏感指标
结核菌素试验	硬结直径＜5mm为阴性（－），5～9mm为阳性（＋），10～19mm为中度阳性（＋＋），≥20mm或不足20mm但有水疱或坏死为强阳性（＋＋＋），除硬结外，还有水疱、破溃、淋巴管炎及双圈反应为极强阳性（＋＋＋＋）

（续　表）

疾病或情况	辅助检查
脑出血	头部CT扫描对急性脑出血定位准确，表现为高密度影区，出血可破入脑室或合并脑积水
急性胰腺炎	血淀粉酶测定是胰腺炎早期最常用和最有价值的首选检查方法。血清淀粉酶于起病后2～12小时开始升高，48小时开始下降，持续3～5天。血清脂肪酶于起病后24～72小时开始升高，持续7～10天
缺铁性贫血	缺铁性贫血患者铁剂治疗后，最早反映其治疗效果的是网织红细胞数，用药后48～72小时开始升高，5～7天达高峰
癫痫	脑电图是诊断癫痫最重要的检查方法，对发作性症状的诊断有很大价值，有助于明确癫痫的诊断、分型和确定特殊综合征。头部CT、MRI检查可确定脑结构异常或病变，对癫痫及癫痫综合征诊断和分类有帮助
急性胃穿孔	腹部立位X线检查见膈下新月状游离气体影最具特征性
结直肠癌	结直肠癌诊断和术后监测有意义的肿瘤标记物是癌胚抗原（CEA）和CA19-9。癌胚抗原是胎儿胃肠道产生的一组糖蛋白，大量的统计资料表明结、直肠癌患者的血清CEA水平与肿瘤分期呈正相关关系，CEA和CA19-9主要用于预测直肠癌的预后和监测复发
腰椎间盘突出症	MRI可显示椎管形态，全面反映出各椎体、椎间盘有无病变及神经根和脊髓受压情况，对本病有较大诊断价值。X线为常规检查，可反映腰部有无侧突、椎间隙有无狭窄等
前置胎盘	超声检查是前置胎盘最安全、有效的首选检查，可清楚显示子宫壁、胎头、宫颈及胎盘的位置，确定前置胎盘的类型

护理学（中级）专业实践能力单科试卷试题及解析（共400题）请扫描下方二维码。

扫
码
做
题